临床基础护理技术与操作

主编◎ 王珊珊 等

吉林科学技术出版社

图书在版编目（ＣＩＰ）数据

临床基础护理技术与操作 / 王珊珊等主编. -- 长春：
吉林科学技术出版社，2022.8
ISBN 978-7-5578-9500-6

Ⅰ．①临… Ⅱ．①王… Ⅲ.①护理学 Ⅳ.①R47

中国版本图书馆CIP数据核字(2022)第115959号

临床基础护理技术与操作

主　　编　王珊珊等
出 版 人　宛　霞
责任编辑　史明忠
封面设计　山东道克图文快印有限公司
制　　版　山东道克图文快印有限公司
幅面尺寸　185mm×260mm
字　　数　526 千字
印　　张　22.25
印　　数　1-1500 册
版　　次　2022年8月第1版
印　　次　2023年3月第1次印刷

出　　版　吉林科学技术出版社
发　　行　吉林科学技术出版社
地　　址　长春市福祉大路5788号
邮　　编　130118
发行部电话/传真　0431-81629529 81629530 81629531
　　　　　　　　　81629532 81629533 81629534
储运部电话　0431-86059116
编辑部电话　0431-81629518
印　　刷　三河市嵩川印刷有限公司

书　　号　ISBN 978-7-5578-9500-6
定　　价　198.00元

《临床基础护理技术与操作》
编委会

主　编

王珊珊	潍坊护理职业学院
孙佩佩	青岛市市立医院
田淑娟	梁山县人民医院
郭希环	高唐县人民医院
高　红	日照市人民医院
李　娜	潍坊市人民医院

副主编

吴恋恋	宁德市闽东医院
陈洪梅	山东省成武县大田集镇中心卫生院
张翠霞	潍坊市人民医院
张妍妍	茌平区人民医院
蔡雯雯	嘉祥县人民医院
唐百灵	青岛妇女儿童医院
房欣萌	胜利油田中心医院
赵　宁	联勤保障部队第九八一医院
李云霞	滨州市中医医院

前　言

随着社会经济的飞速发展和物质文化生活的不断提高,人类对珍惜生命、追求健康也不断提出新的要求。护理人员是卫生战线上的生力军,是推动健康新概念的中坚力量,是人类健康的捍卫者。护理学作为医学的一个分支,其概念和实质上都有了新的变化,而且现代医学模式逐渐重视专病专治专护。因此为了适应新时代对护理工作更新更高的要求,使护理人员掌握的知识更加全面具体,我们编写了本书,旨在为广大护理工作者及医学爱好者,获得更全面的有关护理方面的知识提供一些有益的帮助。

本书特色鲜明,以"实用"为原则,"科学"为本质,"创新"为突破,全面系统阐释了临床护理实践的所有核心内容。将呼吸科、消化科、心血管科、神经科、泌尿科等各科在临床上常见疾病的诊治及护理内容突出显示,读者能够对疾病有一个系统全面的了解,提纲挈领,一目了然。本书内容侧重于具体可操作的护理实践指导,全书内容丰富,资料新颖,条理清晰,重点突出,简洁实用,理论联系实际,增强了实用性和可读性,可作为各级临床护理人员的工作参考用书。

在编写过程中,由于时间和篇幅有限,难免存在疏漏和不足之处,望广大读者提出宝贵的意见和建议,以便日臻完善。

编　者

目　　录

第一章 神经内科患者的护理

第一节 周围神经疾病

周围神经系统由除嗅神经与视神经以外的 10 对脑神经和 31 对脊神经及周围自主神经系统所组成。周围神经疾病是指周围运动、感觉和自主神经的结构改变或功能障碍。周围神经疾病的原因很多,包括炎症、压迫、遗传、免疫、代谢、变性、中毒、外伤、肿瘤等。周围神经疾病的发病机制包括:①前角细胞和运动神经根破坏导致沃勒变性;②结缔组织病变可压迫周围神经或神经滋养血管而使周围神经受损;③自身免疫性周围神经病可引起小静脉周围炎性细胞浸润及神经损伤;④中毒性和营养缺乏病变损害神经轴索或髓鞘;⑤遗传代谢性疾病可因酶系统障碍而影响周围神经。

周围神经疾病的病理改变有 4 种主要类型:①沃勒变性,任何外伤使轴索断裂后,由于无轴浆运输为胞体提供轴索合成的必要成分,断端远侧轴索和髓鞘迅速发生变性、解体。②轴索变性,由代谢、中毒性病因引起胞体蛋白质合成障碍或轴浆运输阻滞使远端轴索得不到营养,由轴索远端向近端出现变性和脱髓鞘。③节段性脱髓鞘,由感染、中毒等原因引起的节段性髓鞘破坏而轴索保持相对完整。④神经元变性,是神经元胞体变性坏死继发轴索变性和髓鞘破坏。

周围神经疾病症状学特点为感觉障碍、运动障碍、自主神经障碍、腱反射减弱或消失等。

一、三叉神经痛患者的护理

三叉神经痛是一种原因未明的三叉神经分布区内闪电样反复发作的剧痛,而不伴三叉神经功能破坏的症状,又称为原发性三叉神经痛。

(一)病因与发病机制

病因仍不清楚,可能为三叉神经脱髓鞘产生异位冲动或伪突触传递所致。继发性三叉神经痛多为脑桥小脑角占位病变压迫三叉神经以及多发性硬化等所致。

(二)临床表现

(1)70%～80%的病例发生在 40 岁以上,女性稍多于男性,多为一侧发病。

(2)以面部三叉神经分布区内突发的剧痛为特点,似触电、刀割、火烫样疼痛,以面颊部、上下颌或舌疼痛最明显;口角、鼻翼、颊部和舌等处最敏感,轻触、轻叩即可诱发,故有"触发点"或"扳机点"之称。

(3)每次发作从数秒至 2 分钟不等。其发作来去突然,间歇期完全正常。

(4)疼痛可固定累及三叉神经的某一分支,尤以第 2、3 支多见,也可同时累及两支,同时三支受累者少见。

(5)病程可呈周期性,随着病程进展使发作逐渐频繁,间歇期缩短,甚至整日疼痛不止。

(6)原发性三叉神经痛者神经系统检查无阳性体征。继发性三叉神经疼痛多伴有其他脑神经及脑干受损的症状和体征。

(三)诊断要点

根据疼痛发作的典型症状和分布范围,三叉神经痛的诊断不难,但应注意与牙痛、偏头痛等相区别,并注意鉴别原发性与继发性三叉神经痛。

(四)治疗要点

迅速有效止痛是治疗本病的关键。

1.药物治疗

本病的首选药物为卡马西平,开始剂量为 0.1g,2 次/天,以后每天增加 0.1g,直到疼痛消失,然后再逐渐减量,最小有效维持剂量常为 0.6～0.8g/d。其次可选用苯妥英钠、氯硝西泮、氯丙嗪、氟哌啶醇等。轻者亦可服用解热镇痛药物。

2.神经节射频电凝治疗

采用射频电凝治疗对大多数患者有效,可缓解疼痛数月至数年。但可致面部感觉异常、角膜炎、复视、咀嚼无力等并发症。

3.封闭治疗

药物治疗无效者可行三叉神经纯乙醇或甘油封闭治疗。

4.手术治疗

以上治疗无效且能耐受开颅手术者可考虑三叉神经终末支或半月神经节内感觉支切断术,或行微血管减压术。

(五)常见护理诊断/问题

疼痛:面颊、上下颌及舌疼痛。疼痛与三叉神经受损(发作性放电)有关。

(六)护理措施

1.休息与活动

指导患者保持心情愉快,鼓励其适当活动,以分散注意力。生活有规律,注意劳逸结合,避免过度劳累。保持周围环境安静、室内光线柔和,避免因周围环境刺激而产生焦虑情绪,以致诱发或加重疼痛。

2.饮食护理

选择清淡、无刺激的软食,严重者可进食流质。

3.病情观察

观察患者疼痛的部位、性质,了解疼痛的原因与诱因。

4.用药护理

指导患者遵医嘱正确服用止痛药,并告知不良反应,如卡马西平可导致头晕、嗜睡、口干、恶心、步态不稳、肝功能损害、皮疹和白细胞减少;氯硝西泮可出现嗜睡、步态不稳等。告知患者不要随意更换药物或自行停药,护士应观察、记录和及时报告医生。

5.心理护理

了解患者及家属对疾病的认识、疾病对患者的影响,患者是否存在异常的心理反应。与患者进行有效沟通及引导,使其遵医用药、规律饮食,积极配合治疗和护理。鼓励患者运用指导式想象、听轻音乐、阅读等分散注意力,以达到精神放松减轻疼痛。

(七)健康指导

1.疾病知识指导

本病为周期性发作,病程长,且间歇期逐渐缩短,应帮助患者及家属掌握本病相关知识与自我护理方法,以减少发作频率、减轻患者痛苦。

2.避免诱因

指导患者建立良好生活规律,保持情绪稳定和心情愉悦、培养多种兴趣爱好,适当分散注意力;保持正常作息和睡眠;洗脸、刷牙动作宜轻柔。食物宜软,忌生硬、油炸食物。

3.用药与就诊指导

遵医嘱合理用药,服用卡马西平者每1~2月检查1次肝功能和血常规,出现眩晕、步态不稳或皮疹时及时就诊。

(八)预后

三叉神经痛很少自愈,病程呈周期性,每次发作期可数天、数周或数月不等;缓解期亦可数天至数年,但往往随病程推移而缩短。

二、面神经炎患者的护理

面神经炎是由茎乳孔内面神经非特异性炎症所致的周围性面瘫,又称为特发性面神经麻痹或贝尔麻痹,是最常见的面神经瘫痪疾病。

(一)病因与发病机制

面神经炎的病因与发病机制尚未完全明确。受凉、感染、中耳炎、茎乳孔周围水肿及面神经在面神经管出口处受压、缺血、水肿等均可引起发病。其病理改变除局部神经水肿外,严重者并发髓鞘脱失、轴突变性。

(二)临床表现

(1)本病任何年龄、任何季节均可发病,男性比女性略多,多见于20~40岁。一般为急性发病,常于数小时或1~3天内症状达高峰。

(2)主要表现为一侧面部表情肌瘫痪,额纹消失,不能皱额蹙眉;眼睑闭合不能或闭合不完全;病侧鼻唇沟变浅,口角歪向健侧(露齿时更明显);吹口哨及鼓腮不能等。

(3)病初可有麻痹侧的耳后或下颌角后疼痛。少数患者可有茎乳孔附近及乳突压痛。面神经病变在中耳鼓室段者可出现说话时回响过度和病侧舌前2/3味觉缺失。

(三)实验室及其他检查

面神经传导检查对早期(起病后5~7天)完全瘫痪者的预后判断是一项有用的检查方法。EMG检查表现为病侧诱发的肌电动作电位 M、波幅明显减低,若为对侧正常的30%或以上者,则有望在2个月内完全恢复;若为10%~29%者则需要2~8个月才能恢复,且有一定程度的并发症;若仅为 10% 以下者则需 6～12 个月才有可能恢复,常伴有并发症(如面肌痉挛等);若病后 10 天内出现失神经电位,恢复时间将延长。

(四)诊断要点

根据急性发病时的临床表现为周围性面瘫,即可做出面神经炎的诊断,但是注意与格林一巴利综合征、中耳炎、脑膜炎、腮腺炎、肿瘤等继发引起的面神经麻痹相鉴别。

(五)治疗要点

(1)急性期应尽早使用糖皮质激素,可用泼尼松 30mg 口服,1 次/天,或地塞米松 10mg/d 静脉滴注,疗程 1 周左右,并用大剂量维生素 B_1、B_{12} 肌内注射,还可采用红外线照射或超短波透热疗法。眼睑不能闭合者,可根据情况使用眼膏、眼罩,或缝合眼睑以保护角膜。

(2)恢复期可进行面肌的运动训练,也可采用碘离子透入理疗、针灸、高压氧等治疗。

(3)2～3 个月后,对自愈较差的高危患者可行面神经减压手术,以争取恢复的机会。发病后 1 年以上仍未恢复者,可考虑整容手术或面一舌下神经或面副神经吻合术。

(六)常见护理诊断/问题

(1)疼痛:下颌角或乳突部疼痛。疼痛与面神经病变累及膝状神经节有关。

(2)身体意象紊乱。身体意像紊乱与面神经麻痹所致口角歪斜等有关。

(七)护理措施

1.休息与活动

急性期注意休息,防风、防寒,尤其患侧耳后茎乳孔周围应予保护,预防疾病发作。外出时可戴口罩,系围巾,或使用其他改善自身形象的恰当修饰。

2.饮食护理

清淡饮食,避免粗糙、干硬、辛辣食物,有味觉障碍的患者应注意食物的冷热度,以防烫伤口腔黏膜;指导患者饭后及时漱口,清除口腔患侧滞留食物,保持口腔清洁,预防口腔感染。

3.病情观察

观察患者面瘫的症状,了解发病的原因与诱因。

4.用药护理

指导患者遵医嘱用药,并告知药物的不良反应,不要随意减药或自行停药。

5.心理护理

了解患者及家属对疾病的认识,疾病对患者的影响,患者是否存在异常的心理反应。根据患者情况,与患者有效沟通,引导其遵医用药、规律饮食,积极配合治疗和护理。

(八)健康指导

1.疾病知识指导

帮助患者和家属掌握本病相关知识与自我护理方法,消除诱因和不利于康复的因素。

2.日常生活指导

鼓励患者保持心情愉悦、防止因受凉、感冒而诱发本病;面瘫未完全恢复时注意用围巾或高领风衣适当遮挡、修饰。

3.预防并发症

指导饮食清淡饮食,保持口腔清洁,预防口腔感染;保护角膜,防止角膜溃疡。

4.功能锻炼

指导患者掌握面肌功能训练的方法,坚持每天数次面部按摩和运动。

(九)预后

面神经炎的预后取决于病情的严重程度及处理是否及时适当。约75%的患者在2~3个月内恢复。发病后2周做面神经传导检查可帮助估计预后的情况。轻型病例1~2个月内可恢复;部分病例需3~6个月;6个月以上仍未开始恢复者,日后完全恢复正常的可能性较小。

三、急性炎症性脱髓鞘性多发性神经病患者的护理

急性炎症性脱髓鞘性多发性神经病(acute inflammatory demyelinating polyradiculo—neuropathies,AIDP)又称格林—巴利综合征(Guillain—Barre syndrome,GBS),是以周围神经和神经根的脱髓鞘,小血管周围淋巴细胞及巨噬细胞的炎性反应为病理特点的自身免疫性疾病,病前可有非特异性病毒感染或疫苗接种史。

(一)病因与发病机制

本病的病因与发病机制尚不明确,一般认为本病属于一种迟发性自身免疫性疾病,病理及发病机制类似于 T 细胞介导的实验性变态反应性神经病,其免疫致病因子可能为存在于患者血液中的抗周围神经髓鞘抗体或对髓鞘有害性的细胞因子等。

(二)临床表现

(1)各年龄组均可发病,男性略高于女性,一年四季均可发病。

(2)多数患者病前1~4周有上呼吸道或消化道感染症状,少数患者有疫苗接种史。

(3)多为急性或亚急性起病,首发症状常见为四肢对称性无力。并可累及躯干,严重病例可因累及肋间肌及膈肌而致呼吸麻痹。瘫痪为弛缓性,腱反射减低或消失,病理反射阴性。严重者可因继发性轴突变性而出现肌肉萎缩。

(4)患者多有肢体感觉异常,如麻木、刺痛和不适感等,感觉缺失或减退呈手套袜子样分布。

(5)脑神经损害成年人以双侧周围性面瘫多见;延髓麻痹以儿童多见。偶见视乳盘水肿。

(6)自主神经症状有多汗、皮肤潮红、手足肿胀及营养障碍。严重者可有心动过速、直立性低血压。直肠和膀胱括约肌功能多无影响。

(三)实验室及其他检查

实验室检查主要为腰椎穿刺术取脑脊液化验,典型的脑脊液改变为细胞数正常,而蛋白质明显增高(为神经根的广泛炎症反应),称蛋白细胞分离现象,病后第3周最明显。肌电图早期可见 F 波或 H 反射延迟。

(四)诊断要点

急性或亚急性起病,病前有感染史,四肢对称弛缓性瘫痪可有脑神经损害,常有脑脊液蛋白—细胞分离现象,可做出临床诊断。

(五)治疗要点

1.辅助呼吸

呼吸麻痹是 GBS 的主要危险,呼吸麻痹的抢救成功与否是增加治愈率、降低病死率的关键,而呼吸机的正确使用是成功抢救呼吸麻痹的保证。因此,应严密观察患者病情,对有呼吸困难者及时进行气管插管、气管切开和人工辅助呼吸。

2.病因治疗

(1)血浆置换疗法。周围神经脱髓鞘时,由于体液免疫系统的作用,患者血液中有与发病有关的抗体、补体及细胞因子等,在发病 2 周内采用血浆置换疗法,可缩短临床症状,缩短使用呼吸机的时间,降低并发症发生率,并迅速降低抗周围神经髓鞘抗体滴度。适应证为不能独立行走、肺活量明显减少或延髓麻痹等病情较严重的患者。但本法只能在具有一定条件和经验的医疗中心进行,且费用昂贵。

(2)免疫球蛋白。大剂量的免疫球蛋白静脉滴注治疗急性病例,可获得与血浆置换治疗相近的效果,而且安全。但有部分病例可复发,再治疗仍然有效。

(3)糖皮质激素。近年来的临床研究发现其效果不佳,且可能发生并发症,现多已不主张应用,但慢性 GBS 对激素仍有良好的反应。

(六)常见护理诊断/问题

(1)低效性呼吸形态。低效性呼吸形态与周围神经损害、呼吸肌麻痹有关。

(2)恐惧。恐惧与呼吸困难、濒死感或害怕气管切开有关。

(3)吞咽障碍。吞咽障碍与脑神经受损所致延髓麻痹、咀嚼肌无力及气管切开有关。

(4)清理呼吸道无效。清理呼吸道无效与肌麻痹所致的咳嗽无力、肺部感染所致的分泌物增多等有关。

(5)潜在并发症。常见的并发症有深静脉血栓形成、营养失调。

(七)护理措施

1.休息与活动

为患者提供安静、舒适、光线柔和的环境。协助卧床患者取舒适卧位,定时翻身、叩背、按摩,做瘫痪肢体的被动活动,预防压疮、坠积性肺炎等并发症。指导患者学会使用便器,取放便器时动作轻柔,避免损伤皮肤。

2.饮食护理

给予高维生素、高热量且易消化饮食,多食水果、蔬菜,补充足够的水分。延髓麻痹不能吞咽进食者和气管切开、呼吸机辅助呼吸者给予鼻饲流质,以保证机体足够的营养供给,维持水、电解质平衡,预防营养失调。留置胃管的患者强调在进食时和进食后 30 分钟应抬高床头,防止食物反流引起窒息和坠积性肺炎。

3.病情观察

给予心电监测、动态观察血压、脉搏、呼吸、动脉血氧饱和度及情绪变化。询问患者有无胸闷、气短、呼吸费力等症状,注意呼吸困难的程度和血气分析的指标改变。当患者烦躁不安时,应区分是否为早期缺氧;当出现呼吸费力、出汗、口唇发绀等缺氧症状,肺活量降至 20～25 mL/kg 以下,血氧饱和度降低,血气分析血氧分压低于 70mmHg,应立即报告医生,遵医嘱及早给予呼吸机辅助呼吸。

4.用药护理

应教会患者遵医嘱正确服药,告知药物的作用、不良反应、使用时间、方法及注意事项。如某些镇静安眠类药物可产生呼吸抑制,不能轻易使用,以免掩盖或加重病情。

5.心理护理

本病起病急,进展快,患者常因呼吸费力而紧张、恐惧,害怕呼吸停止,害怕气管切开,恐惧死亡,常表现为躁动不安及依赖心理。护士应及时了解患者的心理状况,主动关心患者,尽可能陪伴在患者身边,耐心倾听患者的感受,告知患者医护人员会认真观察其病情,使其情绪稳定。同时还要使其认识到气管切开和机械通气的重要性,告知本病经过积极治疗和康复锻炼大多预后很好,以增强其对治疗的信心,取得充分信任和合作。

(八)健康指导

1.疾病知识指导

指导患者及家属掌握本病相关知识及自我护理方法,帮助分析和消除不利于疾病恢复的个人和家庭因素,鼓励患者保持心情愉快和情绪稳定,树立战胜疾病的信心。

2.避免诱因

加强营养,增强体质和机体抵抗力,避免淋雨、受凉、疲劳和创伤,防止复发。

3.运动指导

加强肢体功能锻炼和日常生活活动训练,减少并发症,促进康复。肢体被动和主动运动均应保持关节的最大活动度;运动锻炼过程中应有家人陪同,防止跌倒、受伤。GBS 恢复过程长,需要数周或数月,家属应理解和关心患者,督促患者坚持运动锻炼。

(九)预后

本病的预后大多良好,通常在病情稳定后 2～4 周开始恢复,70％～75％的病例几乎完全康复;25％的患者可遗留轻微神经功能缺损症状;病死率约 5％,主要死因为呼吸肌麻痹、肺部感染及心力衰竭;2％的病例可再发。

第二节　脊髓疾病

一、概述

脊髓是脑干向下的延伸部分,上端与延髓相连,下端以终丝终止于第一尾椎的骨膜。成人脊髓全长 40～45cm,相当于椎管长度的 2/3。因此,脊髓节段的位置比相应的脊椎高:颈髓节段比颈椎高 1 节椎骨,上中胸髓节段比相应胸椎高 2 节椎骨,下胸髓则高 3 节椎骨,腰髓相当于胸 10～12 水平,骶髓相当于胸 12 和腰 1 水平。此种关系对判断脊髓病变与 X 线片所见椎骨的位置有重要意义。

脊髓自上而下共有 31 对脊神经,亦分成 31 个节段,但其表面无节段界限。脊髓有 2 个膨大,称颈膨大和腰膨大。颈膨大为颈 5～胸 2,发出神经根支配上肢;腰膨大为腰 1～骶 2,发出神经根支配下肢。

脊髓由 3 层结缔组织的被膜所包围,由内向外依次为软膜、蛛网膜和硬膜。软膜与蛛网膜之间的腔隙充满脑脊液,称为蛛网膜下隙。蛛网膜与硬膜之间为硬膜下腔。在脊髓的横断面上,中央区为神经细胞核团组成的灰质,呈蝴蝶形或"H"形,外周是由上、下行传导束组成的白质。灰质中心有中央管,中央管前方为前联合,后方为后联合。中央管两翼分为前、后角,运动神经元居前角,后角为感觉神经二级神经元集中处。脊神经前、后根,腹侧沟,背正中裂将白质分为前索、侧索和后索。后索主要为上行纤维,传递本体感觉、触觉的信息至脑干和大脑;前索主要为下行纤维,传递精细运动的神经冲动,从中枢至脊髓前角运动神经元以及骨骼肌;侧索的上行纤维传递痛、温、触觉至丘脑,其下行纤维传递大脑皮质运动区的冲动至其所组成的锥体束的纤维以及脊髓前角运动神经元。

脊髓损害的临床表现为三大主要症状:感觉障碍、运动障碍和自主神经功能障碍。由于脊髓灰、白质的功能结构特征,组成了不同部位脊髓损害的特征表现。

(一)脊髓节段性损害

1.脊髓前角病变

前角病变表现为前角细胞支配的相应节段的骨骼肌下运动神经元性瘫痪,无感觉障碍。单纯前角损害见于脊髓灰质炎(小儿麻痹症)、运动神经元病(进行性脊髓性肌萎缩)等。

2.脊髓后角病变

骨髓后角的病变产生同侧皮肤节段性痛觉、温度觉消失或减退,但触觉及深感觉仍保留,单纯的后角损害见于脊髓空洞症。

3.脊髓灰质前连合病变

脊髓灰质前连合损害后,临床表现为双侧对称性节段性痛觉、温度觉障碍,但触觉和深感觉仍保留,见于髓内肿瘤、脊髓空洞症及脊髓血肿等。

(二)传导束损害

1.后索损害

病变以下出现同侧深感觉缺失和触觉减退,病侧腱反射减弱或消失,以及出现感觉性共济失调,见于脊髓结核。

2.脊髓丘脑束损害

当一侧脊髓丘脑束损害时,出现损害平面以下对侧皮肤痛觉、温度觉减退或缺失,触觉及深感觉仍保留。

3.皮质脊髓束损害

当皮质脊髓束损害时,损害平面以下出现同侧上运动神经元性瘫痪,见于运动神经元病。

4.脊髓半侧损害

当脊髓半侧损害时,出现同侧相应节段的根性疼痛及感觉过敏区,同时损害平面以下同侧上运动神经元性瘫痪及深感觉缺失,对侧痛觉、温度觉缺失,称为脊髓半切综合征,见于早期脊髓压迫症。

5.脊髓横贯损害

当脊髓横贯损害时,损害平面以下各种感觉缺失,上运动神经元性瘫痪、尿便障碍及自主神经功能障碍等。脊髓严重横贯损伤(如急性脊髓炎和脊髓外伤)急性期常常出现脊髓休克症状,表现为损害平面以下呈弛缓性瘫痪,腱反射消失,肌张力低,病理反射不能引出和尿潴留。一般持续2～4周后逐渐转为上运动神经元性瘫痪,表现为腱反射亢进,肌张力增高,病理反射阳性及反射性排尿等。休克期越长,预后越差。

二、急性脊髓炎患者的护理

急性脊髓炎为脊髓白质脱髓鞘或坏死所致的急性脊髓横贯性损害。表现为病变水平以下肢体运动障碍、各种感觉缺失以及自主神经功能障碍。

(一)病因与发病机制

本病的病因尚不明确,多数为病毒感染或接种疫苗后引起的机体自身免疫反应。脊髓血管缺血和病毒感染后,抗病毒抗体所形成的免疫复合物在脊髓血管内沉积也可能是本病的发病原因。脊髓全长均可累及,但以胸3～5节段最多见,因为此段脊髓供血较差。其次为颈段和腰段,骶段少见。肉眼观察脊髓可见病变部位软膜充血或有炎性渗出物,脊髓肿胀,严重者质地变软。切面可见白质与灰质分界不清,有点状出血。镜检可见软膜和脊髓血管扩张、充血,血管周围以淋巴细胞和浆细胞为主的浸润和水肿,灰质内神经细胞肿胀,尼氏小体溶解,甚至细胞溶解消失。白质内髓鞘脱失,轴突变性,大量吞噬细胞和胶质细胞增生。脊髓严重破坏时,可软化形成空腔。

(二)临床表现

(1)任何年龄均可发病,以青壮年多见,无性别差异,一年四季均可发病。

(2)病前1～2周多有上呼吸道感染、腹泻等症状,或有疫苗接种史。受凉、过劳、外伤等常为发病诱因。

(3)急性起病,多数患者在2～3天内、部分患者在1周内发展为完全性截瘫。常以双下肢麻木、无力为首发症状。

(4)典型表现为病变水平以下肢体瘫痪、感觉缺失和括约肌功能障碍。严重者多出现脊髓休克。可伴自主神经功能障碍,如多汗或少汗、皮肤营养障碍等。休克期一般为2～4周,并发肺炎,泌尿系统感染或压疮者可延长至数月。若无并发症,休克期后进入恢复期,表现为瘫痪肢体肌张力增高、腱反射亢进、病理反射出现。肌力恢复常自远端开始,感觉障碍的平面逐渐下降。由于受累脊髓的肿胀和脊膜受牵拉,常出现病变部位有背痛、病变节段束带感。

(5)上升性脊髓炎起病急,发展迅速,可出现吞咽困难、构音障碍、呼吸肌麻痹,甚至死亡。

(三)实验室及其他检查

急性期仅有外周血和脑脊液白细胞稍增高;少数脊髓水肿严重者,脊髓腔可出现梗阻,腰椎穿刺时 Queckenstedt 试验不通;脑脊液蛋白质含量明显增高(可高达 2g/L)。脊髓造影或磁共振显像可见病变部位脊髓肿胀及异常信号等改变。

(四)诊断要点

根据急性起病、病前有感染史或预防接种史,迅速出现的脊髓横贯性损害的临床表现,结合脑脊液和核磁共振成像检查即可做出诊断。

(五)治疗要点

1.药物治疗

急性期以糖皮质激素为主,可减轻脊髓水肿,控制病情。常采用大剂量甲基泼尼松龙短程冲击疗法,500～1000mg 静脉滴注,1 次/天,连用 3～5 天;其后改用泼尼松口服,40～60 mg/d,逐渐减量后停用。B 族维生素有助于神经功能恢复。选用适当的抗生素预防感染。

2.康复治疗

早期进行被动活动、按摩、理疗、针灸等治疗。部分肌力恢复时,鼓励患者进行主动活动。

(六)常见护理诊断/问题

(1)躯体活动障碍。躯体活动障碍与脊髓病变所致截瘫有关。

(2)尿潴留/尿失禁。尿潴留/尿失禁与脊髓损害所致自主神经功能障碍有关。

(3)低效性呼吸形态。低效性呼吸形态与高位脊髓病变所致呼吸肌麻痹有关。

(4)感知紊乱。脊髓病变水平以下感觉缺失与脊髓损害有关。

(5)潜在并发症。常见的并发症有压疮、肺炎、尿路感染。

(七)护理措施

1.休息与活动

卧气垫床或按摩床,取舒适的卧位,保持肢体功能位置,协助被动运动和按摩,防止关节畸形和肌肉挛缩。协助做好皮肤护理和个人卫生处置,每天温水擦拭 1～2 次,每 2 小时翻身 1 次;对于排便失禁或尿失禁者,及时清理排泄物,维持外阴和肛周皮肤清洁、干燥,观察皮肤有无发红、破溃。

2.饮食护理

给予高蛋白、高维生素且易消化的饮食,多吃瘦肉、豆制品、新鲜蔬菜、水果和含纤维素多的食物,供给足够的热量与水分,以刺激肠蠕动,减轻便秘和肠胀气。

3.病情观察

评估患者运动和感觉障碍的平面是否上升;观察患者是否存在呼吸费力、吞咽困难和构音障碍,注意有无药物不良反应,如消化道出血等。急性脊髓炎的患者早期脊髓休克,常出现尿潴留,患者无膀胱充盈感,膀胱可因充盈过度而出现充盈性尿失禁;进入恢复期后感觉障碍平面逐渐下降,膀胱容量开始缩小,尿液充盈到 300～400mL 时即自动排尿,称反射性神经源性膀胱;护士应观察排尿的方式、次数、频率、时间、尿量与颜色,了解排尿是否困难,有无尿路刺激征,检查膀胱是否膨隆,区分是尿潴留还是充盈性尿失禁。

4.康复护理

指导患者进行肢体的主动和被动运动,辅助按摩、针灸、理疗等防止肌肉萎缩和关节挛缩,促进患者知觉的早日恢复;鼓励患者适当进行日常活动锻炼。

5.心理护理

了解患者及家属对疾病的认识、疾病对患者的影响,患者是否存在异常的心理反应。根据患者具体情况,与患者进行有效沟通及引导,使其坚持康复、积极配合治疗和护理。

(八)健康指导

1.疾病知识指导

指导患者及家属掌握疾病康复知识和自我护理方法,帮助分析和去除对疾病治疗与康复不利的因素。鼓励患者树立信心,持之以恒地进行康复锻炼。

2.饮食指导

多食瘦肉、鱼、豆制品、新鲜蔬菜、水果等高蛋白、高纤维素的食物,保持大便通畅。

3.生活与康复指导

本病恢复时间长,卧床期间应定时翻身,预防压疮;肌力开始恢复后应加强肢体的运动,鼓励日常生活中做力所能及的家务和劳动。应予以保护,注意劳逸结合,防止受伤。注意增强体质,避免受凉、感染等诱因。

4.预防尿路感染

向患者及照顾者讲授留置导尿的相关知识和操作注意事项,避免集尿袋接头的反复打开,防止逆行感染。保持外阴部清洁,定时开放尿管,鼓励多喝水,促进代谢产物排泄、自动冲洗膀胱。告知膀胱充盈的指征与尿道感染的相关表现。

(九)预后

急性脊髓炎若无严重并发症,3~4周后进入恢复期,通常在发病后3~6个月可基本恢复生活自理,并发压疮、肺炎或泌尿系统感染时可留有不同程度的后遗症。非横贯性损害、症状较轻、肢体瘫痪不完全者恢复较快;肢体完全性瘫痪者发病6个月后EMG仍为失神经改变,MRI显示髓内广泛性信号改变,病变范围多于10个节段或下肢运动诱发电位无反应者预后不良。上升性脊髓炎起病急骤、感觉障碍平面于1~2天内甚至数小时上升至高颈髓,常于短期内死于呼吸循环衰竭。

第三节　脑血管疾病

一、概述

脑血管疾病(cerebral vascular diseases,CVD)是由各种原因引起的急慢性脑血管病变。脑卒中是急性脑循环障碍导致局限性或全面性脑功能缺损的急性脑血管病事件,通常包括脑出血、脑梗死、蛛网膜下隙出血。

CVD是神经系统的常见病和多发病,是导致人类死亡的三大主要疾病之一。在我国,脑卒中已成为当今严重危害中老年人生命与健康的主要公共卫生问题,根据我国7城市和21省农村神经疾病流行病学调查结果显示,脑血管病的年发病率分别为219/10万人口和185/10万人口,年病死率分别为116/10万人口和142/10万人口;我国城市居民死因中脑卒中居首位,农村居民死因中脑卒中居于第2位。

(一)脑血管疾病的分类

2015年,中华医学会神经病学分会脑血管疾病分类如下。

(1)缺血性脑血管病:短暂性脑缺血发作;脑梗死(急性缺血性脑卒中);脑动脉盗血综合征;慢性脑缺血。

(2)出血性脑血管病:蛛网膜下隙出血;脑出血;其他颅内出血。

(3)头颈部动脉粥样硬化、狭窄或闭塞(未导致脑梗死)。

(4)高血压脑病。

(5)颅内动脉瘤。

(6)颅内血管畸形。

(7)脑血管炎。

(8)其他脑血管疾病。

(9)颅内静脉系统血栓形成。

(10)无急性局灶性神经功能缺损症状的脑血管病。

(11)脑卒中后遗症。

(12)血管性认知障碍。

(13)脑卒中后情感障碍。

(二)脑的血液供应和生理病理

脑部的血液供应由颈内动脉系统(前循环)和椎—基底动脉系统(后循环)组成,两者之间由Willis环连通。

1.颈内动脉系统

颈内动脉有5个重要分支,包括眼动脉、后交通动脉、脉络膜前动脉、大脑前动脉和大脑中动脉。这些动脉主要供应眼部和大脑半球前3/5部分的血液。

2.椎—基底动脉系统

两侧椎动脉经枕骨大孔入颅后汇合成为基底动脉。基底动脉在脑干头端腹侧面分为两条大脑后动脉,供给大脑半球后部2/5的血液。椎基底动脉在颅内依次分出小脑下后动脉、小脑下前动脉、脑桥动脉、内听动脉、小脑上动脉等。供给小脑和脑干的血液。

3.脑底动脉环

脑底动脉环又称为Willis环,由前交通动脉、两侧大脑前动脉、颈内动脉、后交通动脉与大脑后动脉组成,使两侧大脑半球、一侧大脑半球的前后部形成丰富的侧支循环。成人脑的平均重量约为1500g,占体重的2%～3%。而脑血流量却占全身血流量的15%～20%,耗氧量20%～30%。脑组织几乎无葡萄糖和糖原的储备,需要血液循环连续地供应所需的氧和葡萄糖,中断血流2分钟脑电活动停止,5分钟后出现严重不可逆转损伤。

(三)脑血管疾病的病因和危险因素

1.病因

(1)血管壁病变。如动脉粥样硬化、动脉炎、发育异常(先天性脑动脉瘤、脑动静脉畸形)、外伤等引起血管壁变厚、变性,使血管腔形成斑块、狭窄、闭塞等,其中以动脉硬化最多见。

(2)血液流变学异常及血液成分改变。各种原因引起血液黏滞度增高,如脱水、红细胞增多症。凝血机制异常,如血小板减少性紫癜、血友病、应用抗凝剂、DIC等。此外,妊娠、产后及术后也可出现高凝状态。

(3)血流动力学改变。如高血压、低血压以及心脏功能障碍等。

(4)其他。如颈椎病、肿瘤等压迫邻近的大血管,影响供血;颅外形成的各种栓子(空气、脂肪、肿瘤等)引起脑栓塞。

2.危险因素

(1)无法干预的因素,如年龄、性别、种族和家族遗传性等。随着年龄的增长,脑卒中的危险因素持续增加,男性发病率高于女性。

(2)可干预的因素。高血压、心脏病、糖尿病已为多数学者认为是脑血管病发病的最重要危险因素。高脂血症、血黏度增高、无症状性颈动脉杂音、眼底动脉硬化、吸烟、酗酒、肥胖、口服避孕药、饮食因素(盐摄入量、肉类和含饱和脂肪酸的动物油食用量)等与脑血管病发病有关。若对以上因素进行积极地干预可以减少脑血管病的发生。

二、短暂性脑缺血发作患者的护理

短暂性脑缺血发作(transient ischemic attack,TIA)是指脑血管病变引起的短暂性、局灶性脑或视网膜功能障碍,症状一般持续10～15分钟,多在1小时内恢复,最长不超过24小时,可反复发作,不遗留神经功能缺损的症状和体征。临床研究结果表明,症状持续3小时以上的TIA患者有影像学及病理学改变,故目前对TIA发作时间的限定尚存争议。

(一)病因与发病机制

1.微栓子形成

颈动脉粥样硬化斑块的内容物及其发生溃疡时的附壁血栓凝块的碎屑,可散落在血流中成为微栓子,造成微栓塞,引起局部缺血症状。当微栓子在血管内被血流冲散,或由酶的作用分解,以及因栓塞远端血管扩张,使栓子移向更远端,则恢复血液供应,症状消失。由于血管内血流呈分层流动,可将同一来源的栓子重复地送入同一脑部小血管。这可能是TIA发作中症状刻板出现的原因。

2.血流动力学障碍学说

脑动脉严重狭窄或完全闭塞,平时靠侧支循环尚能勉强维持该局部脑组织的供血,当由于某些原因使血压急剧波动时,脑血流量减少,该处脑组织因侧支循环供血不足而发生一过性缺血症状。

3.其他

锁骨下盗血,各种严重贫血、心功能障碍、血液黏度增高等。

（二）临床表现

TIA 发作好发于老年人，男性多于女性。发作突然，历时短暂，一般为 10～15 分钟，多在 1 小时内恢复，最长不超过 24 小时。局灶性脑或视网膜功能障碍、恢复完全，不留神经功能缺损体征。多数患者有反复发作病史。TIA 的症状取决于受累血管的分布。

1.颈动脉系统

TIA 常表现为单眼或大脑半球症状。视觉症状表现为一过性黑矇、雾视、视野中有黑点等，大脑半球症状多为一侧面部或肢体的无力或麻木。一过性单眼盲是颈内动脉分支眼动脉缺血的特征性症状，优势半球缺血时可有失语。

2.椎－基底动脉系统

TIA 通常表现为眩晕、头晕、构音障碍、发作性跌倒、共济失调、复视眼球震颤、交叉性运动或感觉障碍、偏盲或双侧视力障碍。一侧脑神经麻痹，对侧肢体瘫痪或感觉障碍为椎－基底动脉系统 TIA 的典型表现。

（三）实验室及其他检查

CT 和 MRI 检查多数正常，DSA 检查可见血管狭窄，动脉粥样硬化斑块。

（四）诊断要点

诊断完全靠病史。详细的病史询问是 TIA 诊断的主要依据。为了预防 TIA 再发作或发生脑梗死，应仔细寻找病因，以协助治疗。

（五）治疗要点

1.病因治疗

应针对病因进行积极治疗，如控制血压，治疗心律失常，稳定心脏功能，治疗脑动脉炎，纠正血液成分异常等。防止颈部活动过度等诱发因素。

2.药物治疗

（1）抗血小板聚集剂。可能减少微栓子的发生，对预防复发有一定疗效。常用药物有：①阿司匹林，主张使用小剂量，75～150mg/d，能有效减少卒中复发。②氯吡格雷，75mg/d。阿司匹林不能耐受者适用。③奥扎格雷，不良反应少，与阿司匹林合用效果更好。

（2）抗凝治疗。对频繁发作的 TIA，或发作持续时间长，每次发作症状逐渐加重，同时又无明显的抗凝治疗禁忌者（无出血倾向、无严重高血压、无肝肾疾病、无溃疡病等），可及早进行抗凝治疗。首选肝素。

（3）中医药治疗。常用川芎、丹参、红花等药物。对于偶发 TIA，不论由何种病因所致，都应看作是永久性卒中的重要危险因素，进行适当的药物治疗。对于频繁发作者，即在短时间内反复多次发作，应视为神经科急诊处理，迅速控制其发作。

3.外科手术和血管内介入治疗

颈部大动脉病变，如动脉硬化斑块引起明显狭窄或闭塞者，为了消除微栓塞，改善脑血流量，建立侧支循环，可考虑外科手术和血管内介入治疗（一般颈动脉狭窄＞70％，患者有与狭窄相关的神经系统症状，可考虑颈动脉内膜切除术或血管内介入治疗）。

（六）常见护理诊断/问题

（1）有受伤的危险。有受伤的危险与突发眩晕、平衡失调及一过性失明等有关。

（2）知识缺乏。缺乏本病防治知识。

（3）潜在并发症。常见的并发症有脑卒中。

（七）护理措施

1.休息与活动

TIA发作时患者因为一过性失明或眩晕，易跌倒、受伤，应指导患者合理休息与运动，采取适当的防护措施。仰头或头部转动时应缓慢、动作轻柔，转动幅度不要太大，防止因颈部活动过度或过急导致发作。如厕、沐浴以及外出活动时应有家人陪伴。鼓励患者适当运动，如散步、慢跑、踩脚踏车等，注意运动量和运动方式，选择适合个体的活动、劳逸结合。

2.饮食护理

选择低盐、低脂、充足蛋白质和丰富维生素的饮食，多食谷类和鱼类、新鲜蔬菜、水果、豆类、坚果；少吃甜食；限制钠盐（2g/d）和动物油的摄入；忌辛辣、油炸食物和暴饮暴食。

3.病情观察

频繁发作的患者应注意观察和记录发作的持续时间、间隔时间和伴随症状，观察患者肢体无力或麻木是否减轻或加重，有无头痛、头晕或其他脑功能受损的表现，警惕完全性缺血性脑卒中的发生。

4.用药护理

告知患者药物的作用机制，不良反应观察及用药注意事项。使用阿司匹林、氯吡格雷或奥扎格雷等抗血小板聚集剂治疗时，可出现食欲缺乏、皮疹或白细胞减少等不良反应，发现异常情况应及时报告医生处理。

5.心理护理

应鼓励患者积极调整心态、稳定情绪，帮助患者及家属了解脑血管病的基本病因、危害、主要危险因素。TIA是卒中的重要危险因素，患者病情可能比刚住院时重，需要家属理解。

（八）健康指导

1.疾病知识指导

本病为脑卒中的一种先兆表现或警示，如任其自然发展，约1/3的患者在数年内会发展成为完全性卒中。护士应评估患者及家属对脑血管疾病的认识程度；指导本病的防治措施和自我护理方法；帮助寻找和去除危险因素，主动采取预防措施，改变不健康的生活方式。定期体检，了解自己的心脏功能、血糖、血脂水平和血压高低。尤其有高血压病者应经常测量血压，了解治疗效果；糖尿病患者监测血糖变化；出现肢体麻木无力、头晕、头痛、复视或突然跌倒时应引起高度重视，及时就医。积极治疗相关疾病，如高血压、动脉粥样硬化、心脏病、糖尿病、高脂血症和肥胖症等，遵医嘱服药及调整药物剂量，切勿自行停药、减量或换药。

2.饮食指导

指导患者了解肥胖、吸烟、酗酒及饮食因素与脑血管病的关系。一般认为高钠低钙、高肉类、高动物油的饮食摄入是促进高血压、动脉硬化的因素,故应指导患者改变不合理的饮食习惯和饮食结构。注意粗细搭配、荤素搭配;戒烟、限酒;控制食物热量,保持理想体重。

3.保持心态平衡

长期精神紧张不利于控制血压和改善脑部的血液供应,甚至还可以诱发某些心脑血管病。培养自己的兴趣爱好,增加社交机会,多参加有益身心的社交活动。

(九)预后

不同病因的 TIA 患者预后不同。部分发生脑梗死,部分可缓解。

三、脑梗死患者的护理

脑梗死(cerebral infarction,CI)又称缺血性脑卒中(cerebral ischemic stroke),是指因脑部血液循环障碍,导致脑组织缺血、缺氧坏死或软化。常分为脑血栓形成、脑栓塞和腔隙性脑梗死。脑梗死发病率占 CVD 的 $60\%\sim80\%$。临床上最常见的有脑血栓形成和脑栓塞。

(一)脑血栓形成患者的护理

脑血栓形成(cerebral thrombosis,CT)是脑血管疾病中最常见的一种,指各种原因引起的血管腔变狭窄或在此基础上形成血栓,造成脑局部急性血流中断,脑组织缺血、缺氧、软化坏死,出现相应的神经系统症状与体征。

1.病因与发病机制

(1)脑动脉粥样硬化。脑动脉粥样硬化是最基础的病因。动脉硬化的斑块导致管腔狭窄或血栓形成,可见于颈内动脉和椎-基底动脉系统。高血压常与脑动脉硬化并存,两者相互影响,使病变加重。高脂血症、糖尿病等则往往加速脑动脉硬化的进展。

(2)脑动脉炎。如结缔组织病,病毒、钩端螺旋体感染引起的脑动脉炎。

(3)其他。包括真性红细胞增多症、烟雾病、血小板增多症等。

脑部任何血管都可发生血栓形成,但以颈内动脉、大脑中动脉多见。血栓形成后,血流受阻或完全中断,若侧支循环不能代偿供血,受累血管供应区的脑组织则缺血、水肿、坏死。

2.临床表现

本病好发于中老年人,多见于动脉硬化者,且多伴有高血压、冠心病或糖尿病;年轻发病者以各种原因的脑动脉炎多见;男性稍多于女性。

多数患者在安静休息时发病,部分病例发病前存在 TIA 的发作。病情多在 10 小时或几天内发展达到高峰,也可为症状进行性加重或波动。临床表现与病灶部位有关。多数患者意识清楚,少数患者可有不同程度的意识障碍,持续时间较短。常见为局灶性神经功能缺损的表现如失语、偏瘫、偏身感觉障碍等(三偏症)。优势半球受累可有失语。

3.实验室及其他检查

(1)血液检查。血液检查包括血常规、血生化、血液流变学等。

(2)影像学检查。①CT 检查:最常用的检查,发病当天多无改变,但可除外脑出血,24 小时以后脑梗死区出现低密度灶。大面积脑梗死有脑水肿和占位。②MRI 检查:比较清晰,可以早期显示缺血组织的大小、部位,对皮质下、脑干和小脑的小梗死灶诊断比较有帮助。

③TCD：可发现颅内外血管狭窄或闭塞、血管痉挛，还可用于溶栓监测。④腰穿：仅在无 CT 条件下鉴别出血和梗死。⑤DSA：脑血管病变的"金标准"，可显示血栓形成的部位、程度及侧支循环，但不作为脑梗死的常规检查。

4.诊断要点

中年以上有高血压、动脉粥样硬化、高血脂、糖尿病等病史，静息状态起病，症状逐渐加重；如发病时意识清醒，而偏瘫、失语等神经系统局灶体征明显，结合头部 CT 及 MRI 检查，可明确诊断。

5.治疗要点

(1)早期溶栓。脑血栓形成发生后，尽快恢复脑缺血区的血液供应是急性期的主要治疗原则。早期溶栓是指发病后 4～6 小时内采用溶栓治疗使血管畅通，可减轻脑水肿，缩小梗死灶，恢复梗死区血流灌注，减轻神经元损伤，挽救缺血半暗带。常用的溶栓药物有：①重组组织型纤溶酶原激活物(rt－PA)：目前最先进的溶栓方法。可与血栓中纤维蛋白结合成复合体，后者与纤溶酶原有高度亲和力，使之转变为纤溶酶，以溶解新鲜的纤维蛋白，故 rt－PA 只引起局部溶栓，而不产生全身溶栓状态。其半衰期为 3～5 分钟，剂量为 0.9mg/kg（最大剂量 90mg），先静脉注射 10%（1 分钟），其余剂量连续静脉滴注，60 分钟滴完。②尿激酶：用 100 万～150 万 U，溶于生理盐水 100～200mL 中，持续静脉滴注 30 分钟。

(2)调整血压。急性期的血压一般维持在发病前较平时稍高的水平，不急于降压。除非血压过高（收缩压大于 220mmHg），一般不使用降压药物，以免血压过低而导致脑血流量不足，使脑梗死加重。血压过低，应补液或给予适当的药物。

(3)防治脑水肿。大面积脑梗死常伴有脑水肿，加剧脑组织缺血、缺氧，导致脑组织坏死，甚至脑疝。若患者意识障碍加重，出现颅内压增高症状，应行降低颅内压治疗。常用 20%甘露醇 125～250mL 快速静脉滴注，2～4 次/天，连用 7～10 天。

(4)抗血小板药物。如奥扎格雷等。

(5)血管扩张剂。可适当应用血管扩张剂，改善局部供血。

(6)高压氧舱治疗。高压氧舱治疗可提高血氧供应，增加有效弥散距离，促进侧支循环形成。脑血栓形成患者若呼吸道没有明显的分泌物，呼吸正常，无抽搐以及血压正常者，宜尽早配合高压氧舱治疗。

(7)脑保护治疗。脑保护治疗可降低脑代谢，干预缺血引发细胞毒性机制减轻缺血性脑损伤，可用奥拉西坦、依达拉奉等。

(8)中医药治疗。丹参、川芎嗪、红花、银杏叶制剂等可降低血小板聚集、抗凝，促进组织修复。

(9)外科治疗。对大面积梗死出现颅内高压危象，内科治疗困难时，可行开颅切除坏死组织和去颅骨减压等手术。

6.常见护理诊断/问题

(1)躯体活动障碍。躯体活动障碍与偏瘫或平衡能力降低有关。

(2)吞咽障碍。吞咽障碍与意识障碍或延髓麻痹有关。

(3)语言沟通障碍。语言沟通障碍与大脑语言中枢功能受损有关。

(4)焦虑/抑郁。焦虑/抑郁与脑部病变导致偏瘫、失语或缺少社会支持等有关。

(5)有失用综合征的危险。有失用综合征的危险与意识障碍、偏瘫所致长期卧床有关。

7.护理措施

(1)休息与活动。患者早期因存在偏瘫及肢体活动障碍,故卧床休息时应注意安全。急性期过后,应及早开始功能锻炼。

(2)饮食护理。患者应保持低盐低脂饮食,每日食盐摄入少于2g。多食用新鲜蔬菜瓜果,卧床的老年人更容易出现便秘,故应多摄入粗纤维食物。高胆固醇的蛋黄、内脏等应限制摄入。

(3)病情观察。使用扩血管药,尤其是尼莫地平等钙通道阻滞剂时,因能产生明显的扩张血管作用,可导致患者头部胀痛、颜面部发红、血压降低等,应监测血压变化、减慢输液滴速(一般小于每分钟30滴),指导患者和家属不要随意自行调节输液速度,出现上述症状应及时报告医护人员。

(4)用药护理。脑血栓患者常联合应用溶栓抗凝、血管扩张药及脑代谢活化剂等治疗,护士应耐心解释各类药物的作用、不良反应及使用注意事项,指导患者遵医嘱正确用药。使用抗凝药物要注意监测凝血功能,如使用降脂药物应监测肝肾功能。

(5)心理护理。语言沟通障碍,肢体功能恢复的过程很长,速度较慢,日常生活依赖他人照顾,缺少家庭和社会支持,患者发生焦虑、抑郁的可能性会加大,而焦虑与抑郁情绪阻碍了患者的有效康复,从而严重影响患者的生活质量,故应重视对精神情绪变化的监控,提高对抑郁、焦虑状态的认识,及时发现患者的心理问题,进行针对性心理治疗(解释、安慰、鼓励、保证等),以消除患者思想顾虑,稳定情绪,增强战胜疾病的信心。

8.健康指导

(1)疾病知识和康复指导。应指导患者和家属了解本病的基本病因、主要危险因素和危害,偏瘫康复和语言康复都需要较长的时间,致残率较高,而且容易复发。应鼓励患者树立信心,克服急于求成心理,循序渐进,坚持锻炼。

(2)合理饮食。指导进食高蛋白、低盐、低脂、低热量的清淡饮食,改变不良饮食习惯,多吃新鲜蔬菜、水果、谷类、鱼类和豆类,使能量的摄入和需要达到平衡,戒烟、限酒。

(3)日常生活指导。患者起坐或低头系鞋带等体位变换时动作宜缓慢,转头不宜过猛,洗澡时间不宜过长,平日外出需有人陪伴,防止跌倒。合理休息和娱乐,多参加朋友聚会和有益的社会活动,日常生活不要依赖家人,尽量做力所能及的家务等。气候变化时注意保暖,防止感冒。

(4)预防复发。遵医嘱正确服用降压、降糖和降脂药物;定期门诊检查,动态了解血压、血糖、血脂和肝肾功能;预防并发症和脑卒中复发。当患者出现头晕、头痛、一侧肢体麻木无力、讲话吐词不清或进食呛咳、发热、外伤时,家属应及时协助就诊。

9.预后

脑血栓形成病死率约为 10%；存活者中约 50% 的患者留有不同程度的后遗症。

(二)脑栓塞患者的护理

脑栓塞是由各种栓子沿血液循环进入脑动脉，引起急性血流中断而出现相应供血区脑组织缺血、坏死及脑功能障碍。

1.病因与发病机制

脑栓塞的栓子来源可分为心源性、非心源性、来源不明性 3 大类。

(1)心源性。心源性为栓子的主要来源。脑栓塞的患者中约一半以上为风湿性心脏病二尖瓣狭窄并发房颤。在风湿性心脏病患者中有 14%～48% 的患者发生脑栓塞。细菌性心内膜炎心瓣膜上的炎性赘生物易脱落，心肌梗死或心肌病时心内膜病变形成的附壁血栓脱落，均可成为栓子。

(2)非心源性。主动脉弓及其发出的大血管动脉粥样硬化斑块与附着物及肺静脉血栓脱落，也是脑栓塞的重要原因。其他如感染性脓栓；骨折的脂肪栓；寄生虫卵栓；癌性栓子；胸腔手术、人工气胸、气腹以及潜水减压时的气体栓子；异物栓子等均可引起脑栓塞。

(3)来源不明性。少数栓子来源不明。

2.临床表现

脑栓塞可见于任何年龄，中青年为多，大多起病急骤，在数秒钟或很短的时间内症状发展至高峰。多属完全性卒中，个别患者可在数天内呈阶梯式进行性恶化，为反复栓塞所致。与脑血栓相比，脑栓塞更容易导致多发性梗死，而且容易复发。

3.实验室及其他检查

CT 检查可显示缺血性梗死，合并出血性梗死高度支持脑栓塞。心电图检查也应作为常规检查，可及早发现并发的心肌梗死。超声心动检查可明确是否为心源性栓子。

4.诊断要点

突发偏瘫，一过性意识障碍可伴有抽搐或有其他部位栓塞，有心脏病史者，诊断不难。若无心脏病史、临床表现像脑栓塞者，应注意查找非心源性栓子的来源，以明确诊断。中老年人应与脑出血等相鉴别。

5.治疗要点

(1)脑部病变所致脑栓塞的治疗与脑血栓相同。严重病变应积极脱水、降颅压处理，必要时可行开颅去骨片减压术。

(2)原发病的治疗主要是消除栓子的来源，防止脑栓塞复发，如心脏病的手术治疗，细菌性心内膜炎的抗生素治疗；脂肪栓可用扩容剂、血管扩张剂、5% 碳酸氢钠注射液；气栓应采取头低脚高、左侧卧位；感染性栓子栓塞需选用有效足量的抗感染药物治疗。

(3)房颤等有再栓风险，可使用抗凝治疗，能预防新的血栓形成，或防止栓塞部位的继发性血栓扩散，促使血栓溶解，故近年来有人主张尽早使用抗凝治疗以防止脑栓塞复发。但由于心源性脑栓塞的出血性梗死区极易出血，故抗凝治疗必须慎用。

6.预后

预后与被栓塞血管的大小、栓子的数量有关。急性期病死率为5%～15%，约2/3的患者留有偏瘫、失语、癫痫发作等不同程度的神经功能缺损。

四、脑出血患者的护理

脑出血(intracerebral hemorrhage,ICH)系指原发性非外伤性脑实质内出血，占急性脑血管病的20%～30%。每年发病率为(60～80)/10万，急性期病死率为30%～40%。

(一)病因与发病机制

1.病因

高血压并发小动脉硬化为脑出血最常见的病因，颅内动脉瘤或者脑动静脉畸形占30%，其他包括脑动脉炎、血液病(白血病、再生障碍性贫血、血小板减少性紫癜、血友病等)、抗凝及溶栓治疗、淀粉样血管病等。

2.发病机制

颅内动脉中层肌细胞和外层结缔组织少。在原有高血压和脑血管病变的基础上，血管壁病变在血流冲击下会导致脑小动脉形成微动脉瘤，用力和情绪改变等外加因素使血压进一步骤升易导致破裂出血。高血压性脑出血的发病部位以基底节区最多见，主要因为供应此区的豆纹动脉从大脑中动脉呈直角发出，在原有病变的基础上，受到压力较高的血流冲击后容易导致血管破裂。

(二)临床表现

脑出血常发生于50～70岁，男性略多，冬春季易发，多数伴有高血压病史。多在情绪紧张、兴奋、排便、用力时发病。往往在数分钟至数小时内病情发展至高峰。血压常明显升高，并出现头痛呕吐、偏瘫、失语、意识障碍、大小便失禁等。呼吸深沉带有鼾声，重则呈潮式呼吸或不规则呼吸。由于出血部位和出血量不同，局限性定位表现也不同。

1.基底节区出血

壳核出血最常见，约占脑出血的60%。壳核出血最常累及内囊而出现偏瘫、偏身感觉障碍及偏盲，优势半球出血可有失语。出血量小(<30mL)时，临床症状轻，预后较好；出血量较大(>30mL)时，临床症状重，可出现意识障碍和占位效应，也可引起脑疝，破坏丘脑下部及脑干，出现相应症状，甚至死亡。丘脑出血占脑出血的20%。患者常出现丘脑性感觉障碍，丘脑性失语，丘脑性痴呆和眼球运动障碍。

2.脑干出血

脑干出血约占10%，绝大多数为脑桥出血。常表现为突然发病，剧烈头痛、眩晕、复视、呕吐，一侧面部麻木。出血先从一侧开始，表现为交叉性瘫痪，头和眼转向非出血侧，呈"凝视瘫肢"状。出血量大于5mL时，常出现中枢性高热，呼吸不规则，病情常迅速恶化，多数在24～48小时内死亡。

3.小脑出血

小脑出血约占脑出血的10%，多见于一侧半球。眩晕、呕吐、病侧肢体共济失调较明显，可有脑神经麻痹、眼球震颤、两眼向病变对侧同向凝视,可无肢体瘫痪。临床表现不具备明确特征,诊断存在一定困难。凡高血压患者突起一侧后枕部剧痛,呕吐,严重眩晕,凝视麻痹,意识障碍逐渐加重,无明显瘫痪者须考虑小脑出血的可能,头部 CT 检查可明确诊断。

4.脑叶出血

脑叶出血占脑出血的 5%～10%。脑叶出血又称皮质下白质出血,CT 扫描应用于临床后发现脑叶出血并不少见,年轻人多由血管畸形(包括隐匿性血管畸形)、淀粉样血管病等引起,老年人常见于高血压动脉硬化。出血部位以顶叶多见,以后依次为颞、枕、额叶。

5.脑室出血

脑室出血占脑出血的 3%～5%。有原发和继发之分。常突然头痛呕吐,立即昏迷或昏迷加深;双侧瞳孔缩小,四肢肌张力增高,病理反射阳性,早期出现去大脑强直,脑膜刺激征阳性;常出现丘脑下部受损的症状及体征,如上消化道出血、中枢性高热、大汗、应激性溃疡、急性肺水肿、血糖增高、尿崩症等。

(三)实验室及其他检查

(1)影像学检查。CT 是脑出血的首选检查,头部 CT、MRI 检查可早期发现脑出血的部位、范围和出血量,对多灶性脑出血以及脑出血合并脑梗死诊断明确,可鉴别脑梗死和脑肿瘤,并可检出同时存在的脑水肿和脑移位。病灶多呈圆形或卵圆形高密度区,边界清楚。

(2)DSA 检查对于中青年非高血压性脑出血或 CT、MRI 检查怀疑有血管异常时可进行DSA 检查,可清晰显示异常血管、造影剂外漏的破裂血管和部位。

(3)腰椎穿刺检查。一般不宜行腰穿检查,以免诱发脑疝,如需排除颅内感染,可谨慎进行。

(四)诊断要点

50 岁以上有高血压病史者,在情绪激动或体力活动时突然发病,迅速出现不同程度的意识障碍及颅内压增高症状,伴偏瘫、失语等体征,应考虑本病。CT 等检查可明确诊断。

(五)治疗要点

1.一般治疗

卧床休息 2～4 周,保持呼吸道通畅,吸氧,鼻饲,预防感染等,要注意患者生命体征尤其是瞳孔和意识的变化。保持呼吸道通畅,必要时行气管切开术。

2.调整血压

急性期一般不应用降压药降血压。当收缩压超过 200mmHg 或舒张压超过 110mmHg时,可适当给予作用温和的降压药物。急性期后血压仍持续过高时可系统地应用降压药。

3.降低颅内压

控制脑水肿,降低颅内压,防止脑疝是脑出血急性期处理的重要环节。脑水肿约在 48 小时达峰。可选用 20%甘露醇 125～250mL,快速静脉滴注,6～8 小时一次;病情比较平稳时可用甘油果糖 250mL 静脉滴注,1～2 次/天,3～6 小时滴完。

4.止血治疗

常用药物有 6－氨基己酸、氨甲环酸、酚磺乙胺等。应激性溃疡导致消化道出血时,可选用质子泵抑制剂如泮托拉唑、奥美拉唑等。

5.外科治疗

大脑半球出血量在 30mL 以上和小脑出血量在 10mL 以上可考虑手术治疗。

6.早期康复治疗

脑出血病情稳定后宜尽早进行康复治疗,提高患者生活质量。

(六)常见护理诊断/问题

(1)急性意识障碍。急性意识障碍与脑出血、脑水肿所致大脑功能受损有关。

(2)潜在并发症。常见的并发症有脑疝、上消化道出血。

(3)生活自理缺陷。生活自理缺陷与脑出血所致偏瘫、共济失调或绝对卧床有关。

(4)有失用综合征的危险。有失用综合征的危险与脑出血所致意识障碍、运动障碍或长期卧床有关。

(七)护理措施

1.休息与活动

急性期绝对卧床休息 2～4 周,抬高床头 15°～30°角以减轻脑水肿;谵妄、躁动患者加床栏,必要时给予约束带;保持环境安静、安全,严格限制探视,避免各种刺激,各项护理操作应集中进行。每 2 小时应协助变换体位 1 次,保持床单整洁、干燥,有条件应使用气垫床或自动减压床,以预防压疮。发病后 24～48 小时应尽量减少头部的摆动幅度,以防加重出血。保持肢体功能位,指导和协助肢体被动运动,预防关节僵硬和肢体挛缩畸形。

2.饮食护理

给予高蛋白、高维生素的清淡饮食;昏迷或有吞咽障碍者,发病第 2～3 天应遵医嘱胃管鼻饲,并做好口腔护理。

3.病情观察

严密观察病情变化,定时测量生命体征、意识、瞳孔并详细记录;胃管鼻饲的患者,注意回抽胃液,并观察胃液的颜色是否为咖啡色或血色。若发生应激性溃疡,需暂禁食。还要注意观察患者有无呃逆、上腹部饱胀不适等症状。留置尿管的患者,注意有无尿路感染。

4.用药护理

使用脱水降颅压药物时注意监测尿量与水电解质的变化,防止低钾血症和肾功能受损。

5.心理护理

脑出血患者一般症状较重,要做好患者和家属的心理疏导。急性期过后要鼓励及早开始功能锻炼,以提高生活质量。

(八)健康指导

(1)同本节"脑血栓形成患者的护理"。

(2)避免诱因。脑出血多因用力和情绪改变等外加因素使血压骤然升高所致,应指导患者尽量避免使血压骤然升高的各种因素。如保持情绪稳定和心态平衡,避免过分情绪激动。养成定时排便的习惯,保持大便通畅,避免用力排便,戒烟酒。

（3）控制高血压。遵医嘱正确服用降压药,维持血压稳定,减少血压波动对血管的损害。

(九)预后

脑出血的病死率约 40%,预后取决于出血部位、出血量以及是否发生并发症。

五、蛛网膜下隙出血患者的护理

蛛网膜下隙出血(subarachnoid hemorrhage,SAH)是指脑表面或脑底部血管破裂,血液流入蛛网膜下隙引起的一组临床综合征,又称为原发性蛛网膜下隙出血。脑实质出血,血液穿破脑组织流入蛛网膜下隙者,称为继发性蛛网膜下隙出血。SAH 占整个脑卒中的 5%~10%。

(一)病因与发病机制

SAH 最常见的病因为先天性动脉瘤(50%~80%)破裂,其次是动静脉畸形(arteriovenous malformation,AVM)和动脉粥样硬化,约 10%,还可见于血液病、各种感染所致的脑动脉炎、垂体卒中、肿瘤破坏血管、抗凝治疗的并发症等,另有 10%患者病因不明。

由于 SAH 的病因不同,其发病机制也不一样。一般来说,脑动脉瘤好发于动脉分叉处,约 80%的患者动脉内弹力层和肌层先天性缺陷,血管在血液涡流的冲击下渐向外突出而形成动脉瘤;脑血管畸形的血管壁常为先天性发育不全、变性、厚薄不一;激动和不明显诱因可引发破裂。

(二)临床表现

临床差异大,有的人尤其是老年人可能没什么症状,重者也可能突然昏迷甚至死亡。大部分患者明显的症状是头痛,多伴恶心呕吐。发病数小时后体查可发现脑膜刺激征阳性。20%患者眼底检查可见玻璃体下片状出血。

再出血是 SAH 最主要的急性并发症,约 20%的动脉瘤患者会出现再出血,发生剧烈头痛、呕吐、昏迷甚至去脑强直发作。

(三)实验室及其他检查

1.CT 检查

CT 检查是诊断 SAH 的首选方法,CT 显示大脑外侧裂池、前纵裂池、鞍上池、脑桥小脑角池、环池和后纵裂池内高密度影可以确诊 SAH。

2.脑脊液检查

蛛网膜下隙出血最具诊断价值和特征性的检查是腰椎穿刺脑脊液化验,其压力增高($>200mmH_2O$),肉眼观察为均匀一致血性脑脊液。

3.脑血管影像学检查

确定 SAH 的病因,应进行全脑脑血管造影(DSA)。宜在发病 3 日内或 3 周后进行。

4.TCD 检查

TCD 检查可监测 SAH 后脑血管有无痉挛。

(四)诊断要点

患者突然出现剧烈头痛、呕吐、脑膜刺激征阳性,CT 检查显示蛛网膜下隙内高密度影,脑脊液检查为均匀一致血性,可确诊。行 DSA 检查可明确病因(先天性动脉瘤或 AVM)。

(五)治疗要点

蛛网膜下隙出血的治疗原则是防止再出血,防治血管痉挛,降低病死率。

1.一般治疗

维持生命体征稳定、降低颅内压,纠正水、电解质平衡紊乱,预防感染等。

2.防止再出血

(1)安静休息。强调绝对卧床休息4～6周,一切可使患者的血压和颅内压增高的因素均应尽量避免。对头痛和躁动不安者应用足量有效的止痛、镇静药,以保持患者安静休息。

(2)抗纤溶药物。为制止继续出血和预防再出血,主张在急性期使用大剂量止血剂。6-氨基己酸(EACA)能抑制纤维蛋白溶酶原的形成。对因纤维蛋白溶解活性增加所致出血有良好的效果。第1天先用4～6g溶于0.9％生理盐水100mL静脉滴注,15～30分钟内滴完,此后持续静脉滴注1g/h,维持12～24小时。以后24g/d,持续7～10天,逐渐减量至8g/d,共用2～3周。

3.防治脑血管痉挛

脑血管痉挛是导致病情加重的另一主因。重在预防,解除蛛网膜下隙出血引起的血管痉挛。常用药物有尼莫地平40～60mg,4～6次/天,持续3周。

4.放脑脊液疗法

对不能耐受手术者,可腰椎穿刺放出少量脑脊液(10～20mL),每周2次,对缓解头痛、减少出血引起的脑膜刺激症状有一定效果。

5.手术治疗

对于颅内血管畸形,可采用手术切除、血管内介入治疗以及γ-刀治疗;颅内动脉瘤可行手术切除或血管内介入治疗。

(六)常见护理诊断/问题

(1)疼痛:头痛。头痛与脑水肿、颅内高压、血液刺激脑膜或继发性脑血管痉挛有关。

(2)潜在并发症。常见的并发症有再出血。

(3)生活自理缺陷。生活自理缺陷与长期卧床有关。

(4)恐惧。恐惧与担心再出血、害怕DSA检查、开颅手术以及担心疾病预后有关。

(七)护理措施

1.休息与活动

蛛网膜下隙出血的患者应绝对卧床休息4～6周,控制探视,避免不良的声、光刺激,治疗护理活动应集中进行,避免频繁接触和打扰患者休息。若经治疗护理1个月左右,患者症状好转,经头部CT检查证实血液基本吸收或经DSA检查没有发现颅内血管病变者,可遵医嘱逐渐抬高床头、床上坐位、下床站立和适当活动。

2.饮食护理

给予高蛋白、高维生素的清淡饮食;昏迷或有吞咽障碍者,发病第2～3天应遵医嘱胃管鼻饲并做好口腔护理。

3.病情观察

蛛网膜下隙出血再发率较高,以10～14天为高峰。再出血的临床特点:首次出血后病情稳定好转的情况下,突然再次出现剧烈头痛、恶心呕吐、意识障碍加重、原有局灶症状和体征重新出现等。应密切观察病情变化,发现异常及时报告医生处理。

4.用药护理

使用甘露醇等脱水剂治疗时应快速静脉滴注,必要时记录 24 小时尿量;使用尼莫地平等缓解脑血管痉挛的药物时可能出现皮肤发红、多汗、心动过缓或过速、胃肠不适等反应,应适当控制输液速度,密切观察有无不良反应发生。

5.心理护理

患者常诉头痛难忍,会不自觉晃动头部。要告诉患者头痛是因为出血、脑水肿致颅内压增高,血液刺激脑膜或脑血管痉挛所致,随着出血停止、血肿吸收、头痛会逐渐缓解;告诉患者不要晃动头部防止再出血。指导患者消除紧张、恐惧、焦虑心理,增强战胜疾病的信心,配合治疗和检查。

(八)健康指导

1.检查指导

SAH 患者一般在首次出血 3 周后进行 DSA 检查,应告知脑血管造影的相关知识,指导患者积极配合,以明确病因,尽早手术,解除隐患或危险。

2.照顾者指导

家属应关心、体贴患者,为其创造良好的休养环境,督促尽早检查和手术,发现再出血征象及时就诊。

(九)预后

本病预后取决于病因、病情、出血情况及神经系统的体征。动脉瘤破裂出血者病死率较高,约 12% 的患者在到达医院前死亡,20% 死于入院后。未经外科治疗约 20% 死于再出血,且死亡多在再出血后最初几天。颅内血管畸形所致者 90% 可恢复,再出血风险较小。

第四节　帕金森病

帕金森病(Parkinson disease,PD)又称震颤麻痹(paralysis agitans),是中老年常见的神经系统变性疾病,临床上以静止性震颤、运动减少及迟缓、肌强直和姿势步态异常为特征。我国 65 岁以上人群患病率 1000/10 万。

一、病因与发病机制

本病的病因未明,发病机制复杂。目前认为,PD 为多因素共同参与所致,可能与以下因素有关:

(一)神经系统老化

帕金森病主要发病于老年人,无论在活体还是在尸检中均证实了多巴胺在纹状体的含量下降病理显示黑质多巴胺能神经元及其他含色素的神经元大量变性丢失。实际上,只有当黑质细胞减少至 15%～50%,纹状体多巴胺递质减少 80% 以上,临床上才会出现 PD 症状。

(二)环境因素

流行病学调查显示,长期接触杀虫剂、除草剂或某些工业化学品等可能是 PD 发病的危险因素。20 世纪 80 年代初,美国加州一些吸毒者因误用一种吡啶类衍生物 1-甲基-4-苯基-1,2,3,6-四氢吡啶(MPTP)以及给猴注射后,发生类似人类 PD 的临床病征。故环境中与 MPTP 分子结构类似的工业和农业毒素可能是本病的病因之一。

(三)遗传因素

有报道 10% 左右的 PD 患者有家族史,包括常染色体显性遗传或常染色体隐性遗传。

二、临床表现

本病常在 60 岁以后发病,30 岁以下少见。男性稍多、起病缓慢,进行性发展。

(一)静止性震颤

静止性震颤常为首发症状,多从一侧上肢开始,呈现有规律的拇指对掌和手指屈曲的不自主震颤,类似“搓丸”样动作,频率 4～6 Hz。具有静止时明显震颤,动作时减轻,紧张时加剧,入睡后消失等特征,故称为“静止性震颤”。随病程进展,震颤可逐步涉及下颌、唇、面和四肢。少数患者无震颤。

(二)肌强直

肌强直多从一侧的上肢或下肢近端开始,逐渐蔓延至远端、对侧和全身的肌肉。本病患者的肌强直表现为屈肌和伸肌肌张力均增高,被动运动关节时始终保持阻力增高,类似弯曲软铅管的感觉,故称“铅管样强直”。多数患者因伴有震颤,检查时可感到均匀的阻力中出现断续停顿,如同转动齿轮感,称为“齿轮样肌强直”,这是由于肌强直与静止性震颤叠加所致。

(三)运动迟缓

患者随意动作减少、动作减慢、笨拙。早期表现为精细运动缓慢,如系鞋带等,后逐渐发展为全面性随意运动减少、缓慢。面肌强直使面部表情呆板,双眼凝视和瞬目动作减少,笑容出现和消失减慢,造成“面具脸”。有书写时字越写越小的倾向,称为“写字过小征”。

(四)姿势步态异常

由于平衡功能减退、姿势反射消失,早期走路拖步,迈步时身体前倾,行走时步距缩短,颈肌、躯干肌强直而使患者站立时呈特殊屈曲体姿,行走时上肢协同摆动的联合动作减少或消失;晚期由坐位、卧位起立困难,呈“慌张步态”。

(五)自主神经症状

常见的自主神经症状有便秘、出汗异常、脂溢性皮炎等。

三、实验室及其他检查

PET 显像可显示多巴胺递质合成减少。基因检测技术可能在少数家族性 PD 患者中发现基因突变。

四、诊断要点

中老年发病,有静止性震颤、肌强直或姿势步态异常等典型神经症状和体征,结合左旋多巴治疗敏感即可诊断。

五、治疗要点

（一）药物治疗

早期若对患者心理生理影响较小,可暂缓药物治疗,当疾病影响患者日常生活和工作能力时,适当的药物治疗可不同程度地减轻症状,并可因减少并发症而延长生命。

1.抗胆碱能药物

抗胆碱能药物可协助维持纹状体的递质平衡,常用药物有苯海索(安坦),2mg 口服,3 次/天;丙环定、东莨菪碱等。

2.金刚烷胺

金刚烷胺能促进神经末梢释放多巴胺,并阻止其再吸收。可与左旋多巴等药合用,100mg 口服,2 次/天。

3.左旋多巴及复方左旋多巴

由于多巴胺不能透过血脑屏障进入脑内,对脑部多巴胺缺乏的替代疗法需应用其前体左旋多巴。复方多巴制剂可增强左旋多巴的疗效和减少其外周不良反应,现在临床最常用的为多巴丝肼,多巴丝肼口服治疗自 62.5mg 开始,2～3 次/天,视症状控制情况,缓慢增加其剂量和服药次数,最大剂量不应超过 250mg,3～4 次/天。

4.多巴胺受体激动剂

多巴胺受体激动剂能直接激动纹状体,产生和多巴胺相同作用的药物。如溴隐亭,自 0.625mg/d开始,缓慢增加,最大量不超过 20mg/d。

（二）外科治疗

药物治疗会随时间变长而疗效减退,若疗效减退同时出现异动症,考虑手术治疗。但手术只改善症状,术后仍需辅助药物。主要有神经核毁损术和脑深部电刺激术(DBS),DBS 的安全性、可控性较高,一般作为首选。但非原发性帕金森病是手术禁忌证。

（三）中医及康复治疗

如进行肢体运动、语言、进食等生活训练和指导,结合针灸、中药,可改善患者生活质量。

六、常见护理诊断/问题

(1)躯体活动障碍。躯体活动障碍与黑质病变、锥体外系功能障碍所致震颤、肌张力异常、随意运动异常有关。

(2)长期自尊低下。长期自尊低下与震颤、流涎、面肌强直等身体形象改变和言语障碍、生活依赖他人有关。

(3)知识缺乏。患者及家属缺乏本病相关知识与药物治疗知识。

(4)营养失调:低于机体需要量。营养低于机体需要量与吞咽困难、饮食减少和肌强直、震颤所致机体消耗量增加等有关。

(5)语言沟通障碍。语言沟通障碍与咽喉部、面部肌肉强直,运动减少、减慢有关。

(6)无能性家庭应对。无能性家庭应对与疾病进行性加重,患者长期需要照顾,经济或人力困难有关。

(7)潜在并发症。常见的并发症有外伤、压疮、感染。

七、护理措施

(一)休息与活动

起病初期指导患者维持和增加业余爱好,鼓励患者参加有益的社交活动,坚持适当运动锻炼,如养花、下棋、散步、太极拳、体操等,注意保持身体和各关节的活动强度与最大活动范围。对于已出现某些功能障碍或起坐已感到困难的动作要有计划有目的的锻炼,家人不要一手包办,但也要警惕患者受伤。

(二)饮食护理

给予高热量、高维生素、高纤维素、低盐、低脂、适量优质蛋白的易消化饮食,并根据病情变化及时调整和补充各种营养素,戒烟、酒。鼓励患者多食新鲜蔬菜、水果,及时补充水分,以保持大便通畅,减轻腹胀和便秘;由于高蛋白饮食会降低左旋多巴类药物的疗效,故不宜盲目给予过多的蛋白质;槟榔为拟胆碱能食物,可降低抗胆碱能药物的疗效,也应避免食用。进食或饮水时保持坐位或半卧位,注意力集中,并给予患者充足的时间和安静的进食环境,不催促、打扰患者进食;对于流涎过多的患者可使用吸管吸食流质食物;对于咀嚼能力和消化功能减退的患者应给予易消化、易咀嚼的细软、无刺激性的软食或半流食,少量多餐,指导患者分次吞咽食物;对于进食困难、饮水反呛的患者要及时给予鼻饲,并做好相应护理。防止经口进食引起误吸、窒息或吸入性肺炎。

(三)病情观察

评估患者饮食和营养状况,注意每天的进食量和食品的组成;了解患者的精神状态与体重变化,评估患者的皮肤、尿量及实验室指标变化情况。注意患者的症状改变,有无疗效的减退或者异动症的发生。

(四)用药护理

告知患者本病需要长期或终身服药治疗,服药过程中可能会出现症状加重或疗效减退,让患者了解用药过程可能出现的"开—关现象""剂末恶化"及应对方法。"开—关现象"指每天多次突然波动于严重与缓解两种状态之间,多见于病情严重者,一般与服药时间和剂量无关,可尝试加用多巴胺受体激动剂;"剂末恶化"又称疗效减退,指药物的作用时间逐渐缩短,表现为症状有规律性的波动,与有效血药浓度有关,故应增加每天总剂量或增加服药次数。

服用多巴胺能制剂治疗时,应从小剂量开始,逐步缓慢加量直至有效维持;服药期间尽量避免使用氯氮、利血平、氯丙嗪、奋乃静等药物,以免降低药物疗效或导致直立性低血压;长期服药疗效减退时,应积极寻找和去除任何使病情加重的原因;出现症状波动和运动障碍时,应观察和记录如"开—关现象"等发生的次数与持续时间,为调整药物提供依据。

(五)心理护理

帕金森病无法根治,且需长期服药,故患者和家属的心理疏导也十分重要。静止性震颤往往越紧张越严重,所以要帮助患者疏导心情,同时增加业余活动,转移注意力。鼓励患者进行力所能及的活动。同时要做好用药知识宣教,防止因药效减退增加患者的紧张感。

八、健康指导

PD为慢性进行性加重的疾病,后期常死于压疮、感染、外伤等并发症,应帮助患者及其家属掌握疾病相关知识和自我护理方法,帮助其分析和消除不利于个人及家庭应对的各种因素,制订切实可行的护理计划并督促落实。

(一)皮肤护理

患者自主神经症状紊乱,出汗异常,易造成皮肤刺激和不舒适感,皮肤抵抗力降低,还可导致皮肤破损和继发皮肤感染,应勤洗勤换,保持皮肤卫生;中、晚期患者因运动障碍,卧床时间增多,应勤翻身勤擦洗,防止局部皮肤受压和改善全身血液循环,预防压疮。

(二)康复训练

鼓励患者维持和培养兴趣爱好,坚持适当的运动和体育锻炼,做力所能及的家务劳动等,可以延缓身体功能障碍的发生和发展,从而延长寿命,提高生活质量。加强日常生活动作训练,进食、洗漱、穿脱衣服等应尽量自理;卧床患者协助被动活动关节和按摩肢体,预防关节僵硬和肢体挛缩。

(三)安全护理

指导患者避免登高、驾车、使用煤气烹饪等可能发生危险的活动。避免进食带骨刺的食物和使用易碎的器皿。外出时需人陪伴,尤其是精神智能障碍者其衣服口袋内要放有患者姓名、住址和联系电话的"安全卡片",或佩带手腕识别牌,以防走失。

(四)照顾者指导

本病无法根治,病程长达数年或数十年,且症状会越来越重,家庭成员往往感到无望,身心疲惫。

医护人员应关心患者家属,协助他们解决困难、走出困境,以便给患者更好的家庭支持。照顾者应关心体贴患者,协助进食、服药和日常生活的照顾;督促患者遵医嘱正确服药,防止错服、漏服;细心观察,积极预防并发症和及时识别病情变化。

(五)就诊指导

定期门诊复查,动态了解血压和肝肾功能、血常规等指标,同时对患者状况做出评估,调整用药剂量。当患者出现发热、外伤、骨折或运动障碍、精神智能障碍加重时及时就诊。

九、预后

PD 为慢性进展性疾病,目前尚无根治方法。多数患者发病早期尚能继续工作,但逐渐会丧失工作能力。晚期常因严重肌强直、全身僵硬而卧床不起,外伤、肺炎等并发症为常见死因。

第五节　癫痫

癫痫是多种原因导致脑神经元过度同步放电引起的短暂脑功能障碍,其临床表现具有发作性、短暂性、重复性和刻板性。癫痫是神经系统疾病中仅次于脑血管病的第二大疾病,一般人群的癫痫年发病率为(50~70)/10 万,患病率约为 0.5%。

一、病因与发病机制

(一)病因

1.特发性癫痫

特发性癫痫也称原发性癫痫,这类患者的脑部并无可以解释症状的结构变化或代谢异常,多数患者在儿童或青年期首次发病,与遗传因素有较密切的关系。

2.症状性癫痫

症状性癫痫由脑部器质性病变和代谢疾病所引起,占癫痫的大多数,各个年龄组均可发病。

3.隐源性癫痫

隐源性癫痫临床表现为症状性癫痫,但未找到明确病因,也可能在特殊年龄段起病,但无特定的临床和脑电图特征。

(二)发病机制

癫痫的发病机制复杂,迄今为止尚未完全阐明。神经系统具有复杂的调节兴奋和抑制的机制,通过反馈活动,使任何一组神经元的放电频率不会过高,也不会无限制地影响其他部位,以维持神经细胞膜电位的稳定。无论是何种原因引起的癫痫,其电生理改变是一致的,即发作时大脑神经元出现异常的、过度的同步性放电。其原因为兴奋过程的过盛、抑制过程的衰减和(或)神经膜本身的变化。脑内最重要的兴奋性递质为谷氨酸和天门冬氨酸,其作用是使钠离子和钙离子进入神经元,在发作前,病灶中都发现这两种递质显著性增加。

二、临床表现

癫痫的临床表现多样,但都具有短暂性、刻板性、间歇性和反复发作的特征,可分为痫性发作和癫痫症。痫性发作是癫痫的特征性临床表现;癫痫症是指有 1 种或数种发作类型且反复发作者。

(一)痫性发作

痫性发作分为部分性和全面性 2 种类型:部分性发作的异常放电起于一侧脑部,也可扩及两侧;全面性发作则同时起于两侧脑部。

1.部分性发作

部分性发作为痫性发作的最常见类型,发作起始症状和脑电图特点均提示起于一侧脑结构。

(1)单纯部分性发作。单纯部分性发作可分为 4 种类型:部分性运动性发作、体觉性发作或特殊体感性发作、自主神经性发作和精神性发作等。①部分性运动性发作:指肢体局部的抽搐,大多见于一侧眼睑、口角、手指或足趾,也可涉及整个一侧面部或一侧肢体远端。②体觉性发作:常表现为肢体的麻木感或针刺感。多数发生于口角、舌部、手指或足趾,病灶在中央后回体感觉区。特殊体感性发作包括:视觉性、听觉性、嗅觉性和眩晕性发作。③自主神经发作:如多汗、苍白、潮红、呕吐等,多为复杂部分性发作的一部分。④精神性发作:症状包括各种类型的遗忘症,虽可单独发作,但常为复杂部分性发作的先兆症状。

（2）复杂部分性发作。复杂部分性发作主要特征有意识障碍，于发作起始出现各种精神症状或特殊感觉症状，随后出现意识障碍或自动症和遗忘症，有时一开始即有意识障碍，常称为精神运动性发作。

（3）部分性发作继发全面发作。继发为全面性强直阵挛发作，清醒时若能记得部分性发作的某个症状，即为先兆。

2.全身性发作

（1）失神发作。患者意识短暂丧失，持续 3～15 秒，无先兆或局部症状，发作和停止均突然，每天发作数次或数十次不等。发作时患者停止当时的活动，呼之不应、两眼瞪视不动，可伴有眼睑、眉或上肢的 3 次/秒的颤抖，也可有简单的自动性活动，手中持物可跌落，事后立即清醒，继续原先的活动，对发作无记忆。

（2）肌阵挛发作。为突然、短暂、快速的肌肉收缩，累及全身，也可仅限于面部、躯干和肢体。

（3）阵挛性发作。为全身重复性阵挛发作，恢复多较强直阵挛发作快。

（4）强直性发作。全身性肌痉挛，肢体伸直，头眼偏向一侧，常伴自主神经症状如苍白、潮红、瞳孔散大等。躯干的强直性发作造成角弓反张。

（5）强直－阵挛发作。全面性强直－阵挛发作为最常见的发作类型之一，过去称为大发作，以意识丧失和全身对称性抽搐为特征。发作分三期：①强直期，所有骨骼肌呈现持续性收缩，双眼球上蹿，神志不清、喉肌痉挛，发出尖叫，口先强张后突闭，可咬破舌尖，颈部和躯干先屈曲后反张。上肢自上举、后旋，转为内收、前旋，下肢自屈曲转为强直。常持续 10～20 秒转入阵挛期。整个发作历时 5～10 分钟。清醒后常感到头晕、头痛和疲乏无力，部分患者发作后进入深睡状态。②阵挛期，不同肌群强直和松弛相交替，由肢端延及全身。阵挛频率逐渐减慢，松弛期逐渐延长，此期持续 0.5～1 分钟。最后一次强烈痉挛后，抽搐突然终止，所有肌肉松弛。以上两期中，可发生舌咬伤，并伴心率增快，血压升高，汗、唾液和支气管分泌物增多，瞳孔扩大、光反射消失等自主神经征象。③惊厥后期，阵挛期后尚有短暂的强直痉挛，造成牙关紧闭和大小便失禁。呼吸首先恢复，口鼻喷出泡沫或血沫。心率、血压和瞳孔恢复正常。肌张力松弛，意识逐渐清醒。从发作开始至恢复经历 5～10 分钟。醒后觉头痛、疲劳，对抽搐过程不能回忆。部分患者进入昏睡，少数在完全清醒前有自动症和意识模糊。

（6）无张力性发作。部分或全身肌肉的张力突然降低，造成张口、颈垂、肢体下垂和跌倒。脑电图示多棘慢波或低电位活动。

（7）癫痫持续状态。癫痫持续状态又称癫痫状态，是指癫痫连续发作之间意识尚未完全恢复又频繁再发，或癫痫发作持续 30 分钟以上不自行停止。通常是指 GTCS 持续状态。最常见的原因是不适当地停用抗癫痫药物，或因急性脑病、脑卒中、脑炎、外伤、肿瘤和药物中毒引起；不规范的抗癫痫药物治疗、感染、精神因素、过度疲劳、孕产和饮酒可诱发。

（二）癫痫症

1.部分性癫痫症

（1）特发性。发病与年龄有关，多为儿童期癫痫。有部分性发作和局灶性脑电图异常，无神经系统体征和智能缺陷,常有家族史,脑电图背景活动正常。痫性表现不尽相同,但每个患儿的症状相当固定。①良性儿童期癫痫有中央-颞部棘波者,多见于 3～13 岁发病,男性多见,表现为口部、咽部和一侧面部的阵挛性抽搐,常伴舌部僵硬感、言语和吞咽困难,偶尔累及同侧上肢。意识清楚,但发作偶扩散成 GTCS。发作多在夜间,使患儿易惊醒,发作稀疏,约数月至数年发作一次。大多在 16 岁前痊愈。②儿童期癫痫有枕部脑电阵发者,以视觉症状(如视物模糊、闪光和幻视)等为先兆。

(2)症状性。不同的病灶部位可出现不同类型的发作。大多数癫痫患者病灶起源于海马和杏仁核,表现为复杂部分性发作,病因多为海马回硬化、良性肿瘤和血管畸形等。各种症状性部分性癫痫均可继发为 GTCS。

2.全身性癫痫症

(1)特发性。其发病与年龄有关,临床症状和脑电图变化开始即为双侧对称,无神经系统阳性体征。①良性婴儿期肌阵挛癫痫:于出生后第 1 年或第 2 年出现短促的全身肌阵挛,脑电图可见阵发性棘慢波,青春期可有 GTCS 发作。②儿童期失神癫痫:常于 6、7 岁间发病,女性较多,每天频繁发作,可达数十次。③青春期失神癫痫:发病年龄较迟,发作也较稀疏。常伴有GTCS,脑电图常见 4Hz 棘慢波。④青春期肌阵挛癫痫:表现为短促的不规律的肌阵挛,若累及全身,则导致倾跌,但无意识丧失,可有家族史,常与失神发作和 GTCS 并发。

(2)症状性。根据有无特异性病因分为:①无特异性病因者,如早期肌阵挛脑病,于出生后3 个月内发病,有肌阵挛发作和肌强直发作,伴智能障碍,预后不良。②有特异性病因者,脑发育畸形(如无脑回-巨脑回综合征)可致婴儿痉挛症;先天性代谢障碍(如苯丙酮尿症)可表现为婴儿痉挛症和 GTCS。

(3)特发性或症状性。①West 综合征:也称婴儿痉挛症,以 3～7 个月婴儿多见,发病以前已表现出发育迟缓和神经系统体征,仅少数病例病前无异常。发作表现为短促的强直性痉挛,以屈肌明显,常呈突然的屈颈、弯腰动作,也可涉及四肢,每次发作持续 10～15 秒,可连续发作数次至数十次,以睡前和醒后最为密集。一般在 2～5 岁停止发作,但半数以上转化为 GTCS、不典型失神发作和精神运动性发作。②Lennox-Gastaut 综合征:发病多在学前期;多伴有智能发育异常,发作形式多样,如不典型发作、强直性发作、肌阵挛发作和 GTCS 等。

三、实验室及其他检查

(一)脑电图(EEG)

癫痫发作时,除个别部分性和精神运动性发作者,一般可见特异性 EEG 改变。通常情况下,发作间歇期 EEG 检查很难记录到 GTCS 后期 EEG,但可记录到散在的阵发性痫性活动波形。EEG 的痫性活动可被过度换气、闪光刺激和药物诱发,但也可被大剂量抗癫痫药所抑制。约 80%的患者可记录到痫性活动 EEG,但也有约 15%的正常人脑电图活动不正常。所以对于临床表现典型的患者,即使 EEG 检查正常也不能否定癫痫的诊断;而 1～2 次不正常 EEG记录,若无癫痫的临床表现,也不能作为癫痫的诊断依据。

(二)视频 EEG

视频 EEG 对癫痫诊断和对痫性灶定位的帮助最大。

(三)血液检查

血液检查包括血常规、血糖、寄生虫(如肺吸虫、血吸虫、囊虫等)检查,可分别了解有无贫血、低血糖和脑寄生虫病。

(四)DSA检查

DSA检查可发现颅内血管畸形和动脉瘤、血管狭窄或闭塞及颅内占位性病变等。

(五)头部放射性核素、CT、MRI检查

头部放射性核素、CT、MRI检查可发现脑部器质性改变、占位性病变和脑萎缩等。

四、诊断要点

根据详细病史和发作时目击者的描述,临床表现有发作性、短暂性和间歇性等特点,有时有意识障碍;发作时伴有舌咬伤、跌伤和尿失禁等;EEG检查有异常发现。据以上资料首先确立是否为癫痫;然后借助于神经系统检查、生化等实验室检查,脑血管造影、核素扫描、CT和MRI等检查找出病因,确定是否脑部器质性病变或全身代谢性疾病。

五、治疗要点

(一)发作时治疗

当患者正处在意识丧失和全身抽搐时,原则上是预防外伤及其他并发症。立即让患者就地平卧,保持呼吸道通畅,及时给氧。防止受伤、骨折和脱白。为预防再次发作,选用地西泮、苯妥英钠和苯巴比妥等药物。

(二)发作间歇期治疗

癫痫患者在间歇期应定时服用抗癫痫药物,药物治疗原则为:①从单一药物开始,从小剂量开始,逐渐加量。②一种药物达到最大有效血药浓度而仍不能控制发作者再加用第二种药物。③偶尔发病,EEG异常而临床无癫痫症状及5岁以下,每次发作都伴有发热的儿童,一般不用抗癫痫药物。④抗癫痫药物的选择应根据癫痫发作的类型、药物不良反应大小、药物来源与价格来决定。⑤坚持长期规律服药,不能突然停药,联合用药者先在医生指导下改为单一用药,然后逐渐减量,间断不规则用药不利于癫痫控制,且易发生癫痫持续状态。

一般特发性GTCS首选丙戊酸钠,其次选苯妥英钠;症状性或原因不明的GTCS首选卡马西平,其次为苯巴比妥。典型失神-阵挛发作首选丙戊酸钠;非典型失神发作首选乙琥胺,其次为氯硝西泮。部分性发作首选卡马西平,其次选苯妥英钠。婴儿痉挛症首选促肾上腺皮质激素(ACTH),其次选泼尼松。Lennox-Gastaut综合征首选丙戊酸钠,其次选氯硝西泮。青春期肌阵挛发作首选丙戊酸钠,次选氯硝西泮。

近年来,有抗癫痫新药陆续上市,如拉莫三嗪、非尔氨酯、托吡酯和加巴喷丁等,可单一剂量用于难治性癫痫,或与传统抗癫痫药联合使用。

(三)癫痫持续状态的治疗

癫痫持续状态是神经科急危症之一,若不及时处理可造成严重的不可逆的脑损害或致残、致死。处理原则是:尽快制止发作,保持呼吸道通畅,立即采取维持生命功能的措施和防治并发症。

1.尽快控制发作

可依次选用以下药物：①地西泮，10～20mg 静脉注射，注射速度不超过 2mg/min，无效则改用其他药物，有效而复发者可在半小时内重复注射；也可给予地西泮 100～200mg 溶于 5% 葡萄糖盐水 500mL 中，于 12 小时内缓慢静脉滴注。儿童一次静脉注射剂量为 0.3～0.5 mg/kg，不超过 10mg，必要时可重复使用。若出现呼吸抑制，则需停止注射。②10% 水合氯醛，成人 20～30mL，小儿 0.5～0.8mg/kg，加等量植物油保留灌肠。③苯妥英钠，每次剂量为 10～20mg/kg，溶于生理盐水 20～40mL 静脉注射，速度不超过 50mg/min。④异戊巴比妥钠，0.5g 溶于注射用水 10mL 静脉注射，速度不超过 0.1g/min，注射时应注意有无呼吸抑制和血压下降，每天极量为 1g。

2.保持呼吸道通畅

平卧头侧位，吸痰，安放口咽通气管，必要时行气管切开，备人工呼吸机。

3.立即采取维持生命功能的措施

纠正脑缺氧，防治脑水肿，保护脑组织。高流量吸氧，监测呼吸、血压、EEG 及血、电解质变化。

4.防治并发症

做好安全防护，预防受伤；高热时给予物理降温，及时纠正血酸碱度和电解质的变化，发生脑水肿时给予甘露醇和呋塞米注射，注意预防和控制感染，并寻找病因。

(四)病因治疗

病因明确者应针对病因治疗。对于脑寄生虫病行驱虫治疗，对于低血糖、低血钙等代谢异常尽快纠正，对于颅内占位性病变引起者，首先考虑手术治疗。

六、常见护理诊断/问题

(1)有窒息的危险。有窒息的危险与癫痫发作时意识丧失喉头痉挛、口腔和支气管分泌物增多有关。

(2)有受伤的危险。有受伤的危险与癫痫发作时突然意识丧失或精神失常、判断障碍有关。

(3)知识缺乏。缺乏长期正确服药的知识。

(4)气体交换受损。气体交换受损与癫痫持续状态、喉头痉挛所致呼吸困难或肺部感染有关。

七、护理措施

(一)休息与活动

癫痫发作时和发作后均应卧床休息，平时建立良好的生活习惯，劳逸结合，保持睡眠充足。减少精神刺激，如避免长时间看电视、洗浴、玩游戏机等，尽量不去舞厅、歌厅、游戏厅，禁忌游泳和蒸汽浴等。

(二)饮食护理

进食清淡、无刺激、富于营养的食物，保持大便通畅，避免饥饿或过饱，戒除烟、酒、咖啡。

(三)病情观察

发作期应严密观察生命体征及神志、瞳孔变化,注意发作过程有无心率增快、血压升高、呼吸减慢或暂停、瞳孔散大、牙关紧闭、大小便失禁等;观察发作的类型,记录发作的持续时间与频率;观察发作停止后患者意识是否完全恢复,有无头痛、疲乏及行为异常。

(四)用药护理

有效的抗癫痫药物治疗可使80%的患者发作得到控制。告诉患者抗癫痫药物治疗的原则,指导患者掌握药物疗效及不良反应的观察,鼓励遵医嘱长期正确服药。为了预防两种或多种用药所致慢性中毒而使发作加重,应坚持单药治疗;药物从小剂量开始,逐渐加量,以最小有效剂量为宜;严格遵照医嘱用药,间断不规则服药不利于癫痫控制,且易导致癫痫持续状态发生。抗癫痫药物一般为碱性,宜在饭后服用,可减轻胃肠道反应;应根据患者的年龄、全身情况、耐受性及经济情况,给予个体化治疗和长期监控。

(五)心理护理

癫痫虽为可治性疾病,但需要坚持数年不间断的正确服药。有的患者还需终身服药,少服或漏服一次药可能导致癫痫发作,甚至成为难治性癫痫和发生癫痫持续状态。长期突然而反复多次的发作常使患者无法正常工作和生活,患者常常为此而苦恼,精神负担较重,容易产生紧张、焦虑、抑郁、淡漠、易激惹等情绪。护士应仔细观察患者的心理反应,关心、理解、尊重患者,鼓励患者表达自己的心理感受,指导患者采取积极的应对方式,配合长期药物治疗。

八、健康指导

(1)患者应保持平衡心态,树立治疗信心,戒除烟、酒、咖啡,保持健康的生活状态。

(2)避免诱因。癫痫的诱因有疲劳、饥饿、缺觉、便秘、经期、饮酒、感情冲动、一过性代谢紊乱和过敏反应;过度换气对于失神发作,过度饮水对于强直性阵挛发作,闪光对于肌阵挛发作有诱发作用。有些反射性癫痫还应避免强烈的声光刺激、惊吓、心算、阅读、书写、下棋、玩牌、刷牙、外耳道刺激等特定因素。癫痫持续状态的诱发因素常为突然停药、减药、漏服药及换药不当;其次为发热、感冒、劳累、饮酒、妊娠与分娩;使用异烟肼、利多卡因、氨茶碱或抗抑郁药亦可诱发。

(3)工作与婚育指导。建议患者选择适当的工作,禁止从事攀高、游泳、驾驶等职业,以及在炉火旁、高压电机旁或其他在发作时可能危及生命的工种;特发性癫痫又有家族史的女性患者,婚后不宜生育;双方均有癫痫或一方患癫痫,另一方有家族史,不宜婚配。

(4)通过正规系统的治疗,约40%的癫痫患者可以完全停药。能否停药、何时停药主要根据癫痫的类型及病因、发作已控制的时间、难易及试停药反应等判断。患者应在医生指导下服药和停药。GTCS、强直性发作、阵挛性发作完全控制4~5年后,失神发作停止半年后可考虑停药;停药前应有一个缓慢减量的过程,一般不少于1~1.5年。

九、预后

癫痫为可治性疾病,大多数患者预后较好。但不同类型的癫痫预后差异很大,有自发缓解、治疗后痊愈、长期服药控制和发展为难治性癫痫等几种预后形式。近年来,长期追踪结果显示 67%～75%的患者可完全控制发作,其中约半数患者治疗一段时间后可停药。个别患者在癫痫发作时,可因窒息或吸入性肺炎而发生危险,还可导致骨折、脱臼或严重跌伤;若癫痫持续状态不能及时控制,可因高热、循环衰竭或神经元兴奋毒性损伤而导致死亡。

第六节　急性脊髓炎

急性脊髓炎为脊髓白质脱髓鞘或坏死所致的急性脊髓横贯性损害。常在感染后或疫苗接种后发病,以脊髓病损水平以下肢体瘫痪、感觉缺失和自主神经功能障碍为临床特征。

一、病因与发病机制
本病确切的病因未明,多数为病毒感染或接种疫苗后引起的机体自身免疫反应所致。

二、临床表现
(一)症状与体征
(1)前驱症状:病前 1～2 周多有上呼吸道感染、腹泻或疫苗接种史;受凉、过劳、外伤等常为发病诱因;双下肢麻木、无力为首发症状。

(2)运动障碍:常累及胸髓;早期呈脊髓休克,表现为损害平面以下弛缓性瘫痪,腱反射消失,肌张力低,病理反射不能引出和尿潴留。一般持续 2～6 周后逐渐转为上运动神经元性瘫痪,表现为腱反射亢进,肌张力增高,病理反射阳性等。肌力恢复常自远端开始。

(3)感觉障碍:病变以下所有感觉缺失(传导束型感觉障碍);由于受累脊髓的肿胀和脊膜受牵拉,常出现病变部位有背痛、病变节段束带感。随着病变恢复,感觉障碍平面也逐渐下降。

(4)自主神经功能障碍:大、小便潴留,膀胱无充盈感,呈无张力性膀胱;当膀胱充盈过度时,可出现充盈性尿失禁。病变水平以下皮肤无汗或多汗,皮肤脱屑或水肿,指甲松脆等。

(二)并发症
本病通常 3～6 个月可基本恢复;如治疗护理不当可并发压疮、感染而遗留后遗症;上升性脊髓炎可出现吞咽困难、构音障碍、呼吸肌麻痹,甚至死亡。

三、辅助检查
(一)腰椎穿刺检查
脑脊液白细胞和蛋白含量轻度增高;少数脊髓水肿严重者,脊髓腔可出现不完全梗阻。

(二)血常规
白细胞计数稍增高。

(三)影像学检查
脊髓造影或 MRI 检查可见病变部位脊髓肿胀及异常信号等改变。

(四)电生理检查
下肢体感诱发电位波幅明显降低;运动诱发电位异常;肌电图(EMG)检查呈失神经改变。

四、诊断要点

（1）急性起病，病前常有发热、全身不适或上感病史。

（2）常累及胸髓，病变水平以下运动、感觉和自主神经功能障碍。

（3）脑脊液白细胞和蛋白含量轻度增高。

（4）MRI 可见病变部位脊髓肿胀及异常信号。

五、治疗要点

急性脊髓炎的治疗原则为减轻症状，防治并发症，加强功能训练，促进康复。

（一）药物治疗

急性期药物治疗以糖皮质激素为主，可减轻脊髓水肿，控制病情发展；B 族维生素药物有助于神经功能的恢复；适当的抗生素可预防感染。

（二）康复治疗

早期宜进行被动活动、按摩、针灸、理疗等康复治疗。部分肌力恢复时，应鼓励主动活动。

六、护理评估

（一）健康史

询问起病情况，病程与进展；以往健康状况，病前有无发热或呼吸道感染病史；有无过劳、外伤及受凉，是否治疗和治疗效果。

（二）身体状况

检查四肢肌力和肌张力；评估感觉障碍平面及类型；询问有无大小便障碍、肢体或躯干的无汗或少汗、皮肤脱屑和水肿、指甲松脆和角化等；监测生命体征有无变化；观察有无吞咽困难、构音障碍和呼吸肌。

（三）心理及社会因素

突然瘫痪，丧失劳动能力，患者及家人非常焦急，应注意观察和评估患者有无紧张情绪和异常心理反应。

（四）实验室及其他检查

脑脊液、EMG、EP 和 MRI 检查有无异常。

七、护理诊断及合作性问题

（1）躯体运动障碍：与脊髓病变所致截瘫有关。

（2）排尿异常：与脊髓损害所致自主神经功能障碍有关。

八、护理目标

（1）瘫痪肢体肌力逐渐恢复，躯体活动能力逐渐增强。

（2）掌握留置尿管的相关知识，不发生肢体失用、泌尿系感染、压疮等并发症。

九、护理措施

（一）一般护理

卧气垫床或按摩床；给予高蛋白、高维生素且易消化的饮食，多吃瘦肉、豆制品、新鲜蔬菜、水果和含纤维素多的食物，供给足够的热量与水分，以刺激肠蠕动，减轻便秘和肠胀气。

（二）对症护理

对于排尿困难或尿潴留的患者可给予膀胱区按摩、热敷或进行针灸、穴位封闭等治疗，促使膀胱肌收缩、排尿。尿失禁的患者容易造成尿床和骶尾部压疮，应保持床单整洁、干燥，勤换、勤洗，保护会阴部和臀部皮肤免受尿液刺激，必要时行体外接尿或留置导尿管。便秘者给予缓泻药，必要时灌肠。

（三）留置尿管的护理

（1）严格无菌操作，定期更换尿管和无菌接尿袋，每天进行尿道口的清洗、消毒。

（2）观察尿的颜色、性质与量，注意有无血尿、脓尿或结晶尿。

（3）每4小时开放尿管1次，以训练膀胱充盈与收缩功能。

（4）鼓励多喝水，2 500～3 000 mL/d，以稀释尿液，促进代谢产物的排泄。

十、护理评价

（1）瘫痪肢体肌力是否逐渐恢复，躯体活动能力是否逐渐增强。

（2）能否掌握留置尿管的相关知识，是否发生肢体失用、泌尿系感染、压疮等并发症。

十一、健康指导

（一）饮食指导

加强营养，多食瘦肉、鱼、豆制品、新鲜蔬菜、水果等高蛋白、高纤维素的食物，保持大便通畅。

（二）日常生活指导

本病恢复时间长，卧床期间应定时翻身，预防压疮；肌力开始恢复后应加强肢体的被动与主动运动，鼓励进行日常生活动作训练，做力所能及的家务和劳动；患者运动锻炼过程应予以保护，注意劳逸结合，防止受伤；平日注意增强体质，避免受凉、感染等诱因。

（三）预防尿路感染

向患者及照顾者讲授留置导尿的相关知识和操作注意事项，告知膀胱充盈的指征与尿道感染的相关表现。

避免集尿袋接头的反复打开，防止逆行感染；清洁尿道口，保持会阴部卫生；夹闭尿管、定时开放；鼓励多喝水，以达到促进代谢产物排泄、自动冲洗膀胱的目的。如发现患者尿液引流量明显减少或无尿、下腹部膨隆，小便呈红色或混浊时应及时就诊。

第七节　蛛网膜下隙出血

蛛网膜下隙出血系指脑底部或脑表面的血管破裂，血液直接流入蛛网膜下隙，又称自发性蛛网膜下隙出血，以先天性脑动脉瘤为多见。由脑实质内或脑外伤出血破入脑室系统或蛛网膜下隙者，称继发性蛛网膜下隙出血。故本病为多种病因引起的临床综合征。

一、病因病理及发病机制

(一)病因病理

蛛网膜下隙出血最常见的病因为先天性动脉瘤,其次为动静脉畸形和脑动脉硬化性动脉瘤,再次为各种感染所引起的脑动脉炎、脑肿瘤、血液病、胶原系统疾病、抗凝治疗并发症等。部分病例病因未明。颅内动脉瘤多为单发,多发者仅占 15‰,好发于脑基底动脉环交叉处。脑血管畸形多见于天幕上脑凸面或中深部,脑动脉硬化性动脉瘤则多见于脑底部。动脉瘤破裂处脑实质破坏并继发脑血肿、脑水肿。镜下可见动脉变性、纤维增生和坏死。

(二)发病机制

由于先天性及病理性血管的管壁薄弱,内弹力层和肌层纤维的中断,有的血管发育不全及变性,尤其在血管分叉处往往承受压力大,在血流冲击下血管易自行破裂,或当血压增高时被冲裂而出血。此外由于血液的直接刺激,或血细胞破坏释放大量促血管痉挛物质(去甲肾上腺素等),使脑动脉痉挛,如果出血量大将会引起严重颅内压增高,甚至脑疝。

二、临床表现

在活动状态下急性起病,任何年龄组均可发病,以青壮年居多,其临床特点如下所述。

(一)头痛

患者突感头部剧痛难忍如爆炸样疼痛,先由某一局部开始,继而转向全头剧痛,这往往指向血管破裂部位。

(二)呕吐

呕吐常并发于头痛后,患者反复呕吐,多呈喷射性。

(三)意识障碍

患者可出现烦躁不安、骚动不宁、谵妄及胡言乱语、意识模糊,甚至昏迷或抽搐、大小便失禁。

(四)脑膜刺激征

脑膜刺激征为常见且具有诊断意义的体征,在起病早期或深昏迷状态下可能阙如,应注意密切观察病情变化。

(五)其他

定位体征往往不明显,绝大部分病例无偏瘫,但有的可出现附加症状,低热、腰背痛、腹痛、下肢痛等。如为脑血管畸形引起,常因病变部位不同而表现为不同的局灶性体征。如为脑动脉瘤破裂引起,多位于脑底 Willis 环,其临床表现为:①后交通动脉常伴有第 I 脑神经麻痹。②前交通动脉可伴有额叶功能障碍。③大脑中动脉可伴有偏瘫或失语。④颈内动脉可伴有一过性失明,轻偏瘫或无任何症状。

三、辅助检查

(一)腰椎穿刺

出血后 2 小时,脑脊液压力增高,外观呈均匀,血性且不凝固,此检查具诊断价值。3~4日内出现胆红素,使脑脊液黄变,一般持续 3~4 周。

（二）心电图

心电图可有心肌缺血缺氧性损伤，房室传导阻滞，房颤等改变。

（三）脑血管造影或数字减影

脑血管造影或数字减影可显示有无脑动脉瘤或血管畸形，并可进一步了解动脉瘤的部位、大小或血管畸形的供血情况，以利手术治疗。

（四）CT 扫描

CT 平扫时可见出血部位、血肿大小及积血范围（脑基底池、外侧裂池、脑穹隆面、脑室等）。增强扫描可发现动脉瘤或血管畸形。

（五）经颅多普勒超声波检查

此检查对脑血流状况可做出诊断，并对手术适应证能提供客观指标。

四、诊断与鉴别诊断

（一）诊断

（1）病史：各年龄组均可发病，以青壮年居多，青少年以先天性动脉瘤为多，中老年以动脉硬化性动脉瘤出血为多。既往可有头痛史及有关原发病病史。

（2）诱因：可有用力排便、咳嗽、情绪激动、过劳、兴奋紧张等诱因。

（3）临床征象：急性起病，剧烈头痛、呕吐，脑膜刺激征阳性，绝大部分患者无偏瘫，腰椎穿刺为血性脑脊液即可确诊。但脑动脉瘤和脑血管畸形主要靠脑血管造影或数字减影来判断病变部位、性质及范围大小。

（二）鉴别诊断

本病应与脑出血、出血性脑炎及结核性脑膜炎相鉴别，后者具有明显的脑实质受损的定位体征，以及全身症状突出并有特征性脑脊液性状。CT 扫描脑出血显示高密度影，血肿位于脑实质内。

五、治疗

总的治疗原则为控制脑水肿，预防再出血及脑血管痉挛、脑室积水的产生，同时积极进行病因治疗。急性期首先以内科治疗为主。

（1）保持安静，头部冷敷，绝对卧床 4～6 周，烦躁时可选用镇静剂。保持大便通畅，避免用力排便、咳嗽、情绪激动等引起颅内压增高的因素。

（2）减轻脑水肿，降低颅内压，仍是治疗急性出血性脑血管病的关键。发病 2～4 小时内脑水肿可达高峰，严重者导致脑疝而死亡。

（3）止血剂对蛛网膜下隙出血有一定帮助。①6-氨基己酸（EACA）。18～24g 加入 5%～10%葡萄糖液 500～1000mL 内静脉滴注，1～2 次/日，连续使用 7～14 日或口服 6～8g/d，3 周为 1 个疗程。但肾功能障碍者应慎用。②抗血纤溶芳酸（PAMBA）。可控制纤维蛋白酶的形成。每次 500～1000mg 溶于 5%～10%葡萄糖液 500mI 内静脉滴注，1～2 次/日，维持 2～3 周，停药采取渐减。③其他止血剂。酌情适当相应选用如氨甲环酸（AMCHA）、仙鹤草素溶液、卡巴克络（安络血）、酚磺乙胺（止血敏）及云南白药等。

（4）防治继发性脑血管痉挛：在出血后96小时左右开始应用钙通道阻滞剂尼莫地平，首次剂量0.35mg/kg，以后按0.3mg/kg，每4小时1次，口服，维持21天，疗效颇佳。还可试用前列环素、纳洛酮、血栓素等。

（5）预防再出血：一般首次出血后2周内为再出血高峰，第3周后渐少。临床上在4周内视为再出血的危险期，故需绝对安静卧床，避免激动，用力咳嗽或打喷嚏，并低盐少渣饮食，保持大便通畅。

（6）手术治疗：一旦明确动脉瘤应争取早期手术根除治疗，可选用瘤壁加固术、瘤颈夹闭术、用微导管血管内瘤体填塞等手术，以防瘤体再次破裂出血。动静脉畸形部位浅表，而不影响神经功能障碍，也可用电凝治疗或手术切除。如出现脑积水可采用侧脑室分流术。

六、护理

（一）主要护理诊断及医护合作性问题

1.疼痛

疼痛与颅内压增高、血液刺激脑膜或继发性脑血管痉挛有关。

2.恐惧

恐惧与剧烈疼痛、担心再次出血有关。

3.潜在并发症

再出血、脑疝。

（二）护理目标

（1）患者的头痛减轻或消失。

（2）患者未发生严重并发症。

（3）患者的基本生活需要得到满足。

（三）护理措施

护理措施与脑出血护理相似，主要是防止再出血。

（1）一般护理：应绝对卧床休息4～6周，抬高床头15°～30°角，避免搬动和过早离床活动，保持环境安静，严格限制探视，避免各种刺激。

（2）饮食护理：多食蔬菜、水果，保持大便通畅，避免过度用力排便；避免辛辣刺激性强的食物，戒烟酒。

（3）保持乐观情绪，避免精神刺激和情绪激动。防止咳嗽和打喷嚏，对剧烈头痛和躁动不安者，可应用止痛剂、镇静剂。

（4）密切观察病情，初次发病第2周最易发生再出血。如患者再次出现剧烈头痛、呕吐、昏迷、脑膜刺激征等情况，及时报告医师并处理。

（四）护理评价

患者头痛逐渐得到缓解。患者情绪稳定，未发生严重并发症。

第二章　消化内科患者的护理

第一节　胃炎

胃炎是最常见的消化系统疾病之一,是多种不同病因引起的胃黏膜急性和慢性炎症,常伴有上皮损伤和细胞再生,根据其病理生理变化和临床表现分为急性胃炎、慢性胃炎和特殊类型的胃炎。

一、急性胃炎患者的护理

急性胃炎指多种病因引起的胃黏膜急性炎症,又称急性糜烂性胃炎、出血性胃炎、急性胃黏膜病变。内镜可见胃黏膜充血、水肿、糜烂和出血等一过性病变,病理学显示胃黏膜有大量中性粒细胞浸润。

(一)病因与发病机制

1.药物

最常引起胃黏膜炎症的药物是非甾体抗感染药(non－steroidal of anti－inflammatory drugs,NSAIDs),如阿司匹林、吲哚美辛等。某些抗肿瘤药、铁剂、糖皮质激素、氯化钾口服液等也可刺激胃黏膜,破坏黏膜屏障,造成胃黏膜损伤和炎症。

2.急性应激

各种严重的脏器功能衰竭、严重创伤、大面积烧伤、大手术、颅脑病变和休克等均可引起胃黏膜糜烂出血,严重者可发生急性溃疡并大量出血。在应激状态下,交感神经及迷走神经均处于兴奋状态,前者使胃黏膜血管收缩,血流量减少,后者则使黏膜下动静脉短路开放,黏膜缺血缺氧加重,导致胃黏膜上皮损害,发生糜烂和出血。

3.乙醇

乙醇具有亲脂性和溶脂性能,导致胃黏膜糜烂、出血、炎症细胞浸润多不明显。高浓度乙醇可直接破坏黏膜屏障。

4.创伤和物理因素

留置胃管、剧烈的恶心呕吐、胃内异物、食管裂孔疝、内镜下治疗及大剂量 X 线照射均可导致胃黏膜糜烂出血,甚至溃疡。

5.其他因素

十二指肠胃反流,胃黏膜血液循环障碍,过冷、过热、过于粗糙的食物及浓茶、咖啡、烈酒、刺激性调味品等均可损伤胃黏膜,导致胃黏膜糜烂出血。

(二)临床表现

患者多数急性起病,症状轻重不一。常有腹部饱胀、隐痛、食欲缺乏、恶心、呕吐等表现。

腹痛多位于腹部正中偏左,呈阵发性加重或持续性钝痛,伴腹部饱胀、不适。少数患者会出现剧痛。部分患者可无症状或仅表现为腹痛、腹胀、恶心等非特异性消化不良症状。本病的突出表现是上消化道出血,占上消化道出血病因的 $10\%\sim30\%$,常呈间歇性,患者出现呕血、黑便、脱水、酸中毒甚至休克等表现。

(三)实验室及其他检查

1.胃镜检查

胃镜检查是最有价值、最可靠的诊断手段,可直接观察胃黏膜病变及其严重程度,可见黏膜广泛充血,水肿、糜烂、出血,表面附有黏液和炎性渗出物。幽门螺杆菌(Hp)感染患者,可见到胃黏膜微小结节形成(又称胃窦小结节增生),可同时取病变部位组织进行幽门螺杆菌和病理学检查。

2.粪便检查

若有胃黏膜病变,大便潜血试验阳性。

(四)诊断要点

近期服用 NSAIDs 药物、严重疾病状态或大量饮酒者,若出现呕血和(或)黑便应考虑本病,确诊有赖于胃镜检查。

(五)治疗要点

针对病因和原发疾病对症处理。药物引起者应立即停药,并服用抑酸剂,以抑制胃酸分泌,同时配合服用硫糖铝或米索前列醇等药物保护胃黏膜;急性应激引起者在积极治疗原发病的同时,使用抑制胃酸分泌的药物,预防急性胃黏膜损害的发生;若发生大出血,应积极处理。多数胃黏膜糜烂和出血可自行愈合和止血;少数患者黏膜糜烂可发展为溃疡,并发症增多,但通常对药物治疗反映良好。

(六)常见护理诊断/问题

(1)舒适度的改变。舒适度的改变与胃黏膜受损、上腹痛有关。

(2)知识缺乏。缺乏有关疾病的病因及防治知识。

(3)潜在并发症。常见的并发症有上消化道出血。

(七)护理措施

1.休息与活动

患者应适当休息,减少活动。对急性应激所致或伴有消化道出血者应卧床休息,同时做好患者的心理疏导,减轻或解除其精神紧张状态,保证身、心两方面得以充分休息。

2.饮食护理

饮食应定时、有规律,少量多餐,避免辛辣、生硬刺激性食物,忌暴饮暴食、饮酒等。一般进食营养丰富的温凉半流质饮食。少量出血者可给予牛奶、米汤等流质饮食,以中和胃酸,并且有利于黏膜的修复。急性大出血或呕吐频繁时应暂禁食。

3.病情观察

观察患者呕吐的次数,呕吐物的性状、量等情况。一般呕吐物为消化液和食物并伴有酸臭味,混有大量胆汁时呈绿色,混有血液时呈鲜红色或棕色。及时为患者清理呕吐物、更换衣物,协助患者采取舒适体位。观察患者呕血与黑便的颜色、性状和量,必要时遵医嘱给予输血、补液、升压等治疗。

4.用药护理

指导患者正确服用阿司匹林、吲哚美辛等对胃黏膜有刺激的药物,必要时应用抑酸剂、胃黏膜保护剂等预防本病的发生。

5.心理护理

评估患者及其家属对疾病相关知识的了解情况,是否存在紧张、焦虑、恐惧等不良情绪。根据实际情况对患者及家属进行心理指导,及时解决其存在的问题,说明不良情绪对疾病的影响,使其情绪稳定,树立战胜疾病的信心。

(八)健康指导

向患者及其家属介绍急性胃炎的知识,指导患者生活规律,心情愉快,避免过度劳累;注意饮食卫生,避免过热、过冷、辛辣等刺激性食物及饮料;遵医嘱用药,停用不必要的 NSAIDs,正确应用抑酸、保护胃黏膜的药物等;出现呕血、黑便或腹痛规律变化等时,及时就诊。

二、慢性胃炎患者的护理

慢性胃炎是由多种病因引起的胃黏膜慢性炎症,黏膜层以淋巴细胞和浆细胞浸润为主。根据病理组织学改变分为慢性非萎缩性胃炎和慢性萎缩性胃炎两类。慢性萎缩性胃炎又分为多灶萎缩性胃炎和自身免疫性胃炎。

(一)病因与发病机制

1.幽门螺杆菌感染

幽门螺杆菌(Hp)感染是慢性胃炎发生最主要的病因。

(1)引起慢性胃炎的临床依据。①绝大多数慢性活动性胃炎患者胃黏膜中可检出幽门螺杆菌;②幽门螺杆菌在胃内的分布与胃内炎症分布一致;③根除幽门螺杆菌可使胃黏膜炎症消退;④从志愿者和动物模型中可复制出幽门螺杆菌感染引起的慢性胃炎。

(2)发病机制。①Hp具有鞭毛结构:可自由活动,并黏附在上皮细胞,直接侵袭胃黏膜;②Hp可产生蛋白酶:分解蛋白质,消化上皮细胞膜,破坏黏液屏障结构;③Hp可产生尿素酶:将尿素分解为 NH_3,既会保护细菌的生长环境,又会损伤上皮细胞;④Hp毒素作用:Hp具有细胞毒素相关基因蛋白,能引起强烈的炎症反应;⑤免疫损伤:Hp菌体细胞可作为抗原导致机体产生免疫反应,引起黏膜损伤。

2.其他病因

自身免疫疾病、胆汁及十二指肠液反流,长期食用烈酒、浓茶、咖啡、辛辣及粗糙食物,以及过饥或过饱等无规律的饮食方式均可破坏胃黏膜保护屏障而发生胃炎。服用 NSAIDs 等药物、环境、年龄等因素均可导致慢性胃炎的发生。

(二)病理

根据病变在胃内的分布,慢性胃炎分为:①胃窦炎,多由 Hp 所致,部分波及胃体;②胃体炎,多与自身免疫有关,病变主要累及胃体和胃底;③全胃炎,可由 Hp 感染扩展而来。病理变化主要表现为炎症、萎缩、肠化生和异型增生。在慢性胃炎的进展中,胃黏膜层表现为以淋巴细胞和浆细胞浸润为主的炎症反应,胃腺体完整,不伴有黏膜萎缩性改变,称非萎缩性胃炎。病变累及腺体,腺体数量减少甚至消失,黏膜变薄,伴或不伴肠化生,称慢性萎缩性胃炎。病变进一步发展,胃上皮或化生的肠上皮在再生过程中发育异常,可形成异型增生,被认为是胃癌的癌前病变。

(三)临床表现

慢性胃炎病程迁延,进展缓慢,缺乏特异性症状。大多数患者常无症状或有程度不等的消化不良,表现为上腹隐痛、食欲缺乏、餐后饱胀、反酸、恶心等。严重慢性萎缩性胃炎可有贫血、消瘦、腹泻等表现。

(四)实验室及其他检查

1.胃镜及活组织检查

胃镜检查并同时取活组织做病理组织学检查是诊断慢性胃炎的最可靠方法,包括内镜诊断和病理诊断两部分。内镜下慢性非萎缩性胃炎可见黏膜红斑、粗糙不平、出血点、轻度糜烂等表现;慢性萎缩性胃炎表现为黏膜呈颗粒状、苍白或灰白,黏膜下血管透见,易发生糜烂和出血。

2.幽门螺杆菌检测

活组织病理学检查时可同时检测幽门螺杆菌,并可在内镜检查时再多取 1 块活组织做快速尿素酶检查,以增加诊断的可靠性。根除幽门螺杆菌治疗后,可在胃镜复查时重复上述检查,亦可采用非侵入性检查,包括血清抗体检测、^{13}C 或 ^{14}C 呼气试验等。

3.血清胃泌素

G17、胃蛋白酶原Ⅰ和Ⅱ测定属于无创性检查,有助判断是否存在萎缩及萎缩的部位和程度。胃体萎缩者血清胃泌素 G17 水平显著升高、胃蛋白酶原Ⅰ和(或)胃蛋白酶原Ⅰ/Ⅱ比值下降;胃窦萎缩者血清胃泌素 G17 水平下降、胃蛋白酶原Ⅰ和胃蛋白酶原Ⅰ/Ⅱ比值正常;全胃萎缩者则两者均低。

4.胃液分析

自身免疫性胃炎时,胃酸缺乏;多灶萎缩性胃炎时,胃酸分泌正常或偏低。

(五)诊断要点

确诊必须依靠胃镜检查及胃黏膜活组织病理学检查。幽门螺杆菌检测有助于病因诊断。怀疑自身免疫性胃炎应检测相关自身抗体及血清胃泌素。

(六)治疗要点

1.去除病因

避免服用损伤胃黏膜的药物,如阿司匹林、吲哚美辛等,戒烟、纠正不良饮食习惯等。

2.根除 Hp 治疗

慢性萎缩性胃炎、慢性胃炎伴消化不良、计划长期使用非甾体类抗感染药物及有胃癌家族史者应接受根除 Hp 治疗。目前,多采用质子泵抑制剂(PPI)或胶体铋剂为基础后加两种抗菌药的三联疗法。然而随着抗菌药物的大量使用,Hp 的耐药性逐渐增强,三联疗法的 Hp 根除率也逐渐下降,有研究表明,标准三联疗法的 Hp 根除率已经下降到 80% 以下。因此,在获得同等疗效的前提下,四联疗法花费的成本最低,是一种高效、安全、经济的治疗方案,可作为一线方案在临床推广应用。

3.对症治疗

无症状的慢性非萎缩性胃炎可不做任何处理。有胃黏膜糜烂和(或)以反酸、上腹痛等症状为主者,可根据病情选用抗酸剂、H$_2$受体拮抗剂或质子泵抑制剂(PPI)。胃酸和胃蛋白酶在胃黏膜糜烂(尤其是平坦糜烂)、反酸和上腹痛等症状的发生中起重要作用,抗酸或抑酸治疗对愈合糜烂和消除上述症状有效。萎缩性胃炎伴恶性贫血可给予维生素 B$_{12}$和叶酸治疗。

(七)常见护理诊断/问题

(1)腹痛。腹痛与胃黏膜受损有关。

(2)营养失调:低于机体需要量。营养低于机体需要量与消化吸收不良等有关。

(3)焦虑。焦虑与病情反复、病程迁延有关。

(4)活动无耐力。活动无耐力与自身免疫性胃炎导致的恶性贫血有关。

(5)知识缺乏。缺乏慢性胃炎病因和预防知识。

(八)护理措施

去除致病因素,缓解胃部不适,指导患者合理摄取营养,改善营养状况并维持,减轻患者的焦虑程度,使其积极配合治疗及护理。

1.休息与活动

指导患者急性发作时卧床休息,并注意腹部保暖。病情缓解时适当锻炼以增强机体抗病能力。嘱患者生活规律,注意劳逸结合。

2.饮食护理

(1)饮食治疗原则。急性发作时可给予半流食,恢复期患者食用富含营养、易消化的食物,避免食用辛辣、生冷等刺激性食物及浓茶、咖啡等饮料。嗜酒患者嘱其戒酒。指导患者加强饮食卫生并养成良好的饮食习惯,向患者说明摄取足够营养的重要性,鼓励患者少量多餐,以进食高热量、高蛋白、高维生素、易消化的饮食为原则。

(2)制订饮食计划。与患者及其家属共同制订饮食计划,指导其改进烹饪技巧,增加食物的色、香、味,以刺激食欲。胃酸低者应在完全煮熟食物后食用,以利于消化吸收,同时可给予刺激胃酸分泌的食物,如肉汤、鸡汤等;高胃酸者应避免进食酸性及多脂肪食物。

3.病情观察

观察并记录腹痛的部位、性质、程度、发作的时间、发作频率、持续时间、缓解方式及伴随症状。

4.用药护理

根除幽门螺杆菌感染治疗时,注意观察药物的疗效和不良反应。

(1)胶体铋剂。枸橼酸铋钾在酸性环境中方起作用,故宜在餐前半小时服用,因其可使牙齿、舌变黑,可用吸管吸至舌根后咽下。部分患者服药后出现便秘、粪便变黑,停药后可自行消失。少数患者可有恶心、一过性血清转氨酶升高等,极少数患者出现急性肾衰竭。

(2)抗菌药物。服用阿莫西林前应询问患者有无青霉素过敏史,使用过程中注意有无迟发性过敏反应,如皮疹。甲硝唑可引起恶心、呕吐等胃肠道反应,应在餐后半小时服用,可遵医嘱使用甲氧氯普胺、维生素 B_{12} 等药物。

5.心理护理

(1)减轻焦虑。提供安全舒适的环境,减少对患者的不良刺激。避免患者与其他有焦虑情绪的患者或亲属接触。指导患者散步、听音乐等,以转移其注意力。

(2)心理疏导。首先帮助患者分析产生焦虑的原因,了解患者内心的期待和要求,然后共同商讨这些要求是否能够实现,以及错误的应对机制所产生的后果。指导患者采取正确的应对机制。

(3)树立信心。向患者讲解疾病的病因及防治知识,指导患者保持合理的生活方式和去除对疾病的不利因素。可以请有过类似疾病的患者讲解采取正确应对机制所取得的良好效果。

(九)健康指导

1.疾病知识指导

介绍本病的病因,指导患者避免诱发因素。嘱患者生活规律,合理安排工作和休息,注意劳逸结合,积极配合治疗。教育患者保持良好的心理状态。

2.饮食指导

指导患者注意饮食卫生和饮食营养,养成规律的饮食习惯;避免过热、过冷、辛辣饮食及浓茶、咖啡等刺激性饮料;嗜酒者应戒酒,防止酒精损伤胃黏膜。

3.用药指导

尽量避免使用对胃黏膜有刺激的药物,必须使用时,应同时服用抑酸剂或胃黏膜保护剂;介绍药物的不良反应。

4.随访指导

定期门诊复查,若有异常及时就诊。

(十)预后

慢性胃炎可长期持续存在,但多数患者无症状。少数慢性非萎缩性胃炎可演变为慢性多灶萎缩性胃炎,极少数慢性多灶萎缩性胃炎经长期演变可发展为胃癌。15%～20%幽门螺杆菌感染引起的慢性胃炎会发生消化性溃疡。

第二节 消化性溃疡

消化性溃疡(peptic ulcer,PU)是指发生在胃肠道黏膜的溃疡,主要是指胃溃疡(gastric ulcer,GU)和十二指肠溃疡(duodenal ulcer,DU)。本病是一种全球性的常见病,可发生于任何年龄,且男性多于女性。十二指肠溃疡多见于青壮年,胃溃疡多见于中老年人,十二指肠溃疡多于胃溃疡,两者之比约为 3∶1。

一、病因与发病机制

消化性溃疡主要与胃、十二指肠黏膜的防御和损伤因素失衡有关。防御因素减弱、损伤因素增强或两者同时存在,最终导致胃酸和胃蛋白酶对黏膜产生自身消化而发病。防御因素主要包括黏液/碳酸氢盐屏障、黏膜屏障、黏膜血流量、细胞更新、前列腺素、表皮生长因子等;损伤因素主要包括胃酸/胃蛋白酶、非甾体类抗感染药、胆盐、酒精、吸烟、应激等。GU 的发病主要与黏膜的防御因素减弱有关,DU 的发病主要与黏膜的损伤因素增强有关。

(一)幽门螺杆菌感染

幽门螺杆菌(Hp)感染是消化性溃疡发病和复发的主要病因,主要依据包括:①消化性溃疡患者 Hp 感染率高,DU 占 90%～100%,GU 占 80%～90%;②根除 Hp 治疗可促进溃疡愈合和显著降低溃疡的复发,抑酸治疗复发率为 50%～70%,根除 Hp 治疗复发率为 5%。此外,Hp 感染者中仅 5%发生消化性溃疡病,说明除了细菌毒力,遗传易感性也发挥了一定的作用。

(二)药物

长期服用 NSAIDs、糖皮质激素、化疗药物、氯吡格雷等药物也是引起消化性溃疡的常见原因。NSAIDs 最常见,与其对胃、肠黏膜的直接损伤和抑制前列腺素 E 的合成有关。

(三)胃酸分泌异常

胃酸及胃蛋白酶的自身消化作用在消化性溃疡的发病中起重要作用。"无酸无溃疡"的观点得到普遍认同。胃酸对消化道黏膜的损害作用只在正常黏膜防御功能遭到破坏时才发生。许多十二指肠溃疡患者存在基础胃酸排泌量(basal acid output,BAO)、夜间泌酸量、最大胃酸排泌量(maximal acid output,MAO)等增高的情况。大多胃溃疡患者胃酸分泌量正常甚至低于正常。一些神经内分泌肿瘤,如胃泌素瘤大量分泌胃泌素,导致高胃酸分泌状态,过多的胃酸成为溃疡形成的起始因素。

(四)胃排空障碍

胃排空减慢刺激胃酸分泌增加,引起胃黏膜损伤;十二指肠胃反流、胆汁、胰液和卵磷脂也能损伤胃黏膜;胃排空增快可使十二指肠的酸负荷加大,损伤黏膜。以上几种情况均可导致溃疡的发生。

(五)其他因素

遗传、应激、吸烟、长期精神紧张、高盐饮食等均与消化性溃疡的发生有关。

二、临床表现

典型的症状为慢性、周期性和节律性的上腹痛;部分患者以出血、穿孔等并发症为首发症状;少数患者无症状,主要见于老年人溃疡、维持治疗中复发性溃疡和 NSAIDs 相关性溃疡。

(一)症状

上腹疼痛或不适是本病的主要症状,疼痛的发生与胃酸刺激溃疡壁的神经末梢有关,常具有如下特点:①症状,钝痛、灼痛、胀痛甚至剧痛,或饥饿样不适感;②部位,多位于中上腹,DU可位于中上腹偏右,GU 可位于中上腹偏左,胃或十二指肠后壁溃疡(特别是穿透性溃疡)可放射至背部;③慢性,病史可达数年至数十年;④周期性,发作周期可达数周或数月,缓解期长短不一,好发季节为秋冬和冬春之交;⑤节律性,部分患者疼痛与进餐有关,DU 疼痛多发生在餐后 2～4 小时,进食或服用抑酸药物可缓解,空腹痛或(和)夜间痛多见,GU 疼痛多在餐后 1 小时内发生,1~2小时后逐渐缓解,直至下次进食后再次出现;⑥影响因素,疼痛常因精神刺激、过度疲劳、饮食不慎、药物和气候变化等因素诱发或加重,休息、服抑酸药可减轻或缓解。部分患者无上述典型的疼痛,仅出现腹胀、厌食、嗳气、反酸等消化不良的表现。

(二)体征

发作时剑突下可有局部压痛,缓解后无明显的体征。

(三)特殊类型的消化性溃疡

1.无症状型溃疡

患者无任何症状,仅在胃镜或X线钡餐检查时偶然发现,或发生出血、穿孔等并发症时,甚至于尸体解剖时才被发现。此类型以老年人多见。

2.老年人消化性溃疡

GU多见,临床表现可不典型,多发生于高位胃体的后壁或小弯侧,应与胃癌鉴别诊断。

3.幽门管溃疡

幽门管溃疡常伴胃酸分泌过高,餐后立即出现较剧烈而无节律的疼痛,抑酸疗效差,易出现幽门梗阻、出血、穿孔等并发症。

4.球后溃疡

球后溃疡指发生于十二指肠球部以下的溃疡,多位于十二指肠乳头近端。夜间痛和背部放射性疼痛多见,常并发大量出血,药物治疗效果差。

5.复合性溃疡

复合性溃疡指胃与十二指肠同时存在溃疡,多数DU先于GU发生,幽门梗阻发生率较高。

(四)并发症

1.出血

出血是最常见的并发症,也是上消化道出血最常见的病因。DU多于GU,出血容易复发。临床表现取决于出血的部位、速度和出血量,典型的表现是呕血和黑便,严重者出现周围循环衰竭的表现。

2.穿孔

溃疡穿透浆膜层并发穿孔,分为急性、亚急性和慢性3种类型,以急性穿孔最常见。以急性穿孔后胃内容物渗入腹膜腔引起急性腹膜炎,患者表现为突发性剧烈腹痛,多自上腹部开始迅速蔓延至全腹,腹肌紧张,伴明显的压痛和反跳痛,肠鸣音减弱或消失,部分患者出现休克。亚急性穿孔为邻近后壁的穿孔或较小穿孔,只引起局限性腹膜炎,症状、体征较轻并局限。慢性穿孔为溃疡穿透至浆膜层,与邻近器官、组织粘连,胃肠内容物不流入腹腔,又称穿透性溃疡。

3.幽门梗阻

幽门梗阻多由DU和幽门管溃疡所致。急性梗阻多由溃疡组织水肿或幽门痉挛所致,梗阻为暂时性的,内科治疗后可缓解;慢性梗阻主要由溃疡愈合后瘢痕收缩或与周围组织粘连所致,呈持久性,需内镜下或外科手术治疗。

4.癌变

GU 癌变发生率为 1‰～3‰,DU 一般不会引起癌变。对中年以上、长期 GU 病史且近来疼痛节律性消失、食欲缺乏、体重明显减轻和粪便隐血持续阳性者应考虑癌变的可能。

三、实验室及其他检查

(一)内镜检查

内镜检查是诊断消化性溃疡最主要的方法。应注意溃疡的部位、形态、大小、深度及溃疡周围黏膜的情况。内镜下消化性溃疡多呈圆形、椭圆形或线形,边缘光滑、底部有灰黄色或白色渗出物,溃疡周围可充血、水肿,可见皱襞向溃疡集中。并发上消化道出血后 24～48 小时内急诊内镜检查可以提高消化性溃疡的确诊率,还可以进行内镜下止血治疗。

(二)X 线钡餐检查

钡剂填充溃疡的凹陷部分造成的龛影是诊断溃疡的直接征象。切面观,壁龛突出胃壁轮廓之外;正面观,龛影呈圆形或椭圆形的密度增深影,周围可见炎性水肿所致的透亮带。溃疡纤维组织收缩使周围黏膜皱襞呈放射状向壁龛集中。

(三)幽门螺杆菌感染检测

消化性溃疡患者应常规做尿素酶试验、组织学检测或核素标记^{13}C 或^{14}C 呼气等试验,以明确是否存在 Hp 感染。细菌培养可用于药物敏感试验和细菌学研究。血清抗体检测只应用于人群普查,不能反映是否为现症感染和 Hp 根除治疗是否有效。

四、诊断要点

病史是诊断消化性溃疡的初步依据,中上腹痛、反酸是消化性溃疡的典型症状。根据慢性病程、周期性发作和节律性上腹疼痛等特点,可做出初步诊断。腹痛发生与进餐时间的关系是鉴别胃溃疡与十二指肠溃疡的重要临床依据。内镜检查是确诊消化性溃疡最主要的手段。

五、治疗要点

(一)一般治疗

消化性溃疡活动期要注意休息,避免剧烈运动,避免刺激性饮食,戒烟戒酒。

(二)降低胃酸治疗

抑酸治疗是缓解消化性溃疡症状、愈合溃疡最主要的措施。胃内酸度降低与溃疡愈合有直接的关系。

1.质子泵抑制剂

质子泵抑制剂是首选的抑酸药物。常用药物包括奥美拉唑、雷贝拉唑、泮托拉唑、埃索美拉唑和兰索拉唑。通常采用标准剂量的 PPI 每日 1 次口服,餐前半小时服药。十二指肠溃疡 4 周 1 个疗程,胃溃疡为 6～8 周 1 个疗程,通常胃镜下溃疡愈合率均在 90% 以上。对于存在高危因素及巨大溃疡的患者,建议适当延长疗程。PPI 的应用可减少上消化道出血等并发症的发生。对于幽门螺杆菌阳性的消化性溃疡,应常规行根除治疗,在抗幽门螺杆菌治疗结束后,仍应继续使用 PPI 至疗程结束。

2.H$_2$受体拮抗剂

常用药物包括西咪替丁、雷尼替丁和法莫替丁。其抑酸效果略逊于 PPI,常规采用标准剂量,每日 2 次,治疗十二指肠溃疡需要 8 周,治疗胃溃疡的时间更长。H_2 受体拮抗剂在非酸溃疡中应与胃黏膜保护药联用。

3.碱性制剂

碱性制剂(如碳酸氢钠、氢氧化铝等)具有中和胃酸的作用,目前常作为止痛的辅助用药。在用于治疗消化性溃疡时,建议与抑酸药联合应用。

(三)保护胃黏膜

1.胶体铋剂

胶体铋剂在酸性环境下与溃疡面的黏蛋白形成螯合剂并覆盖于胃黏膜上,抑制胃蛋白酶的活性、保护胃黏膜,且具有干扰幽门螺杆菌代谢的作用,可用于根除 Hp 的联合治疗。因过量聚集可引起脑病,不宜长期应用。

2.硫糖铝

硫糖铝在酸性环境下可凝聚成黏稠的糊状物、覆盖于黏膜表面,起到保护作用。

3.米索前列醇

米索前列醇可抑制胃酸分泌,增加黏膜黏液/碳酸氢盐分泌,增加黏膜血流量,加速黏膜修复,主要用于预防非甾体抗感染药所致的溃疡。

4.其他

其他药物有铝碳酸镁、替普瑞酮等。

(四)根除幽门螺杆菌

根除 Hp 是治疗消化性溃疡的基本方法,是促进溃疡愈合和预防复发的有效措施。既往标准三联疗法(PPI+克拉霉素+阿莫西林)及(PPI+克拉霉素+甲硝唑)根除率已低于或远低于 80%。因此,推荐胶体铋剂+PPI+2 种抗菌药物组成的四联疗法。其中,抗生素的组成方案:①阿莫西林+克拉霉素;②阿莫西林+左氧氟沙星;③阿莫西林+呋喃唑酮;④四环素+甲硝唑或呋喃唑酮。青霉素过敏者推荐的抗菌药物组成方案为:①克拉霉素+左氧氟沙星;②克拉霉素+呋喃唑酮;③四环素+甲硝唑或呋喃唑酮;④克拉霉素+甲硝唑。疗程为 10 天或 14 天,可选择其中的 1 种方案作为初次治疗,若初次治疗失败,可在剩余的方案中再选择 1 种方案进行补救治疗。应用抗菌药物和胶体铋剂治疗的患者,应在停药至少 4 周后进行 Hp 感染检测,以评价疗效;应用抑酸剂者应在停药至少 2 周后进行检测。

(五)NSAIDs 相关溃疡的防治

NSAIDs 相关溃疡的治疗首选 PPI,能高效抑制胃酸分泌,显著改善患者的胃肠道症状,预防消化道出血,并能促进溃疡愈合。胃黏膜保护剂可增加前列腺素的合成、清除并抑制自由基、增加胃黏膜血流等作用,对 NSAIDs 相关性溃疡有一定的治疗作用。

(六)手术治疗

手术治疗适用于上消化道大出血经内科紧急处理无效者、急性穿孔、瘢痕性幽门梗阻、内科治疗无效的顽固性溃疡及胃溃疡疑有癌变的患者。

六、常见护理诊断/问题

(1)疼痛。疼痛与胃酸刺激溃疡面引起的化学性炎症反应有关。

（2）营养失调：低于机体需要量。营养低于机体需要量与机体消化吸收障碍有关。

（3）焦虑。焦虑与疾病反复发作、病程迁延有关。

（4）知识缺乏。缺乏消化性溃疡病防治知识。

（5）潜在并发症。常见的并发症有上消化道出血、穿孔、幽门梗阻等。

七、护理措施

（一）休息与活动

溃疡的活动期、症状较重、有并发症的患者应卧床休息，以缓解疼痛等症状。病情较轻者，可适当活动，正常工作。注意劳逸结合，避免过度劳累。

（二）饮食护理

1.饮食原则

给予患者易消化、营养丰富的饮食，嘱其戒烟酒。少量出血无呕吐者，可进温凉、清淡流质饮食；大出血时，暂禁食，出血停止后，可给予温凉流质饮食。

2.食物选择

以面食为主，面食柔软易消化，呈弱碱性，可中和胃酸。不习惯面食者可选择米粥或软米饭替代。蛋白质类食物具有中和胃酸作用，宜安排在两餐之间食用，但牛奶中的钙质有刺激胃酸分泌的作用，故不宜多饮，适量摄入。脂肪类食物到达十二指肠时能刺激小肠分泌抑胃肽，抑制胃酸分泌，同时又可引起胃排空减慢、胃窦扩张，致胃酸分泌增多，故脂肪摄入应适量。避免食用浓肉汤，生、冷、辛辣及粗纤维多的食物。

3.进餐方式

指导患者规律进食，避免暴饮暴食和睡前进食，使胃酸规律分泌，以维持正常消化活动的节律。溃疡活动期宜少量多餐、细嚼慢咽。

4.监测营养

了解患者的食欲、进食方式、食物种类等；评估患者的皮肤、毛发、脂肪状况；定期测量患者的体重、血清蛋白和血红蛋白等营养指标。

（三）病情观察

观察疼痛的部位、性质、程度、范围、持续时间、伴随症状及缓解方式；观察治疗效果；观察饮食是否规律及对疾病的影响；观察有无出血、梗阻、穿孔、癌变等并发症。发现异常，尽快通知医生并协助处理。

（四）疼痛的护理

（1）观察疼痛的特点及影响因素，根据疼痛特点协助患者缓解疼痛。腹痛不缓解、腹痛规律发生变化时警惕穿孔、癌变等并发症的发生。

（2）指导患者适当饮食，减少疼痛，如疼痛前或疼痛时进食碱性食物、少量多餐等。

（3）物理疗法止痛，指导患者保暖、局部热敷等，必要时针灸止痛。

（五）用药护理

1.碱性制剂

氢氧化铝凝胶应在饭后1小时或睡前服用，片剂应嚼服或碾碎后服用，乳剂在服用前应充分摇匀;避免与奶制品同时服用,二者相互作用可形成络合物,影响疗效。另外,氢氧化铝凝胶能阻碍磷的吸收,引起磷缺乏症,患者出现食欲缺乏、软弱无力,甚至可引起骨质疏松,长期大量服用还可引起严重便秘、代谢性碱中毒与钠潴留,甚至造成肾损害。镁剂易引起腹泻。用药后应注意观察上述不良反应,严重者应通知医生,进行适当处理。

2.H_2受体拮抗剂

H_2受体拮抗剂应在餐中或餐后即刻服用,也可在睡前服用。若同时服用抑酸制剂,则两药间隔时间应在 1 小时以上。若静脉给药,应控制输液速度,速度过快可引起低血压和心律失常。西咪替丁主要经肾排泄,对雄性激素受体有亲和力。因此,用药期间需监测肾功能,观察男性是否有乳腺发育、阳痿、性功能紊乱等不良反应。此外,应用西咪替丁,少数患者还可出现一过性肝功能损害和粒细胞缺乏,出现头晕、头痛、疲倦、皮疹、腹泻等症状。出现上述反应需及时通知医生并协助处理。西咪替丁可随母乳排出,哺乳期应停用此药。

3.质子泵抑制剂

奥美拉唑可引起头晕,尤其是用药初期,故应嘱患者用药期间避免开车等必须高度集中注意力的工作。泮托拉唑的不良反应相对较少,偶可引起头痛、腹泻。

4.胶体铋剂

此药可使舌、牙齿染黑,宜用吸管服用。部分患者服药后出现便秘和粪便变黑,停药后可自行消失。慢性肾功能不全的患者服药期间应监测肾功能。铋剂可导致铋在体内过量聚集而引起脑病,故长期使用的患者应注意神志和意识的变化。

(六)心理护理

了解患者及其家属对疾病的认识,疾病对患者及家庭的影响;评估患者是否存在焦虑、抑郁等不良心理反应。根据患者的具体情况,与患者进行有效沟通,引导其遵医嘱用药、规律饮食,积极配合治疗和护理。

八、健康指导

(一)预防疾病

指导患者规律生活,避免过度紧张、劳累,选择适当的锻炼方式,提高机体抵抗力,预防发病或复发。

(二)疾病指导

指导患者合理饮食、遵医用药、适当活动,积极配合治疗和护理。

(三)随访指导

指导患者观察病情,出现病情变化及时就诊。

九、预后

有效的药物治疗可使溃疡愈合率达 95%,青壮年消化性溃疡的病死率接近于零,老年患者主要死于严重的并发症,病死率<1%。

第三节　炎症性肠病

炎症性肠病(inflammatory bowel disease,IBD)是一种病因未明的慢性非特异性肠道炎症性疾病,有终身复发倾向,包括溃疡性结肠炎(ulcerative colitis,UC)和克罗恩病(Crohn disease,CD)。IBD 是北美和欧洲的常见病,好发于青壮年期。近 30 年来,日本 IBD 发病率亦呈逐步增高趋势。我国虽尚无普通人群的流行病学资料,但 10 多年来,本病就诊人数呈逐步增加趋势,IBD 在我国已成为消化系统常见病。本病好发年龄为 15～30 岁,男、女发病率均无明显差异。

一、病因与发病机制

本病病因尚未完全明确,已知肠道黏膜免疫异常所导致的炎症反应在 IBD 发病中起重要作用,环境遗传、感染等因素也参与疾病的发病。总之,本病的发生是多因素相互作用的结果。

(一)环境因素

炎症性肠病的发病率有明显的地域差异,提示环境因素与本病的发病有关。近年来,发达国家 IBD 发病率持续增高。另外,吸烟、服用避孕药等因素也与疾病的发生有关。

(二)遗传因素

炎症性肠病有明显的家族聚集性和种族差异,是一种多基因遗传性疾病。白种人发病率较高,黑人、拉丁美洲及亚洲人群发病率相对较低;患者以及亲属发病率显著高于普通人群,而其配偶的发病率不增加。单卵双胞胎的发病率显著高于双卵双胞胎。

(三)感染因素

目前认为,多种微生物参与了 IBD 的发生、发展。IBD 是针对自身正常肠道菌群的异常免疫反应性疾病。有研究认为,副结核分枝杆菌及麻疹病毒与克罗恩病有关。

(四)免疫因素

一般认为,炎症性肠病与免疫异常有关,参与免疫炎症过程的因子和介质很多,但相互作用的机制还不完全清楚。

总之,IBD 是环境因素作用于遗传易感者,在肠道菌群的参与下,启动了发作与缓解交替的肠道天然免疫及获得性免疫反应,导致肠黏膜屏障损伤、溃疡经久不愈、炎性增生等病理改变。溃疡性结肠炎和克罗恩病是同一疾病的不同亚型,组织损伤的基本病理过程相似,由于致病因素不同,发病的具体环节不同,最终导致组织损害的表现不同。

二、溃疡性结肠炎概述

溃疡性结肠炎又称非特异性溃疡性结肠炎,是一种病因不明的直肠和结肠的慢性炎症性疾病,以 20～30 岁的青年最多见。

(一)病理

病变主要位于直肠和乙状结肠,可扩展至降结肠、横结肠,少数可累及全结肠及末段回肠。病变呈连续性和弥散性分布,一般仅限于黏膜和黏膜下层,少数重症者可累及肌层。病变反复发作,可出现炎性息肉、急性穿孔、瘢痕形成甚至肠腔狭窄等。少数患者有结肠癌变。

(二)临床表现

本病多数起病缓慢,少数急骤。病情轻重不一,易反复发作。精神刺激、劳累、饮食失调、感染等可诱发本病。

1.消化道症状

(1)腹泻。腹泻是本病最主要的症状,活动期有黏液脓血便。轻者每日排便 2～4 次;重者每日排便可达 10 次以上,呈水样便。病变局限在直肠和乙状结肠的患者,偶有腹泻与便秘交替的现象。

(2)腹痛。腹痛位于左下腹或下腹,亦可涉及全腹,呈阵发性,有疼痛—便意—便后缓解的规律。严重者有恶心、呕吐、食欲缺乏、里急后重等表现。

2.全身症状

常有轻度贫血、低热或中等度热,急性重型患者可因失血致严重贫血,高热伴全身毒血症状多提示有并发症或见于急性暴发型。重症患者可出现衰弱、消瘦、低蛋白血症、水和电解质平衡紊乱等营养不良的表现。

3.体征

轻型或缓解期患者多无阳性体征。重型患者可有发热、脉速,左下腹或全腹压痛,常触及硬如管状的降结肠或乙状结肠。若出现腹部膨隆、叩诊鼓音,触诊腹肌紧张、压痛、反跳、痛肠鸣音减弱,提示并发肠穿孔、中毒性结肠扩张等。直肠指检常有触痛,指套染血。

4.肠外表现

肠外表现可表现为口腔复发性溃疡、结节性红斑、外周关节炎、坏疽性脓皮病、巩膜睫状体炎、前葡萄膜炎等。

5.并发症

不多见,可并发中毒性巨结肠、直肠结肠癌变、大出血、急性肠穿孔、肠梗阻等。

6.临床分型

(1)根据病情严重程度分型。①轻型,多见,腹泻每日 4 次以下,便血轻或无,无发热、脉速,贫血轻或无,血沉正常;②重型,腹泻每日 6 次以上,并有明显的黏液脓血便,体温>37.5℃,脉搏>90 次/分,血红蛋白<100g/L,血沉>30mm/h;③中型,介于轻型和重型之间。

(2)根据病变部位分型。可分为直肠炎、直肠乙状结肠炎、左半结肠炎、广泛性或全结肠炎。

(三)实验室及其他检查

1.结肠镜检查

结肠镜检查是最重要的诊断手段之一。病变多从直肠开始,呈连续性、弥散性分布;黏膜血管模糊、充血、水肿及附有脓性分泌物,呈细颗粒状;严重病变呈弥散性糜烂和多发溃疡。

2.X 线钡剂灌肠

①结肠黏膜紊乱和(或)颗粒样改变,结肠袋形加深;②多发性浅溃疡,表现为肠壁外廓毛刺或锯齿状及龛影,也可有息肉引起的多个小的圆形或卵圆形充盈缺损;③晚期结肠缩短,结

肠袋消失,管壁强直呈铅管状,管腔狭窄。

3.实验室检查

贫血常见。活动期血沉和 C 反应蛋白增高。重症患者可有血清蛋白下降、电解质紊乱等。粪便肉眼可见黏液脓血,显微镜检可见红细胞、脓细胞和巨噬细胞。

(四)诊断要点

根据慢性起病,反复发作的腹痛、腹泻、排黏液血便、体重下降、贫血、发热等表现,结合 X 线、结肠镜及病理组织学检查的特征性改变,即可确诊本病。但需排除细菌性痢疾、阿米巴痢疾、血吸虫病、肠结核及克罗恩病、放射性肠炎等特异性结肠炎症。

(五)治疗要点

1.一般治疗

强调休息和营养支持,给予营养丰富的少渣饮食,病情严重者禁食,给予肠外营养治疗。

2.氨基水杨酸制剂

氨基水杨酸制剂是治疗轻度 UC 的主要药物,包括柳氮磺吡啶(SASP)和 5-氨基水杨酸(5-ASA)制剂,适用于轻、中度患者或经糖皮质激素治疗已缓解的患者,可口服或睡前保留灌肠,其中柳氮磺吡啶最常用。其他如美沙拉秦、奥沙拉秦和巴柳氮是控释剂型,不良反应较少,但价格较贵。

3.糖皮质激素

糖皮质激素通过抑制 T 细胞激活及细胞因子分泌发挥抗感染作用,适用于急性发作期及对氨基水杨酸制剂疗效不佳的患者,特别适用于重度患者及急性爆发型的患者,可口服或静脉给药,也可保留灌肠。

4.免疫抑制剂

通过阻断淋巴细胞增生、活化或效应机制而发挥作用,适用于对激素治疗效果不佳或对激素依赖的患者,如硫唑嘌呤或巯嘌呤。

5.生物制剂

英夫利西单抗(IFX)是目前治疗 IBD 应用时间较长的生物制剂,能使包括儿童在内的大部分患者得到长期维持缓解、组织愈合。其他药物包括阿达木单抗、赛妥珠单抗。生物制剂有激活潜在的结核菌及乙型肝炎感染的风险,可影响机体免疫监视功能,增加肿瘤发生率。

6.手术治疗

中毒性巨结肠、内科不能控制的大出血需及时手术,并发癌变、肠穿孔、肠梗阻、瘘管与脓肿形成等需手术治疗。

三、克罗恩病概述

克罗恩病是一种原因不明的肠道炎症性疾病,可发生于胃肠道的任何部位,好发于末端回肠和右半结肠。克罗恩病以腹痛、腹泻、肠梗阻为主要症状且有发热、营养障碍等肠外表现。病程多迁延,常有反复。

(一)病理

病变多见于末段回肠和邻近结肠,回肠及空肠也可受累,呈节段性或跳跃式分布。当病变累及肠壁全层,肠壁增厚变硬,肠腔狭窄,可发生肠梗阻。溃疡穿孔可致局部脓肿,或穿透至其他肠段、器官、腹壁,形成内瘘或外瘘,慢性穿孔可引起粘连。

(二)临床表现

克罗恩病的临床表现与 UC 类似,一般起病缓慢,少数急骤。本病病情轻重不一,易反复发作。精神刺激、过度疲劳、饮食失调、继发感染等因素可诱发 CD 急性加重。

1.消化系统表现

(1)腹痛。腹痛是最常见的症状,以右下腹痛多见,其次为脐周或全腹痛。腹痛常于餐后加重,排便或肛门排气后缓解。若腹痛持续,则提示腹膜炎症或腹腔内脓肿形成。少数患者首发症状是肠梗阻或肠穿孔。

(2)腹泻。腹泻是 CD 的常见症状,与 UC 相比便血量少,多数每日 2~6 次,粪便呈糊状,一般无黏液和脓血。病变累及直肠者,可有里急后重;累及肛门,有肛门内隐痛,可伴肛周脓肿、肛瘘等。

(3)腹部包块。腹部包块以右下腹和脐周多见,系肠粘连、肠壁和肠系膜增厚、肠系膜淋巴结肿大所致,内瘘形成及腹内脓肿均可引起腹部包块。因透壁性炎性病变穿透肠壁全层至肠外组织或器官而形成瘘管,是 CD 的临床特征之一。

(4)其他。其他表现有恶心、呕吐、食欲缺乏、体重减轻等。

2.全身表现

患者可有轻度贫血,急性起病、大量便血时可出现严重贫血;约 1/3 的患者有中度热或低热,间歇出现,为肠道活动性炎症及组织破坏后毒素吸收所致;肠道吸收障碍和消耗过多常引起消瘦、贫血、低蛋白血症等。年幼发病者可有生长发育迟缓。

3.肠外表现

肠外表现包括关节炎、虹膜睫状体炎、肝功能障碍和皮肤病变。

4.并发症

并发症以肠梗阻最常见,其次为急性穿孔、腹腔内脓肿、便血,直肠或结肠受累者可发生癌变。

(三)实验室及其他检查

1.实验室检查

血常规常有白细胞增高,红细胞及血红蛋白降低,血细胞比容降低,血沉增快。便常规可见红、白细胞,隐血试验呈阳性。血生化检查黏蛋白增加,清蛋白降低。血清钾、钠、钙、镁等可下降。

2.影像学检查

肠道钡餐造影可了解末端回肠或其他小肠的病变情况。病变呈节段性分布,有炎性改变,如裂隙状溃疡、"卵石征"、假息肉、单发或多发性狭窄、瘘管形成等。钡剂灌肠有助于结肠病变的诊断,气钡双重造影可提高诊断率。腹部 CT 检查能确定是否有增厚且相互分隔的肠袢,对腹腔内脓肿的鉴别诊断有一定价值。

3.内镜检查

内镜检查是确诊疾病的主要方法。结肠镜检查表现为纵行或阿弗他溃疡、鹅卵石样增生、肠腔狭窄僵硬等改变,而周围黏膜正常。胶囊内镜发现早期小肠黏膜表面病变的敏感性更高。

（四）诊断要点

有典型临床表现为疑诊 CD,若符合结肠镜或影像学检查中的一项,可为拟诊。若有非干酪样肉芽肿、裂隙性溃疡和瘘管、肛门部病变特征性改变之一,则可以确诊。初发病例、临床表现和结肠镜改变均不典型者应列为疑诊而随访。

（五）治疗要点

治疗目的在于控制病情,缓解症状,减少复发,防治并发症。

1.氨基水杨酸制剂

氨基水杨酸制剂包括柳氮磺吡啶(SASP)、巴柳氮、奥沙拉秦及美沙拉秦。其中,末段回肠型和回肠型应使用美沙拉秦。对中度活动性 CD 疗效不确切。

2.糖皮质激素

糖皮质激素是中度活动性 CD 治疗的首选。病变局限于回盲部者可考虑使用布地奈德,以减少不良反应,但疗效不如全身激素治疗。病情严重者并发症多,手术率及病死率高,应及早采取积极有效措施,确定有无并发脓肿或肠梗阻、全身并发症(如机会感染),并做相应处理。治疗上可考虑口服或静脉用激素。

3.免疫抑制剂

激素无效或激素依赖时加用硫嘌呤类药物或甲氨蝶呤(MTX)。这类免疫抑制剂对诱导活动性 CD 缓解与激素有协同作用,但起效较慢,硫唑嘌呤要在用药 12～16 周时才达到最大疗效。

4.生物制剂

英夫利西单抗(IFX)用于激素及上述免疫抑制剂治疗无效或激素依赖者,或不能耐受上述药物治疗者。对于病情较重者亦可一开始就应用。

5.其他内科治疗

环丙沙星和甲硝唑仅用于有合并感染者。

6.外科治疗

激素治疗无效者可考虑手术治疗。但手术治疗不能治愈疾病,多次手术的概率很大。

四、常见护理诊断/问题

(1)腹泻。腹泻与肠道炎症有关。

(2)急性/慢性疼痛:腹痛。腹痛与肠道炎症、溃疡、痉挛有关。

(3)营养失调:低于机体需要量。营养低于机体需要量与长期腹泻及吸收障碍有关。

五、护理措施

（一）休息与活动

为患者提供安静、舒适的休息环境,病室没有卫生间的应给患者留置便器。重症患者应卧床休息,轻症患者应适当休息,减少活动,避免劳累。

（二）饮食护理

以高热量、高蛋白、高维生素、少纤维素、易消化的饮食为主,避免生冷、辛辣、乳制品、多纤维素饮食。活动期患者给予流质或半流质饮食,病情好转后改为易消化的少渣饮食,病情严重者应禁食,给予肠外营养。

(三)用药护理

严格掌握用药剂量和疗程,注意观察药物的疗效及不良反应。柳氮磺吡啶可引起恶心、呕吐、皮疹、粒细胞减少及再生障碍性贫血等,糖皮质激素对胃肠道有刺激,长期应用可引起高血压、高血糖、水钠潴留、向心性肥胖等,相当部分患者表现为激素依赖,多因减量或停药而复发。免疫抑制剂可引起白细胞减少等骨髓抑制作用。因此,柳氮磺胺吡啶和糖皮质激素应饭后服用,以减少消化道不良反应,用药期间注意监测血常规、血压、血糖,向患者说明遵医嘱用药的重要性,不可随意停药和减量,以防疾病复发。

(四)对症护理

1.腹泻

应注意观察腹泻的次数、性状及伴随的症状,注意腹部保暖,可用热水袋进行腹部热敷,以减少腹部不适;做好肛周皮肤护理,排便后用清水清洗肛周,必要时涂抹凡士林或抗生素软膏;保持清洁卫生,及时清理污染的衣服及床上物品,维护患者的尊严。

2.腹痛

应注意观察患者腹痛的性质、部位和程度,指导患者放松、分散注意力、局部热疗等,以减轻腹痛;腹痛剧烈者,遵医嘱给予止痛药物,用药后注意观察止痛效果及有无口干、恶心、呕吐等不良反应。注意观察患者病情,一旦出现大出血、肠梗阻、肠穿孔等并发症的征象,立即通知医生并协助抢救。

(五)心理护理

向患者介绍疾病的相关知识,使患者做好长期治疗准备。进行心理疏导,使患者学会自我控制不良情绪,减少精神因素对疾病的影响。

六、健康指导

指导患者保持情绪稳定,积极面对疾病;生活规律,合理饮食,合理休息与活动;遵医嘱用药,不随意换药或停药;观察病情,按时复诊。

第四节　肝硬化

肝硬化是由多种病因引起的,以肝组织弥散性纤维化、假小叶和再生结节形成特征的慢性进行性肝病。疾病代偿期无明显的症状,失代偿期以肝功能损害和门静脉高压为主要表现,晚期常出现消化道出血、感染、肝性脑病等严重并发症。本病是常见病,以青壮年男性多见,35～50岁为发病高峰年龄。

一、病因与发病机制

(一)病因

在我国,病毒性肝炎是引起肝硬化的主要原因,占全部肝硬化的 60%～80%;在欧美国家,酒精性肝硬化占全部肝硬化的50%～90%。

1.病毒性肝炎

病毒性肝炎多数由慢性肝炎引起,少数由急性或亚急性肝炎发展为肝硬化。最常见的病因是乙型病毒性肝炎,其次是丙型病毒性肝炎,甲型和戊型病毒性肝炎一般不演变为肝硬化。

2.酒精

长期大量饮酒,乙醇及其代谢产物可损伤肝细胞,引起肝脏脂肪沉积,进而发展为酒精性肝炎、肝脏纤维化,最终导致酒精性肝硬化。

3.胆汁淤积

各种原因引起的肝内、外胆管阻塞,导致胆汁淤积持续存在,均可使肝细胞变性、坏死,引起原发性或继发性胆汁性肝硬化。

4.循环障碍

慢性心力衰竭、缩窄性心包炎、肝静脉和(或)下腔静脉阻塞等,可致肝脏淤血、肝细胞变性及纤维化,最终发展为淤血性肝硬化。

5.药物或化学毒物

长期服用甲基多巴、双醋酚丁、异烟肼等损伤肝脏的药物,或长期接触四氯化碳、磷、砷等化学毒物,可引起中毒性肝炎,最终演变为肝硬化。

6.其他

长期营养不良、肥胖或糖尿病导致的脂肪肝均可发展为肝硬化。部分患者发病原因不能确定,称隐源性肝硬化。

(二)发病机制

各种肝硬化的病理变化和发展演变过程基本一致,一般为:肝细胞变性、坏死→正常的肝小叶结构破坏→再生结节和假小叶形成→肝脏纤维化、肝内血管增生和循环紊乱。此外,由于血管增生,使肝内门静脉、肝静脉和肝动脉三系血管之间失去正常关系,出现交通吻合支,这不仅是门静脉高压形成的基础,也是加重肝细胞营养障碍、促进肝硬化发展的重要机制。

二、临床表现

本病通常起病隐匿,进展缓慢,潜伏期可达3～5年或更长。临床上将肝硬化分为肝功能代偿期和失代偿期。

(一)代偿期

代偿期患者多数无症状或症状较轻,常有腹部不适、疲乏无力、食欲减退、消化不良等表现,多呈间歇性,常于劳累、精神紧张或伴发其他疾病时出现,休息或治疗后可缓解。肝轻度肿大,质变硬,有压痛,脾脏轻、中度肿大。肝功能正常或轻度异常。

(二)失代偿期

失代偿期患者症状较明显,主要表现为肝功能减退和门静脉高压,常伴其他系统症状。

1.肝功能减退

(1)全身表现。患者一般状况较差,易出现疲倦、乏力、精神不振;营养状况较差,表现为消瘦、面色灰暗(肝病面容)、皮肤干枯粗糙、水肿、舌炎、口角炎等;可有不规则发热,常与病情活动、感染有关。

（2）消化道症状。食欲减退最常见，甚至出现厌食。患者表现为上腹不适、恶心、呕吐，餐后加重，进食油腻食物易引起腹泻。

（3）黄疸。表现为皮肤、巩膜黄染，尿色加深，肝细胞进行性或广泛坏死；肝衰竭时，黄疸持续加重，多系肝细胞性黄疸。

（4）出血倾向和贫血。患者常有皮肤紫癜、鼻出血、牙龈出血或胃肠道出血等，这与肝合成凝血因子减少、脾功能亢进和毛细血管壁脆性增加有关。贫血与营养不良、肠道吸收障碍、消化道出血、脾功能亢进等因素有关。

（5）内分泌紊乱。肝功能减退对雌激素的灭活减少，使雌激素水平升高，雄激素和肾上腺皮质激素合成减少。男性患者常出现性欲减退、睾丸萎缩、乳房发育等；女性患者出现月经失调、闭经、不孕等症状；部分患者出现肝掌和蜘蛛痣，主要分布在面颈部、上胸部、肩部、上肢等上腔静脉引流区域。

2.门静脉高压

腹腔积液、侧支循环的建立和开放，脾大、脾功能亢进是门静脉高压的三大临床表现。

（1）腹腔积液。腹腔积液是肝硬化失代偿期最突出的临床表现。患者常有腹胀，饭后明显；大量腹腔积液使腹壁皮肤绷紧发亮，腹部高度膨隆、横膈抬高，可导致脐疝的发生及呼吸运动受限，患者可出现呼吸困难、心悸。叩诊可呈移动性浊音阳性。腹腔积液的形成是肝功能减退和门脉高压的共同结果，与下列因素有关：①门静脉压力增高，腹腔内脏血管床静水压增高，致组织液回吸收减少而漏入腹腔，是腹腔积液形成的决定性因素；②低清蛋白血症，血浆清蛋白低于30g/L，血浆胶体渗透压降低，致使血管内血液成分漏入腹腔或组织间隙；③有效循环血容量不足，循环血容量不足使肾血流量降低，激活肾素－血管紧张素－醛固酮系统导致体内水钠潴留；④肝淋巴液生成增多，肝静脉回流受阻，肝淋巴液生成增多，超过胸导管回吸收的能力；⑤肝对醛固酮和抗利尿激素灭活减少，继发性的醛固酮和抗利尿激素增多，进一步加重体内水钠潴留。

（2）侧支循环的建立和开放。在正常情况下，门静脉与腔静脉系统之间的交通支细小。门静脉高压时，腹腔脏器的回心血流经肝受阻，导致门静脉与腔静脉系统之间建立侧支循环。临床上重要的侧支循环包括：①食管和胃底静脉曲张，由门静脉系的胃冠状静脉和腔静脉系的食管静脉、奇静脉之间沟通开放形成，曲张的静脉破裂出血是肝硬化门静脉高压最常见的并发症，病死率高；②腹壁静脉曲张，由于门静脉高压，出生后闭合的脐静脉与脐旁静脉重新开放，其血流经腹壁静脉分别进入上、下腔静脉，导致腹壁静脉曲张；③痔静脉扩张，门静脉系的直肠上静脉与下腔静脉的直肠中、下静脉沟通扩张形成痔核，破裂时引起便血。

（3）脾大、脾功能亢进。脾大、脾功能亢进是肝硬化门静脉高压较早出现的体征。门静脉高压引起脾静脉回流受阻，使脾脏淤血肿大，单核－巨噬细胞增生，引起脾大和脾功能亢进。

（三）并发症

1.上消化道出血

上消化道出血是最常见的并发症，主要的原因是食管或胃底静脉曲张破裂，多由进食粗糙食物、腹内压增高等因素诱发,常突然发生大量呕血或黑便,可造成出血性休克或诱发肝性脑病。另外,急性胃黏膜糜烂、消化性溃疡及门静脉高压胃病也可引起上消化道出血。

2.感染

感染以自发性腹膜炎多见,其他有肺部感染、肠道感染、胆道感染和尿路感染。

3.肝性脑病

肝性脑病是晚期肝硬化的最严重并发症,也是肝硬化患者最常见的死亡原因。

4.肝肾综合征

肝硬化时,由于有效循环血容量减少,导致肾皮质缺血和肾小球滤过率下降而引发肾衰竭。常在难治性腹腔积液、进食减少、利尿剂应用不当、自发性腹膜炎、肝衰竭时诱发,表现为少尿、无尿、氮质血症、稀释性低钠血症。

5.肝肺综合征

严重肝病、肺内血管扩张和动脉血氧合功能障碍称为肝肺综合征(hepatopulmonary syndrome,HPS),晚期肝病患者的发生率为13%～47%。肝硬化时,一氧化氮、胰高血糖素等内源性扩血管物质增加,使肺内毛细血管扩张,肺间质水肿、肺动静脉分流及胸腹腔积液压迫引起通气障碍,导致通气/血流比例失调和弥散功能下降。临床上主要表现为呼吸困难、发绀和杵状指。吸氧只能缓解症状,不能逆转病程,预后较差。

三、实验室及其他检查

(一)血常规

代偿期多正常;失代偿期可有贫血,脾功能亢进时白细胞和血小板计数减少。

(二)尿液检查

代偿期尿常规无明显异常;失代偿期尿中可有管型、蛋白和红细胞;黄疸时尿胆红素呈阳性,尿胆原增加。

(三)肝功能检查

代偿期正常或轻度异常,失代偿期多有异常。肝细胞轻度损伤,转氨酶轻、中度增高,并以谷丙转氨酶(ALT)增高显著;肝细胞损伤、坏死严重,转氨酶增高以谷草转氨酶(AST)为主,甚至出现转氨酶不高,胆红素显著增高的酶—胆分离现象。蛋白质代谢检查显示清蛋白降低、球蛋白增高,血氨升高。凝血酶原时间可延长,重症患者还可出现血胆红素增高、胆固醇降低等异常。

(四)免疫功能检查

IgG增高最为显著,T淋巴细胞常低于正常,部分患者体内出现抗核抗体等。病毒性肝炎肝硬化患者,乙型、丙型、丁型肝炎病毒标志物可呈阳性反应。

(五)腹腔积液检查

常规检查包括:一般性状检查,如颜色、透明度、比重和凝固性;化学检查,如蛋白定量定性、葡萄糖、乳酸及乳酸脱氢酶;细菌学检查等。腹腔积液多为漏出液,若合并原发性腹膜炎、结核性腹膜炎或癌变时,腹腔积液性质可发生相应的变化。

(六)胃镜检查

可观察食管、胃底静脉有无曲张及其程度和范围,并发消化道出血的患者,通过内镜检查不仅明确病因,还可同时进行止血治疗。

（七）其他检查

X 钡餐检查、超声波检查、肝穿刺活组织检查、腹腔镜检查均可用来观察肝、脾情况。

四、诊断要点

根据病毒性肝炎、长期饮酒、血吸虫病等相关病史,以及肝功能减退、门静脉高压的症状、体征,结合肝功能检查,一般能对肝硬化失代偿期进行诊断;但肝硬化代偿期的诊断不容易,故对原因不明的肝、脾肿大,慢性病毒性肝炎,长期大量饮酒者应定期随访,肝穿刺活组织检查有利于早期确诊。

五、治疗要点

目前无特效治疗方法。对代偿期的患者,以延长代偿期、预防肝细胞肝癌为目标;对失代偿期的患者,以改善肝功能、治疗并发症、延缓或减少对肝移植的需求为目标。

（一）保护或改善肝功能

1. 去除或减轻病因

复制活跃的乙型肝炎病毒（HBV）是促进肝硬化进展最重要的因素之一,对 HBVDNA 阳性的肝硬化代偿期的患者应积极抗 HBV 治疗,常用药物有阿德福韦、恩替卡韦及拉米夫定等口服核苷类似物。对丙型肝炎后肝硬化代偿期的患者,可在严密观察的情况下,采用聚乙二醇干扰素 α 联合利巴韦林,或普通干扰素联合利巴韦林抗丙型肝炎病毒（HCV）治疗,失代偿期患者不宜使用干扰素。对其他原因引起的肝硬化也要积极进行病因治疗。

2. 保护肝细胞

避免使用对肝有损害的药物;胆汁淤积时,可通过微创方式解除胆道梗阻或口服熊去氧胆酸,减少疾病对肝细胞的破坏;适量使用保护肝细胞的药物,如多烯磷脂酰胆碱、水飞蓟宾片、还原性谷胱甘肽、甘草酸二铵等。

3. 维护肠内营养

肝功能异常时,保证机体足够的营养供应对维持正氮平衡和恢复肝功能十分重要。肠内营养是机体获得能量的最好方式,是维护肝功能、防止肠源性感染的有效手段。只要肠功能尚可,应尽量采取肠内营养,减少肠外营养。肝硬化患者常有消化不良表现,应进食高热量、高蛋白、高维生素、易消化的饮食,可给予适量的胰酶助消化。患者不能耐受、肝衰竭或有肝性脑病先兆时,应限制蛋白质的摄入。

（二）腹腔积液治疗

1. 限制水、钠的摄入

进水量 $<1\,000$mL/d,低钠血症者应限制在 500mL/d 以内;氯化钠限制在 $1.2\sim2$g/d（钠 500$\sim$800mg/d）。部分患者通过水、钠限制可自发性利尿、加速腹腔积液的消退。

2. 利尿

利尿是目前用于腹腔积液治疗最广泛的方法,常联合使用保钾和排钾利尿剂。常用的保钾利尿剂有螺内酯和氨苯蝶啶;排钾利尿剂有呋塞米和氢氯噻嗪。首选螺内酯 60mg/d 加呋塞米 40mg/d,逐渐增加至螺内酯 120mg/d 加呋塞米 40mg/d,单独使用排钾利尿剂应注意补钾,利尿速度不宜过快,以每天体重减轻不超过 0.5kg 为宜,以免诱发肝性脑病、肝肾综合征等。利尿效果不满意时,酌情静脉输注清蛋白。

3.经颈静脉肝内门—体分流术

经颈静脉肝内门—体分流术(transjugular intrahepatic portosystemic shunt,TIPS)是经颈静脉放置导管,建立肝静脉与肝内门静脉之间的分流通道,以降低门静脉压力,减少腹腔积液生成。

4.放腹腔积液加输注清蛋白

放腹腔积液加输注清蛋白用于不具备 TIPS 技术或有 TIPS 禁忌证的大量腹腔积液患者,一般放腹腔积液 1 000mL,同时输注清蛋白 80g,继续使用利尿剂。该方法效果较好,可重复使用。但缓解症状时间短,易诱发肝性脑病、肝肾综合征等并发症。因此,应在患者无感染、无消化道出血、凝血功能正常情况下使用。

5.腹腔积液浓缩回输

腹腔积液浓缩回输是将放出的腹腔积液超滤或透析浓缩,回输到患者的静脉内,从而减轻水钠潴留,提高血浆清蛋白浓度及增加有效循环血量,改善微循环。但感染性腹腔积液、癌性腹腔积液不能回输。此法有发生感染、电解质紊乱,DIC 等风险,使用时应严格掌握适应证。

(三)食管胃底静脉曲张破裂出血的治疗和预防

1.针对食管胃底静脉曲张尚未出血患者的治疗

①病因治疗。②口服 PPI 或 H_2 受体拮抗剂,减少胃酸对曲张静脉壁的损伤。③使用非选择性 β 受体拮抗剂,如普萘洛尔、卡地洛尔等,通过收缩内脏血管降低门静脉压力。④内镜结扎治疗(EVL),经内镜用橡皮圈结扎曲张的静脉,使其局部缺血坏死,肉芽组织增生后形成瘢痕,封闭曲张静脉,适用于中度食管静脉曲张不伴胃底静脉曲张者。

2.针对食管胃底静脉曲张出血患者的治疗

首次出血后,再次出血率可达 60%,病死率可达 33%。因此,应重视食管胃底静脉曲张出血的预防和治疗,主要措施包括:①急性出血期间已行 TIPS,止血后不给予预防静脉出血的药物,但应采用多普勒超声了解分流是否通畅;②急性出血期间未行 TIPS,预防再出血的方法有TIPS、部分脾动脉栓塞、内镜结扎治疗等措施。

(四)手术治疗

手术治疗包括治疗门静脉高压的各种分流、断流及限流手术。但由于 TIPS 具有微创、精准、可重复和有效性,已成为延长生存期的有效方法。肝移植是终末期肝硬化治疗的最佳选择。

六、常见护理诊断/问题

(1)营养失调:低于机体需要量。营养低于机体需要量与肝功能减退,消化、吸收障碍有关。

(2)体液过多。体液过多与门静脉高压、低蛋白血症引起的水钠潴留有关。

(3)有感染的危险。有感染的危险与肝硬化导致的机体抵抗力低下有关。

(4)潜在并发症。常见的潜在并发症有上消化道出血、肝性脑病、肝肾综合征等。

(5)有皮肤完整性受损的危险。有皮肤完整性受损的危险与皮肤瘙痒、水肿及长期卧床有关。

七、护理措施

(一)休息与活动

适当的休息与活动可减少能量消耗,减轻肝脏负担,增加肝脏血流量,改善肝循环,促进肝细胞修复。肝硬化代偿期的患者可适度活动,避免过度疲劳;失代偿期的患者以卧床休息为主,合并感染、出血等并发症的患者应绝对卧床休息。

(二)饮食护理

合理饮食是改善肝功能、延缓病情进展的基本措施。饮食原则为高热量、高蛋白、高维生素、易消化饮食,严禁饮酒,适当摄入脂肪,并根据病情随时调整饮食结构。血氨升高的患者应限制或禁食蛋白质,并以含较多支链氨基酸的植物蛋白为主;腹腔积液患者应限制水、钠的摄入,进水量应低于1000mL/d(低钠血症者应低于500mL/d),食盐摄入量限制在1.2~2g/d(钠500~800mg/d),可在食物中添加食醋、柠檬汁等调味品增加食欲;食管胃底静脉曲张的患者,应进食流质或半流质饮食,进餐时细嚼慢咽,切勿混入鱼刺、甲壳、硬屑、糠皮等坚硬、粗糙的食物。

(三)病情观察

1.监测生命体征

密切观察患者的血压、脉搏、意识状态及皮肤的温、湿度。消化道出血时,患者出现血压降低、脉搏增快、皮肤湿冷、出汗等表现,应警惕失血性休克;患者出现性格、行为改变应警惕肝性脑病。患者出现生命体征变化时应及时通知医生,并做好抢救准备。

2.监测营养状态

观察患者的食欲,进食的种类、量;监测患者的体重、血清蛋白;观察患者的皮肤、毛发、肌肉、脂肪状态。对营养不良的患者,应积极寻找原因并对症处理。

3.监测治疗及护理效果

监测患者的尿量、体重、腹围,了解水、钠限制及利尿剂的利尿效果;分析患者肝功能检查结果,了解肝功能状况;了解患者有无呕血、黑便、电解质紊乱、呼吸困难、意识障碍等;了解患者有无并发症的发生;观察患者的皮肤、黏膜有无损伤,了解皮肤护理效果。病情变化及时报告医生并协助处理。

(四)对症护理

1.腹腔积液

(1)体位。轻度腹腔积液者可采取平卧位,以增加肝、肾的血流量;大量腹腔积液者取半卧位,使横膈下降,以减轻呼吸困难。避免腹压突然增加,如剧烈咳嗽、用力排便等。下肢水肿者可抬高下肢,阴囊水肿可用托带托起阴囊。

(2)限制水、钠摄入。

(3)用药护理。遵医嘱使用利尿剂,防止水、电解质平衡紊乱。

(4)皮肤护理。保持皮肤清洁、干燥,衣着柔软、宽大,定时更换体位,以防压疮。皮肤瘙痒者不要用力搔抓皮肤,可用温水擦洗、涂抹润滑油等减轻瘙痒。

(5)腹腔穿刺放腹腔积液的护理。①术前护理:向患者解释治疗目的、操作过程及配合方法,测体重、腹围、生命体征,排空膀胱以免误伤,必要时建立静脉通路以备用药或抢救。②术中护理:监测生命体征,了解患者有无不适,患者出现面色苍白、血压下降甚至意识障碍等反应时,立即停止放腹腔积液并配合医生抢救。③术后护理:术毕用无菌敷料覆盖穿刺部位,并用多头腹带缚紧,以防腹内压骤降;记录抽出腹腔积液的量、性质和颜色,及时送检标本;指导患者穿刺对侧侧卧位,保持穿刺部位干燥,必要时更换敷料。

2.消化道出血

(1)休息与体位。少量出血者卧床休息,大量出血者采取中凹体位,保证脑部供血。呕吐时头偏向一侧,防止窒息或误吸,必要时使用负压吸引器清除呼吸道分泌物、血液及呕吐物,保持呼吸道通畅。

(2)积极配合抢救。备好各种抢救物品及药品。患者出血后快速建立静脉通路,遵医嘱补液、输血、应用各种血管活性药物。

(3)饮食护理。少量出血者给予温凉、清淡、易消化饮食。出血较多者应暂禁食,遵医嘱通过静脉补充营养。

(五)用药护理

利尿剂尽量日间服用,以免夜间给药后利尿影响患者睡眠;使用排钾利尿剂应注意补钾,口服氯化钾宜饭后服用,以免引起消化道反应;记录尿量,定期测量体重和腹围,观察利尿效果;利尿速度不宜过快,以每天体重减轻不超过 0.5kg 为宜,以免诱发肝性脑病、肝肾综合征等;监测出入量、电解质变化,防止水、电解质和酸碱平衡紊乱。对患者强调遵医嘱用药的重要性,不宜服用可能有肝损害的药物,防止加重肝脏损伤。

(六)心理护理

向患者及其家属介绍本病相关的知识,说明稳定的情绪、良好的心态对疾病预后的影响。引导患者积极乐观地面对疾病,配合治疗和护理;对有明显焦虑、抑郁的患者,应加强巡视并积极干预,以免发生意外。

八、健康指导

(一)预防疾病

积极预防并治疗可引起肝硬化的疾病,尤其是病毒性肝炎,尽量减少酒精的摄入,不滥用药物,防治血吸虫病等。

(二)疾病指导

根据病情及时调整饮食,避免饮食不当加重体内水钠潴留,诱发上消化道出血、肝性脑病等;严格禁酒,避免进一步损伤肝脏;代偿期的患者可从事轻体力的工作,失代偿期的患者宜卧床休息;保持情绪稳定,减轻心理压力。

(三)减少或避免传染

乙型肝炎及丙型肝炎患者可与他人共餐。应避免血液途径传染,不宜共用剃须刀等可能有创的生活用品;接触患者开放伤口时应戴手套。

（四）预防感染

适当活动，增强抵抗力；保持个人和居室卫生，避免着凉及不洁食品，尽量减少到公共场所活动。

（五）随访

病情稳定者，每 3 个月至半年到医院随诊。病情变化及时就诊。

九、预后

本病预后与病因、病理类型、营养状况、肝功能代偿能力等关系密切，与患者治疗和护理的依从性也有关系。一般来讲，病毒性肝炎后肝硬化预后较差；持续黄疸、难治性腹腔积液、低蛋白血症、持续或严重的凝血功能障碍以及存在并发症的患者、高龄患者预后较差。

第五节　反流性食管炎

反流性食管炎（reflux esophagitis，RE），是指胃、十二指肠内容物反流入食管所引起的食管黏膜炎症、糜烂、溃疡和纤维化等病变，甚至引起咽喉、气道等食管以外的组织损害。其发病男性多于女性，男女比例大约为 3：2，发病率为 1.92％。

随着年龄的增长，食管下段括约肌收缩力的下降，胃、十二指肠内容物自发性反流，而使老年人反流性食管炎的发病率有所增加。

一、病因与发病机制

（一）抗反流屏障削弱

食管下括约肌是指食管末端 3～4cm 长的环形肌束。正常人静息时压力为 10～30mmHg（1.3～4.0kPa），为一高压带，防止胃内容物反流入食管。由于年龄的增长，机体老化导致食管下括约肌的收缩力下降引起食物反流。一过性食管下括约肌松弛也是反流性食管炎的主要发病机制。

（二）食管清除作用减弱

正常情况下，一旦发生食物的反流，大部分反流物通过 1～2 次食管自发和继发性的蠕动性收缩将食管内容物排入胃内，即容量清除，剩余的部分则由唾液缓慢中和。老年人食管蠕动缓慢和唾液产生减少，影响了食管的清除作用。

（三）食管黏膜屏障作用下降

反流物进入食管后，可以凭借食管上皮表面黏液、不移动水层和表面 $HCO_3{}^-$、复层鳞状上皮等构成上皮屏障，以及黏膜下丰富的血液供应构成的后上皮屏障，发挥其抗反流物对食管黏膜损伤的作用。随着机体老化，食管黏膜逐渐萎缩，黏膜屏障作用下降。

二、护理评估

（一）健康史

询问患者的饮食结构及习惯、有无长期服用药物史。

(二)身体评估

1.反流症状

反酸、反胃(指胃内容物在无恶心和不用力的情况下涌入口腔)、嗳气等,多在餐后明显或加重,平卧或躯体前屈时易出现。

2.反流物引起的刺激症状

患者胸骨后或剑突下有烧灼感、胸痛、吞咽困难等。由胸骨下段向上伸延,常在餐后 1 小时出现,平卧、弯腰或腹压增高时可加重。反流物刺激食管痉挛导致胸痛,常发生在胸骨后或剑突下。严重时可为剧烈刺痛,可放射到后背、胸部、肩部、颈部、耳后,有的酷似心绞痛的特点。

3.其他症状

咽部不适,有异物感、棉团感或堵塞感,可能与酸反流引起食管上段括约肌压力升高有关。

4.并发症

(1)上消化道出血:因食管黏膜炎症、糜烂及溃疡可以导致上消化道出血。

(2)食管狭窄:食管炎反复发作致使纤维组织增生,最终导致瘢痕性狭窄。

(3)Barrett 食管:在食管黏膜的修复过程中,食管—贲门交界处 2cm 以上的食管鳞状上皮被特殊的柱状上皮取代,称为 Barrett 食管。Barrett 食管发生溃疡时,又称 Barrett 溃疡。Barrett 食管是食管癌的主要癌前病变,其腺癌的发生率较正常人高 30~50 倍。

(三)辅助检查

1.内镜检查

内镜检查是反流性食管炎最准确、最可靠的诊断方法,能判断其严重程度和有无并发症,结合活检可与其他疾病相鉴别。

2.24 小时食管 pH 监测

应用便携式 pH 记录仪在生理状态下对患者进行 24 小时食管 pH 监测,可提供食管是否存在过度酸反流的客观依据。在进行该项检查前 3 天,应停用抑酸药与促胃肠动力的药物。

3.食管吞钡 X 线检查

对不愿意接受或不能耐受内镜检查者行该检查。严重患者可发现阳性 X 线征。

(四)心理社会状况

反流性食管炎长期持续存在,病情反复、病程迁延,因此患者会出现食欲缺乏,体重下降,导致患者心情烦躁、焦虑;合并消化道出血时会使患者紧张、恐惧。应注意评估患者的情绪状态及对本病的认知程度。

三、常见护理诊断及问题

(一)疼痛:胸痛

胸痛与胃食管黏膜炎性病变有关。

(二)营养失调:低于机体需要量

低于机体需要量与害怕进食、消化吸收不良等有关。

(三)有体液不足的危险

体液不足的危险与合并消化道出血引起活动性体液丢失、呕吐及液体摄入量不足有关。

（四）焦虑

焦虑与病情反复、病程迁延有关。

（五）知识缺乏

缺乏对反流性食管炎病因和预防知识的了解。

四、诊断要点与治疗原则

（一）诊断要点

临床上有明显的反流症状；内镜下有反流性食管炎的表现，过度酸反流的客观依据即可做出诊断。

（二）治疗原则

以药物治疗为主，对药物治疗无效或发生并发症者可做手术治疗。

1.药物治疗

目前多主张采用递减法，即开始使用质子泵抑制剂加促胃肠动力药，迅速控制症状，待症状控制后再减量维持。

（1）促胃肠动力药：目前主要常用的药物是西沙必利。常用量为每次 5～15mg，每天 3～4 次，疗程 8～12 周。

（2）抑酸药：①H$_2$ 受体拮抗剂（H$_2$RA）：西咪替丁 400mg、雷尼替丁 150mg、法莫替丁 20mg，每日 2 次，疗程 8～12 周；②质子泵抑制剂（PPI）：奥美拉唑 20mg、兰索拉唑 30mg、泮托拉唑 40mg、雷贝拉唑 10mg 和埃索美拉唑：20mg，一天 1 次，疗程 4～8 周；③抗酸药：仅用于症状轻、间歇发作的患者作为临时缓解症状用。反流性食管炎有并发症或停药后很快复发者，需要长期维持治疗。组胺 H$_2$ 受体拮抗剂（H$_2$RA）、西沙必利、PPI 均可用于维持治疗，其中以 PPI 效果最好。维持治疗的剂量因患者而异，以调整至患者无症状的最低剂量为合适剂量。

2.手术治疗

手术为不同术式的胃底折叠术。手术指征为：①经内科治疗无效；②虽经内科治疗有效，但患者不能忍受长期服药；③经反复扩张治疗后仍反复发作的食管狭窄；④确证由反流性食管炎引起的严重呼吸道疾病。

3.并发症的治疗

（1）食管狭窄：大部分狭窄可行内镜下食管扩张术治疗。扩张后予以长程 PPI 维持治疗可防止狭窄复发。少数严重瘢痕性狭窄需行手术切除。

（2）Barrett 食管：药物治疗是预防 Barrett 食管发生和发展的重要措施，必须使用 PPI 治疗及长期维持。

五、护理措施

（一）一般护理

为减少平卧时及夜间反流可将床头抬高 15～20cm。避免睡前 2h 内进食，白天进餐后也不宜立即卧床。应避免食用使食管下括约肌压力降低的食物和药物，如高脂肪、巧克力、咖啡、浓茶及硝酸甘油、钙拮抗剂等。应戒烟及禁酒。减少一切影响腹压增高的因素，如肥胖便秘、紧束腰带等。

(二)用药护理

遵医嘱给予药物治疗,注意观察药物的疗效及不良反应。

1.H_2受体拮抗剂

药物应在餐中或餐后即刻服用,若需同时服用抗酸药,则两药应间隔1小时以上。若静脉给药应注意控制速度,过快可引起低血压和心律失常。西咪替丁对雄性激素受体有亲和力,可导致男性乳腺发育、阳痿以及性功能紊乱,应做好解释工作。该药物主要通过肾排泄,用药期间应监测肾功能。

2.质子泵抑制剂

奥美拉唑可引起头晕,应嘱患者用药期间避免开车或做其他必须高度集中注意力的工作。兰索拉唑的不良反应包括荨麻疹、皮疹、瘙痒、头痛、口苦、肝功能异常等,轻度不良反应不影响继续用药,较严重时应及时停药。泮托拉唑的不良反应较少,偶可引起头痛和腹泻。

3.抗酸药

该药在饭后1小时和睡前服用。服用片剂时应嚼服,乳剂给药前应充分摇匀。抗酸剂应避免与奶制品、酸性饮料及食物同时服用。

(三)饮食护理

(1)指导患者有规律地进餐,饮食不宜过饱,选择营养丰富、易消化的食物。避免摄入过咸、过甜、过辣的刺激性食物。

(2)制订饮食计划:与患者共同制订饮食计划,指导患者及家属改进烹饪技巧,增加食物的色、香、味,引起患者食欲。

(3)观察并记录患者每天进餐次数、量、种类,以了解其摄入营养素的情况。

六、健康指导

(一)疾病知识的指导

向患者及家属介绍本病的有关病因,避免诱发因素。保持良好的心理状态,平时生活要有规律,合理安排工作和休息时间,注意劳逸结合,积极配合治疗。

(二)饮食指导

指导患者加强饮食卫生和饮食营养,养成有规律的饮食习惯;避免过冷、过热、辛辣等刺激性食物及浓茶、咖啡等饮料;嗜酒者应戒酒。

(三)用药指导

根据病因及病情进行指导,嘱患者长期维持治疗,介绍药物的不良反应,如有异常及时复诊。

第六节 溃疡性结肠炎

溃疡性结肠炎是一种病因尚不十分明确的直肠和结肠慢性非特异性炎症性疾病。病变主要限于大肠黏膜与黏膜下层。临床表现为腹泻、黏液脓血便、腹痛。病情轻重不等,多呈反复发作的慢性疾病。本病可发生在任何年龄,多见于 20～40 岁,也可见于儿童或老年。男女发病率无明显差别。

一、症状

(一)腹泻

腹泻为最主要的症状,黏液脓血便是本病活动期的重要表现。大便次数及便血的程度可反映病情轻重,轻者每天排便 2～4 次,便血轻或无;重者每天 10 次以上,脓血显见,甚至大量便血。

(二)腹痛

轻型患者可无腹痛或仅有腹部不适。一般诉有轻度至中度腹痛,多为左下腹或下腹的阵痛,也可涉及全腹。有疼痛－便意－便后缓解的规律及有里急后重。

(三)其他症状

可有腹胀,或严重病例有食欲缺乏、发热、恶心、呕吐等。

二、体征

患者呈慢性病容,精神状态差,重者呈消瘦、贫血貌。轻者仅有左下腹轻压痛,有时可触及痉挛的降结肠或乙状结肠。重型和暴发型患者常有明显压痛和鼓肠。若有腹肌紧张、反跳痛、肠鸣音减弱应注意中毒性巨结肠、肠穿孔等并发症。

三、评估要点

(一)一般情况

患者呈慢性病容,精神状态差,重者呈消瘦、贫血等不同程度的全身症状。

(二)专科情况

(1)腹痛的特点,是否间歇性疼痛、有无腹部绞痛、疼痛有无规律、有无关节痛。

(2)评估排便次数、颜色、量、性质是否正常。

(3)评估患者的出入量是否平衡,水、电解质是否平衡。

(三)实验室及其他检查

1.血液检查

可有红细胞和血红蛋白减少,活动期白细胞计数增高,血沉增快和 C 反应蛋白增高是活动期的标志。

2.粪便检查

肉眼检查常见血、脓和黏液,显微镜检查见多量红细胞、白细胞或脓细胞。

3.结肠镜检查

结肠镜检查是本病诊断最重要的手段之一,可直接观察病变肠黏膜并取活检。

4.X 线钡剂灌肠检查

可见黏膜粗乱或有细颗粒改变。

四、护理措施

(1)休息与活动:在急性发作期或病情严重时均应卧床休息,缓解期也应适当休息,注意劳逸结合。

(2)病情观察:严密观察腹痛的性质、部位以及生命体征的变化,以了解病情的进展情况。

（3）用药护理：遵医嘱给予柳氮磺吡啶（SASP）和（或）糖皮质激素，以减轻炎症，使腹痛缓解。注意药物的疗效及不良反应。嘱患者餐后服药，服药期间定期复查血常规；应用糖皮质激素者，要注意激素的不良反应，不可随意停药，防止停药反应。

（4）给患者安排舒适、安静的环境，同时注意观察大便的量、性状、次数并做好记录，保持肛周皮肤的清洁和干燥。

（5）由于本病为慢性反复发作性的过程，患者会产生各种不良情绪，护士应做好心理疏导；指导患者及家属正确对待疾病，让患者保持情绪稳定，树立战胜疾病的信心。

第七节　肠梗阻

肠腔内容物不能正常运行或通过肠道发生障碍时，称为肠梗阻，是外科常见的急腹症之一。

一、疾病概要

（一）病因和分类

1.按梗阻发生的原因分类

（1）机械性肠梗阻：最常见，是由各种原因引起的肠腔变窄、肠内容物通过有障碍。主要原因：①肠腔堵塞：如寄生虫、粪块、异物等。②肠管受压：如粘连带压迫、肠扭转、嵌顿性疝等。③肠壁病变：如先天性肠道闭锁、狭窄、肿瘤等。

（2）动力性肠梗阻：较机械性肠梗阻少见。肠管本身无病变，梗阻原因是神经反射和毒素刺激引起肠壁功能紊乱，致肠内容物不能正常运行。可分为：①麻痹性肠梗阻：常见于急性弥散性腹膜炎、腹部大手术、腹膜后血肿或感染等。②痉挛性肠梗阻：由于肠壁肌肉异常收缩所致，常见于急性肠炎或慢性铅中毒。

（3）血运性肠梗阻：较少见。由于肠系膜血管栓塞或血栓形成，使肠管血运障碍，继而发生肠麻痹，肠内容物不能通过。

2.按肠管血运有无障碍分类

（1）单纯性肠梗阻：无肠管血运障碍。

（2）绞窄性肠梗阻：有肠管血运障碍。

3.按梗阻发生的部位分类

高位性肠梗阻（空肠上段）和低位性肠梗阻（回肠末段和结肠）。

4.按梗阻的程度分类

完全性肠梗阻（肠内容物完全不能通过）和不完全性肠梗阻（肠内容物部分可通过）。

5.按梗阻发生的缓急分类

急性肠梗阻和慢性肠梗阻。

（二）病理生理

1.肠管局部的病理生理变化

（1）肠蠕动增强：单纯性机械性肠梗阻，梗阻以上的肠蠕动增强，以克服肠内容物通过的障碍。

(2)肠管膨胀:肠腔内积气、积液所致。

(3)肠壁充血水肿、血运障碍,严重时可导致坏死和穿孔。

2.全身性病理生理变化

(1)体液丢失和电解质、酸碱平衡失调。

(2)全身性感染和毒血症,甚至发生感染中毒性休克。

(3)呼吸和循环功能障碍。

(三)临床表现

1.症状

(1)腹痛:单纯性机械性肠梗阻的特点是阵发性腹部绞痛;绞窄性肠梗阻表现为持续性剧烈腹痛伴阵发性加剧;麻痹性肠梗阻呈持续性胀痛。

(2)呕吐:早期常为反射性,呕吐胃内容物,随后因梗阻部位不同,呕吐的性质各异。高位肠梗阻呕吐出现早且频繁,呕吐物主要为胃液、十二指肠液、胆汁;低位肠梗阻呕吐出现晚,呕吐物常为粪样物。若呕吐物为血性或棕褐色,常提示肠管有血运障碍;麻痹性肠梗阻呕吐多为溢出性。

(3)腹胀:高位肠梗阻,腹胀不明显;低位肠梗阻及麻痹性肠梗阻则腹胀明显。

(4)停止肛门排气排便:完全性肠梗阻时,患者多停止排气、排便,但在梗阻早期,梗阻以下肠管内尚存的气体或粪便仍可排出。

2.体征

(1)腹部:视诊,单纯性机械性肠梗阻可见腹胀、肠型和异常蠕动波,肠扭转时腹胀多不对称;触诊:单纯性肠梗阻可有轻度压痛但无腹膜刺激征,绞窄性肠梗阻可有固定压痛和腹膜刺激征;叩诊:绞窄性肠梗阻时腹腔有渗液,可有移动性浊音;听诊:机械性肠梗阻肠鸣音亢进,可闻及气过水声或金属音,麻痹性肠梗阻肠鸣音减弱或消失。

(2)全身:单纯性肠梗阻早期多无明显全身性改变,梗阻晚期可有口唇干燥、眼窝凹陷、皮肤弹性差、尿少等脱水征。严重脱水或绞窄性肠梗阻时,可出现脉搏细速、血压下降、面色苍白、四肢发冷等中毒和休克征象。

3.辅助检查

(1)实验室检查:肠梗阻晚期,血红蛋白和血细胞比容升高,并伴随水、电解质及酸碱平衡失调。绞窄性肠梗阻时,白细胞计数和中性粒细胞比例明显升高。

(2)X线检查:一般在肠梗阻发生4~6小时后,立位或侧卧位X线平片可见肠胀气及多个液气平面。

(四)治疗原则

1.一般治疗

(1)禁食。

(2)胃肠减压:是治疗肠梗阻的重要措施之一。通过胃肠减压,吸出胃肠道内的气体和液体,从而减轻腹胀、降低肠腔内压力,改善肠壁血运,减少肠腔内的细菌和毒素。

(3)纠正水、电解质及酸碱平衡失调。

(4)防治感染和中毒。

(5)其他:对症治疗。

2.解除梗阻

分为非手术治疗和手术治疗两大类。

(五)常见几种肠梗阻

1.粘连性肠梗阻

粘连性肠梗阻是肠粘连或肠管被粘连带压迫所致的肠梗阻,较为常见。主要由于腹部手术、炎症、创伤、出血、异物等所致,以小肠梗阻为多见,多为单纯性不完全性梗阻。粘连性肠梗阻多采取非手术治疗,若无效或发生绞窄性肠梗阻时应及时手术治疗。

2.肠扭转

肠扭转指一段肠管沿其系膜长轴旋转而形成的闭襻性肠梗阻,常发生于小肠,其次是乙状结肠。①小肠扭转:多见于青壮年,常在饱餐后立即进行剧烈活动时发病。表现为突发腹部绞痛,呈持续性伴阵发性加剧,呕吐频繁,腹胀不明显。②乙状结肠扭转:多见于老年人,常有便秘习惯,表现为腹部绞痛,明显腹胀,呕吐不明显。肠扭转是较严重的机械性肠梗阻,可在短时间内发生肠绞窄、坏死,一经诊断,应手术治疗。

3.肠套叠

肠套叠指一段肠管套入与其相连的肠管内,以回结肠型(回肠末端套入结肠)最多见。肠套叠多见于2岁以下婴幼儿。典型表现为阵发性腹痛、果酱样血便和腊肠样肿块(多位于右上腹),右下腹触诊有空虚感。用X线空气或钡剂灌肠显示空气或钡剂在结肠内受阻,梗阻端的钡剂影像呈"杯口状"或"弹簧状"阴影。早期肠套叠可试行空气灌肠复位,无效者或病期超过48小时、怀疑有肠坏死或肠穿孔者,应进行手术治疗。

4.蛔虫性肠梗阻

由于蛔虫聚集成团并刺激肠管痉挛导致肠腔堵塞,多见于2～10岁儿童,驱虫不当常为诱因。主要表现为阵发性脐部周围腹痛,伴呕吐,腹胀不明显。部分患者腹部可触及变形、变位的条索状团块。

少数患者可并发肠扭转或肠壁坏死穿孔,蛔虫进入腹腔引起腹膜炎。单纯性蛔虫堵塞多采用非手术治疗,包括解痉挛止痛、禁食、酌情胃肠减压、输液、口服植物油驱虫等,若无效或并发肠扭转、腹膜炎时,应进行手术取虫。

二、肠梗阻患者的护理

(一)护理诊断/问题

1.疼痛

疼痛与肠内容物不能正常运行或通过障碍有关。

2.体液不足

体液不足与呕吐、禁食、胃肠减压、肠腔积液有关。

3.潜在并发症

肠坏死、腹腔感染、休克。

(二)护理措施

1.非手术治疗的护理

(1)饮食:禁食,梗阻缓解12小时后可进少量流质饮食,忌甜食和牛奶;48小时后可进半流食。

(2)胃肠减压,做好相关护理。

(3)体位:生命体征稳定者可取半卧位。

(4)解痉挛、止痛:若无肠绞窄或肠麻痹,可用阿托品解除痉挛、缓解疼痛,应禁用吗啡类止痛药,以免掩盖病情。

(5)输液:纠正水、电解质和酸碱失衡,记录24小时出入液量。

(6)防治感染和中毒:遵照医嘱应用抗生素。

(7)严密观察病情变化:出现下列情况时应考虑有绞窄性肠梗阻的可能,应及早采取手术治疗:①腹痛发作急骤,为持续性剧烈疼痛,或在阵发性加重之间仍有持续性腹痛,肠鸣音不亢进。②容易导致休克。③呕吐早、剧烈而频繁。④腹胀不对称,腹部有局部隆起或触及有压痛的包块。⑤明显的腹膜刺激征,体温升高、脉快、白细胞计数和中性粒细胞比例增高。⑥呕吐物、胃肠减压抽出液、肛门排出物为血性或腹腔穿刺抽出血性液。⑦腹部X线检查可见孤立、固定的肠襻。⑧经非手术治疗后症状、体征无明显改善者。

2.手术前后的护理

(1)术前准备:除上述非手术护理措施外,按腹部外科常规进行术前准备。

(2)术后护理:①病情观察:观察患者生命体征、腹部症状和体征的变化、伤口敷料及引流情况,及早发现术后并发症。②卧位:麻醉清醒、血压平稳后取半卧位。③禁食、胃肠减压,待排气后,逐步恢复饮食。④防止感染:遵照医嘱应用抗生素。⑤鼓励患者早期活动。

第八节　胆道感染

胆道感染是临床上常见的疾病,按发生部位分为胆囊炎和胆管炎。按发病急缓和病程经过分为急性、亚急性和慢性炎症。胆道感染与胆石症互为因果关系。胆石症引起胆道梗阻胆汁淤积,细菌繁殖致胆道感染,胆道感染的发作又是胆石形成的重要的致病因素和促发因素。

急性胆囊炎是胆囊发生的急性化学性或细菌性炎症。约95%的患者合并有胆囊结石,称结石性胆囊炎,发病原因为结石导致胆囊管梗阻以及继发细菌感染所致。致病菌可通过胆道逆行侵入胆囊,或经血循环或淋巴途径进入胆囊,致病菌主要为革兰阴性杆菌,以大肠埃希菌最常见,其次有肠球菌、铜绿假单胞菌、厌氧菌等。5%的患者未合并有胆囊结石,称非结石性胆囊炎,发病原因尚不十分清楚,易发生在严重创伤、烧伤、手术后及危重患者中,可能是这些患者都有不同程度的低血压和组织低血流灌注,胆囊也受到低血流灌注损害,导致黏膜糜烂,胆囊壁受损。急性胆囊炎病理过程分为急性单纯性胆囊炎、急性化脓性胆囊炎和急性坏疽性胆囊炎三个阶段。

慢性胆囊炎是急性胆囊炎反复发作的结果,70%～95%的患者合并胆囊结石。

急性梗阻性化脓性胆管炎(AOSC)又名急性重症胆管炎(ACST),是急性胆管炎和胆道梗阻未解除,感染未控制,病情进一步发展的结果。由于胆管内压力持续升高,管腔内充满脓性胆汁,高压脓性胆汁逆流入肝,大量细菌和毒素经肝窦入血,导致脓毒症和感染性休克。

一、护理评估

(一)健康史

注意询问患者饮食习惯和饮食种类,发病是否与饱食和高脂饮食有关,既往有无胆囊结石、胆囊炎、胆管结石、胆管炎及黄疸病史。

(二)身体状况

1.急性胆囊炎

(1)腹痛:急性发作典型表现是突发右上腹阵发性绞痛,常在饱餐、进油腻食物后,或在夜间发作。疼痛常放散到右肩部、肩胛部和背部。病变发展可出现持续性疼痛并阵发性加重。

(2)发热:患者常有轻度发热,通常无寒战。如果胆囊积脓、穿孔或合并急性胆管炎,可出现明显的寒战高热。

(3)消化道症状:疼痛时常伴有恶心、呕吐、厌食等消化道症状。

(4)体格检查:右上腹部可有不同程度和范围的压痛、反跳痛及肌紧张,墨菲征(Murphy)阳性,可扪及肿大的胆囊。

(5)并发症:胆囊积脓、胆囊穿孔、弥散性腹膜炎、急性化脓性胆管炎、急性坏死性胰腺炎。

2.慢性胆囊炎

临床症状常不典型,多数患者有胆绞痛病史,尔后有厌油腻、腹胀、嗳气等消化道症状,右上腹部和肩背部隐痛,一般无畏寒、高热和黄疸。体格检查右上腹胆囊区轻压痛或不适感,Murphy 征可呈阳性。

3.急性梗阻性化脓性胆管炎

发病急骤、病情发展迅速、并发症凶险。除一般胆道感染的夏柯三联征(腹痛、寒战高热、黄疸)外,患者迅速出现休克、中枢神经系统受抑制表现,即雷诺五联征,如果患者不及时治疗,可迅速死亡。查体可有不同程度的上腹部压痛和腹膜刺激征。

(三)心理－社会状况

患者因即将面临手术、担心预后、疾病反复发作等因素引起患者及其亲属的焦虑与恐惧。急性梗阻性化脓性胆管炎患者,因病情危重,患者及其亲属常难以应对。

(四)辅助检查

1.实验室检查

胆囊炎患者白细胞计数和中性粒细胞比例增高;急性梗阻性化脓性胆管炎患者,白细胞计数 $>10\times10^{9}/L$,中性粒细胞比例增高,胞质可出现中毒颗粒。血小板计数降低,凝血酶原时间延长。

2.B超检查

急性胆囊炎可见胆囊肿大、壁厚、囊内有结石。慢性胆囊炎囊壁厚或萎缩,其内有结石或胆固醇沉着。急性梗阻性化脓性胆管炎患者可在床旁检查,能及时了解胆道梗阻的部位和病变性质,以及肝内外胆管扩张情况。

(五)治疗要点

1.非手术治疗

包括禁食,输液,纠正水、电解质及酸碱失衡,全身支持疗法,选用有效的抗生素控制感染,解痉止痛等处理。大多数急性胆囊炎患者病情能控制,待以后行择期手术。而急性梗阻性化脓性胆管炎患者,如病情较轻,可在 6 小时内试行非手术治疗,若无明显好转,应紧急手术治疗。

2.手术治疗

(1)急性胆囊炎发病在 72 小时内、经非手术治疗无效且病情恶化或有胆囊穿孔、弥散性腹膜炎、急性化脓性胆管炎、急性坏死性胰腺炎等并发症者,均应急诊手术。争取行胆囊切除术,但高危患者,或局部炎症水肿、粘连重,解剖关系不清者,应选用胆囊造口术,3 个月后再行胆囊切除术。

(2)其他胆囊炎患者均应在患者情况处于最佳状态时择期行胆囊切除术。

(3)急性梗阻性化脓性胆管炎手术的目的是抢救生命,应力求简单有效,常采用胆总管切开减压 T 形管引流。其他方法还有经皮经毛细胆管引流术(PTCD)、经内镜鼻胆管引流术(ENAD)等。

二、护理诊断及合作性问题

(一)焦虑与恐惧

与疼痛、病情反复发作、手术有关。

(二)急性疼痛

与疾病本身和手术伤口有关。

(三)体温升高

与术前感染,术后炎症反应有关。

(四)营养失调

低于机体需要量与胆道功能失调,胆汁排出受阻,或手术后胆汁引流至体外导致消化不良、食欲缺乏、肝功能受损有关。

(五)体液不足

与 T 形管引流、呕吐、感染性休克有关。

(六)潜在并发症

胆囊穿孔、弥散性腹膜炎、急性化脓性胆管炎、急性坏死性胰腺炎、感染性休克等。

三、护理目标

患者情绪平稳,积极配合治疗,疼痛缓解,体温正常,营养得到改善,能维持体液平衡,无胆囊穿孔、弥散性腹膜炎、急性化脓性胆管炎、急性坏死性胰腺炎、感染性休克等并发症发生。

四、护理措施

(一)非手术疗法及术前护理

(1)心理护理:加强与患者沟通,介绍胆囊炎的有关知识,解释术前准备的目的和必要性,使之配合。急性梗阻性化脓性胆管炎患者应将其病情的严重性告知患者亲属,使其理解配合。

(2)病情观察:应密切观察体温、脉搏、血压、黄疸、神志、腹痛程度及腹部体征,发现异常,及时通知医生。

(3)禁食、输液:急性胆囊炎需禁食,补充水、电解质和纠正酸碱紊乱。凝血酶原低者,补充维生素 K,若紧急手术者,可输全血供给凝血酶原。

(4)营养支持:向慢性胆囊炎患者解释进食低脂饮食的意义,提供低脂、高热量饮食。

(5)抗感染与对症处理:遵医嘱应用解痉、镇痛及抗感染药物,高热者用物理或药物降温。

(6)急性梗阻性化脓性胆管炎患者应及时完成手术前各项准备工作,如扩容、广谱、足量、联合使用抗生素,视病情使用激素、血管活性药物等抗休克措施,争取尽快手术。

(二)术后护理

同胆石症患者术后护理,急性梗阻性化脓性胆管炎患者仍需严密观察病情变化,继续积极抗休克治疗。

(三)健康指导

指导患者宜进低脂、高热量、高维生素易消化饮食,如出现发热、腹痛、黄疸等情况,及时来医院就诊。

五、护理评价

患者是否情绪平稳,是否积极配合治疗,疼痛是否缓解,体温是否恢复正常;营养是否得到改善,能否维持体液平衡,有无胆囊穿孔、弥散性腹膜炎、急性化脓性胆管炎、急性坏死性胰腺炎、感染性休克等并发症发生。

第九节　胆囊结石

一、概述

胆囊结石是指原发于胆囊的结石,是胆石症中最常见的一种疾病。近年来,随着卫生条件的改善以及饮食结构的变化,胆囊结石的发病率呈升高趋势,已高于胆管结石。胆囊结石以女性多见,男女之比为 1:3～1:4;其以胆固醇结石或以胆固醇为主要成分的混合性结石为主。少数结石可经胆囊管排入胆总管,大多数存留于胆囊内,且结石越聚越大,可呈多颗小米粒状,在胆囊内可存在数百粒小结石,也可呈单个巨大结石;有些终身无症状而在尸检中发现(静止性胆囊结石),大多数反复发作腹痛症状,一般小结石容易嵌入胆囊管发生阻塞引起胆绞痛症状,发生急性胆囊炎。

二、诊断

(一)症状

1.胆绞痛

胆绞痛是胆囊结石并发急性胆囊炎时的典型表现,多在进油腻食物后胆囊收缩,结合移位并嵌顿于胆囊颈部,胆囊压力升高后强力收缩而发生绞痛。小结石通过胆囊管或胆总管时可发生典型的胆绞痛,疼痛位于右上腹,呈阵发性,可向右肩背部放射,伴恶心、呕吐,呕吐物为胃内容物,吐后症状并不减轻。存留在胆囊内的大结石堵塞胆囊腔时并不引起典型的胆绞痛,故胆绞痛常反映结石在胆管内的移动。急性发作特别是坏疽性胆囊炎时还可出现高热、畏寒等显著的感染症状,严重病例由于炎性渗出或胆囊穿孔可引起局限性腹膜炎,从而出现腹膜刺激症状。胆囊结石一般无黄疸,但30%的患者因伴有胆管炎或肿大的胆囊压迫胆管,肝细胞损害时也可有一过性黄疸。

2.胃肠道症状

大多数慢性胆囊炎患者有不同程度的胃肠道功能紊乱,表现为右上腹隐痛不适、厌食油腻、进食后上腹饱胀感,常被误认为"胃病"。有近半数的患者早期无症状,称为静止性胆囊结石,此类患者在长期随访中仍有部分出现腹痛等症状。

(二)体征

1.一般情况

无症状期间患者大多一般情况良好,少数急性胆囊炎患者在发作期可有黄疸,症状严重时可有感染中毒症状。

2.腹部情况

如无急性发作,患者腹部常无明显异常体征,部分患者右上腹可有深压痛;急性胆囊炎患者可有右上腹饱满、呼吸运动受限、右上腹触痛及肌紧张等局限性腹膜炎体征,Murphy 征阳性。有 1/3～1/2 的急性胆囊炎患者,在右上腹可扪及肿大的胆囊或由胆囊与大网膜粘连形成的炎性肿块。

(三)检查

1.化验检查

胆囊结石合并急性胆囊炎有白细胞计数升高,少数患者丙氨酸氨基转移酶也升高。

2.B 超检查

B 超检查简单易行,价格低廉,且不受胆囊大小、功能、胆管梗阻或结石含钙多少的影响,诊断正确率可达 96% 以上,是首选的检查手段。典型声像特征是胆囊腔内有强回声光团并伴声影,改变体位时光团可移动。

3.胆囊造影

能显示胆囊的大小及形态并了解胆囊收缩功能,但易受胃肠道功能、肝功能及胆囊管梗阻的影响,应用很少。

4.X 线检查

腹部 X 线平片对胆囊结石的显示率为 10%～15%。

5.十二指肠引流

有无胆汁可确定是否有胆囊管梗阻,胆汁中出现胆固醇结晶提示结石存在,但此项检查目前已很少用。

6.CT、MRI、ERCP、PTC 检查

在 B 超不能确诊或者怀疑有肝内胆管、肝外胆管结石或胆囊结石术后多年复发又疑有胆

管结石者,可选用其中某一项或几项诊断方法。

(四)诊断要点

1.症状

20%～40%的胆囊结石可终生无症状,称"静止性胆囊结石"。有症状的胆囊结石的主要临床表现:进食后,特别是进油腻食物后,出现上腹部或右上腹部隐痛不适、饱胀,伴嗳气、呃逆等。

2.胆绞痛

胆囊结石的典型表现,疼痛位于上腹部或右上腹部,呈阵发性,可向肩胛部和背部放射,多伴恶心、呕吐。

3.Mirizzi 综合征

持续嵌顿和压迫胆囊壶腹部和颈部的较大结石,可引起肝总管狭窄或胆囊管瘘,以及反复发作的胆囊炎、胆管炎及梗阻性黄疸,称"Mirizzi 综合征"。

4.Murphy 征

右上腹部局限性压痛、肌紧张,Murphy 征阳性。

5.B 超检查

胆囊暗区有一个或多个强回声光团,并伴声影。

(五)鉴别诊断

1.肾绞痛

胆绞痛需与肾绞痛相鉴别,后者疼痛部位在腰部,疼痛向外生殖器放射,伴有血尿,或尿路刺激症状。

2.胆囊非结石性疾病

胆囊良、恶性肿瘤、胆囊息肉样病变等,B超、CT 等影像学检查可提供鉴别线索。

3.胆总管结石

可表现为高热、黄疸、腹痛,超声等影像学检查可以鉴别,但有时胆囊结石可与胆总管结石并存。

4.消化性溃疡性穿孔

多有溃疡病史,腹痛发作突然并很快波及全腹,腹壁呈板状强直,腹部 X 线平片可见膈下游离气体。较小的十二指肠穿孔,或穿孔后很快被网膜包裹,形成一个局限性炎性病灶时,易与急性胆囊炎混淆。

5.内科疾患

一些内科疾病如肾盂肾炎、右侧胸膜炎、肺炎等,也可发生右上腹疼痛症状,根据实验室检查可鉴别。

三、治疗

(一)一般治疗

饮食宜清淡,防止急性发作,对无症状的胆囊结石应定期 B 超随诊;伴急性炎症者宜进食,注意维持水、电解质平衡。

(二)药物治疗

溶石疗法服用鹅去氧胆酸或熊去氧胆酸对胆固醇结石有一定溶解效果,但此种药物有肝毒性,服药时间长,反应大,价格贵,停药后结石易复发。其适应证为:胆囊结石直径在 2cm 以下;结石为含钙少的 X 线能够透过的结石;胆囊管通畅;患者的肝脏功能正常,无明显的慢性腹泻史。目前多主张采取熊去氧胆酸单用或与鹅去氧胆酸合用,不主张单用鹅去氧胆酸。鹅去氧胆酸总量为 15mg/(kg·d),分次口服。熊去氧胆酸为 8～10 mg/(kg·d),分餐后或晚餐后 2 次口服。疗程 1～2 年。

(三)手术治疗

对于无症状的静止胆囊结石,一般认为无须施行手术切除胆囊。但有下列情况时,应进行手术治疗:①胆囊造影胆囊不显影;②结石直径超过 2～3cm;③并发糖尿病且在糖尿病已控制时;④老年人或有心肺功能障碍者。

腹腔镜胆囊切除术适用于无上腹创伤及手术史者,无急性胆管炎、胰腺炎和腹膜炎及腹腔脓肿的患者。对并发胆总管结石的患者应同时行胆总管探查术。

1.术前准备

胆囊切除术手后引起死亡的最常见原因是心血管疾病。这强调了详细询问病史发现心绞痛和仔细进行心电图检查注意有无心肌缺血或以往心肌梗死证据的重要性。此外,还应寻找脑血管疾病特别是一过性缺血发作的症状。若病史阳性或有问题时应做非侵入性颈动脉血流检查。此时胆囊切除术应当延期,按照指征在冠状动脉架桥或颈动脉重新恢复血管流通后施行。除心血管病外,引起胆囊切除术后第二位的死亡原因是肝胆疾病,主要是肝硬化。除了术中出血外,还可发生肝衰竭和败血症。自从在特别挑选的患者中应用预防性措施以来,胆囊切除术后感染中毒性并发症的发生率已有显著下降。慢性胆囊炎患者胆汁内的细菌滋生率占 10%～15%;而在急性胆囊炎消退期患者中则高达 50%。细菌菌种为肠道菌如大肠埃希菌、产气克雷白杆菌和粪链球菌,其次也可见到产气荚膜杆菌、类杆菌和变形杆菌等。胆管内细菌的发生率随年龄而增长,故主张年龄在 60 岁以上、曾有过急性胆囊炎发作刚恢复者,术前应预防性使用抗生素。

2.手术治疗

已成定论对有症状胆石症的治疗是建议腹腔镜胆囊切除术。虽然此技术的常规应用时间尚短,但是其结果十分突出,以致仅在不能施行腹腔镜手术或手术不安全时,才选用开腹胆囊切除术,包括无法安全地进入腹腔完成气腹,或者由于腹内粘连,或者解剖异常不能安全地暴露胆囊等。

外科医师在遇到胆囊和胆管解剖不清以及遇到止血或胆汁渗漏而不能满意地控制时,应当及时中转开腹。目前,中转开腹率在 5% 以下。

(四)其他治疗

体外震波碎石适用于胆囊内胆固醇结石,直径不超过 3cm,且胆囊具收缩功能。治疗后部分患者可发生急性胆囊炎或结石碎片进入胆总管而引起胆绞痛和急性胆管炎,此外碎石后仍不能防止结石的复发。因并发症多,疗效差,现已基本不用。

四、护理措施

(一)术前护理

1.饮食

指导患者选用低脂肪、高蛋白质、高糖饮食。因为脂肪饮食可促进胆囊收缩排出胆汁,加剧疼痛。

2.术前用药

严重的胆石症发作性疼痛可使用镇痛剂和解痉剂,但应避免使用吗啡,因吗啡有收缩胆总管的作用,可加重病情。

3.病情观察

应注意观察胆石症急性发作患者的体温、脉搏、呼吸、血压、尿量及腹痛情况,及时发现有无感染性休克征兆。注意患者皮肤有无黄染及粪便颜色变化,以确定有无胆管梗阻。

(二)术后护理

1.症状观察及护理

定时监测患者生命体征的变化,注意有无血压下降、体温升高及尿量减少等全身中毒症状,及时补充液体,保持出入量平衡。

2.T形管护理

胆总管切开放置T形管的目的是引流胆汁,使胆管减压:①T形管应妥善固定,防止扭曲、脱落;②保持T形管无菌,每天更换引流袋,下地活动时引流袋应低于胆囊水平,避免胆汁回流;③观察并记录每日胆汁引流量、颜色及性质,防止胆汁淤积引起感染;④拔管:如果T形管引流通畅,胆汁色淡黄、清澄、无沉渣且无腹痛无发热等症状,术后10~14天可夹闭管道。开始每日夹闭2~3小时,无不适可逐渐延长时间,直至全日夹管。在此过程中要观察患者有无体温增高,腹痛,恶心,呕吐及黄疸等。经T形管造影显示胆管通畅后,再引流2~3天,以及时排出造影剂。经观察无特殊反应,可拔除T形管。

3.健康指导

进少油腻、高维生素、低脂饮食。烹调方式以蒸煮为宜,少吃油炸类的食物。

第三章　肿瘤患者的护理

第一节　口腔癌

口腔是消化道的起始部,前方为口唇,两侧为颊部,上部为硬腭,下部为口底,后方与口咽部相连,内有舌体的前 2/3 部分。唇、上下齿龈、硬腭、口底、颊黏膜及舌前 2/3 部分发生的恶性肿瘤都称为口腔癌。在我国,口腔癌是较常见的恶性肿瘤,多发于 40～60 岁的中年人,男性较女性多发。发病率与地区、气候、种族和卫生习惯有关。

一、病因

(一)饮食因素

1.嗜好烟酒

口腔癌患者大多有长期吸烟饮酒史。

2.喜好咀嚼槟榔

咀嚼槟榔等混合物能引起口腔黏膜上皮基底细胞分裂活动增加,而导致口腔癌发病率上升。

3.营养摄入不足

维生素 A 缺乏所引起口腔黏膜上皮增厚、角化过度与口腔癌的发生有关。人口统计学研究显示,摄入维生素 A 低的国家口腔癌发病率高。

(二)生物因素

1.口腔感染与局部刺激

口腔卫生不良,尖锐牙尖和不良修复体的长期刺激,被认为是口腔癌发生的原因之一。

2.病毒与梅毒

能感染口腔组织又具有潜在致瘤作用的病毒有两种:疱疹病毒和人乳头状瘤病毒。

(三)黏膜白斑与红斑

口腔黏膜白斑与增生性红斑是病因之一,黏膜白斑的癌变率在 3％～6％,舌部扁平苔藓恶变率 4％左右。

(四)环境因素

日光直接照射是唇癌的诱因之一。

二、病理

90％的口腔癌为鳞状细胞癌,分为高、中、低分化鳞癌,其中高分化鳞癌占 60％以上。不常见的病理类型有小涎腺癌(腺癌、黏液表皮样癌、腺样囊性癌及涎腺上皮癌)、基底细胞癌、未分化癌乳头状瘤病变等,极少见病理类型有恶性淋巴瘤、恶性黑色瘤和肉瘤等。

三、临床表现

(1)口腔癌共同的症状和体征是疼痛、溃疡、白斑和肿块。

(2)口腔癌发生部位不同,临床表现也不同。

唇癌:其发病率占口腔癌的12.5%,以下唇的中外1/3部位为多见。病变表面常出现血痂及炎性渗出。下唇癌由于闭合功能受影响,可伴有严重的唾液外溢。

舌癌:在口腔癌中最常见,多为鳞状细胞癌,85%以上的多发生在舌体。早期症状表现为黏膜表面边界清楚、范围固定、颜色异常。体征明显时,表现为舌部肿块、溃疡伴疼痛不适。肿瘤侵犯舌根时,可出现放射性耳痛;侵入舌外肌引起舌运动受限;全舌受侵则引起舌固定、流涎、进食困难、语言不清。舌癌晚期由于舌运动严重受限、固定、唾液增多外溢,进食、吞咽、语言均感困难,且疼痛剧烈。

口底癌:多发生在舌系带两侧的前口底。局部出现肿块和溃疡,逐步可发生疼痛、流涎、舌活动受限、吞咽困难和语言障碍。

颊癌:多为鳞状细胞癌,早期病变多表现为黏膜粗糙,随着病情发展,可引起颊部溃疡,出现明显疼痛,严重者可致张口受限,直至牙关紧闭。

牙龈癌:次于舌癌居口腔癌第二位。多为分化程度高的鳞状细胞癌,上牙龈癌比下牙龈癌多见。牙龈癌以溃疡型多见。早期向牙槽突及颌骨浸润,引起牙松动疼痛。继续发展可破坏颌骨,波及口底,侵入闭口肌群,发生开口困难,下齿槽神经受损,下唇麻木。上颌牙龈癌可侵犯上颌窦。

腭癌:多指硬腭癌,以腺癌为多见。腭癌多为外生型,易渗出和形成血痂,触之易出血,早期易侵犯骨质;晚期可出现牙松动或脱落。腭癌的淋巴结转移主要侵及颌下淋巴结。

磨牙后区癌:磨牙后区癌发病率不高,仅约占口腔癌的7%。主要表现为局部疼痛溃疡和张口受限,有时疼痛可向耳部放射。淋巴结转移率为26%~44%。

四、诊断

(一)临床检查

望诊和触诊是口腔癌检查或早期诊断的最好的检查手段,有助于了解病变波及的范围。

(二)辅助检查

1.X线平片及断层摄影

在口腔癌侵犯上、下颌骨及鼻旁窦时能提供较多有价值的信息,但对口腔癌的定位信息肿瘤侵犯范围特别是侵犯原发灶周围软组织的情况尚不能满足诊断和制订治疗计划的需要。

2.MRI、CT检查

可帮助确定病变范围和有无骨受侵情况以帮助准确分期。

3.超声波检查

颈部彩色超声对判断颈部淋巴结的性质有一定帮助。

(三)脱落细胞学检查

适用于病变表浅的无症状的癌前病变或病变范围不清的早期鳞癌,作为筛选检查,然后对阳性及可疑病例再进一步做活检确诊。

(四)病理学检查

它是诊断肿瘤的主要依据。对口腔癌的病理检查主要是直接取材活检。

五、治疗

(一)治疗策略

1.原发灶处理

原发灶处理方法有手术、放疗、化疗及其他治疗(包括低温治疗、激光治疗、免疫治疗、生物治疗等)。治疗方式以手术和放疗为主,手术和放疗的综合治疗效果优于单一治疗。

2.颈部淋巴结处理

如病变小、切缘阴性,厚度小于 2mm,无其他不良预后因素,可不处理颈部淋巴结;如病灶大有不利预后因素,则颈部需要处理。

(二)手术治疗

早期如没有造成残疾、影响美容和功能的危险均应首选外科手术治疗,或采用以外科治疗为主的综合疗法。

(三)放射治疗

对早期未分化癌及低分化的口腔癌可首选放射治疗,对于已累及骨质、颈淋巴结转移的晚期肿瘤行单纯的放疗难以根治,需要进行综合治疗。

(四)化学治疗

化疗多数作为手术和放疗的辅助治疗,晚期患者可给予姑息化疗。口腔癌术前辅助化疗可以缩小肿瘤,为手术创造条件,还可提高远期疗效。常用药物有紫杉类药物顺铂、氟尿嘧啶、甲氨蝶呤等。

(五)其他

冷冻疗法、激光疗法、高温加热疗法等多用于早期浅表的口腔癌与晚期复发肿瘤的姑息治疗。免疫疗法及生物治疗可用于其他治疗的辅助治疗。

六、护理

(一)护理要点

1.饮食护理

(1)吞咽功能训练。由于口腔的正常功能被破坏,加之手术后手术视野涉及会厌和喉返神经,致使经口进食时食物易误入气管引起呛咳,进食受到影响。特别是对于刚拔除胃管改由口进食者,应指导进行吞咽动作的训练,指导坐位或半坐卧位进食,进食速度不宜过快。

(2)饮食指导。鼓励少食多餐,宜进食高蛋白、高热量、高维生素(B 族维生素)、易消化的清淡饮食,进食前后应用温开水漱口,以促进食欲。忌食煎炒、辛辣、刺激性、过硬、过热的食物,以保护口咽部黏膜。避免如热咖啡、冰激凌及柑橘类饮料等过热过冷或刺激口腔黏膜的食物。如疼痛影响食欲,可给予 2% 利多卡因于溃疡面喷雾,减轻疼痛后再进食。因口腔疼痛或吞咽困难不能进食者给予静脉营养支持,以促进组织的修复和神经功能恢复。

2.口腔放疗并发症的预防及护理

(1)放疗前。做好口腔护理预防组织损伤,减少局部刺激非常重要。戒烟禁酒、饭前饭后及时漱口清洁口腔。放疗前拔除龋齿,常规洁齿,积极治疗隐性感染灶。预防牙源性感染,避免并发放射性颌骨骨髓炎。

(2)放疗期间及放疗后处理。指导患者保持良好的口腔卫生习惯,每次进食后及时漱口,早晚刷牙;放疗除抑制异常细胞增生外,对正常口腔黏膜细胞也有杀伤作用,常因抵抗感染能力下降导致口腔黏膜病变。放疗期间使用含庆大霉素漱口水与2.5%的碳酸氢钠漱口水交替漱口。口腔局部溃疡及感染时,局部涂抹维生素E粉剂、喷洒表皮生长因子或涂擦碘甘油。如放疗后出现口腔内灼痛时,可于每次放疗结束后用含2%利多卡因的漱口水或冰水漱口,以减轻疼痛。

(3)口腔黏膜疼痛的护理。绝大多数的患者在放疗中甚至放疗后数月均口腔黏膜疼痛,使饮食和睡眠受到影响。疼痛者给予低能氦氖激光理疗,可降低口腔黏膜的疼痛程度,缩短疼痛持续时间;饭前给予含利多卡因的漱口液含漱,减轻进食疼痛,必要时给予止痛药物,如芬太尼贴剂。

3.口腔修复术后的护理

口腔癌手术往往需要切除一些重要的解剖结构,这不仅造成较大的组织缺损,还会严重影响术后的功能。口腔癌修复不仅能关闭手术创面,还为患者功能恢复创造了一定的条件。术后修复包括软组织缺损修复、舌缺损和口底缺损修复、软腭缺损的修复、面颊部洞穿缺损的修复、骨组织复合缺损的修复等。护士需观察皮瓣有无渗血及血供情况,指导患者保持口腔清洁。

(二)健康教育

(1)鼓励加强营养摄入,改掉不良饮食习惯,避免进食辛辣、坚硬的食物,宜高蛋白、高热量、高维生素饮食,禁烟酒。

(2)养成良好的口腔卫生习惯,保持口腔湿润;鼓励患者进食后立即用淡盐水或温开水漱口。

(3)大部分口腔癌术后存在不同程度的外形改变及社交功能及语言功能的障碍,应指导家属配合调配饮食,鼓励患者参与康复训练。

(4)康复期坚持进行功能锻炼,可进行张口训练、含话梅或咀嚼口香糖等练习舌的搅拌和吞咽功能。

(5)定期复查,治疗后应定期随诊,主要检查局部及颈淋巴结,了解有无复发。出院后1年内每3个月复查1次,2~3年内每6个月1次,4年后每年复查1次,不适随诊。

七、预后

口腔癌的预后与肿瘤类型和临床分期密切相关。口腔癌无淋巴结转移5年生存率为50%~70%;早期口腔癌治愈率较高,单纯放疗或手术治疗均能获得良好疗效,5年生存率可达95%。舌癌以手术为主的3~5年生存率在60%以上。早期口底癌的预后较好,晚期预后则较差,平均在50%左右。牙龈癌的5年生存率较好,为62.5%,其中下牙龈癌较上牙龈癌为好。腭鳞癌的预后比腭涎腺癌为差,5年生存率为66%,晚期及有淋巴结转移者预后不良,5年生存率仅约25%。颊癌的预后亦受临床分期、病理类型及治疗方式等多种因素的影响。

第二节 食管癌

原发于食管的恶性肿瘤绝大多数发生于食管黏膜上皮,被称为食管癌,少数发生于中胚层组织被称为肉瘤。食管癌是常见的消化道恶性肿瘤,发病率在不同国家差距较大。亚洲、非洲东部和南部、法国北部等国家和地区,食管癌发病率显著高于其他地区。从现有流行病学资料看,食管癌在我国总体发病水平呈下降趋势。

一、食管解剖

食管是连接咽与胃之间长管状的肌性气管,是消化道中最狭窄的部分。它上承咽喉部,起始于环状软骨下缘水平(约第 6 颈椎平面),下行沿脊柱前方经颈部、胸部上后纵隔,至第 10 胸椎水平穿经膈的食管裂孔进入腹腔,于第 11 胸椎水平终止于腹腔内的胃食管连接部与胃连接。

(一)食管的长度及管径

食管长度男性为 21～30cm(平均 25cm),女性为 20～27cm(平均 23cm)。成人自门齿距食管起始部距离为 15cm,距左主支气管越过食管处为 24～26cm,距食管下端食管胃黏膜移行部的长度平均为 40cm。食管的管腔有弹性,一般管径为 1.5～2.5cm,平均 2cm,自上向下逐渐变粗。非进食状态下,食管管腔前后壁相贴,管腔闭合,仅少量稀薄黏液存在。进食时,管腔可随食团的通过依次做不同程度的扩张,在正常情况下,5cm 直径的食团能顺利通过狭细的食管而无阻塞感。食管在消化道是比较固定的器官,尤其是食管上下两端。但在吞咽、仰头、呼吸时,食管入口的后壁可上下移动约一个颈椎的距离。由于食管较为固定,因此也极易受到其周围组织的压迫而移位。

(二)食管的弯曲、狭窄与膨大

食管有 2 个弯曲、3 个狭窄和 2 处膨大。

1.2 个弯曲

食管的走行从任何方向观察并非直线状,具有一定的弯曲度。食管自正中起始,向下行轻度左偏达颈根部和胸腔的上部形成第一弯曲,第 4～5 胸椎高度最明显,比气管约偏左 0.5cm。此后食管逐渐向右,至第 5 胸椎处复原至正中位置。在相当于第 7、8 胸椎处,食管再次偏左2～3cm,然后向前穿过膈肌食管裂孔,形成第 2 个弯曲。从矢状面看,大部分食管与脊柱保持密切接触,随脊柱的颈、胸作前后弯曲。直立位时食管胸、腹段形成向前的光滑凹面弧度,可能是仰卧位时食管对胃食物反流清除延迟的因素。

2.3 个狭窄

正常情况下食管有 3 个解剖学狭窄。第 1 个狭窄为食管入口,位于环状软骨下缘,及食管起始处或食管上括约肌的部位(第 6 颈椎水平),是 3 个狭窄中最窄的部位,直径约 1.3cm,距门齿 14～16cm。第 2 个狭窄为食管平左主支气管交叉处,相当于胸骨角或第 4～5 胸椎之间的水平,是由于主动脉弓从其左壁越过和左主支气管横越食管前壁压迫食管所致,其管径平均1.5～1.7cm,距门齿距离 24～26cm。第 3 狭窄为食管穿过膈肌食管裂孔处,在第 10～11 胸椎平面,是由于膈肌和膈肌脚的收缩使食管腔缩小所致,其管径平均 1.6～1.9cm,距门齿距离 37～42cm。

这些狭窄对人体具有重要意义。首先是它们对人体的生理保护作用。静息状态下,食管两端(第 1 和第 3 狭窄处)处于闭合状态。第 1 狭窄主要是阻止吸气时空气从咽进入食管,第 3 狭窄可防止胃内容物反流入食管。吞咽状态下,当食团抵达食管上口并刺激该处黏膜,反射性引起食团前方的食管环形肌舒张,后方的食管肌层收缩,形成原发性蠕动,由此推动食团通过第 1 个狭窄,并继续沿食管向下推进进入食管下段,使食管下括约肌松弛,使食团顺利进入胃内。第 1 和第 3 狭窄属于生理性狭窄。第 2 个狭窄为解剖性狭窄,无生理意义。食管狭窄是食管异物容易滞留的部位,是损伤、穿孔溃疡、瘢痕和憩室的好发部位。

3.2 处膨大

食管在 3 个狭窄之间形成 2 处相对的膨大部分。第 1 处位于第 1 和第 2 狭窄之间,长度约 10cm,最大管径约 1.9cm;第二处位于第 2 和第 3 狭窄之间,长 15～17cm,最大管径约 2.2cm。

(三)食管的解剖特点

国际抗癌联盟将食管分为颈段和胸段。

1.颈段食管

颈段食管短且位置较深,位于颈椎之前。颈段从下咽部到胸骨切迹,长度 5～8cm,距门齿 18cm。在非进食情况下,食管入口保持关闭,关闭长度 2.5～4.5cm。颈段食管紧邻气管之后,借气管食管肌相连,无血管穿行。食管与气管两侧形成的浅沟内分别有左、右喉返神经及气管—食管动脉通过。

2.胸段食管

胸段食管分为上、中、下三段。上胸段,从胸骨切迹到气管分叉,距门齿 24cm;气管分叉至贲门入口,为中、下胸段,距门齿 32cm 段为中胸段食管,距门齿 40cm 段为下胸段食管。胸段食管上接颈段食管,从胸廓入口进入上纵隔,位于气管和脊柱之间并稍偏左,下至膈肌的食管裂孔,长 15～18cm。食管下行约至第 4 胸椎水平,主动脉弓末端部分跨越食管左侧,食管由此稍偏向下行,进入后纵隔。在后纵隔,食管先位于胸主动脉至右方,从第 7 胸椎水平开始向左斜越过胸主动脉前方,至第 8 胸椎以下,胸主动脉隐于食管与脊柱之间,食管左侧开始被纵隔胸膜覆盖。在降主动脉左前方,食管穿过膈肌裂孔进入腹部。气管分叉以下,食管前壁与心包相邻,相当于左心房部位。左心房扩大时可以压迫食管并将其推向后方。胸下段为食管裂孔至贲门段,是食管最短的一段,成人 2.5～3cm。食管在第 10 胸椎平面穿经横膈的食管裂孔处入腹腔弯向左侧,终止于胃贲门处。食管腹部的右面与胃小弯相连,左面与胃底相接,两者在此处形成夹角,称为 His 角。正常人在非进食情况下,这个部位处于关闭状态,保证食物由食管到胃的单向流动,防止胃内容物反流到食管。

二、病因

根据食管癌流行病学资料,食管癌发生具有地域聚集性和民族差异性,提示食管癌的发生与环境、生活习惯、遗传等因素相关。

(一)不良饮食习惯

食管癌的发生与食管长期受到刺激和慢性损伤有关。长期吃粗硬食物、热汤、滚粥、火锅等;或吃饭快吞、咀嚼不仔细等,可导致食管黏膜的物理性损伤,如慢性经久不愈的损伤持续存在,可导致食管黏膜上皮细胞间变或不典型增生等病理改变。

长期吸烟和饮酒。吸烟者患食管癌的危险随吸烟量、烟龄长短等成正相关。长期大量饮高浓度酒者,患食管癌的危险性增加。

(二)环境因素

(1)食管癌在我国农村发病率高于城市。

(2)在食管癌高发的河南林县,其粮食、酸菜、井水中均可以检测到含量较高的硝酸盐和亚硝酸盐,其含量和食管上皮增生、食管癌的患病率呈正相关。

(3)环境中大量存在的真菌及其所分泌的毒素。流行病学资料显示,在食管癌高发地区的粮食中检出粮食被真菌污染情况比低发地区高 2～15 倍。

(4)食管癌高发地区土地贫瘠,膳食中维生素、蛋白质及必需脂肪酸缺乏,可导致食管黏膜上皮增生、间变,进一步引起癌变。膳食成分中维生素 B_2 和铁、钼、锌等缺乏与食管癌发生有关。

(三)遗传易感因素

食管癌具有比较显著的家庭聚集现象,高发地区连续三代或三代以上出现食管癌患者的家庭屡见不鲜。

(四)慢性炎症

如食管炎、贲门失弛缓症、食管瘢痕、白斑病等均有癌变的危险。

三、病理

(一)食管癌癌前病变

食管癌主要病理类型为鳞癌和腺癌,两者癌前状态和病变有区别。

1.食管鳞癌的癌前病变

鳞癌是我国食管癌常见的病理类型。食管黏膜轻至中度不典型增生是一个活跃的可以逆转的病理学改变,较少有人演变为癌;重度不典型增生是稳定的病理学改变,有较高概率演变为癌,因此重度不典型增生被称为癌前病变。

2.食管腺癌的癌前病变

Barrett 食管是指由各种原因(包括慢性反流性食管炎)引起的食管下段黏膜的复层鳞状上皮被单层柱状上皮所替换的一种病理现象。有流行病学调查显示,Barrett 食管与食管腺癌发生密切相关,是其癌前病变。

(二)病理学

食管恶性肿瘤组织学类型以上皮来源的最多见,常见病理类型为鳞癌和腺癌。我国食管癌中鳞癌占 90％～95％,少数为腺癌、肉瘤及小细胞癌等。中晚期食管癌大体形态学表现为以下几型。髓质型:以浸润性生长为主,可以沿食管周径和腔内浸润,表面常有溃疡;溃疡型:有深溃疡形成,溃疡表面有炎性渗出,溃疡可穿透浆膜浸润邻近器官或穿孔;缩窄型:肿块浸润食管全周,呈环形生长,造成管腔狭窄,常较早出现梗阻;腔内型:多伴有较宽的基底或蒂与食管相连,表面有糜烂或不规则小溃疡。

四、临床表现

(一)早期症状

早期食管癌症状并不明显,很多患者因此而忽略,这也是早期食管癌发现困难的主要原因。早期症状主要有:进食后食管内轻度哽咽感、食管腔内疼痛、异物感、闷胀不适感、烧灼感等。

(二)进展期食管癌因肿瘤生长浸润造成食管管腔狭窄而出现食管癌的典型症状

1.进行性吞咽困难:开始进食硬质食物时难以下咽,需饮汤水送下;接下来则不能吞咽硬食,逐步改为软质、半流质或流质饮食。梗阻严重时,流质乃至唾液均不能下咽,患者出现明显消瘦。部分患者因炎症水肿减轻和坏死组织脱落,食管梗阻症状可略有改善。食管胃部连接腺癌在肿瘤生长到较大体积时才出现吞咽困难。

2.溃疡性肿瘤及肿瘤外侵时可出现胸骨后肩胛持续性钝痛。当有持续性胸背疼痛时应警惕肿瘤外侵压迫肋间神经。食管胃连接处腺癌患者,可因胃酸刺激溃疡出现上腹部和剑突下疼痛。

3.呕吐呕血、黑便。呕吐往往发生在梗阻严重的患者,进食后发生;癌组织溃疡可引起呕血和黑便。

(三)晚期食管癌

症状多为肿瘤压迫、浸润周围组织和器官而产生。

1.压迫气管引起咳嗽,呼吸困难;穿破气管发生气管食管瘘时,可出现进食呛咳、发热、肺炎或肺脓肿。

2.侵犯喉返神经引起声音嘶哑;侵犯膈神经引起膈神经麻痹,发生呼吸困难或膈肌反常运动;侵犯纵隔引起纵隔炎和致命性大出血。

3.肿瘤转移可引起锁骨上淋巴结肿大、黄疸、腹腔积液及骨骼疼痛等。

4.恶病质,极度消瘦和衰竭。

五、诊断

(一)影像学诊断

1.X 线钡餐造影

食管、胃钡餐造影 X 线透视或摄片是诊断食管癌和食管—胃交界处肿瘤最常用的方法,病变部位黏膜的改变是观察重点,可以确定肿块的部位、长度、有无外侵、外侵的范围和程度以及梗阻的情况。对于吞咽困难的患者,食管钡餐造影是一项非常必要的检查,可以对食管黏膜、食管扩张度和活动度,以及病理改变进行评价。食管癌病理类型不同,钡餐造影表现不同。浸润型食管癌表现为管腔狭窄;腔内型表现为突入管腔的较大龛影;溃疡型肿块表现为凹凸不平的溃疡影;黏膜下扩散导致的食管曲张型食管癌,表现为食管黏膜变硬、迂曲。

2.CT

CT 可以用来评价肿瘤生长情况,显示肿瘤外侵范围及其与邻近结构的关系,对于纵隔或腹腔淋巴结转移有优越性。

3.其他

PET 评价食管癌原发肿瘤及远处转移的准确率高于 CT,但是和 CT 一样不能判断食管壁的层次。MRI 在诊断食管癌方面的价值不如 CT,可以在冠状面和矢状面显示肿瘤的长度。骨扫描可以协助判断有无骨转移。

(二)食管脱落细胞学检查和食管内镜检查

1.脱落细胞学

食管脱落细胞学检查难以对食管癌细胞进行准确分级,难以得出确切的病理类型。出血倾向、食管静脉曲张、深溃疡、放疗后、恶病质和严重高血压谨慎行食管脱落细胞学检查。

2.内镜检查

食管内镜检查对于食管癌的诊断非常重要,可以了解肿瘤部位大小、长度以及阻塞情况。内镜下对所有肿瘤常规活检和细胞学检查,明确诊断,判定食管癌组织学类型和癌细胞分化程度。即使内镜不能通过狭窄段也应在狭窄段上方活检。内镜检查结合影响学检查是诊断食管癌较为理想的方法。

3.食管内镜超声

食管内镜超声对于食管黏膜下、壁内、腔外病变及纵隔淋巴结有绝对的优势,为食管癌提供较为准确的 T 及 N 分期。

4.其他

胸腔镜和腹腔镜是评估食管癌分期的有效方法,与无创性检查相比,可以更准确地判断食管癌局部侵犯、淋巴结及远处转移。支气管镜对评价颈部及胸上段食管癌对气管和支气管的侵犯非常重要,CT 表现为隆凸下方巨大肿块或隆凸下淋巴结肿大者均应行支气管镜检查。

六、治疗

目前食管癌确诊时有 80% 的为局部晚期和晚期患者,对于局部晚期和晚期患者,治疗效果不理想。从全球范围来看,食管癌总体 5 年生存率在 15% 左右。

(一)早期食管癌及癌前病变治疗原则

1.轻度和中度不典型增生

中度不典型病变可采用氩离子束凝固技术治疗,内镜下黏膜切除术(EMR)等。轻度不典型增生可随诊。

2.重度不典型增生

可采用 EMR 处理,原位癌及黏膜内癌必须采用 EMR 或内镜下黏膜剥离术。

(二)食管癌分期治疗模式

1.Ⅰ期(T1N0M0)

首选手术治疗。如心肺功能差或不愿手术者,可行根治性放疗。完全切除的Ⅰ期食管癌,术后不行辅助放疗或化疗。内镜下黏膜切除仅限于黏膜癌,黏膜下癌行标准食管癌切除术。

2.Ⅱ期(T2～T3N0M0、T1～2N1M0)

首选手术治疗。如心肺功能差或不愿手术者,可行根治性放疗。完全切除的 T2～T3N0M0 食管鳞癌,术后不行辅助化疗或放疗;完全切除的 T1～2N1M0 食管鳞癌,术后辅助放疗可提高 5 年生存率,不推荐术后化疗;完全性切除的 T2N0M0 食管腺癌,术后不行辅助放疗或化疗;完全性切除的 T3N0M0 和 T1～2N1M0 的食管腺癌,可以选择氟尿嘧啶方案的术后放化疗。

3.Ⅲ期(T3N1M0、T4N0～1M0)

T3N1M0 和部分 T4N0～1M0(侵及心包、隔膜和胸膜)的患者,目前仍首选手术治疗,有条件医院可开展新辅助放化疗研究。与单纯手术相比,术前化疗价值未定,术前放疗并不能改变生存率。但是术前检查发现肿瘤外侵明显,手术不易彻底切除的食管癌,通过术前放疗可以增加切除率。Ⅲ期以上患者,术后辅助放疗可能提高 5 年生存率。完全切除的食管鳞癌,不推荐术后化疗;完全切除的食管腺癌,可以选择含氟尿嘧啶方案的术后辅助放化疗。不能手术的Ⅲ期患者,目前的标准治疗是同步放化疗。

4.Ⅳ期(任何 T 任何 NM1a、任何 T 任何 NM1b)

以姑息治疗为主要手段。治疗方法的选择要依据患者一般情况、治疗前患者有无明显体重下降以及是否存在中到重度贫血等不良预后因子。若存在不良预后因子,治疗以最佳支持治疗为主,必要时姑息性放疗和腔内放疗,食管支架或胃造瘘等措施减轻进食梗阻和转移灶压迫症状。若没有不良预后因子,以全身治疗为主(化疗和靶向药物等),同时给予姑息性外照射和腔内放疗等局部治疗措施。

(三)化疗及靶向药物治疗

食管癌属于对化疗不够敏感的肿瘤。食管鳞癌化疗方案有:顺铂＋氟尿嘧啶、顺铂＋伊立替康、顺铂＋紫杉醇奥沙利铂＋氟尿嘧啶。食管腺癌常用化疗方案是表柔比星＋顺铂＋氟尿嘧啶。泰欣生(尼妥珠单抗,Nimotuzumab)人源化单克隆抗体药物,被认为是治疗食管癌有效的靶向药物。

(四)放疗

食管癌放疗有外照射和内照射之分。

1.外照射

外照射又分为与手术结合的术前放疗、术后放疗与化疗综合的放化疗和单纯放疗等。

(1)根治性外照射适应证。一般情况好,KPS 评分 70 分以上;没有远处淋巴结转移(M1a)和远处脏器转移(M1b)的局部区域性食管癌;没有纵隔炎、出血、穿孔及其他无法控制的内科疾病。根治性外照射禁忌证:食管穿孔、活动性食管大出血;KPS 评分 40 分及以下。关键器官耐受剂量:脊髓最大剂量≤45Gy;肺的平均剂量≤15Gy;心脏平均剂量≤30Gy。

(2)术前放疗的目的是使肿瘤退缩和降期,使不能直接手术切除或难以切除的病灶转化为可切除病灶;受到射线损伤的癌细胞即使在术中脱落或挤压进入血循环也难以存活,可减少手术中医源性播散的风险。

(3)术后放疗。食管癌术后局部复发率高达 40％～60％,术后复发者再行放疗效果较差。根据手术后肿瘤残留状态,食管癌术后放疗分两种:术后预防性治疗,手术切除后并无可见肿瘤病灶或镜下肿瘤残留,目的是提高局部和区域控制率;术后根治性放疗,术后病理或影像学资料显示存在镜下或肉眼肿瘤残留病灶,通过放疗控制术后残留的肿瘤病灶。

(4)术中放疗优点为有利于射线直接投照到需要照射的范围;有效保护了照射区域外的正常组织和器官;射线易调整和控制;缩短放疗总疗程。适应证:能够完全切除的食管癌,切除肿瘤前对肿瘤和肿瘤周围的瘤床进行照射;姑息性切除的肿瘤,切除肿瘤后对不能切除的食管病灶和肿瘤进行照射;完全不能切除的肿瘤不做分离,直接对瘤块进行照射;对有淋巴结转移的部位进行照射。

2.腔内放疗

食管癌腔内放疗是利用食管的天然腔道将放射源引入到食管腔内,对病变处进行近距离放疗的一种方法。近距离放疗可降低邻近组织的照射量,但靶区剂量分布极不均匀,有效放射范围有限。食管癌腔内放疗适应证:食管腔内病灶小,而且无区域淋巴结或全身转移者。禁忌证:食管瘘颈段食管肿瘤(因治疗可能引起气管食管瘘);无法通过的食管梗阻。腔内放疗绝大多数作为外照射的一种补充手段,很少用单一的腔内放疗,除非是姑息治疗。

食管癌的预后主要与肿瘤的临床病理分期、及时合理的治疗、肿瘤切除的彻底性以及患者自身的免疫力等相关。全球总体 5 年生存率在 15% 左右。早期食管癌手术及放疗的 5 年生存率均在 60% 以上。未经治疗的进展期食管癌平均生存时间为 9 个月左右;未经治疗的晚期食管癌平均生存期为 3 个月。

七、护理

(一)饮食护理

1.帮助患者养成良好饮食习惯

(1)告知患者不良饮食习惯(长期吃粗硬、滚烫食物等)可导致食管黏膜上皮细胞慢性物理性损伤而发生不典型增生,最后演变为食管鳞癌。

(2)指导患者进食温凉、柔软食物,避免辛辣刺激坚硬食物,保护食管黏膜,避免食管黏膜进一步损伤,还可减少溃疡型食管癌患者发生食管瘘及出血的概率。

(3)避免进食致癌食物,腌制食物中含有致癌的亚硝酸盐,发霉的米、面、花生等食物中含有致癌的黄曲霉素,熏烤食物中含有致癌烟焦油,腐烂的蔬菜和水果中也含有致癌物质。戒烟戒酒。

2.进食梗阻的饮食护理

(1)避免硬食、粗糙食物、大块不易嚼烂的食物,以免出现食物梗阻的情况。

(2)出现哽咽感时,不要强行吞咽,否则会刺激局部癌组织出血、扩散、转移和疼痛。

(3)哽咽严重时应进流食或半流食。食物以微温为宜,避免进食冷流食及辛辣刺激食物。因为食管狭窄的部位对冷食刺激十分明显,容易引起食管痉挛,发生恶心呕吐,疼痛和胀麻等感觉。

3.食管支架置入术后饮食护理

食管支架置入术能迅速缓解晚期食管癌患者的吞咽困难及食管气管瘘症状,改善患者全身情况,有效控制肺部、纵隔或胸膜腔感染。

(1)食管支架置入后当天可进食,从流质→半流质→软食,循序渐进,少食多餐,细嚼慢咽。

(2)忌食黏性食物,如糯米、土豆类食物。服药时研细,胶囊去壳。

(3)用餐后及时饮水,冲洗残留在支架上的食物。一旦发生食物嵌塞,可在胃镜下冲洗或取出食物团块,保持食管支架通畅。

(4)避免卧位饮食,进食后可慢慢行走或取坐位 30min,避免食物与胃液反流,腰带不能太紧,避免饮食后低头弯腰等动作。

4.食管癌放疗患者的饮食护理

食管癌患病部位食管弹性差,扩张受限,放疗早期易致局部黏膜水肿,患者进食困难可表现为加重。

(1)病变处食管壁部分已被破坏,指导患者进食温凉流质或软食,避免粗糙刺激食物,以免增加病灶穿孔和出血的风险。

(2)食管癌放疗10次左右患者会出现黏膜充血水肿,局部疼痛,吞咽困难等放射性食管炎反应,可给流质饮食,少食多餐。

(3)指导患者进食后饮适量温开水或淡盐水冲洗食管,以避免食物残渣滞留在病变部位。

5.胃代食管术后护理

由于胃解剖、生理的改变,患者易出现食物反流,甚至吸入性肺炎。需指导患者进食时保持坐位或半卧位,防止食物反流甚至误吸入气管。

6.吞咽困难及进食完全梗阻患者可以经鼻肠管进食

(1)鼻肠管经外科或介入科置入,经过腹部X线检查,确定鼻肠管前段超过十二指肠空肠曲,即开始鼻饲营养液。

(2)肠内营养液是富含营养成分的膳食纤维,可促进肠蠕动,增加有益菌,保护肠黏膜。需加热,缓慢匀速滴入。可由500mL/d开始,逐渐增加至1 500mL/d。注入食物或营养素前后要以温水冲注鼻肠管。

(3)如出现腹泻腹胀及反流时暂停肠内营养,待症状好转后再次进行肠内营养。

(二)病情观察

1.观察有无食管气管瘘的发生

(1)发生的原因。由于食管无浆膜层,取而代之的是由疏松结缔组织构成的外膜,一旦癌灶穿透肌层到达外膜时,肿瘤很容易侵犯到食管邻近组织和器官上,最常见的外侵部位为气管和支气管。

(2)预防措施。指导患者不要进食粗糙的食物,如进食过程中发生呛咳需及时告知医护人员。通过碘水造影可以发现瘘的部位,如一旦确定有食管气管瘘发生,需及时请介入科或外科处理。

(3)病情观察要点。观察体温变化,如出现不明原因的高热、弛张热或持续高热,中性粒细胞比值升高,应首先想到可能是瘘的发生。需观察患者有无出现呛咳咯脓臭痰的症状。食物漏入气管可导致窒息和肺部感染,观察患者有无呼吸困难、咳痰无力,甚至端坐呼吸等症状。

2.观察食管贲门癌手术后患者有无晚期胃食管吻合口瘘的发生

(1)食管胃晚期瘘发生的原因。早期及中期胃食管吻合口瘘分别发生于术后3d内和术后4~14d。晚期瘘发生于术后2周以上,与胃排空功能不良导致胃过度膨胀以及吻合口部位感染等因素有关。食管术后患者由于贲门部已无关闭功能,腹内正压可直达胸胃,并通过吻合口直至咽下。患者如合并肺部感染,剧烈而频繁的咳嗽和胸腔胃张力过大都是晚期食管胃吻合口瘘的常见因素。

(2)预防措施。对于食管胃癌切除术后辅助化疗的患者,护士应观察患者进食及胃排空的情况,指导患者有效戒烟及有效咳痰的方法,指导患者每餐进食量不宜过大,以预防晚期食管胃吻合口瘘的发生。

（3）病情观察要点。观察体温变化,如出现不明原因的高热、弛张热或持续高热,中性粒细胞比值升高,应首先想到可能是瘘的发生。

中段食管癌可浸润支气管、肺门、无名静脉、奇静脉、胸导管和胸主动脉,下段食管癌可侵犯肺下静脉、心包或累及贲门。晚期患者可穿透主动脉引起穿孔,出现致死性出血。需观察患者有无咯血、呕血等表现。

食管胃连接部腺癌肿块溃烂出血时,可出现大便隐血阳性,出血量多时可有柏油样便或呕血。需观察患者有无呕血、黑便,并关注患者血红蛋白及红细胞值,当出现血红蛋白下降未发现明显出血病灶时,需警惕肿瘤出血的可能。患者化疗后骨髓受抑期,血小板下降时也需要观察有无呕血及咯血发生。

（三）放疗的护理

（1）放疗前向患者介绍治疗中的注意事项及有可能出现的不良反应,让患者做好心理准备,积极配合、完成治疗方案。

（2）若患者出现胸背疼痛、咳嗽发热症状时应警惕食管气管或纵隔瘘的发生。若患者突发胸痛、背痛,并伴有呕血或咯血,心率增快、血压下降时,则为食管癌侵犯胸主动脉导致穿孔大出血,此时应立即通知医生,配合抢救。

（3）放射性食管炎发生时间多在照射 20Gy、40Gy 左右,主要原因为食管黏膜的充血、水肿渗出、糜烂,患者因为进食痛、胸骨痛及烧灼感等症状的出现而不愿进食,应做好解释,以消除患者误认为病情加重的顾虑,鼓励进食,遵医嘱给予 2％利多卡因维生素 B_{12}、庆大霉素漱口水,每次取 10mL 于三餐前及临睡前含漱,以缓解疼痛。放疗期间保持口腔的清洁卫生,防止口腔黏膜继发感染。

（4）放射性心脏损伤,食管癌放射治疗时,全部或部分心脏受到不同剂量照射,可引起心包疾患、心肌纤维化、冠状动脉病变及传导系统损害,统称为放射性诱发的心脏损害。放射性心脏损伤既与接受的照射剂量有关,也与一定的受照体积有关。发生机制包括:放射线引起心脏毛细血管内皮损害、管腔闭塞,导致微循环障碍、心肌缺血,进而引起心脏损害。急性放射性心脏损伤常表现为心包炎,迟发性损伤常表现为心包渗出、冠状动脉疾病、心瓣膜功能不全、传导系统异常和充血性心力衰竭,多出现在放射治疗后数月至数年。应指导患者定期复查心电图,以及观察有无胸闷和昏厥的症状。

（5）定期复查,了解肿瘤退缩情况以及是否出现新的或深的溃疡;如有穿孔征象,遵医嘱给予消炎、支持治疗;如果出现进食呛咳,可能为气管食管瘘,应立即通知医生。

第三节　胃癌

胃癌是消化系统常见的恶性肿瘤之一。胃癌发病在人群中的分布以中老年男性发病率最高,非贲门癌的男女性发病率之比为 2：1,贲门癌的男女发病比例高达 6：1,高发年龄为50～70岁。

一、胃的解剖与生理

(一)胃的解剖

胃分为贲门胃底部、胃体部、幽门部三个区域。胃壁从外向内分为浆膜层、肌层、黏膜下层和黏膜层。胃的动脉来自腹腔动脉干。胃大弯动脉弓由胃网膜左动脉和胃网膜右动脉构成，前者来自脾动脉，后者来自胃十二指肠动脉。胃小弯动脉弓由胃左动脉和胃右动脉构成，前者来自腹腔动脉干，后者来自肝固有动脉。胃短动脉和胃后动脉均来自脾动脉。胃的静脉与同名动脉伴行，最后汇入门静脉。胃黏膜下淋巴管网非常丰富。胃周围淋巴依据主要引流方向分为4群。

胃小弯上部淋巴液引流到腹腔淋巴结群。

胃小弯下部淋巴液引流到幽门上淋巴结群。

胃大弯右侧淋巴液引流到幽门下淋巴结群。

胃大弯上部淋巴液引流到胰脾淋巴结群。胃的运动神经包括交感神经和副交感神经。胃的副交感神经来自左、右迷走神经。

(二)胃的生理

胃具有运动和分泌两大功能，通过其接纳、储藏食物，将食物与胃液研磨、搅拌混匀，初步消化，形成食糜并逐步分次排入十二指肠为其主要的生理功能。

二、病因

(一)饮食生活因素

长期食用烟熏的肉干、咸鱼等高盐食物(盐浓度＞10％)者，研究证实其对胃癌的发生与发展起促进作用。熏制食品中富含多环芳烃化合物等致癌物或潜在致癌物，动物实验证明，此类物质可诱发胃癌。

饮食结构中缺乏蔬菜和水果。新鲜的蔬菜、大蒜类、柑橘类水果是防止胃癌发生的保护性因素。新鲜蔬菜和水果中含有大量的维生素和香豆素类、黄酮类等物质，维生素C和β-胡萝卜素及绿茶中的茶多酚等具有抗氧化作用，可以抑制硝酸盐向亚硝酸盐转化，大蒜素在体外可以杀死胃癌细胞，体内可以抑制胃癌转移瘤的生长。

吸烟是胃癌的风险因素之一。吸烟者将烟雾吞入胃中，烟雾中的3,4-苯并芘可直接与胃黏膜接触致癌。

(二)幽门螺杆菌(Hp)感染

流行病学研究表明，胃癌发病率与当地Hp感染率呈正相关。Hp能促使硝酸盐转化成亚硝酸盐及亚硝胺而致癌；Hp感染引起胃黏膜慢性炎症加上环境致病因素加速黏膜上皮细胞的过度增生，导致癌变。

(三)遗传和基因

遗传与分子生物学研究表明，胃癌患者有血缘关系的亲属其胃癌发病率较非胃癌患者亲属高4倍。胃癌的癌变是一个多因素、多步骤的过程，不同的基因可能在不同的阶段起作用，也可能通过细胞凋亡的失衡而起作用。涉及癌基因、抑癌基因、凋亡相关基因与转移相关基因等的改变，而基因改变的形式也呈多样化。

（四）癌前病变

胃疾病包括胃息肉、慢性萎缩性胃炎及胃大部分切除后的残胃，这些病变都可能伴有不同程度的慢性炎症过程，胃黏膜肠上皮化增生或非典型增生，少数病例有可能转变为癌。

（五）其他

霉菌的感染也与胃癌相关，流行病学研究调查结果表明，长期使用久储霉变食物的居民，在其胃液中检测出杂色曲菌、黄曲霉菌、构巢曲菌等霉菌，实验室研究发现由其产生的毒素可诱发大鼠胃癌。

三、病理与分期

（一）大体分型

胃癌大体分型分为早期胃癌和进展期胃癌，早期胃癌是癌变局限于黏膜和黏膜下，无论其范围大小，是否有淋巴结转移。癌组织突破黏膜下层浸润肌层或浆膜层者称为进展期胃癌，其分型主要采用国际的 Borrmann 分型。

1.Borrmann Ⅰ 型（结节蕈伞型）

肿瘤呈结节、息肉状，表面可有溃疡，溃疡较浅，主要向腔内生长，界限界面清楚。

2.Borrmann Ⅱ 型（局部溃疡型）

溃疡较深，边缘隆起，肿瘤较局限，周围浸润不明显，界限界面清楚。

3.Borrmann Ⅲ 型（浸润溃疡型）

溃疡地盘较大，边缘不清楚，周围及深部浸润明显，切面界限不清。

4.Borrmann Ⅳ 型（弥散浸润型）

癌组织在胃壁内弥散浸润生长，浸润部胃壁增厚变硬，皱襞消失，黏膜变平，有时伴有浅溃疡，若累及全胃，则形成所谓的皮革胃。

（二）组织学分型

WHO 分型为：乳头状腺癌、管状腺癌、黏液腺癌、黏液（印戒）细胞癌、未分化癌、腺鳞癌、鳞状细胞癌和小细胞癌。研究显示，在全部胃癌中，高、中分化腺癌占 47%，低分化腺癌及印戒细胞癌占 56.3%。

四、临床表现

（一）症状

胃癌早期多无明显症状，随着病情进展可出现各种症状。

1.上腹痛

多为钝痛，当病变扩展，穿透浆膜，侵犯胰腺，腹膜后淋巴结出现转移时，疼痛会持续加重，并向腰背部放射。

2.食欲减退、消瘦、乏力

很多患者在饱餐之后出现饱胀、嗳气而自动限制饮食，体重逐渐减轻。

3.恶心、呕吐

肿瘤导致胃功能紊乱易出现恶心感，贲门肿瘤会出现进食梗阻感，幽门梗阻可呕吐出有腐败气味的宿食。

4.出血、黑便

肿瘤形成溃疡时,可出现上消化道出血,但出血者不一定属肿瘤晚期。

(二)体征

绝大多数患者无明显体征,部分患者有上腹部轻度压痛。位于幽门胃窦或胃体进展期的胃癌可扪及肿块,肿块常呈结节状,质硬。上腹部包块、锁骨上淋巴结肿大等均是胃癌晚期。

五、诊断

胃癌的诊断主要依据内镜检查加活检以及 X 线钡餐。

(一)内镜检查

内镜检查结合黏膜活检是目前临床上最可靠和最常用的诊断方法。

(二)超声内镜诊断

近年来超声内镜检查越来越多地应用于胃癌诊断,超声内镜(EUS)是将内镜和超声相结合的消化道检查技术,其有以下作用。

1.能够确定消化道黏膜下肿瘤的起源与性质

超声内镜可将消化道壁分成五层(与其解剖结构相对应),可轻易分辨出壁内肿瘤的生长层次,五层结构中任一层次的中断及异常变化可判断肿瘤浸润的深度。超声内镜是诊断消化道黏膜下肿瘤的金标准,可以通过肿瘤起源层次、大小、回声特点等初步判定肿瘤性质,可以鉴别消化道的隆起是否为黏膜下肿瘤或壁外病变压迫所致。

2.判断消化道肿瘤的侵犯深度及外科手术切除的可能性

超声内镜可应用于胃癌的术前分期,并可较准确地诊断消化道早癌,为早癌的内镜下切除提供保障。对于进展期的消化道癌可进行较准确的术前 TNM 分期,以便于制定手术方案或进行术前新辅助放化疗。超声内镜对于肿瘤浸润深度的判断及壁外淋巴结的肿大诊断较准确,优于腹部 CT 等影像学检查。

3.活检检查

通过超声内镜的判断,可直接在直视下做活检,依靠活检明确病理类型。

(三)X 线钡餐检查

数字化 X 线胃肠造影技术的应用,是目前临床上不能耐受内镜检查者的常用方法。常采用气钡双重造影,通过黏膜相和充盈相的观察做出诊断。早期胃癌的主要改变为黏膜相异常,进展期胃癌的形态与胃癌大体分型基本一致。

(四)CT 诊断

CT 检查可显示胃癌累及胃壁向腔内和腔外生长的范围,邻近的解剖关系以及有无转移等。胃壁正常的厚度为 2～5mm,胃癌 CT 表现大多为局限性胃壁增厚(>1cm)。增生型胃癌可显示胃壁广基的分叶状软组织肿块;浸润型胃癌则为胃壁广泛侵犯,造影 CT 上常有增强表现;溃疡型胃癌在 CT 上可见到溃疡形成。各型胃癌在 CT 上均可见胃内外轮廓不规则,胃和邻近器官之间脂肪层面消失。

(五)实验室检查

对胃癌早期诊断有意义的检查是大便隐血试验和血中癌胚抗原的检测。

六、治疗

(一)手术治疗

1.根治性手术

原则为整块切除包括癌灶和可能受浸润胃壁在内的胃的部分或全部,按临床分期标准整块清除胃周围的淋巴结,重建消化道。

2.姑息性手术

原发灶无法切除,为了减轻由于梗阻、穿孔、出血等并发症引起的症状而做的手术,如胃空肠吻合术、空肠造口术、穿孔修补术等。

(二)化学治疗

1.术后辅助化疗

进展期胃癌患者术后辅助化疗可以降低复发率和病死率。多采用氟尿嘧啶类药物联合铂类药物(如 FOLFOX)方案,日本胃癌学会将进展期胃癌术后口服替吉奥化疗作为标准治疗方案来实行。术后辅助化疗的目的是降低复发率和病死率。

2.术前新辅助化疗

主要用于Ⅲb期和Ⅳ期胃癌患者。术前化疗的目的是降低肿瘤分期,提高根治性切除率,延长生存期。

3.晚期或转移性胃癌的化疗

常用于晚期胃癌的姑息性治疗。

(三)放射治疗

包括术前、术中、术后放疗。

1.术前放疗主要用于局部晚期胃癌,肿瘤与周围组织有浸润或粘连,估计完全切除肿瘤有困难者。放疗剂量在 20～40Gy,多与化疗同步进行。

2.术中放疗适用于原发灶已经切除,肿瘤浸润浆膜面或伴有周围组织浸润和周围淋巴结转移者。伴有腹膜种植、广泛淋巴结转移或远处转移者禁忌术中放疗。

3.术后放疗适用于伴有浆膜面浸润和(或)区域淋巴结转移的患者,常与化疗同步进行,放疗剂量为 20～60Gy。

(四)其他治疗

包括热疗、免疫治疗、中医中药治疗等。胃癌的免疫治疗包括非特异生物反应调节剂如卡介苗、香菇多糖等;细胞因子,如白介素、干扰素、肿瘤坏死因子等;以及过继性免疫治疗如淋巴细胞激活后杀伤细胞(IAK)、肿瘤浸润淋巴细胞(TIL)等的临床应用。抗血管形成基因是研究较多的基因治疗方法,可能在胃癌的治疗中发挥一定作用。

七、预后

胃癌预后与临床病理分期、部位、组织类型、生物学行为以及治疗措施有关。早期胃癌预后远比进展期胃癌预后好。日本和韩国早期胃癌诊断率达 45％～55％,我国早期胃癌诊断率仅为 10％。改善我国胃癌的预后,其根本在于提高早期胃癌的诊断率。

八、护理

(一)胃癌患者化疗的护理

1.恶心、呕吐

指导患者少量多餐,进食高蛋白、高维生素等易消化流质或半流质食物,进餐时避开化疗药物作用的高峰期。可选择能刺激患者食欲的食物,但避免油腻,以免产生恶心感。并可于化疗前0.5~1h和化疗后4~6h给予患者镇吐药物。呕吐严重者,协助患者半卧位,口服温开水后做有节律的深呼吸,并给予"内关"穴位按摩3~5min,每日2~3次。内关穴位于前臂正中,腕横纹上2寸,在桡侧屈腕肌腱同掌长肌腱之间,有和胃降逆之用。

2.倾倒综合征的护理

患者进食后感头晕、心悸、脉速及出汗多或上腹部胀痛、恶心呕吐、肠鸣音增加腹泻等。应指导患者酌情调节饮食,多进蛋白、脂肪类食物,控制糖类,低糖半流质饮食,少食多餐,嘱患者进食后平卧休息1h,症状可逐渐消失。

3.静脉化疗的护理

(1)氟尿嘧啶。用药期间使用心电监护,观察患者有无心绞痛、心律失常等反应,如有则立即停药,出现腹泻时应立即停药,并及时通知医生。静脉推注或静脉滴注可引起化学性静脉炎,建议经PICC或CVC输注。为预防口腔溃疡指导患者用温盐水勤漱口,保持口腔清洁,若有溃疡则用5%碳酸氢钠和生理盐水配制漱口液,维生素B_{12}、庆大霉素和利多卡因与生理盐水配制的漱口液交替漱口,口腔溃疡面涂抹金因肽或葛矾散(中药)对溃疡愈合效果起到良好的作用。

(2)奥沙利铂。神经系统毒性反应是奥沙利铂的剂量限制性毒性反应。主要表现在以末梢神经炎为特征的外周感觉神经病变,出现肢体末端感觉麻木,甚至疼痛,有时还伴有口腔周围、上呼吸道和上消化道的痉挛及感觉障碍,通常遇冷会激发。因此应指导患者避免冷刺激,戴手套,避免直接接触金属物品,病床床栏可覆盖床单进行保护;注意保暖,保持房间温度适宜,适时增减衣物,寒冷季节外出时可戴棉口罩;避免用冷水洗漱、尽量用温水刷牙、洗脸;避免进食生冷食物或冷饮;口服B族维生素有助于预防和缓解药物的神经毒性反应。

4.腹腔灌注热化疗的护理

腹腔化疗前常规检查血常规、肝肾功能、心电图,有腹水引流者充分补液,防止引流过程中或引流后发生低血容量性反应;引流后及时补充清蛋白,纠正患者低蛋白血症;灌注后指导患者每15~20min改变体位,使药物充分与腹腔组织和脏器接触,同时密切观察有无腹痛等症状。

(二)胃癌患者的放疗护理

(1)放疗前30min避免进食,减少因放疗引起的胃肠道反应。

(2)放疗后静卧30min,缓解因放疗引起的乏力等不适。

(3)放射性胃炎的护理。遵医嘱给予止吐剂,预防性使用保护胃黏膜的药物,食欲减退、恶心、呕吐及腹痛常发生于放疗后数日,若患者能耐受则不影响放疗进行。

(4)放射性小肠炎的护理。多发生于放疗中或放疗后,肠黏膜上皮细胞对放射线最为敏感,肠壁组织经广泛持续照射后引起水肿、肠壁各层均有纤维母细胞增生、结缔组织和平滑肌呈透明样变化,最后导致纤维化、肠管狭窄等,因此放射线产生的肠道改变可从可逆性黏膜结构改变直至慢性纤维增厚,伴有溃疡的肠管,甚至引起肠梗阻。小肠受到放射线严重损伤时出现剧烈腹痛恶心呕吐、腹胀、血样腹泻。但晚期表现以消化吸收不良为主,伴有间歇性腹痛、脂肪泻、消瘦、乏力、贫血等。主要护理措施为遵医嘱给予解痉剂及止痛剂,给予易消化、清淡饮食。

(5)其他并发症的护理。胃癌放疗还可以出现穿孔、出血与放射性胰腺炎,放疗期间观察有无腹部剧痛、腹胀恶心呕吐呕血等表现。

九、健康指导

(1)注意饮食习惯。长期不良的饮食习惯很容易引起慢性胃病、胃溃疡甚至胃癌。经常吃过热的食物可破坏口腔和食管的黏膜,可导致细胞癌变。吃饭快,食物咀嚼不细易对消化道黏膜产生机械性损伤,产生慢性炎症,吃团块的食物易对贲门产生较强的机械刺激,久之会损伤甚至癌变。告知患者养成定时定量细嚼慢咽的饮食习惯,避免进食生硬、过冷、过烫、过辣及油腻食物,戒烟、酒。少食含纤维较多的蔬菜、水果(橘子)或黏聚成团的食物(如糖葫芦、年糕、糯米饭、柿饼),易发生肠梗阻。避免过浓、过甜、过咸的流质食物。宜进低糖类、高蛋白饮食,餐时限制饮水喝汤。进餐后平卧 $10\sim20min$,以预防倾倒综合征。可鼓励患者进食富含维生素 C 和 β-胡萝卜素的食品。维生素 C 具有较强阻断亚硝基化合物的能力,β-胡萝卜素具有抗氧化能力,可以在小肠转化成维生素 A,维持细胞生长和分化。

(2)积极治疗胃病。长期慢性胃炎和长期不愈的溃疡均要考虑幽门螺杆菌的感染,要积极治疗。

(3)避免高盐饮食。食盐中的氯离子能损伤胃黏膜细胞,破坏胃黏膜和黏膜保护层,使胃黏膜易受到致癌物质攻击,要减少食物中盐的摄入量。

(4)避免进食污染食物。煎、烤、炸的食物含有大量致癌物质。我国胃癌高发区居民有食用储存的霉变食物的习惯,其胃液中真菌检出率明显高于低发区。

(5)多食牛奶、奶制品和富含蛋白质的食物。良好的饮食结构有助于减少胃癌的发生率。食物应多样化,避免偏食,在满足热量需要和丰富副食供应的基础上,增加蛋白质的摄入水平。

(6)经常食用富含维生素的新鲜蔬菜和水果。每日增加蔬菜和水果的摄入量可降低恶性肿瘤的发生率。蔬菜和水果含有防癌的抗氧化剂,食用黄绿色蔬菜可以明显降低胃癌的发生率。

(7)戒烟与戒酒。饮酒吸烟,两者有致癌的协同作用,患胃癌的风险更大。

(8)告知患者慎用阿司匹林、保泰松、肾上腺皮质激素类药物,因可引起胃黏膜损伤。

(9)密切监测血清维生素 B_{12}、铁和钙水平,尤其是术后患者可口服补充铁剂,同时饮用酸性饮料(如橙汁),可以维持血清铁水平。

(10)如出现下列情况随时就诊。上腹部不适、疼痛、恶心、呕吐、呕血、黑便、体重减轻、疲乏无力、食欲减退等。

第四节　大肠癌

大肠癌包括结肠癌和直肠癌,在北美、西欧、澳大利亚等经济发达国家和地区较常见。全球范围内统计发现,2012年全球新发癌症病例中,大肠癌位居常见癌症的第3位(前两位为肺癌和乳腺癌)。

一、大肠的解剖与生理

大肠起自回盲瓣,止于肛门。根据大肠的位置和特点,可将其分为结肠(包括盲肠、阑尾、升结肠、横结肠、降结肠和乙状结肠)、直肠和肛管。

结肠在末端回肠进入盲肠处,有黏膜和环形肌折叠成的回盲瓣,能阻止大肠内容物反流入小肠,并控制食物残渣进入大肠的速度。

大肠的肠壁可分成黏膜层、黏膜肌层、黏膜下层、肠壁肌层及浆膜层(升结肠及降结肠之后壁与腹膜返折以下的直肠无浆膜层)。

二、病因

(一)饮食结构及生活方式

大肠癌发病与生活习惯及饮食方式的关系密切。

(1)进食高蛋白、高脂肪、低纤维素的食物,特别是腌、熏、炸等食品使患大肠癌的概率升高。大肠癌高发的北美、西欧等国,人们每日进食的脂肪量在120g以上,而大肠癌低发的哥伦比亚、泰国等地区,人们每日进食的脂肪量只有20~60g。

(2)大肠癌患者饮食中硒、钙、锌、铁等微量元素的摄入明显不足。

(3)体力活动减少和肥胖也是大肠癌发病的一个诱因,经常进行体力活动的人群患大肠癌的风险明显降低。

(4)新鲜水果的摄入与大肠癌的发病呈负相关,膳食纤维对预防大肠癌有保护作用。

(二)遗传

大肠癌遗传倾向明显,有20%~30%的患者与遗传有关。大肠癌患者的子女患大肠癌的风险比一般人群高2~4倍。

目前有两种遗传性易患大肠癌的综合征被确定,即家族性腺瘤病和遗传性非腺瘤病性结直肠癌。

(三)高危人群

已有的研究支持有下列情况者属大肠癌高危人群:有便血、大便频数、大便黏液、腹痛等肠道症状者;40岁以后的中老年人;溃疡性结肠炎患者;长期患克罗恩病特别是起病年龄在30岁以前的患者;盆腔接受放射治疗后的患者,多数在放疗后10~20年发生大肠癌。对高危人群进行监测及普查有助于早期诊断,从而降低大肠癌的发病率及病死率。

(四)其他因素

吸烟者、免疫缺陷者及糖尿病患者发生大肠癌的危险比一般人群高。曾行胆囊切除术或输尿管－乙状结肠吻合术者,其大肠癌的发病率也明显增加。

三、病理分型

(一)大体分型

1.早期大肠癌

癌组织穿过黏膜肌层累及黏膜下层,但未侵及浅肌层,称为早期大肠癌。国内常用的大体分型为 3 种。

(1)息肉隆起型(Ⅰ型)。

(2)扁平隆起型(Ⅱ型)。

(3)扁平隆起伴溃疡型(Ⅲ型)。

2.进展期大肠癌

(1)隆起型。表现为肿瘤主体向肠腔内突出,肿瘤呈结节状、息肉状、菜花状隆起,境界较清楚,有蒂或广基。

(2)溃疡型。最常见表现为肿瘤形成较深的溃疡,深达或超过肌层。根据溃疡外形及生长情况可分为两个亚型,即局限溃疡型和浸润溃疡型。

(3)浸润型。表现为肿瘤向肠壁各层弥散呈浸润性生长,局部肠壁增厚,但表面无明显溃疡或隆起。

(4)胶样型。肿瘤外形不一,外观及切面可呈半透明胶冻状。此类型见于黏液腺癌。

(二)组织学分型

1.腺癌

以管状腺癌和乳头状腺癌多见。①乳头状腺癌表现为肿瘤细胞组成粗细不等的乳头状结构,预后较好。②管状腺癌表现为癌细胞呈腺管状结构,占全部大肠癌的 66.9%~82.1%,根据其分化及异型程度可分为高分化腺癌、中分化腺癌、低分化腺癌 3 级。

2.黏液腺癌

此类型为肿瘤细胞分泌大量黏液的腺癌,并以细胞外黏液湖为特征。

3.印戒细胞癌

印戒细胞癌常见于年轻患者。此型为恶性上皮性肿瘤由弥散成片的印戒细胞构成,印戒细胞数目占肿瘤 50%以上,多以腹膜播散方式扩散,预后极差。

4.小细胞癌

小细胞癌也称燕麦细胞癌,是一种与小细胞肺癌相似的恶性上皮性肿瘤,恶性程度高。

5.鳞状细胞癌

此型是以鳞状细胞为主要成分构成的恶性上皮性肿瘤,非常罕见。

6.腺鳞癌

此型是一种肿瘤细胞中腺癌和鳞癌成分混杂存在的肿瘤,不常见。

7.髓样癌

髓样癌较罕见,癌细胞呈片状排列,其特征为具有泡状核、明显核仁和大量粉红色胞质,可见明显上皮内淋巴细胞浸润。

8.未分化癌

此型少见,癌细胞弥散成片或呈团块状浸润,为无腺上皮分化或其他明显分化特征的恶性上皮性肿瘤。

四、临床表现

(一)肿瘤出血引起的临床表现

1.便血

肿瘤表面与粪便摩擦后引起出血,是大肠癌常见的症状之一。直肠癌便血最为多见,左半结肠癌次之。血便颜色可为鲜红色、暗红色、柏油样或黑褐色。肿瘤的位置越靠近直肠,出血的颜色越接近鲜血的颜色。

2.贫血

当长期失血超过机体代偿功能时,患者可出现贫血。随着疾病的进展,患者可出现消瘦、乏力、贫血等慢性消耗性表现。右半结肠癌患者贫血症状更常见。

(二)肿瘤阻塞引起的临床表现

1.腹痛和腹部不适

腹痛和腹部不适是大肠癌的常见症状,包括阵发性疼痛和持续性疼痛,疼痛的性质可分为隐痛、钝痛、绞痛。

2.排便习惯的改变

大肠癌早期即可出现,多表现为腹泻、便秘或两者交替、排便不尽、排便困难等情况。当直肠、肛管肿瘤的体积增大到一定程度时可出现大便变细、变形等外形改变。

3.肠梗阻

肠梗阻多发生于大肠癌晚期,由肿瘤阻塞肠腔或浸润肠壁引起肠管狭窄、肠壁水肿、肠套叠或粪便阻塞等引起,完全性或不完全性肠梗阻发生率大致相同,国内梗阻部位以乙状结肠最多见。发生癌性梗阻的患者一般预后较差。

(三)其他临床表现

1.腹部肿块

当肿瘤生长到一定体积时可扪及腹部肿块,约有40%的结肠癌患者在确诊时已可触及肿块。

2.急性结肠穿孔和腹膜炎

大肠癌在穿孔前常伴有腹痛、腹胀、肛门停止排便排气等低位肠梗阻的前驱表现,如突发腹部剧痛、全腹压痛和反跳痛、板状腹、发热或全身中毒症状时,应考虑有穿孔可能。

3.黏液便和脓血便

当有炎症或继发感染时,可产生黏液或脓液与粪便及血液相混合形成黏液便和脓血便。

(四)不同部位大肠癌的特殊表现

1.右半结肠癌

突出表现为腹部肿块、腹痛、贫血和全身症状。

2.左半结肠癌

较突出的临床表现为急慢性肠梗阻,以后者多见。

3.直肠癌

主要的临床表现是便血和排便习惯的改变。

(五)肿瘤转移引起的临床表现

1.广泛转移

直肠癌盆腔广泛浸润时,可引起腰骶部酸痛、坠胀感、坐骨神经痛、阴道出血或血尿。当髂血管旁淋巴结广泛转移压迫髂静脉或下腔静脉时,可导致下肢水肿、阴囊或阴唇水肿等症状。左锁骨上淋巴结转移为肿瘤晚期的表现。

2.种植转移

癌或肿瘤侵及浆膜层时癌细胞脱落进入腹腔,种植于腹膜面膀胱-直肠陷凹、子宫—直肠陷凹等部位,直肠指诊可触及种植结节。有时癌细胞随肠腔中的大便下行种植于肛管,易误将直肠癌诊断为"痔出血"。

3.血行转移

偶有大肠癌患者原发灶症状不明显,却以血行转移的症状为首发表现。直肠癌最常见的转移部位为肝、肺、骨转移,女性大肠癌患者可发生卵巢转移。

五、诊断

(一)直肠指诊

直肠指诊是诊断直肠癌最主要、最直接的检查手段,方便易行,可摸清距肛门 7cm 以内的直肠壁情况。早期直肠癌表现为高出黏膜面的小息肉样病灶,指诊时必须仔细触摸避免漏诊。检查时先用示指按住肛门后壁使肛括约肌松弛,嘱患者深呼吸并缓慢推进示指,动作必须轻柔,切忌挤压,以免促使癌细胞进入血液而播散。指诊时应了解肛有无狭窄,注意确定肿瘤大小、位置、硬度、基底活动度、黏膜是否光滑、有无溃疡及压痛,了解肿瘤下缘至肛缘的距离。结肠癌患者可通过直肠指诊或直肠—阴道双合诊来了解膀胱—直肠陷凹或子宫—直肠陷凹有无种植灶。

(二)内镜检查

凡有便血或大便习惯改变的患者,经直肠指诊无异常时应进行乙状结肠镜或纤维结肠镜检查。乙状结肠镜一般可检查距肛缘 25cm 以内的病灶,对于距肛缘 15～20cm 以上的结肠癌,纤维结肠镜是最有效、安全、可靠的检查方法。内镜检查不仅可以确定病灶部位、大小,更重要的是能通过取组织活检确定病变的性质。绝大部分早期大肠癌可由内镜检查发现。

(三)气钡双重对比造影

一般的钡剂灌肠 X 线检查很难发现直径小于 2cm 的早期病变,而低张气钡双重对比造影技术却能发现直径小于 1cm 的结肠病变,大大提高了早期大肠癌的发现率和诊断准确率。

(四)实验室检查

1.大便隐血试验

可作为无症状人群的初筛及普查大肠癌的方法,阳性者再进一步做纤维结肠镜检查。结肠癌表面易出血,一般大便隐血试验只要消化道内有 2mL 左右的出血就可出现阳性结果。

2.癌胚抗原(CEA)测定

CEA 不具有特异性的诊断价值,既有假阳性又有假阴性,因此不适合作为普查或早期诊断,但对估计预后、监测疗效及诊断术后复发有一定帮助。

3.血红蛋白

凡不明原因的贫血,血红蛋白<100g/L者应建议行钡剂灌肠或纤维结肠镜检查。

4.CT、MRI、腔内 B 超检查

(1)CT 诊断。由于粪便的存在和大肠的不完全性扩张,CT 对结肠黏膜表面异常和<1cm 的病灶难以发现,因此不能作为早期诊断的方法。但 CT 对晚期直肠癌及直肠癌术后盆腔复发的诊断有所帮助,对结肠癌的分期诊断也有一定意义。

(2)超声检查。相比常规超声,直肠腔内 B 超可较细致地显示直肠癌肠壁内外的浸润深度,为临床术前放疗的判断提供参考依据。

(3)磁共振检查(MRI)。MRI 对于了解直肠癌浸润范围及盆腔内复发有较高敏感性,但缺乏特异性。近年来,螺旋 CT 已可对空肠脏器进行检查,螺旋 CT 结肠镜检查技术有望成为大肠癌检查的一种新方法。

六、治疗

(一)外科治疗

外科治疗是治疗大肠癌的首选方法,也是大肠癌唯一的治愈方式。同时在大肠癌的预防诊断等方面也发挥着无可替代的作用。

1.根治性切除

结肠癌根治性切除术的手术范围为广泛切除及引流区域的淋巴结清扫,主要包括右半结肠切除术、横结肠切除术、左半结肠切除术、乙状结肠切除术。直肠癌根治术包括腹会阴联合直肠癌根治术(Miles 术),经腹直肠癌切除吻合术(Dixon 术),经腹直肠癌切除、近端造口、远端封闭手术(Hartmann 术),全直肠系膜切除术(TME 术)等。肛门的保留、膀胱和性功能的损害、局部复发率高是目前中下段直肠癌的治疗难点。

2.姑息性切除

姑息性切除是肿瘤广泛浸润并伴有区域性或全身转移无法进行治愈性切除时,所采取的外科切除方式。如行姑息性造瘘手术或短路手术,可减少大肠癌患者肠梗阻的发生。大肠癌肝、肺转移的患者行姑息性切除术,可提高患者 5 年生存率。

(二)放射治疗

1.直肠癌的放疗

放疗不应替代手术切除。放射野应包括肿瘤或者瘤床及 2~5cm 的安全边缘、骶前淋巴结髂内淋巴结。应用多野照射技术(一般 3~4 个照射野)。应采取改变体位或其他方法尽量减少照射野内的小肠。腹会阴联合切除术后患者照射野应包括会阴切口。盆腔剂量 45~50Gy/25~28 次。对于可切除肿瘤,照射 45Gy 之后应考虑瘤床和两端 2cm 范围予追加剂量。小肠受量应限制在 45Gy 以内。术中放疗如果可行,应该考虑在切缘很近或者有阳性切缘的肿瘤患者作为额外的治疗手段,特别适用于 T4 或者复发肿瘤患者。如果术中放疗不可行的话,在辅助性化疗之前可考虑缩野靶区予额外的 10~20Gy 外照射联合或近距离照射。对于不可切除的肿瘤,如果技术上可行,放疗剂量可能需要高于 54Gy。放疗期间应同期使用氟尿嘧啶为基础的化疗。

2.结肠癌的放疗

放疗不应替代手术切除。放射野应包括肿瘤床,由术前放射影像检查和(或)术中标记确定。放射剂量为:45～50Gy,分 25～28 次照射;对于肿瘤接近切缘或切缘阳性者可考虑加量放疗;小肠的照射剂量应限制在 45Gy 内;以 5-FU 为基础的化疗应与放疗同步。应常规使用适形外照射放疗,而调强放疗只应用于特定的临床情形包括之前治疗后复发的患者接受再次放疗。对于 T4 或复发性肿瘤,如有可能应考虑术中放疗作为额外的加量放疗。对这些患者进行术前 5-FU 为基础的同期放化疗有助于提高肿瘤的手术切除率。如果不能进行术中放疗,可考虑缩野靶区予额外的 10～20Gy 外照射联合或近距离照射。

(三)化学治疗

约半数大肠癌患者在肿瘤完全切除后出现复发转移,除部分早期患者外,晚期和手术切除后患者仍需进行化学治疗。包括辅助化疗和晚期大肠癌的化疗。大肠癌常用的联合化疗方案有:mFOLFOX6(奥沙利铂、亚叶酸钙、5-FU);mFOLFOX6＋贝伐单抗(奥沙利铂、亚叶酸钙、5-FU、贝伐单抗);mFOLFOX6＋帕尼单抗(奥沙利铂、亚叶酸钙、5-FU、帕尼单抗);CapeOX(奥沙利铂、卡培他滨);FOLFIRI＋ziv-aflibercept(阿柏西普);卡培他滨单药;卡培他滨＋贝伐单抗;IROX(奥沙利铂＋伊立替康);西妥昔单抗(仅 KRAS 野生型)等。需要说明的是贝伐单抗、西妥昔单抗、帕尼单抗或伊立替康不应该用于 Ⅱ 期或 Ⅲ 期患者的辅助化疗,除非是临床试验。

(四)分子靶向治疗

1.贝伐珠单抗

贝伐珠单抗是一种重组的针对血管内皮生长因子 VEGF 的人源单克隆抗体,可抑制肿瘤血管生成。贝伐珠单抗联合含5-FU 的化疗方案用于晚期或转移性结直肠癌的治疗。

2.西妥昔单抗

西妥昔单抗是一种重组的人/鼠嵌合性 EGFR 的单克隆抗体。西妥昔单抗联合 FOLFIRI、FOLFOX、CapeOX 用于一线治疗转移性大肠癌很有前景。

3.帕尼单抗

帕尼单抗是一种完全人源化的单克隆抗体,与 EGFR 具有高亲和性。帕尼单抗单药或联合 FOLFIRI、FOLFOX 用于晚期结直肠癌的治疗。

七、护理
(一)饮食护理

1.大肠癌患者术后随着肠道功能的恢复,饮食均衡即可,无须特殊禁忌。化疗期间应注意加强营养,提高机体免疫力。把握少食多餐的原则,尽量避免生冷、油腻、辛辣饮食。

2.肠造口患者应少进食易产气、易产生异味的食物;避免进食容易引起腹泻的食物。回肠造口者应少食玉米蘑菇等粗纤维食物,以免堵塞造口,同时应补充水分和无机盐,每日的饮水量应达到 1 500～2 000mL。

(二)分子靶向治疗的护理

1.使用贝伐珠单抗(安维汀)的护理

(1)用药护理。贝伐珠单抗应采用静脉输注的方式给药,首次使用应输注 90min 以上。

如果第一次输注耐受良好,第二次输注可缩短为60min以上。如果60min也耐受良好,那么以后的输注可控制在30min以上。不能将贝伐珠单抗输注液与葡萄糖溶液同时或混合给药,因此在静脉输注贝伐珠单抗前后应使用0.9%氯化钠溶液冲洗输液管道。药物应避光,低温保存(2～8℃)。

(2)胃肠道穿孔。在采用贝伐珠单抗治疗时,患者发生胃肠道穿孔的风险增加,因此在治疗期间应严密观察患者有无腹痛的表现,特别是突发剧烈腹痛。

(3)手术和伤口愈合并发症。为了避免出现影响伤口愈合,伤口开裂的风险,手术前至少停药28d。手术后至少28d及伤口完全恢复之前不能使用贝伐珠单抗。

(4)出血。接受化疗联合贝伐珠单抗治疗的患者可出现严重或致命性出血,包括咯血、胃肠道出血、中枢神经系统(CNS)出血、鼻出血以及阴道出血。出现严重出血或者近期曾有咯血的患者(≥1/2茶匙鲜血)不应该接受贝伐珠单抗治疗。

(5)其他。①高血压:给药前应控制血压,给药期间应密切监测血压变化。②蛋白尿:在接受贝伐珠单抗与化疗联合治疗的患者中,蛋白尿的发生率高于化疗的患者。③使用贝伐珠单抗有可能发生输液反应Ⅰ超敏反应,因此应在心电监护下给药,密切观察患者的病情变化。

2.使用西妥昔单抗(爱必妥)的护理

(1)用药护理。首次使用滴注时间为120min,滴速应控制在5m/min以内。再次使用滴注时间不少于60min。给药前可提前给予H_1受体阻断剂(如盐酸异丙嗪等)预防输液反应的发生,同时应在心电监护下给药。药物应2～8℃低温保存。

(2)皮肤毒性反应。患者用药后可能出现痤疮样皮疹、皮肤干燥、裂伤和感染等皮肤反应,多数可自行消失,应指导患者用药期间注意防晒,避免阳光直射。

(3)输液反应。使用西妥昔单抗应进行过敏试验,静脉注射本品20mg,并观察10min以上,结果呈阳性的患者慎用,但阴性结果并不能完全排除严重过敏反应的发生。严重的过敏反应90%发生在第一次用药时,主要表现为突发性气道梗阻、荨麻疹和低血压。如果出现严重过敏反应时应立即停止输液,静脉注射肾上腺素、糖皮质激素、抗组胺药物并给予支气管扩张剂及吸氧等处理。

(4)其他。西妥昔单抗的不良反应患者大多可以耐受,常见反应还有腹泻、恶心、呕吐、腹痛、发热和便秘等,应做好健康指导。

(三)化疗药物特殊不良反应的护理

1.伊立替康

(1)迟发性腹泻是伊立替康的剂量限制性毒性反应。腹泻多发生在用药24h后,出现首次稀便的中位时间是用药后第5日,因此应做好患者的出院指导,密切观察排便情况。一旦患者出现第一次稀便应立即补液及抗腹泻治疗,如使用高剂量的洛哌丁胺(易蒙停)2mg/2h,直至最后一次稀便结束后12h。

(2)急性胆碱能综合征。表现为早发性腹泻及出汗腹部痉挛、流泪瞳孔缩小及流涎等症状,可在伊立替康给药前预防性使用硫酸阿托品0.25～0.5mg皮下注射。

2.卡培他滨

手足综合征较常见,可分为Ⅲ级:Ⅰ级:麻木、感觉迟钝、感觉异常、无痛性肿胀或红斑;Ⅱ

级;疼痛性红斑和肿胀;Ⅲ级;湿性脱屑、溃疡、水疱或严重的疼痛。痛感强烈,皮肤功能丧失,比较少见。手足综合征的防护措施包括:

(1)日常生活中应减少手足的摩擦,尽量穿柔软舒适、松紧适宜的鞋袜,坐、躺时可适当抬高四肢,促进肢体的血液回流。

(2)尽量避免接触高温物品,减少手足接触热水的次数,包括洗碗碟和热水澡。

(3)避免激烈的运动和体力劳动。

(4)尽量避免接触肥皂、洗洁精等化学性或刺激性制剂,包括涂抹碘伏或酒精等。

(5)避免进食辛辣、刺激性食物。

(6)避免在阳光下曝晒。

(7)保持手足皮肤湿润可有助于预防和使病灶早日痊愈,当皮肤出现脱屑、溃疡和疼痛时可局部涂抹含绵羊油的乳霜。

(8)出现脱皮时不要用手撕,可以用消毒的剪刀剪去掀起的部分。

(9)出现手足综合征时,可口服维生素 B_6 和西乐葆,必要时使用抗真菌或抗生素治疗。

(四)放射治疗的护理

(1)放射性肠炎。早期可表现为大便次数增加、腹泻、腹痛,累及直肠者伴有里急后重或排便时肛周疼痛,严重时可排出黏液或血样便。指导患者饮食以无刺激、易消化、营养丰富、少食多餐为主。腹泻明显者,遵医嘱使用止泻药物。注意保持肛门及会阴部清洁,在肛门、会阴部热敷可减轻疼痛症状。

(2)放射性膀胱炎。急性期患者可表现为尿急、尿频、尿痛等症状,加重时可出现血尿,多数在放疗开始几周后逐渐消失。鼓励患者多饮水,必要时进行药物膀胱灌注等抗感染、止血治疗。

(3)盆腔放疗患者偶可出现股骨头放射性损伤,但随着放疗技术的发展,已有效避免了此情况的发生。对有骨盆疼痛的患者遵医嘱进行骨密度检测,并预防病理性骨折的发生。

(五)健康指导

终生保持健康的体重;采取积极锻炼的生活方式(1 周中的大多数时间每日均有 30min 中等强度的体力活动);制订合理的饮食计划,强调多吃植物类食物;限制酒精摄入。

八、健康指导

(一)预防

调整饮食结构,避免动物脂肪和蛋白质的过多摄入,多食新鲜蔬菜、水果等富含纤维素及微量元素的饮食。改变生活方式,加强体育锻炼,提高免疫力。积极预防和治疗各种慢性肠道疾病,如大肠腺瘤慢性溃疡性结肠炎、结直肠息肉等。开展各种形式的宣传工作,普及防癌知识,让普通人群了解更多肿瘤防治的相关知识,提高高危人群大肠癌筛查的依从性,从而实现早诊断、早治疗、提高生存率的目的。

(二)永久性肠造口患者的健康指导

(1)肠造口患者术后的日常生活有其特定要求,活动应适当受限。

衣着:应穿柔软宽松的衣服,避免过紧衣物或腰带压迫肠造口。

饮食:术后 2 周后开始进普食,饮食禁忌如前述。

工作:术后 6 周内不应提举超过 10kg 的重物,在患者身体状况恢复后,可重返工作岗位,但仍应注意避免重体力劳动,以免引起造口旁疝或造口脱垂等造口相关并发症。

运动:可适当参加中等程度的体育锻炼,如打太极拳、散步等,以增强患者耐受力及免疫力,但应避免剧烈运动。

社交活动:应鼓励肠造口者参与各种社交及集体活动。

(2)指导患者学会自我观察。若出现腹痛、腹胀、排便困难等异常情况时及时就诊。

(3)外出时可携带较平常数量更多的造口袋,将造口用品放在随身行李内,以便随时更换。在飞机上由于压力的变化,胃肠产气会增多,宜使用开口袋或配有过滤碳片的用品。注意饮食卫生,尽量不改变饮食习惯,最好养成随身自备 1 瓶矿泉水的习惯。

(4)大部分造口者基本上是可以恢复性生活的。性生活前要排空造口袋,检查造口袋的密封性,最好佩戴迷你型造口袋,条件适合者可戴造口栓。

(5)造口门诊复诊:肠造口者于术后 1 年内最易发生各种造口并发症。近年来,随着肠造口治疗师队伍的发展壮大,更多医院可开设造口门诊,能为患者提供及时正确的护理指导,便于对已出院肠造口者进行心理咨询、健康教育、处理并发症等。肠造口者按时到造口门诊复诊,对预防和治疗造口并发症具有十分关键的作用。此外,ET 掌握科学而又全面的医学知识和护理手段,能为造口患者提供与造口相关的护理治疗、营养及预防保健知识,便于家庭护理干预的有效实施,促进造口患者完全康复。

(6)举办肠造口者联谊会及开展电话随访:对术后 6 个月内的已出院肠造口者每月随访 1 次,了解其在饮食、排便肠造口护理及日常生活中所出现的问题,对由此引发的生理及心理行为变化给予全面的解答、指导和帮助。每年举办 1 次肠造口者联谊会,能让更多的肠造口者一起交流、娱乐,真正参与其中,从而有效减轻其自卑感,激发其对生活的信心和热情,促进心理康复。

(7)建立系统性康复护理模式:通过为住院肠造口者及其家属开展全程系统的健康指导、加强对社区护士进行造口知识培训、对已出院的肠造口者实施家庭护理干预,为每位肠造口者建立个体化的护理方案等一系列措施,建立"医院—社区—家庭—个体"的全程系统护理模式,对肠造口者实施从医院治疗护理到社区护理再到家庭护理干预,使其真切感受到来自医护人员、社会及家人的共同关爱和照顾,有利于帮助肠造口者实现生理、心理、社会的全面康复。

(三)随访
完成所有治疗的大肠癌患者仍需监测与治疗相关的并发症、复发及新发病灶。

1.体检
包括大便隐血检查和直肠指诊,每 3~6 个月检查 1 次,共 2 年,然后每 6 个月体检 1 次,共 5 年。

2.免疫学检测
主要是监测 CEA 水平变化,每 3~6 个月监测 1 次,共 2 年,然后每 6 个月监测 1 次至第 5 年。

3.CT 检查
对有复发高风险的患者应每年行 1 次胸部/腹部/盆腔 CT 检查,共 3 年。

4.内镜检查

大肠癌手术后 1 年内应行结肠镜检查,以后根据需要再进行相关检查。

第五节　肝癌

我国是肝癌的高发地区,尤以江苏福建广东广西等东南沿海地区多见。我国肝癌发病率居世界第一,在我国肝癌是癌症第二死亡因素。高发区肝癌患者的中位年龄低,低发区则较高。如非洲 30～40 岁,我国 45～55 岁,美国 55～65 岁。

一、肝的解剖与生理

肝脏是人体消化系统中最大的消化腺,成人肝脏平均重达 1.5 公斤,肝脏又是新陈代谢的重要器官,其代谢活动十分复杂。在显微镜下可见到肝脏由无数独立的功能单位构成,通常称这些功能单位为肝小叶。肝脏接受门静脉和肝动脉的双重血供,前者约占人肝总血流量(1500mL/min)的 75％。肝内丰富的淋巴管也是肝脏的引流途径。肝脏的血液供应在其他慢性肝病时常受影响,而且通常表现为门静脉高压。肝脏在体内的代谢中处于中央地位。肝细胞的重要功能包括生成与分泌胆汁;调节糖代谢的动态平衡;合成脂质与分泌血浆脂蛋白;调节胆固醇的代谢;合成尿素、血清蛋白、凝血因子、酶和其他蛋白质,以及对药物及其他外来物质的代谢与解毒。

二、病因

(一)病毒性肝炎

乙型肝炎病毒(HBV)与肝癌关系密切,乙型肝炎病毒属嗜肝 DNA 病毒,我国约有 8 千万 HBV 携带者,其中有不少 HBV 感染的孕妇,通过母婴垂直传播途径,分娩时感染婴儿,这就成为肝癌高发的重要原因。

丙型肝炎病毒(HCV)也可导致肝癌,和 HBV 引起的肝癌相比,前者发病年龄偏大、肝硬化较重,预后较前者差。

(二)黄曲霉素

黄曲霉毒素 B_1 是目前已被证实有明确致癌作用的物质,主要存在于霉变的粮食中,如玉米,花生、大米等。我国福建是肝癌高发地区,调查发现与当地居民摄入霉变的花生可能有关。

(三)饮水污染

我国流行病学资料显示,肝癌高发与饮水污染有关。肝癌高发区居民主要饮用污染的沟塘水,而低发区的居民主要饮用流动的河水。污染水源中蓝绿藻毒素是一种强大的促癌因子。

(四)饮酒

酒精进入人体后,主要在肝脏进行分解代谢,酒精对肝细胞的毒性使肝细胞对脂肪酸的分解和代谢发生障碍,引起肝内脂肪沉积而造成脂肪肝。饮酒量越多,时间越长,脂肪肝也就越严重,进而引起肝纤维化、肝硬化,最终导致肝癌的发生。

(五)其他

肝癌的发生有明显的家族聚集性;氯乙烯可能与肝血管肉瘤发病有关;糖尿病患者患肝癌的危险性增加;大多数肝癌的男性患者可能与内分泌有关。

三、大体分型

1.块状型

最多见分为单块、多块状,或融合块状。其直径在 5cm 以上,大于 10cm 者称巨块。

(1)结节型。分单结节、多结节等,融合结节,散在分布,一般直径不超过 5cm。

(2)小癌型。少见。孤立的直径小于 3cm 的癌结节或相邻两个癌结节直径之和小于 3cm 者称为小肝癌。

2.弥散型

最少见。有米粒至黄豆大小的癌结节占据全肝,呈灰色点状结节,易与周围硬化结节相混淆。

四、临床表现

肝癌的亚临床期可无任何症状和体征,一旦出现食欲缺乏、肝区疼痛、腹胀、乏力、消瘦等表现时多属肝癌的中晚期。

(一)症状

肝癌的常见症状包括肝区疼痛、消瘦乏力、食欲缺乏、腹胀、黄疸等。

1.肝区疼痛

肝痛可由肿瘤的迅速增大使肝包膜张力增加,或癌结节包膜下破裂,或肝癌结节破裂出血引起。分别表现为持续性钝痛、呼吸时加重的肝痛和急腹痛。

2.食欲缺乏

常因肝功能损害、肿瘤压迫胃肠道等所致。

3.腹胀

因肿瘤巨大腹水以及肝功能障碍引起。

4.乏力、消瘦

可由恶性肿瘤的代谢产物与进食少等引起,严重时可出现恶病质。

5.其他

肝癌患者腹泻可由于门静脉癌栓导致肠道水肿或肝癌导致的功能障碍所致,对有肝病背景的中年人不明原因腹泻应警惕肝癌。有肝病病史的患者可出现牙龈出血或鼻出血。当合并肝硬化门静脉高压时,也可出现上消化道出血,特别是食管静脉曲张破裂出血。还有些不明原因的低热,右肩痛等容易被忽视,应警惕。

(二)体征

肝癌常见体征包括肝大伴或不伴有结节、上腹肿块、黄疸、腹水脾肿大、下肢水肿等,如肝硬化明显可有肝掌、蜘蛛痣或前胸腹部静脉曲张等。

(三)副瘤综合征为肝脏少见症

1.红细胞增多症

占肝癌患者的 10% 左右,可能与肝细胞癌产生促红细胞生成素有关。

2.低血糖症

其发生率为 10% 左右,可能与癌细胞异位产生胰岛素或肿块巨大影响肝糖原的制备有关。

(四)转移症状

肝癌的肝内转移较多见,肝癌细胞进入血窦、侵犯肝内门静脉可导致肝内播散;侵入肝静脉则可播散至肺及全身其他部位,骨转移在晚期患者中并不少见。如转移到肺,可出现咳嗽、痰中带血、胸痛、气急等;骨转移多有局部疼痛等,病理性骨折也常见。脑转移可出现一过性神志丧失而常被误认为脑血管栓塞。肝癌还可直接侵犯邻近的组织和器官,如膈、胃、结肠、网膜等。

五、诊断

(一)实验室检查

1.甲胎蛋白

1956 年 Bergstrand 和 Czar 在人胎儿血清中发现一种胚胎专一性甲种球蛋白,称甲胎蛋白(AFP)。1964 年 Tatarinov 在肝细胞癌患者中也检测到 AFP。这种存在于胚胎早期血清中的 AFP 在出生后即迅速消失,如重现成人血清中,则提示肝细胞癌或生殖腺胚胎肿瘤,此外妊娠、肝病活动期、少数消化道肿瘤也能测得 AFP。至今 AFP 仍为肝细胞癌诊断的最佳肿瘤标志物。AFP 正常值一般不超过 $20\mu g/L$,如 AFP>$500\mu g/L$ 持续 4 周或 AFP>$200\mu g/L$ 持续 8 周而无肝病活动证据,排除生殖腺胚胎肿瘤妊娠等,应高度怀疑肝癌。

2.酶学检查

γ-谷氨酰转移酶同工酶Ⅱ(GGT-Ⅱ)在肝癌时可明显增高,阳性率可达 90%。

(二)影像学检查

1.超声检查

最常用超声检查为非侵入性检查,对人体组织无任何不良影响,其操作简单、方便无创、费用低廉,被广泛用于肝癌的普查和治疗后随访。

2.CT

已经成为肝癌诊断的重要常规手段。腹部 CT 增强扫描可清楚地显示肝癌的大小、数目、形态、部位、边界、肿瘤血供丰富程度,对于指导治疗及判断预后有重要意义。

3.MRI

肝脏特异性 MRI 能够提高小肝癌检出率,同时对肝癌与肝脏局灶性增生结节、肝腺瘤等的鉴别有较大帮助,可以作为 CT 检查的重要补充。

4.PET-CT(正电子发射计算机断层扫描)

全身扫描可以了解整体状况和评估肿瘤转移情况,更能全面判断肿瘤分期及预后,但是价格较为昂贵,一般不作为首选检查。

5.肝血管造影

选择性肝动脉造影是侵入性检查,因肝癌富含血供,因此选择肝动脉造影可以明确显示肝脏的小病灶及肿瘤血供情况,在明确诊断后还可以通过注射碘油来堵塞肿瘤供养血管达到治疗目的,适用于其他检查后仍未能确诊的患者。

(三)肝穿刺检查

在超声、CT等技术引导下,用特制的活检针穿刺癌结节,吸取癌组织做病理检查。具有确诊意义,但有出血、肿瘤破裂和肿瘤沿针道转移的风险。

六、治疗

肝癌治疗的目的主要有3个:根治、延长生存期与减轻痛苦。治疗原则有早期治疗、综合治疗与积极治疗。

(一)肝癌治疗方法的选择

1.小肝癌的治疗选择

如肝功能代偿期,应手术切除,不能切除者可做局部治疗,如术中液氮冷冻治疗、微波治疗、瘤内无水酒精注射等。肝功能失代偿期而无腹水者可首选介入治疗,结节数较多者最好用肝段栓塞。

2.大肝癌的治疗选择

肝功能代偿期,单叶肝癌可力争做根治手术;不能手术切除者可先行其他治疗,待肿瘤缩小后再切除。无切除可能的可做化疗栓塞+放疗,或单纯放疗、生物治疗、中药治疗等。

3.肿瘤累积两侧肝叶者的治疗选择

肝功能代偿者可做肝动脉化疗、肝动脉栓塞、化疗性栓塞等;肝功能失代偿期少数可试行TACE,多数只能中药治疗或生物治疗。

4.合并门静脉主干癌栓者的治疗选择

如肿瘤小单个,可切除并术中摘除癌栓;如肝功能略差也可试TACE;也可以做局部外放射治疗,但多数宜保守治疗。

5.晚期患者的治疗选择

有黄疸腹水者只宜中药治疗生物治疗、对症、支持治疗等。对个别肝门区肝癌压迫导致梗阻性黄疸,但肝功能较好者,也可试HAE、HAI、TACE等,极少数者经前述治疗可致肿瘤缩小而获切除。

(二)肝癌的治疗方法

1.手术切除

是肝癌获得5年以上生存的主要治疗手段。肝癌手术切除按时机可分为初次切除(一期切除),对复发的再次切除和肿瘤缩小后的二期切除。肝癌切除根据切除的彻底与否分为根治性切除和仍有残癌的姑息性切除。

2.肝癌的局部治疗

有肝动脉结扎、栓塞、插管化疗、局部外放射和导向治疗。此外冷冻、激光、微波、瘤内无水酒精注射、射频等也被用于临床。

3.放射治疗

适用于肿瘤仍局限的不能切除的肝癌,不宜或不愿做TAE/TACE者。

4.化学疗法

全身化疗对肝癌患者疗效并不明显,目前无标准化疗方案。

5.生物靶向治疗

索拉非尼、厄洛替尼、贝伐珠单抗等应用于肝癌的治疗已有相关报道,靶向治疗尤其是索拉非尼作为一个多靶向药物在临床取得了较好疗效,是肝癌全身治疗研究的新方向。

6.生物治疗和中医治疗

生物治疗通常适用于消灭少量的残余肿瘤,为此宜在手术、化疗或放疗消灭肿瘤的大部分后使用。中药治疗作用主要在改善免疫力,改善微循环,活血化瘀,清热解毒方面起到一定疗效,只是作为化疗、放疗手术后的辅助治疗。

七、护理

(一)心理护理

化疗期间由管床护士每日分析患者现存及潜在的心理问题,针对患者不同的心理状况,多与患者进行有效沟通,认真倾听患者的主诉,关心、体贴、同情患者,尽可能减轻患者的思想顾虑,使其达到心理舒适,积极配合治疗。

(二)疼痛护理

肝区的疼痛是最常见的症状,指导患者规范口服止痛药,指导适当的活动,如松弛肌肉、腹式深呼吸对缓解疼痛增加舒适感是必不可少的。在使用阿片类止痛药物的同时针对其药物的不良反应,采取规范的预防和治疗措施,如便秘时使用缓泻剂和大便松软剂,鼓励患者多饮水、多吃蔬菜和水果等。

(三)出血的护理

1.术后出血的护理

严密观察病情变化,术后48h专人护理;术后24h卧床休息,避免剧烈咳嗽;观察引流管内引流液的性状及量,一般术后可从肝旁引流血性液体100～300mL,如发现异常及时通知医生处理。

2.肝癌破裂出血

若为肝包膜下出血,应卧床休息并限制活动,肝区腹带加压包扎,予以止血药,必要时输注新鲜血,同时加强护肝及支持治疗;如为腹腔内出血,尚需及时输全血补充血容量。如治疗无效,需做好术前准备。

3.肝癌并发上消化道出血

遵医嘱给予止血药物,若患者生命体征平稳,且确诊是食管静脉曲张的出血,可内镜下急诊行食管静脉套扎控制出血,若治疗无效,行外科手术治疗。

4.介入治疗后护理

介入治疗后取平卧位,穿刺处沙袋加压一小时,穿刺侧肢体制动6h,观察穿刺点出血的情况及足动脉搏动有无异常;拔管后局部加压15min,卧床休息24h,防止局部出血。

(四)肝性脑病的护理

严密观察患者神志的变化,半肝以上切除的患者间歇吸氧3～4d;避免肝性脑病的诱因,禁止用肥皂水灌肠,使用降低血氨的药物,给予支链氨基酸,并限制蛋白的摄入。

(五)阻塞性黄疸的护理

观察患者有无黄疸及皮肤瘙痒等阻塞性黄疸的表现,保持皮肤清洁、完整,禁止用沐浴露、肥皂等刺激皮肤。如肿瘤直接侵犯肝胆管、压迫肝门部胆管者,可做经皮穿刺胆汁引流或局部外放射治疗。如癌栓阻塞肝外胆管或侵犯肝内胆管所致者,可试行切开胆管摘除癌栓后做胆总管引流或胆肠内引流手术。

(六)腹水的护理

腹胀并伴有腹水者,应取半卧位。准确记录24h出入量,观察并记录体重及腹围变化。如有腹腔引流管的患者防止管道滑脱,穿刺点渗液者及时告知医生,更换贴膜固定。积极预防压疮,卧床患者至少每2h变换1次体位。

(七)副瘤综合征的护理

副瘤综合征的患者主要症状就是低血糖。肝癌组织过多消耗葡萄糖、分泌胰岛素样生长因子使外周组织摄取葡萄糖增加,肝输出葡萄糖减少,导致低血糖。在饮食上要求高蛋白、高维生素、易消化、少刺激性食物。建议患者随身携带糖块,出现心悸、头晕、出冷汗饥饿感时及时进食,运动前后及时进食。

(八)放射治疗的护理

放射治疗应监测肝功能的变化,对肿瘤直接侵犯肝胆管、压迫肝门部胆管者应观察黄疸消退的情况。保持放射野区皮肤清洁,完整。禁止用沐浴露、肥皂等刺激该处皮肤;放射定位线要保持清晰,如有模糊及时找医生描画。

(九)靶向治疗的护理

手足综合征是靶向药物的常见不良反应,其表现为以掌跖部感觉丧失及红斑为主的特异性皮肤改变。如不积极预防和护理,患者的生活质量会受到很大影响。

1.预防

(1)手足注意保暖,用温水清洗手、足。避免接触过冷、过热、尖锐多刺的物体,以免发生冻伤、烫伤和外伤。

(2)手和(或)足出现的湿性脱屑、溃疡、水疱,勿撕去脱屑的皮或痂,避免蹭破水疱,避免手足的频繁摩擦或过度受压,适当用护肤霜保持皮肤清洁湿润。

(3)外出时着长衣长裤,穿宽松鞋袜,避免进行较重的体力劳动和激烈的运动。避免日光直接照射,可使用防晒霜。

(4)睡觉时适当垫高上、下肢体,促进肢体静脉回流。

2.护理

对上肢的散在红疹应用润肤霜外涂保护病变皮肤,充分暴露患处20min,保持皮肤清洁干燥。协助患者剪短指甲,皮肤瘙痒时,可轻拍局部。禁止搔抓,瘙痒严重时可涂炉甘石洗剂、氧化锌等药物止痒。嘱患者病变局部不能用激素类药品和容易导致皮肤干燥的物品,穿柔软宽松透气的全棉衣服,及时更换玷污浸湿的衣被。洗澡时禁用肥皂和过热的水烫洗,以免瘙痒加重。双下肢肿胀明显者,给予摇高床尾15°～30°以利于静脉血液回流,减轻肿胀。对下肢的脓性水疱每日早晚用40～45℃硫酸镁溶液浸泡患处皮肤20min,再涂抹含尿素的软膏或乳液在患处。充分暴露患处20min,用无菌纱块覆盖患处再穿棉袜。嘱患者穿软底鞋或者垫软垫以防止足部受压,不宜长时间站立,保持脚底水疱完整性。若有新发脓疱时,尽量减少摩擦,给予保护,防止破裂、糜烂和继发感染。

八、健康指导

肝癌的一级预防:在世界范围内,目前预防肝癌的主要措施为乙型肝炎疫苗接种。

(1)预防和治疗乙型和丙型肝炎。乙肝疫苗接种对预防 HBV 的感染,其保护率在 80% 以上。乙型肝炎疫苗对新生婴儿的接种已成为我国的国策。

(2)避免黄曲霉素对人群的污染。肝癌高发区主要含黄曲霉素的食品是玉米、花生和花生油,此外还有酱油、豆酱等。防霉主要包括对玉米、花生的防霉去毒。黄曲霉素耐热,已污染黄曲霉素的花生油经煮沸消毒仍然有毒性。因此,在肝癌高发区应提倡大米代替玉米,提倡减少摄入花生及其制品。绿茶可减少黄曲霉素对动物诱发肝癌的作用。

(3)改水。尽管肝癌病因尚未完全清楚,但改水已有使肝癌病死率下降的趋势,可能与减少暴露于某些未知的致癌物有关。

(4)其他预防措施。提倡少饮酒、戒烟,不得使用有机氯农药。

注意营养,多吃含热量、富含蛋白质和维生素的食物。若有腹水、水肿,则应控制食盐摄入量。

告知患者若发现水肿、体重减轻、出血倾向、黄疸和疲倦等表现,及时就诊。

低血糖患者随身携带糖块,出现头晕、心悸、出冷汗、饥饿感时及时进食,运动前后及时进食。

第四章　急诊患者的护理

第一节　急性心肌梗死

急性心肌梗死(acute myocardial infarction,AMI)是在冠状动脉病变的基础上,发生冠状动脉供血急剧减少或中断,使心肌严重而持久缺血导致心肌细胞的死亡。临床表现为持久的胸骨后剧烈疼痛、发热、白细胞计数和血清心肌坏死标志物增高及心电图进行性改变,可伴有心律失常、心力衰竭和休克。

一、病因

主要病因是冠状动脉硬化造成一支或多支血管管腔狭窄和心肌供血不足,而侧支循环尚未充分建立。偶为冠状动脉栓塞、炎症、畸形、痉挛或冠状动脉口阻塞所致。在此基础上,一旦血供急剧减少或中断,使心肌严重而持久急性缺血达 20 分钟以上,即可发生 AMI。AMI 的原因多数是不稳定冠脉粥样硬化斑块破溃,继而出血或管腔内血栓形成,使血管腔完全闭塞。少数情况是粥样斑块内或其下发生出血或血管持续痉挛,也可使冠状动脉完全闭塞。

促使斑块破裂出血及血栓形成的诱因有:①晨起 6 时至 12 时交感神经活动性增加,机体应激反应及心肌收缩力增强,心率增快,血压及冠状动脉张力增高。②情绪过分激动、重体力劳动、血压急剧升高或用力排便时,导致左心室负荷明显加重。③饱餐及进食过量脂肪后,血脂及血液黏稠度增高。④休克、脱水、出血、手术或严重心律失常使心排出量骤降,冠状动脉灌流量锐减。

二、临床表现

(一)典型 AMI 表现

1.诱因

大约有半数的患者能查出诱因,有半数以上的患者在发病前数日有 UAP(不稳定型心绞痛)的症状。

2.疼痛

疼痛为最突出的症状,其部位和性质类似心绞痛,常发生于安静时,程度较重难以耐受,有濒死感,伴烦躁不安、出汗、持续数小时或数天,可放射至左肩、臂及左手尺侧,休息和含服硝酸甘油多不能缓解。

3.发热

可在疼痛发生 24～48 小时出现发热(体温一般在 38℃左右),心动过速,白细胞增多和血沉增快,持续 1 周。

4.恶心、呕吐

疼痛剧烈时常伴有频繁的恶心、呕吐,以下壁心肌梗死多见,重症者可发生顽固性呃逆。

5.心律失常

心律失常发生率为75%～95%,起病24小时内最多见。可伴有乏力、头晕、昏厥。可出现多种心律失常,以室性心律失常最多见。下壁AMI易发生房室传导阻滞,前壁AMI如发生室性或室内传导阻滞表明坏死范围广泛。

6.低血压和休克

疼痛引起神经反射造成周围血管扩张、出汗等引起血容量不足,常出现低血压,但未必是休克。当收缩压<80mmHg,伴有烦躁不安、面色苍白、脉压减小、脉细而快、皮肤湿冷,尿量减少(20mL/h),神志淡漠,甚至昏迷,则为休克。发生率约为20%,多数在起病后数小时至1周发生。

7.心力衰竭

心力衰竭发生率为32%～48%,主要是左心衰竭,表现为呼吸困难、咳嗽、发绀、烦躁等。右心室心肌梗死者可出现右心衰竭,表现为颈静脉怒张、肝大、水肿等,伴低血压。

(二)不典型 AMI 表现

1.无痛性 AMI 占10%～20%,见于:①老年人;②糖尿病患者;③因休克、心力衰竭症状较重而掩盖疼痛者;④因脑供血不足而出现神志障碍者。

2.一开始即表现为休克或急性心力衰竭。

3.疼痛位于上腹部,误认为胃穿孔或急性胰腺炎等急腹症。

4.疼痛放射至下颌,背部上方,被误认为骨关节痛。

(三)体征

痛苦表情,烦躁不安,焦虑,恐惧。多有血压下降。心率多增快,也可减慢,心尖部第一心音减弱,可有心律失常、休克或心力衰竭有关的体征。10%～20%患者在起病第2～3天出现心包摩擦音,为反应性纤维性心包炎所致。

三、急救措施

(一)院前急救措施

帮助已患有心脏病或有 AMI 高危因素的患者提高识别 AMI 的能力,一旦发病立即采取急救措施:①立刻卧床,保持安静,停止任何主动活动和运动;②立即舌下含服硝酸甘油片(0.5mg),每5分钟可重复使用。若含服硝酸甘油3片仍无效则应拨打急救电话,尽量识别AMI高危患者,如有低血压(收缩压<100mmHg)、心动过速(>100 次/min)或有休克、肺水肿体征,直接送至有条件进行冠状动脉血运重建术的医院。

(二)院内急救措施

1.监护和一般治疗

吸氧,监护,卧床休息2周。

2.解除疼痛

心肌再灌注治疗开通相关血管,恢复缺血心肌的供血是解除疼痛最有效的方法。再灌注治疗前可选用下列药物尽快镇痛。

(1)吗啡 2～4mg 静脉注射,必要时 5～10 分钟可重复使用。

(2)硝酸甘油 0.3mg 或硝酸异山梨酯 5～10mg 舌下含服或静脉滴注,注意心率增快和血压降低。

3.抗血小板治疗

氯吡格雷加阿司匹林联合应用。

4.抗凝疗法

(1)对溶栓治疗的患者,肝素作为其辅助用药,溶栓剂不同,用法不同。

(2)未溶栓治疗的患者,应用低分子肝素钙皮下注射。

5.开通冠状动脉

"时间就是心肌,时间就是生命。"力争在发病 12 小时内开通闭塞的冠状动脉,恢复血流,可缩小心肌梗死面积,减少病死率。开通冠状动脉的方法有:冠状动脉介入治疗(支架手术)、溶栓治疗或冠脉搭桥手术。

四、护理要点

(一)监测及病情观察

观察并记录患者神志、生命体征、尿量及血氧饱和度,开通静脉以供急救给药,备好急救药品及仪器。发现下列问题及时向医生汇报,且配合医生进行抢救。

1.心室颤动,立即采取非同步直流电除颤。

2.收缩压低于 80mmHg,伴有烦躁不安、面色苍白、皮肤湿冷、脉搏细数、少尿、意识模糊,甚至昏迷,则提示休克。

3.呼吸困难、咳嗽、咯泡沫痰,提示出现急性左心衰竭。

4.患者突然意识丧失、呼吸骤停、测不到血压、无脉搏、无心音,ECG 示窦性心动过缓、交界区心律、室性自主心律,呈"电-机械分离",提示心脏破裂造成心脏压塞而猝死。

5.患者胸痛伴右心衰竭表现,胸骨中下部响亮的收缩期杂音,提示发生室间隔穿孔。若伴有左心衰竭表现,心尖部可闻及响亮的全收缩期杂音,考虑乳头肌断裂。

6.突然发生呼吸困难、胸痛、咯血、血压下降,继而出现右心衰竭的体征、猝死,应考虑肺栓塞。

7.无明显原因下肢局部疼痛、周径增粗,应考虑下肢深静脉血栓。

8.肢体麻木,疼痛,局部皮肤苍白、发凉、坏疽、动脉搏动减弱或消失,考虑肢体动脉栓塞。

9.突然头痛、眩晕、偏瘫、昏迷,应考虑脑梗死。

10.突发上腹痛、恶心、呕吐、黑便,类似绞窄性肠梗阻,提示肠系膜栓塞。

11.突发腰痛,继而血尿,考虑肾栓塞。

(二)吸氧

AMI 患者常有不同程度的动脉血氧分压降低,吸氧能改善心肌缺血,有助于减轻疼痛,防止心律失常,对休克或左心功能衰竭患者特别有益。故 AMI 患者入院后给予中等流量吸氧(3~5L/min)24~48 小时。急性肺水肿患者用 30%~50%酒精湿化,面罩加压吸氧,必要时气管插管机械通气。

(三)休息

急性期 24 小时内绝对卧床休息,若病情稳定无并发症,24 小时后可坐床边椅子。协助患者洗漱、进餐,鼓励患者在活动耐力范围内自理部分生活,以增加患者的自我价值感。心肌梗死 5~7 天后可在病室外行走、做医疗体操,在帮助下如厕、洗澡、试着上下一层楼梯等。若有并发症,则应适当延长卧床时间。

(四)饮食护理

起病后 4~12 小时内给予流质饮食,以减轻胃扩张。随后过渡到低脂、低胆固醇清淡饮食,少量多餐。避免进食产气多的食物(如牛奶)而引起腹胀。

(五)排便护理

避免患者用力排便,给予患者缓泻剂,如通便灵、蓖麻油、麻仁润肠丸,保持大便通畅。有便意但排便困难者,给予开塞露或低压盐水灌肠。

(六)心理护理

及时了解患者的焦虑程度,耐心做好解释、安慰,消除患者的思想顾虑及紧张情绪,使其能正确对待疾病,配合治疗。同时做好家属的思想工作,但急性期谢绝过多探视和陪伴,避免给患者带来不良刺激和劳累,充分保证患者休息。

(七)AMI 溶栓护理

1.溶栓前的准备

(1)物品准备:除颤器、急救用药、套管针、三通、注射泵、溶栓剂(如 UK、rt-PA 等)。

(2)患者准备:连接好心电监护仪,监测生命体征,建立静脉通道。溶剂栓要严格按医嘱规定的速度输入。

2.溶栓治疗中的护理

严密监测血压、心率、心律、ST 段改变,密切观察胸痛缓解情况,注意有无过敏反应。

3.溶栓后护理

遵医嘱做 ECG 及采集血标本;注意观察有无出血征象。

(八)直接 PCI 治疗的护理

1.术前准备

(1)遵医嘱采集标本。

(2)备皮,做碘过敏试验。

(3)左上肢建立静脉通路。

2.术后护理

(1)持续心电监测,密切观察血压、心律、心率、体温变化,按医嘱采集血标本。

(2)采用股动脉穿刺者需卧床 24 小时。

(3)观察穿刺部位有无渗血,检查双侧足背动脉搏动及足温,若出现足背动脉搏动减弱或消失,或皮温异常,应及时报告医生,以免造成下肢缺血。

(4)嘱患者多饮水,遵医嘱补液,记录 24 小时出入量。

(5)术后可进食。但拔管前尽量少进食以免拔管过程中呕吐。

(6)如出现腹痛或腰痛、腹胀、头晕、面色苍白、血压降低、心率加快及血红蛋白进行性下降提示腹膜后出血。

(7)拔管时护理

1)拔管前测量 APTT 以决定拔管时机。

2)备好抗迷走神经反射的药物,如多巴胺、阿托品、甲氧氯普胺(胃复安)。

3)备好拔管用品。

4)拔管时,密切观察血压、心率、心律,了解患者的主诉。若出现迷走神经反射遵医嘱给予补液等对症治疗。

5)拔管时手压止血 30 分钟,观察无出血、渗血后以纱布绷带加压包扎,并用沙袋压迫 6 小时(根据患者体重选择 2～3kg 的沙袋),如无出血、渗血,24 小时后解除加压包扎;遵医嘱给予 3 天抗生素,预防感染。

(九)并发症的护理

1.疼痛

患者绝对卧床休息,注意保暖,并遵医嘱给予解除疼痛的药物,如硝酸异山梨酯或吗啡等。

2.心源性休克

应将患者头部及下肢分别抬高 30°～40°,高流量吸氧,密切观察生命体征、神志、尿量,必要时留置尿管观察尿量,保证静脉输液通畅,有条件可通过中心静脉或肺毛细血管楔压进行监测。做好基础护理,按时翻身预防并发症,做好 24 小时监测记录。

3.其他

心律失常与心力衰竭,乳头肌功能失调或断裂、心脏破裂、室壁瘤、栓塞等。

五、健康宣教

(一)疾病知识指导

告诉患者 AMI 的疾病特点,树立终身治疗的观念,坚持做好危险因素控制有利于延缓疾病进展,改善预后。饮食原则是低饱和脂肪和低胆固醇饮食,要求饱和脂肪占总热量的 7% 以下,胆固醇<200mg/d。

(二)心理指导

AMI 后患者焦虑情绪多来自对今后工作能力和生活质量的担心,应予以充分理解并指导患者保持乐观、平和的心情,正确对待自己的病情。告诉家属对患者要积极配合和支持,并创造一个良好的身心休养环境,生活中避免对其施加压力,当患者出现紧张、焦虑或烦躁等不良情绪时,应予以理解并设法进行疏导,必要时争取患者工作单位领导和同事的支持。

(三)康复指导

康复运动前应进行医学评估与运动评估,确定康复运动的指征。心肺运动试验是测定运动耐力的重要标准,与患者一起制定个体化运动处方,指导患者出院后的运动康复训练。个人卫生活动、家务劳动、娱乐活动等也对患者有益。患者康复分为住院期间康复、门诊康复和家庭持续康复几个阶段。

1.运动原则

有序、有度、有恒。

2.运动形式

以行走、慢跑、简化太极拳、游泳等有氧运动为主,可联合静力训练和负重等抗阻运动。

3.运动强度

根据个体心功能,循序渐进,一般选择即最大心率的 70%～85% 范围控制运动强度。

4.持续时间

初始是 6～10 分钟/次,含各 1 分钟左右的热身活动和整理活动;随着患者对运动的适应和心功能的改善,可逐渐延长每次运动持续时间至 30～60 分钟。

5.运动频率

有氧运动每周 3～5 天,最好每天运动,抗阻运动、柔韧性运动每周 2～3 天,至少间隔 1 天。无并发症的患者,AMI 后 6～8 周可恢复性生活。经 2～4 个月的体力活动锻炼后,酌情恢复部分或轻工作。

(四)用药指导

按医嘱服药,定时测脉搏、血压。若胸痛发作频繁、程度较重、时间较长,服用硝酸酯制剂疗效较差时,提示急性心血管,应及时就医。

第二节　急性心力衰竭

急性心力衰竭是指某种原因导致心肌收缩力下降或心脏前后负荷突然增加引起心脏排出量急剧下降、体循环或肺循环急性淤血、组织器官灌注不足的临床综合征。临床以急性左心衰竭最常见,表现为急性肺水肿,严重者可致心源性休克或心搏骤停。急性右心衰竭较少见,多由大块肺栓塞引起,也可见于右室心肌梗死。

一、病因

常见病因包括:慢性心力衰竭急性加重;急性心肌坏死和(或)损伤,如广泛心肌梗死、重症心肌炎;急性血流动力学障碍。常见的诱因有慢性心力衰竭治疗缺乏依从性、心脏容量超负荷、严重感染、严重颅脑损害或剧烈的精神心理紧张与波动、大手术后、肾功能减退、急性心律失常、支气管哮喘发作、肺栓塞、高心排出量综合征、应用负性肌力药物、应用非甾体类抗炎药、心肌缺血、吸毒、酗酒、嗜铬细胞瘤等。

二、临床表现

(一)早期表现

左心功能降低的早期征兆为心功能正常者出现疲乏、运动耐力明显减低、心率增加 15～20 次/分,继而出现劳力性呼吸困难、夜间阵发性呼吸困难、高枕睡眠等;检查可见左心室增大、舒张早期或中期奔马律、两肺底部有湿啰音、干啰音和哮鸣音,提示已有左心功能障碍。

(二)急性肺水肿

起病急,病情可迅速发展至危重状态。突发的严重呼吸困难、端坐呼吸、喘息不止、烦躁不安并有恐惧感,呼吸频率可达 30～50 次/分;频繁咳嗽并咯出大量粉红色泡沫样痰;心率快,心尖部常可闻及奔马律;两肺布满湿啰音和哮鸣音。

(三)心源性休克

1.低血压:收缩压降至 90mmHg 以下,或原有高血压的患者收缩压降低≥60mmHg,持续30 分钟以上。

2.组织低灌注状态。

(1)皮肤湿冷、苍白和发绀伴紫色条纹。

(2)心动过速＞110 次/分。

(3)尿量明显减少(＜20mL/小时),甚至无尿。

(4)意识障碍,常有烦躁不安、激动焦虑、恐惧和濒死感;收缩压低于 70mmHg,可出现抑制症状,逐渐发展至意识模糊甚至昏迷。

3.血流动力学障碍:PCWP≥18mmHg,心脏排血指数(CI)≤36.7mL/s·m^2(≤2.2L/min·m^2)。

4.代谢性酸中毒和低氧血症。

三、急救措施

(一)体位

患者取坐位,双腿下垂,以减少静脉回流。

(二)吸氧

立即高流量 50% 酒精湿化给氧,如患者不能耐受可降低酒精浓度或间断给予。病情严重者面罩或呼吸机加压给氧。

(三)减轻心脏负荷

吗啡 5～10mg 静脉缓注,不仅可使患者镇静、减少躁动带来的心脏负担,同时也因其具有小血管舒张功能而减轻心脏负荷。必要时每间隔 15 分钟重复一次,共 2～3 次,老年患者可酌减剂量或改为肌内注射。

（四）快速利尿

呋塞米 20～40mg 静脉注射，于 2 分钟推完，10 分钟内起效，4 小时后可重复一次。除利尿作用外，还有静脉扩张作用，有利于肺水肿缓解。

（五）血管扩张

以硝普钠、硝酸甘油或酚妥拉明静脉滴注。

1. 硝普钠

硝普钠为动、静脉血管扩张剂，一般从小剂量 0.3μg/(kg·min)开始，静脉注射后 2～5 分钟起效，逐渐增加剂量至 5μg/(kg·min)。硝普钠见光易分解，应现配现用，避光泵入，药物保存和连续使用不宜超过 24 小时。

2. 硝酸甘油

扩张小静脉，降低回心血量。一般从 10μg/min 开始，每 10 分钟调整 1 次，每次增加5～10μg。

3. 酚妥拉明

酚妥拉明为 α 受体阻断剂，以扩张小动脉为主。静脉用药以 0.1mg/min 开始，每 5～10 分钟调整 1 次，最大可增至 1.5～2.0mg/min。

（六）洋地黄类药物

尤其适用于快速心房颤动或已有心脏增大伴左心室收缩功能不全的患者。可用毛花苷 C 稀释后静脉注射，首剂 0.4～0.8mg，2 小时后可酌情再给 0.2～0.4mg。

（七）氨茶碱

可解除支气管痉挛，并有一定的正性肌力及扩血管利尿作用，可起辅助作用。

（八）其他

应用四肢轮流结扎法减少静脉回心血量，在情况紧迫，其他治疗措施尚未奏效时，能对缓解前期病情起一定的作用。

四、护理要点

（一）观察要点

1. 生命体征监测：及时发现心力衰竭的早期征兆，夜间阵发性呼吸困难是左心衰竭的早期症状；出现血压下降、脉率增快时，应警惕心源性休克的发生。

2. 观察神志变化：由于心排出量减少，脑供血不足、缺氧及二氧化碳潴留，可导致头晕、烦躁、迟钝、嗜睡、昏厥等症状；使用吗啡时注意观察神志及有无呼吸抑制情况。

3. 药物应用观察。

（1）应用强心剂时，注意有无中毒症状，如恶心、呕吐、厌食等胃肠道症状；心律失常；头痛、失眠、眩晕等神经系统症状及黄视、绿视。

（2）应用利尿剂时注意观察尿量的变化，若用药后 24 小时尿量大于 2500mL 为利尿过快；全身软弱无力、腱反射减弱、腹胀、恶心、呕吐等症状可能为低钾、低钠的征象。

（3）应用血管扩张剂时，严密观察血压、心率及注射局部有无血管炎及药物外渗情况。

4.对扩张型心肌病伴心力衰竭者,要密切观察有无胸闷和心律失常的发生,严防猝死。

5.治疗有效的观察:自觉气短、心悸等症状改善,情绪安定,发绀减轻,尿量增加,水肿消退,心率减慢,血压稳定。

6.预见性观察。

(1)根据患者的中心静脉压,尿量,肺毛细血管楔压等调节患者的输液量及输液速度,以防加重心力衰竭。

(2)酒精和氧混合后易燃易爆,故应注意远离火源,禁止吸烟;酒精对肺泡及支气管黏膜有一定的刺激性,使用时间不宜过长,宜间断使用。

(3)对扩张型心肌病伴心力衰竭者,要密切观察有无胸闷和心律失常的发生,严防猝死。

(二)护理要点

1.体位:端坐位,双腿下垂以利于呼吸和减少回心血量。

2.氧疗:适用于有低氧血症的患者,应通过氧疗将血氧饱和度维持在≥95%。保持气道开放,据血气分析结果调整氧流量。面罩吸氧适用于伴呼吸性碱中毒患者。病情严重者应采用面罩呼吸机持续加压(CPAP)或双水平气道正压(BiPAP)给氧。

3.迅速建立两条静脉通道,遵医嘱用药。抢救车、除颤仪、吸引器等备至患者床边。

4.出入量管理:肺淤血、体循环淤血及水肿明显者应严格限制饮水量(<1 000mL/d)和静脉输液速度(<30 滴/分),无明显低血容量因素(大出血、严重脱水、大汗淋漓等)者每天摄入液体量一般宜在 1 500mL 以内,不要超过 2 000mL。

5.饮食护理:进食清淡易消化食物,少量多餐,限制钠盐摄入,每日食盐小于 3g。

6.保持病室安静,注意保暖,保持皮肤清洁干燥,预防压疮。

7.做好心理护理,消除紧张、恐惧心理。

五、健康宣教

1.注意避免心力衰竭的诱发因素,如气候变化时要及时加衣,预防感冒。

2.以乐观的态度对待生活,情绪稳定,避免激动。

3.控制活动强度,可做日常家务及轻体力劳动,以不出现心悸、气急为原则。

4.白天养成午睡的习惯,夜间睡眠充足。

5.注意体重的变化,观察足踝部有无水肿。

6.如有气急加重、夜尿增多、厌食、上腹饱胀感,可能为心力衰竭复发,应及时纠正。

7.服洋地黄类药物时,应学会自测脉搏,若脉率增快,节律改变并出现厌食,应警惕洋地黄毒性反应,及时就医。

第三节　急性呼吸衰竭

呼吸衰竭简称呼衰,指各种原因引起的肺通气和(或)换气功能严重障碍,以致在静息状态下亦不能维持足够的气体交换,导致低氧血症伴(或不伴)高碳酸血症,进而引起一系列病理生理改变和相应临床表现的综合征。由于临床表现缺乏特异性,明确诊断需依据动脉血气分析,若在海平面、静息状态、呼吸空气条件下,动脉血氧分压(PaO_2)低于 60mmHg(8KPa),伴或不伴有二氧化碳分压($PaCO_2$)高于 50mmHg(6.67KPa),即可诊断为呼衰。

按动脉血气分析分为Ⅰ型:仅有低氧血症,无高碳酸血症。Ⅱ型:既有低氧血症,又有高碳酸血症。

按病程分为急性呼衰和慢性呼衰。急性呼衰是指患者由于某种原因在短期内呼吸功能迅速失去代偿,出现严重缺氧和(或)呼吸性酸中毒者。其原因多为溺水、电击、创伤、药物中毒等,起病急骤,病情发展迅速,须及时抢救才能挽救生命。慢性呼衰是指原有慢性疾病,包括呼吸和神经肌肉系统疾病等,导致呼吸功能损害逐渐加重,经过较长时间才发展为呼衰。

一、病因

呼吸过程由外呼吸、气体运输和内呼吸三个环节组成,当参与外呼吸(肺通气和肺换气)的任何一个环节发生严重病变,都可导致呼吸衰竭,包括如下。

1.气道阻塞性病变如慢性阻塞性肺疾病、重症哮喘等,引起肺通气不足,导致缺氧和 CO_2 潴留,发生呼衰。

2.肺组织病变如严重肺炎、肺气肿、肺水肿等,均可导致有效弥散面积减少、肺顺应性降低、通气/血流比例失调,造成缺氧或合并 CO_2 潴留。

3.肺血管疾病如肺栓塞可引起通气/血流比例失调。

4.心脏疾病如缺血性心脏病、严重心瓣膜病等可导致通气和换气功能障碍,从而导致缺氧和(或)CO_2 潴留。

5.胸廓与胸膜病变如胸外伤造成的连枷胸、胸廓畸形、广泛胸膜增厚、气胸等,造成通气减少和吸入气体分布不均,导致呼吸衰竭。

6.神经肌肉病变如脑血管疾病脊髓颈段或高位胸段损伤、重症肌无力等均可累及呼吸肌,造成呼吸肌无力或麻痹,导致呼吸衰竭。

二、临床表现

(一)呼吸困难

多数有明显的呼吸困难,早期表现为呼吸频率增加,病情严重时出现呼吸困难,辅助呼吸肌活动增加,可出现三凹征。

(二)发绀

发绀是缺氧的典型表现。当 SaO_2 低于 90％时,出现口唇、指甲和舌发绀。

(三)精神、神经症状

急性呼衰可迅速出现精神紊乱、躁狂、昏迷、抽搐等症状。

(四)循环系统

早期心率增快、血压升高;严重缺氧和酸中毒时,可引起周围循环衰竭、血压下降、心肌损害、心律失常甚至心搏骤停。

(五)消化和泌尿系统

急性严重呼衰时可损害肝、肾功能,并发肺心病时出现尿量减少。部分患者可引起应激性溃疡而发生上消化道出血。

三、急救措施

(一)保持呼吸道通畅

气道不通畅可加重呼吸肌疲劳,气道分泌物积聚时可加重感染,并可导致肺不张,减少呼吸面积,加重呼吸衰竭,因此,保持气道通畅是纠正缺氧和 CO_2 潴留的最重要措施。

1.清除呼吸道分泌物及异物。

2.昏迷患者采用仰头抬颏法打开气道并将口打开。

3.缓解支气管痉挛:用支气管舒张药如 β_2 肾上腺素受体激动药、糖皮质激素等缓解支气管痉挛。

4.建立人工气道:如上述方法不能有效地保持气道通畅,可采用简易人工气道或气管内导管(气管插管和气管切开)建立人工气道,简易人工气道主要有口咽通气道、鼻咽通气道和喉罩,是气管内导管的临时替代方式。

(二)氧疗

Ⅱ型呼衰应给予低浓度(<35%)持续吸氧;Ⅰ型呼衰则可给予较高浓度(>35%)吸氧。给氧原则:在保证 PaO_2 迅速提高到 60mmHg 或 SpO_2 达 90% 以上的前提下,尽量降低吸氧浓度。

(三)增加通气量、减少 CO_2 潴留

1.呼吸兴奋药

主要用于以中枢抑制为主所致的呼衰,不宜用于以换气功能障碍为主所致的呼衰。常用药物有尼可刹米、洛贝林、多沙普仑等。使用原则如下。

(1)必须在保持气道通畅的前提下使用,否则会促发呼吸肌疲劳,进而加重 CO_2 潴留。

(2)脑缺氧、脑水肿未纠正而出现频繁抽搐者慎用。

(3)患者呼吸肌功能应基本正常。

(4)不可突然停药。

2.机械通气

对于呼吸衰竭严重、经上述处理不能有效地改善缺氧和 CO_2 潴留时,需考虑机械通气。

(四)一般支持疗法

一般支持疗法包括纠正酸碱平衡失调和电解质紊乱、加强液体管理、维持血细胞比容、保证充足的营养及能量供给等。

(五)重要脏器功能的监测与支持

重症患者需转入 ICU 进行积极抢救和监测,预防和治疗肺动脉高压、肺源性心脏病、肺性脑病、肾功能不全和消化道功能障碍,尤其要注意预防多器官功能障碍综合征(MODS)的发生。

四、护理要点

(一)呼吸困难的护理

1.取坐位或半卧位。

2.保持适宜温湿度,空气洁净清新,避免和去除诱发因素。

3.保持呼吸道通畅,观察呼吸次数、频率、深浅度和节律的变化,遵医嘱给予支气管解

痉药。

4.去除紧身衣服和厚重被服,减少胸部压迫。

(二)咳嗽、咳痰的护理

1.危重患者定时翻身拍背,无力咳痰者给予吸痰。

2.建立人工气道时要加强湿化,遵医嘱气道内滴药,并预防感染,滴药后及时吸痰。

(三)睡眠障碍的护理

出现烦躁不安、睡眠昼夜颠倒者,应注意患者的安全。指导患者调节、放松,促进睡眠。

(四)肺性脑病的护理

1.绝对卧床休息,呼吸困难时取半卧位,注意患者安全,必要时专人护理或加床栏,防止意外。

2.保持呼吸道通畅,协助翻身、拍背帮助排痰,痰液黏稠给予雾化吸入,及时吸痰。

3.纠正缺氧,持续低浓度、低流量(1～2L/min)吸氧。病情危重者建立人工气道。

4.密切观察生命体征,皮肤黏膜、意识及瞳孔等变化。

5.禁用或慎用镇静药,防止引起呼吸抑制。

6.控制液体滴注速度,液体总量一般24小时不超过1 500mL,记录出入量。

7.给予富有营养、少纤维、清淡易消化饮食,少量多餐,必要时给予鼻饲。

(五)一般护理

1.提供安静、整洁、舒适的环境。

2.急性发作时,护理人员应保持镇静,减轻患者焦虑。

3.给予高蛋白、高热量、高维生素、清淡易消化的饮食,少量多餐。

4.密切观察呼衰程度及血压、脉搏、尿量和神志,记录出入量。

5.遵医嘱给予氧疗。

6.严格限制探视,防止交叉感染。

五、健康宣教

1.指导患者缩唇呼吸法及腹式呼吸法,改善通气。

2.预防呼吸道感染,根据气温增加衣服,避免受凉。

3.戒烟,减少对呼吸道黏膜的刺激。

4.饮食采取少量多餐,进高蛋白、高维生素、易消化软食。

5.坚持适当的室外活动,也可采取人工被动免疫。

6.有哮喘病史的患者应随身携带沙丁胺醇气雾剂。

第四节　急性脑卒中

脑卒中又称"中风""脑血管意外",是一种急性脑血管疾病。指由于脑部血管突然破裂或因血管阻塞导致血液不能流入大脑而引起脑组织损伤的一组疾病,包括缺血性和出血性脑卒中。缺血性脑卒中包括短暂性脑缺血发作、脑梗死、脑栓塞;出血性脑卒中包括脑出血、蛛网膜下隙出血。

一、病因

(一)血管壁病变

以动脉粥样硬化最多见。

(二)血液流变学异常及血液成分改变

如血液黏稠度增高;凝血机制异常等。

(三)血流动力学改变

如高血压、低血压以及心功能障碍等。

(四)性别、年龄、种族等因素

研究发现我国人群脑卒中发病率高于心脏病,与欧美人群相反。

(五)不良生活方式

通常同时存在多个危险因素,如吸烟、不健康饮食、肥胖、缺乏适量运动、过量饮酒等,以及患者自身存在一些基础疾病如高血压、糖尿病和高脂血症,都会增加脑卒中发病风险。

(六)其他

如颈椎病、肿瘤等压迫邻近的大血管,影响供血;颅外形成的各种栓子引起脑栓塞。

二、临床表现

缺血性脑卒中常见表现为突然出现的半身不遂、说话不清、步态不稳、视物异常、眩晕、恶心呕吐、剧烈头痛等。短暂性脑缺血发作表现为突发局灶性脑或视网膜功能障碍,如持续时间短暂、多在1小时内恢复,最多不超过24小时,不遗留神经功能缺损症状。脑血栓形成起病缓慢,症状多在发病后10小时或1~2天达高峰。脑栓塞起病急,症状常在数秒至数分钟内达高峰,是所有急性脑血管病中发病速度最快的。

出血性脑卒中多见于50岁以上有高血压病史者,男性较女性多见,冬季发病率较高;体力活动或情绪激动时发病,多无前驱症状。临床表现的轻重主要取决于出血量和出血部位。出血量小者,可表现为单纯某一症状或体征,无全脑症状或较轻;出血量大者,发病后立即昏迷,全脑症状明显,出现脑水肿或脑疝。发生在脑干的出血,即使出血量不大,病情也较凶险。

三、急救措施

(一)开放气道

1.开放气道,保持呼吸道通畅。

2.呼吸平稳者给予鼻导管高流量吸氧。

3.对于舌后坠的患者立即置入口咽通气管。

4.呼吸<6次/分或>35次/分均提示呼吸功能障碍,应采用简易呼吸器辅助呼吸或行气管插管。

5.昏迷患者应取平卧位,头偏向一侧,及时清理口腔内的分泌物及呕吐物,防止误吸或窒息。

(二)准确判断病情

脑出血主要以突然摔倒后意识不清、剧烈头痛、呕吐为主要表现。脑血栓为静态发病,以肢体功能障碍、失语为主要表现。进行急救时应详细了解患者既往史及发病情况,迅速做出判断并及时进行正确处理。患者出现剧烈头痛、喷射性呕吐、意识障碍、血压增高等高颅压征象时,应迅速给予脱水治疗以减轻脑水肿。

(三)抢救药物应用

1.根据病情及时使用各种抢救药物:有明显颅内压增高表现应用20%甘露醇250mL快速静脉滴注(无心功能障碍者30分钟输注完毕)。

2.调整血压:脑梗死急性期应维持患者血压于较平时稍高水平,以保证脑部灌注,防止梗死面积扩大,除非血压过高(收缩压＞220mmHg或舒张压＞120mmHg及平均动脉压＞130mmHg)。脑出血急性期一般不应用降压药物,而以脱水降颅压治疗为基础。当血压≥200/110mmHg时,应采取降压治疗,使血压维持在略高于发病水平或180/105mmHg左右。

(四)严格控制体温

对持续高热患者应采取冰枕、冰帽、冰毯等物理降温,必要时可用退热药或冬眠疗法。

四、护理要点

(一)建立静脉通路

迅速建立1~2条静脉通道,原则是越早越好。根据病情及时使用各种抢救药物,保证脑的灌注压。固定好穿刺点,防止液体外渗。

(二)严密观察病情变化

1.密切监测生命体征及病情的变化。

2.尤其注意观察意识、瞳孔、血压、脉搏、呼吸,是否有头痛、呕吐等颅内高压症状。

3.如患者出现剧烈头痛、喷射性呕吐、烦躁不安、血压升高、脉搏减慢、意识障碍进行性加重、双侧瞳孔不等大、呼吸不规则等脑疝的表现,应及时报告医生。

4.准确记录患者出入量。

(三)用药护理

指导患者按医嘱正确服药,不能随意更改、终止或自行购药服用。告知患者药物的作用、不良反应的观察及用药注意事项。

(四)安全转运

在转运过程中应正确地搬运患者。原则上脑卒中患者应尽量减少搬动,早期的搬动可加重出血而诱发脑疝形成,在护送途中应取平卧位,头部稍抬高,减少震动。烦躁患者,应适当给予约束。

(五)基础护理

定时给患者翻身、扣背、保持口腔清洁,保持床单整洁、干燥,大小便失禁者应及时清理并保持皮肤的清洁干燥,预防口腔、肺部感染及压疮的发生,防止感觉障碍的身体部位受压或机械性刺激。避免过冷过热刺激,防止烫伤、冻伤。早晚温水全身擦拭,促进患肢血液循环和感觉舒适。

(六)心理护理

关心尊重患者,避免刺激和损伤患者自尊的言行;指导患者正确面对疾病,克服急躁心理和悲观情绪;增强患者自我照顾的能力和信心,避免过分依赖心理。

(七)康复护理

与患者及家属共同制订康复训练计划。告知患者保持床上、椅上的正确体位摆放及正常运动模式的重要性。指导患者早期进行肢体被动和主动运动的方法,鼓励患者每天数十次"十指交叉握手"的自我辅助运动及"桥式运动"训练,并辅以理疗、按摩、针灸,促进肢体功能早日康复。

五、健康宣教

1.保持情绪稳定,避免不良刺激。

2.合理饮食,指导患者进低盐低脂低糖、充足蛋白质和丰富维生素饮食。限制动物油脂摄入,戒烟酒,忌辛辣油炸食物和暴饮暴食。多吃蔬菜水果、芹菜、山楂、香蕉、海带、鱼、芝麻、大枣、豆类、食醋等。

3.生活有规律,保证充足睡眠,适当锻炼,避免脑力和体力的过度劳累和突然用力过猛。

4.养成定时排便的习惯,保持大便通畅,避免用力排便。

5.按医嘱正确服药,积极防治高血压、糖尿病、高脂血症、冠心病、肥胖病。

6.发现肢体麻木、无力、头晕、头痛、复视或突然跌倒时应引起重视,及时就医。

7.适当锻炼,促进肢体功能早期恢复。

第五节　急性颅脑损伤

颅脑损伤是头颅和脑组织遭受暴力打击所承受的伤害。多见于交通、工矿事故,以及坠落、跌倒和各种锐器、钝器、火器、爆炸及自然灾害等对头部的伤害,常合并身体其他部位的损伤同时存在。颅脑损伤总病死率在4%～5%,重型颅脑损伤的病死率高达30%～50%。颅脑损伤分为头皮损伤、颅骨损伤、脑损伤。

一、头皮损伤

头皮分为五层:皮肤、皮下组织、帽状腱膜、帽状腱膜下层、骨膜层。

(一)头皮血肿

多由钝器伤所致,按血肿出现于头皮的层次分为如下。

1.皮下血肿

皮下血肿常见于产伤或碰伤,血肿位于皮肤表层与帽状腱膜之间。因受皮下纤维限制,血肿体积小、张力高、压痛明显,有时周围组织肿胀隆起,中央反而凹陷,稍软,易误为凹陷性颅骨骨折,需经颅骨X线片作鉴别。

2.帽状腱膜下血肿

由于头部受到斜向暴力,头皮发生剧烈滑动,撕裂该层间的血管所致。因该处组织疏松,出血较易扩散,严重者血肿边界可与帽状腱膜附着缘一致,覆盖整个穹隆部,似戴一顶有波动的帽子。小儿及体弱者可因此致贫血或休克。

3.骨膜下血肿

常由于颅骨骨折引起,血肿多局限于某一颅骨范围内,以骨缝为界。

急救措施:较小的头皮血肿,一般在1～2周内可自行吸收,无须特殊处理。早期可给予冷敷以减少出血和疼痛;24～48小时后改用热敷以促进血肿吸收,切忌用力揉搓。若血肿较大,则应在严格皮肤消毒下,分次穿刺抽吸后加压包扎。处理头皮血肿同时,应警惕合并颅骨损伤及脑损伤可能。

(二)头皮裂伤

头皮裂伤是常见的开放性头皮损伤,多为锐器或钝器打击所致。头皮血管丰富,出血较多,可引起失血性休克。头皮裂伤较浅时,因断裂血管受头皮纤维隔的牵拉,出血量反较帽状腱膜全层裂伤者多。由于出血多,常引起患者紧张,使血压升高,加重出血,应给予适当解释。

急救措施:局部压迫止血,争取12小时内清创缝合。

(三)头皮撕脱伤

多因发辫受机械力牵拉,使大块头皮自帽状腱膜下层或连同骨膜一并撕脱。剧烈疼痛及大量出血可导致失血性或疼痛性休克。

急救措施:除加压包扎止血、防止休克外,应保留撕脱的头皮,用无菌敷料包裹,避免污染,隔水放置于有冰块的容器内,随患者一起送往医院,争取清创后再植皮。手术应争取在伤后6～8小时内进行,清创植皮后,应保护植皮片不受压、不滑动,以利皮瓣成活。对于骨膜已撕脱不能再植者,需清洁创面,在颅骨外板上多处钻孔,深达板障,待骨孔内肉芽组织生成后再行植皮。

二、颅骨骨折

颅骨骨折指颅骨受暴力作用致颅骨结构改变。其临床意义不在于骨折本身,而在于骨折所引起的脑膜、脑、血管和神经损伤,可合并脑脊液漏、颅内血肿及颅内感染等。按骨折部位分为颅盖骨折和颅底骨折。按骨折形态分为线性骨折和凹陷性骨折。按骨折是否与外界相通分为开放性骨折和闭合性骨折。

(一)颅盖骨折

1.线性骨折

线性骨折发生率最高,局部压痛、肿胀。应警惕合并脑损伤和颅内出血,尤其是硬脑膜外血肿,有的患者可伴发局部骨膜下血肿。

2.凹陷性骨折

局部可扪及局限性下陷区。若凹陷骨折位于脑重要功能区浅表,还可出现偏瘫、失语、癫痫等神经系统定位病征。

急救措施:单纯线性骨折:无须特殊处理,仅需卧床休息,对症止痛、镇静等。

凹陷性骨折:原则是手术复位。

手术指征:①合并脑损伤或骨折直径>5cm致颅内高压。②骨折压迫脑功能区出现病征。③非功能区骨折凹陷深度>1cm。④开放性粉碎性凹陷骨折。

(二)颅底骨折

颅底骨折多因强烈的间接暴力作用于颅底所致,常为线性骨折。颅底部的硬脑膜与颅骨黏附紧密,故颅底骨折时易撕裂硬脑膜,产生脑脊液外漏而成为开放性骨折。颅底骨折常因出现脑脊液漏而确诊。依骨折的部位不同可分为颅前窝、颅中窝和颅后窝骨折。

急救措施:本身无须特殊治疗,重点在于观察有无脑损伤及处理脑脊液漏、脑神经损伤等并发症。出现脑脊液漏即属开放性损伤,应使用 TAT 及抗生素预防感染,大部分漏口在伤后1~2周自愈。若4周以上仍未停止,可行手术修补硬脑膜。若骨折片压迫视神经,应尽早手术减压。

三、脑损伤

脑损伤是指脑膜、脑组织、脑血管以及脑神经的损伤。据受伤后脑组织是否与外界相通分为开放性和闭合性脑损伤。据脑损伤病理改变的先后分为原发性和继发性脑损伤。

(一)脑震荡

脑震荡为一过性脑功能障碍,无肉眼可见的神经病理改变,但在显微镜下可见神经组织结构紊乱。脑震荡是最常见的轻度原发性脑损伤。

1.临床表现

患者在伤后立即出现短暂的意识障碍,持续数秒或数分钟,一般不超过 30 分钟。同时可出现皮肤苍白、出汗、血压下降、心动缓慢、呼吸微弱、肌张力减低、各生理反射迟钝或消失。清醒后多不能回忆受伤前及当时的情况,称为逆行性遗忘。常有头痛、头昏、恶心、呕吐等症状。

2.急救措施

通常无须特殊治疗。一般卧床休息1~2周可完全恢复。可适当给予镇静、镇痛等对症处理,但禁用吗啡及哌替啶。

(二)脑挫裂伤

脑挫裂伤是脑挫伤和脑裂伤的统称,是指暴力作用于头部造成脑组织的器质性损伤。通常发生在暴力打击的部位和对冲的部位,或因脑组织的变形和剪性应力引起原发性脑损伤。

1.临床表现

(1)意识障碍>30 分钟,严重者持续长期昏迷。

(2)颅高压症状:头痛,喷射性呕吐。

(3)局灶症状体征:失语、肢体抽搐、偏瘫等。

(4)脑疝:意识障碍、偏瘫、瞳孔散大、锥体束征阳性。

(5)脑干损伤:持久昏迷、生命体征极度紊乱,两侧瞳孔时大时小,眼球歪斜、凝视,两侧锥体束征阳性,四肢肌张力增高呈去大脑强直,交叉瘫。

(6)延髓损伤:严重的呼吸、循环障碍。

(7)下丘脑损伤:昏迷、高热或低温,可出现消化道出血或穿孔、糖尿、尿崩症及电解质紊乱。

2.急救措施

以非手术治疗为主,减轻脑损伤后的病理生理反应,预防并发症。

(1)非手术治疗

1)防治脑水肿是治疗脑挫裂伤的关键,可采用脱水、激素或过度换气等治疗对抗脑水肿、降低颅内压,吸氧、限制液体入量,冬眠低温疗法降低脑代谢率。

2）静卧、休息，床头抬高 15°～30°，宜取侧卧位。

3）保持呼吸道通畅，必要时行气管切开或气管内插管辅助呼吸。

4）营养支持，维持水电解质酸碱平衡。

5）应用抗生素预防感染。

6）对症处理，如镇静、止痛、抗癫痫等。

7）严密观察病情变化。

8）促进脑功能恢复：应用营养神经药物。

（2）手术治疗：重度脑挫裂伤经上述治疗无效，颅内压增高明显甚至出现脑疝迹象时，应做脑减压术或局部病灶清除术。

（三）颅内血肿

颅内血肿是颅脑损伤中最多见、最危险，却又是可逆的继发性病变。由于血肿直接压迫脑组织，常引起局部脑功能障碍的占位性病变症状和体征以及颅内压增高的病理生理改变，若未及时处理，可导致脑疝危及生命，早期发现和及时处理可在很大程度上改善预后。

根据血肿的来源和部位分为：硬脑膜外血肿、硬脑膜下血肿和脑内血肿。根据血肿引起颅内压增高及早期脑疝症状所需时间分为：急性期（3 天内出现症状），亚急性（3 天至 3 周出现症状），慢性期（3 周以上才出现症状）。

1.硬脑膜外血肿

硬脑膜外血肿是指出血积聚于颅骨与硬脑膜之间。临床表现可有意识障碍，中间清醒期，颅内压增高，脑疝的表现。

急救措施：立即手术，清除血肿。

2.硬脑膜下血肿

硬脑膜下血肿是指出血积聚在硬脑膜下腔，是最常见的颅内血肿。血肿多位于额颞部。出血多来自挫裂的脑实质血管。临床表现为意识障碍严重，昏迷时间长，中间清醒期不明显，一般表现为持续性昏迷或意识障碍程度进行性加重。

处理原则：尽早手术。

3.脑内血肿

（1）浅部血肿：出血来自脑挫裂伤灶，常伴颅骨凹陷性骨折，好发于额叶和颞叶，常与硬脑膜下和硬膜外血肿并存。

（2）深部血肿：多见于老年人，脑表面无明显挫伤。临床表现以进行性意识障碍加重为主，可有偏瘫、失语、癫痫等局灶症状。

处理原则：手术清除血肿。

四、护理要点

（一）现场急救护理要点

1.保持呼吸道通畅

患者侧卧，手法或吸引器清除口鼻咽呕吐物或血块；吸氧；放置口咽通气管、气管插管、气管切开；禁用吗啡。

2.妥善处理伤口

头皮损伤加压包扎;开放性颅脑损伤应剪短头发,消毒时酒精勿入伤口;伤口不冲洗、不用药;外露脑组织周围消毒纱布卷保护,外加干纱布包扎,避免受压。保护插入颅腔的致伤物不可拔出,应手术清创取出。

3.防治休克

一旦休克应查明有无颅外合并伤,患者应平卧、保暖、吸氧、扩容。

(二)急诊室护理要点

1.立即使用心电监护仪,严密监测生命体征,密切观察意识、瞳孔、四肢活动、头痛、呕吐等情况。

2.保持呼吸道通畅,给予吸氧,必要时吸痰。

3.迅速建立静脉通路,积极采取脱水、降压、止血等维持正常生命体征的措施。

4.配合医生实施急救措施,如心肺复苏、气管插管、紧急控制活动性出血、降低颅内高压等。

5.准确、及时、客观做好抢救护理记录。

(三)特殊情况护理要点

1.昏迷、脑疝危重患者快速处理

(1)保持呼吸道通畅,必要时行气管插管。

(2)建立静脉通路,快速输入脱水剂。

(3)护送患者做 CT 检查。

(4)通知相关科室会诊,并做好术前准备。

(5)安全转送患者至相应科室。

2.癫痫发作急救措施

(1)发现患者癫痫发作,立即给予平躺,解开衣领和裤带。

(2)立即通知医生,同时迅速将开口器或压舌板从患者白齿处放入,防止舌咬伤。

(3)清除口鼻腔分泌物,保持呼吸道通畅,高流量吸氧。

(4)建立静脉通路,遵医嘱用药。

(5)密切观察生命体征变化情况,注意抽搐时有无双眼上翻、口吐白沫、颈项强直等,并及时准确记录。

(6)做好安全保护措施,转移周围危险物品,拉起床栏保护,家属随时陪护,防止坠床或受伤,抽搐未停止前,不得强行按压肢体。

(7)若发现呼吸停止,立即行心肺复苏。

3.躁动不安的处理

(1)首先分析原因,排除有无尿潴留、约束带过紧、硬物压于身体下方等因素。

(2)酌情使用镇静剂。

(3)做好安全防护措施,转移周围危险物品,拉起床栏保护,家属随时陪护,必要时使用约束用具。

(4)严密观察意识、瞳孔、生命体征等,注意有无病情恶化,及时准确做好记录。

五、健康宣教

(一)饮食指导

伤后第一天一般需禁食,如无呕吐可逐步进食流质、半流质,无咀嚼和吞咽困难可逐步过渡到软食。应进食高热量、高蛋白、易消化的食物,以保证营养的供给,促进损伤的修复。早期胃肠功能未恢复时尽量少食牛奶、豆浆及含糖类食物,防止产气过多而引起肠胀气。伴有消化道出血时,应暂禁食,出血停止后方可进食流质,避免刺激性食物,以免加重消化道出血。

(二)心理指导

无论损伤轻重,患者及家属均对脑损伤的恢复存在一定忧虑,担心能否适应今后工作,是否会影响生活。应鼓励轻型损伤患者尽早自理生活,恢复过程中出现头痛、耳鸣、记忆力减退者应给予适当解释和宽慰,使其树立信心。

(三)康复训练

脑损伤遗留的语言、运动和智力障碍,在伤后 1～2 年有部分恢复的可能。家属应实行全天 24 小时陪护制度,让患者在家属的视线范围内活动。提高患者自信心,制订康复计划,进行废损功能训练,如语言、记忆力等方面的训练,以改善生活自理能力以及社会适应能力。

第六节　急性心律失常

心脏起搏及传导异常而导致心脏节律、频率和激动异常,称为心律失常。

一、病因及分类

(一)诱因

紧张、焦虑的情绪及饮酒、浓茶、咖啡等常常诱发快速性心律失常。运动员常为窦性心动过缓。夜间睡眠也可有窦性心动过缓。

(二)病因

1.激动起源异常。

(1)窦房结起搏点激动程序与规律异常。

(2)心脏激动全部或部分起源于窦房结以外的其他部位,为异位节律,异位节律又分为主动性和被动性。

2.激动传导异常:最多见的是传导阻滞,包括传导延缓或传导中断;另一类为激动传导通过异常旁路,使部分心肌提前激动,属传导途径异常。

3.激动起源异常和激动传导异常同时存在,相互作用,引起复杂心律失常表现。

二、临床表现

(一)窦性心律及窦性心律失常

起源于窦房结的心律,称为窦性心律。属于正常节律。窦性心律的心电图特征:P 波规律出现,在 Ⅰ、Ⅱ、aVF 导联直立,aVR 导联倒置,PR 间期 0.12～0.20 秒。成人正常频率范围:60～100次/分。

1.窦性心动过速

成人窦性心律的频率＞100 次/分为窦性心动过速。常见于甲亢、发热、运动、精神紧张、贫血等情况。

(1)病因与发病机制:窦性心动过速常与交感神经兴奋及迷走神经张力降低有关。它不是一种原发性心律失常,可由多种原因引起:

1)生理性:运动、焦虑、情绪激动、饮浓茶、喝酒等引起。

2)病理性:发热、血容量不足、贫血、甲状腺功能亢进及呼吸功能不全、低氧血症、低钾血症、心力衰竭等。

3)药物:应用肾上腺素、异丙肾上腺素、阿托品等。

(2)临床表现:患者有心悸、出汗、头昏、眼花、乏力等症状,也可有原发疾病的表现,可诱发其他心律失常或心绞痛。

(3)治疗要点:消除诱因,治疗原发病。尽量避免诱因,如饮浓茶、喝酒及应用使心率加快的药物。保持心情愉快,防止过度激动与焦虑。如有心肺疾病或其他全身性疾病时应积极治疗。如反复发作、症状明显而影响日常生活与工作时,应及时就诊,尽早查明原因,以利防治。窦性心动过速药物治疗首选酒石酸美托洛尔。

2.窦性心动过缓

窦性心律的频率＜60 次/分为窦性心动过缓。

(1)病因及发病机制

1)生理性:多见于健康的成人,尤其是运动员、老年人和睡眠时。窦性心动过缓最常见的原因是迷走神经张力增高。

2)病理性:亦见于冠心病、急性心肌梗死、心肌炎、心肌病或病窦综合征等器质性心脏病及颅内压增高、血钾过高、甲状腺功能减退等。

3)药物:应用洋地黄、β-受体阻滞剂、利血平、胍乙啶或甲基多巴等也可致窦性心动过缓。

(2)临床表现:患者多无自觉症状,当心率过慢致心排出量不足时,可有胸闷、头晕甚至昏厥等。

(3)治疗要点:如心率不低于 50 次/分,一般不引起症状,不需治疗。如心率低于 40 次/分伴心绞痛、心功能不全或中枢神经系统功能障碍,可用阿托品、麻黄碱或异丙肾上腺素以提高心率。

3.窦性心律不齐

窦性心律的节律相对不整,同一导联上 PP 间期差异＞0.12 秒。

4.窦性停搏

在规律的窦性心律中,因窦房结功能障碍或迷走神经张力增大,在短时间内窦房结停止激动,表现为规则的 PP 间距中突然出现 P 波脱落而形成长 PP 间距,长 PP 间距与正常 PP 间距不成倍数关系。

(二)期前收缩

期前收缩是临床上最常见的心律失常。源于窦房结以外的异位起搏点提前发出的激动,称为期前收缩,又称期前收缩。描述期前收缩心电图特征常用到以下术语。

联律间期:异位搏动与期前窦性搏动之间的时距。

代偿间歇:即内含期前收缩的前后两个基础心搏之间的间期。

房性期前收缩大多为不完全性代偿间歇。交界性和室性期前收缩表现为完全性代偿间歇。

1.室性期前收缩心电图表现

(1)QRS波前无P波。

(2)QRS形态宽大畸形,而T波方向多与QRS的主波方向相反。

(3)多为完全性代偿间歇。

2.房性期前收缩心电图表现

(1)提前出现的异位P′波与窦性P波形态不同。

(2)P′-R间期>0.12秒。

(3)大多为不完全性代偿间歇。

3.交界性期前收缩心电图表现

(1)QRS-T波前无窦性P波,QRS-T形态与正常窦性波形基本相同。

(2)出现逆行P波,可发生于QRS波群之前或之后,或与QRS相重叠。

(3)大多为完全性代偿间歇。

(三)异位性心动过速

异位节律点兴奋性增高或折返激动引起的快速异位心律,称为异位性心动过速。根据异位节律点的部位,可分为房性、室性及交界性心动过速。

1.阵发性室上性心动过速

阵发性室上性心动过速分为房性和与房室交界区相关的心动过速,统称为室上性心动过速(室上速)。有突发、突止的特点,频率在160~250次/分,QRS形态一般正常,节律快而规则。

2.室性心动过速

室性心动过速为宽QRS波心动过速类型,心电图表现如下。

(1)节律可不齐,频率为140~200次/分。

(2)QRS波形态宽大畸形,时限>0.12秒。

(3)若可见P波,且QRS波频率快于P波频率,PR之间无固定关系,可明确诊断。

(4)若出现心房激动夺获心室或发生室性融合波,也可明确诊断。

3.尖端扭转型室性心动过速(torsade de pointes,TDP)

尖端扭转型室性心动过速是一种严重的室性心律失常。可见一系列增宽变形的QRS波群,QRS波围绕基线不断扭转其主波方向,每次发作持续数秒到数十秒自行终止,极易复发或转为心室颤动。

(四)扑动与颤动

1.心房扑动(atrial flutter,AFL)心电图特点

正常P波消失,出现连续的锯齿状扑动波(F波),在Ⅱ、Ⅲ、aVF导联较为清晰;F波间无等电位线,频率为240~350次/分,波幅大小一致,间隔规则。

2.心房颤动(atrial fibrillation,AF)心电图特点

正常 P 波消失,出现大小不等、形状各异的颤动波(F 波),频率为 350～600 次/分,V₁ 导联较明显;RR 绝对不齐,QRS 波一般不增宽。

3.心室扑动与心室颤动

心室扑动和心室颤动均属于致死性心律失常。心室扑动心电图特点:无正常 QRS-T 波,出现连续快速且相对规则的大振幅波动,频率 200～250 次/分。心室颤动心电图上 QRS-T 波消失,代之以大小不等、极不匀齐的低小波,频率 200～500 次/分。

(五)心脏传导阻滞

心脏传导阻滞按发生部位分为窦房传导阻滞、房内传导阻滞、房室传导阻滞和室内传导阻滞。但前两种情况不常见,在此不做介绍。

1.房室传导阻滞(atrio-ventricular block,AVB)

传导系统的阻滞部位越低,潜在节律点的稳定性越差,危险性越大。该类心律失常多见于器质性心脏病。

(1)一度房室传导阻滞:表现为 PR 间期延长。成人 PR 间期＞0.20 秒(老年人 PR 间期＞0.22 秒),可诊断为一度房室传导阻滞。

(2)二度房室传导阻滞:心电图主要表现为部分 QRS 波脱漏,分以下两种。

1)二度Ⅰ型房室传导阻滞:P 波规律出现,PR 间期逐渐延长,直至 P 波下传受阻,脱漏 1 个 QRS 波群后 PR 间期又缩短,之后又逐渐延长,如此循环出现,称为文氏现象。

2)二度Ⅱ型房室传导阻滞:PR 间期恒定,部分 P 波后无 QRS 波群。连续出现 2 次及以上的 QRS 波群脱漏,称为高度房室传导阻滞。

3)三度房室传导阻滞:当房室交界区以上的激动都不能通过阻滞部位时,阻滞部位以下的潜在起搏点发放激动,出现逸搏心律。心电图表现为:P 波与 QRS 波没有关系,心房率快于心室率。又叫完全性房室传导阻滞。

2.室内传导阻滞

根据 QRS 波群的时限是否≥0.12 秒而分为完全性和不完全性束支传导阻滞。

(1)右束支传导阻滞(right bundle branch block,RBBB)心电图表现:V₁ 或 V₂ 导联 QR 呈 rsR'型或 M 形,Ⅰ、V₅、V₆导联 S 波增宽而有切迹,aVR 导联呈 QR 型,R 波宽而有切迹,Ⅰ、V₅、V₆导联 T 波方向与终末 S 波方向相反,仍为直立。

(2)左束支传导阻滞(left bundle branch block,LBBB)心电图表现:V₁、V₂导联呈 rS 波或宽而深的 QS 波,ST-T 方向通常与 QRS 波群主波方向相反,Ⅰ、aVL、V₅、V₆导联 R 波增宽。

(六)预激综合征

预激综合征又称 WPW 综合征,属显性房室旁路,来自窦房结的激动或心房激动可经旁路纤维下传,预先激动部分心室肌,同时经正常传导途径下传激动其他部分心室肌,心电图特征:①PR 间期＜0.12 秒;②QRS 波≥0.12 秒;③QRS 波起始部有预激波(delta 波);④继发 ST-T 改变。根据 V₁ 导联 delta 波极性和 QRS 主波方向可初步定位,当 V₁ 导联 delta 波正向,而且以 R 波为主,一般为左侧旁路;当 V₁ 导联 delta 波负向或 QRS 主波以负向波为主,多为右侧旁路。

（七）逸搏与逸搏心律

当高位的节律点发生病变或受到抑制，出现停搏或节律明显减慢时，低位起搏点就会发出一个或一连串的冲动，激动心房或心室，发生 1～2 个称为逸搏；若连续 3 个以上称为逸搏心律。按发生部位分为房性、房室交界性和室性逸搏。临床上以房室交界性逸搏最为多见，房性逸搏最少。

三、急救措施

（一）非洋地黄中毒所致室上性心动过速

准备同步电复律。

（二）洋地黄中毒所致室上性心动过速

备好苯妥英钠。

（三）室性心动过速

立即备好胺碘酮、利多卡因或普鲁卡因、除颤器等急救药品设备。

（四）心动过缓

备好阿托品、异丙肾上腺素等；若药物疗效不佳，心率少于 45 次/分，准备安装起搏器。

（五）心房颤动心室率快

在评估血栓风险并充分抗凝后，给予电复律或药物复律。

（六）心室颤动

立即进行非同步电除颤和心肺复苏。严重心律失常者建立静脉通道，床边备抢救车、抗心律失常药、除颤器、临时起搏器等急救药品与仪器设备。

（七）绝大多数心源性昏厥可有效控制或治愈

比如缓慢性心律失常可心脏起搏、快速性心律失常可经导管心内射频消融、阵发室颤可安置自动心内除颤器、心脏解剖结构病变可经外科手术矫治。冠脉内支架植入、先天性心脏病经导管封堵缺损、室间隔消融解除流出道梗阻等尖端技术高效、安全，可根治多数心律失常，已成为传统药物治疗的重要替代和补充。

四、护理要点

（一）病情观察

1.观察心律

密切监测脉率、心律及心电图，及时发现心电图变化和危急征兆。护士应掌握常见异常心电图波形，在心电监护中能识别各种心律失常，并做好应急处理，及时报告医生，做好记录。

当发现以下任何一种心律失常，都应及时与医师联系，并准备急救处理。

（1）危险的频发室性期前收缩、室性期前收缩呈联律出现、连续出现两个以上多源性室性期前收缩、伴 Ron T 情况。

（2）反复发作的短阵室性心动过速。

（3）完全性房室传导阻滞。

（4）心室扑动、心室颤动。

（5）心率低于 40 次/分或心率大于 160 次/分。

2.观察血压

若患者收缩压低于80mmHg,脉压差小于20mmHg,面色苍白、脉搏细速、出冷汗、神志不清、四肢厥冷、尿量减少,应立即进行抗休克等抢救处理。

3.及时发现阿-斯综合征或心搏骤停

若患者出现意识丧失、昏迷、抽搐、大动脉搏动消失、心音消失、血压测不到、呼吸停止或发绀、瞳孔散大则可能发生了阿-斯综合征或心搏骤停,应立即实施急救,并通知医生,积极配合抢救。

(二)一般护理

1.休息

偶发、无器质性心脏病的心律失常患者,不需卧床休息,注意劳逸结合;对有血流动力学改变的轻度心律失常患者应适当休息,避免劳累;严重心律失常者应卧床休息,直至病情好转后再逐渐起床活动。

2.饮食

给清淡、易消化、低脂和富于营养的饮食,宜少量多餐。心功能不全的患者应限制钠盐摄入,对服用利尿剂者应鼓励多进食富含钾盐的食物,如橘子、香蕉等,避免出现低钾血症而诱发心律失常。饱食、饮刺激性饮料(如浓茶、咖啡等)、吸烟和酗酒均可诱发心律失常,应予避免。

3.心理护理

为患者安排安静、舒适的环境,避免不良刺激,保持心情愉快,消除其思想顾虑和悲观情绪,取得理解和配合。功能性心律失常者,经过休息、精神安慰和消除各种诱因可取得显效,必要时可酌情使用镇静剂。

(三)用药护理

严格遵守医嘱按时按量给予抗心律失常药物,静脉注射时速度宜慢(腺苷除外),一般5～15分钟内注完,静脉滴注药物时尽量用输液泵调节速度。根据不同抗心律失常药物的作用及不良反应,给予相应的护理。

1.利多卡因

可致头晕、嗜睡、视物模糊、抽搐和呼吸抑制,所以静脉注射1小时内的总量不得超过300mg。

2.苯妥英钠

可引起皮疹、白细胞减少,故用药期间应定期复查白细胞计数。

3.普罗帕酮

易致恶心、口干、头痛等,应饭后服用。

4.奎尼丁

可出现神经系统方面改变,同时可致血压下降、QRS增宽、QT间期延长,故给药时须定期测心电图、血压、心率、心律,若血压下降、心率慢或心律不规则应暂停给药。

5.胺碘酮

静脉用药易引起静脉炎,应选择大血管,配制药物浓度不要过高,严密观察穿刺局部情况,谨防药物外渗。

6.洋地黄

洋地黄与奎尼丁、胺碘酮、维拉帕米、阿司匹林等药物合用可增加中毒机会,给药前应询问是否使用了以上药物。使用洋地黄应严密观察是否出现恶心、呕吐,神经系统症状如头痛、倦怠、视力模糊、黄视、绿视,各种心律失常如室性期前收缩、房性期前收缩、心房颤动、房室传导阻滞等洋地黄中毒表现。一旦出现,立即停药,遵医嘱对症抢救治疗。

五、健康宣教

(一)避免诱发因素

避免情绪紧张、过度劳累、急性感染、受凉、寒冷、刺激性食物、吸烟、饮酒、饮浓茶和咖啡等心律失常诱发因素。

(二)自我监测

教会患者自测脉搏,每天早、晚和出现不适时测量脉搏,做好记录。

(三)遵医嘱用药

坚持服药,不得随意增减药物或中断治疗。

(四)掌握应急措施

指导患者或家属如何应急处理心律失常发作,如何及时诊治,如何进行心肺复苏等。

(五)及时诊治、复查

1.告知患者或家属,出现下列情况要及时就诊

(1)脉搏少于60次/分,并有头晕、目眩感。

(2)脉搏超过100次/分,休息及放松后仍不减慢。

(3)脉搏节律不齐,有漏搏或期前收缩5次/分以上。

(4)患者平素脉搏整齐,现出现节律不整。

(5)应用抗心律失常药物后出现不良反应等。

2.定期复查心电图,随时调整治疗方案

(六)注意安全

安装人工心脏起搏器患者应随身携带诊断卡和异丙肾上腺素或阿托品药物。

第七节　急性上消化道出血

急性上消化道出血指屈氏韧带以上的消化道,包括食管、胃、十二指肠、胆道等病变引起的出血,以及胃空肠吻合术后的空肠病变出血。出血的病因可为上消化道疾病或全身性疾病。在所有引起急性上消化道出血的病因中,十二指肠溃疡、胃溃疡和食管静脉曲张占前三位。

一、病因

(一)上胃肠道疾病

1.食管疾病和损伤

反流性食管炎、食管憩室炎、食管癌、食管消化性溃疡;食管物理性损伤,如食管贲门黏膜

撕裂综合征,器械检查,食管异物或放射性损伤;食管化学性损伤,如强酸、强碱或其他化学品引起的损伤。

2.胃、十二指肠疾病

消化性溃疡,急性胃黏膜损害,慢性胃炎,胃黏膜脱垂,胃癌或其他肿瘤,胃手术后病变如吻合口溃疡、吻合口或残胃黏膜糜烂、残胃癌,胃血管异常如血管瘤、动静脉畸形,其他病变如急性胃扩张、胃扭转、重度钩虫病等。

3.空肠疾病

胃肠吻合术后空肠溃疡、空肠 Crohn 病。

(二)门静脉高压

引起食管胃底静脉曲张破裂,如肝硬化,门静脉阻塞。

(三)上胃肠道邻近器官或组织的疾病

1.胆道出血

胆囊或胆管结石或癌症、胆道蛔虫症、术后胆总管引流管造成胆道受压坏死,肝癌、肝脓肿或肝动脉瘤破入胆道。

2.胰腺疾病

胰腺癌、急性胰腺炎并发脓肿溃破入十二指肠。

3.其他

主动脉瘤、肝或脾动脉瘤破裂入食管、胃或十二指肠,纵膈肿瘤或脓肿破入食管。

(四)全身性疾病

如血液病、尿毒症、血管性疾病、结缔组织病、应激性溃疡、急性感染性疾病等。

二、临床表现

典型的临床表现为呕血、黑便或血便,常伴失血性周围循环衰竭。

(一)呕血

上消化道出血的特征性症状:呕吐物的颜色主要取决于是否经过胃酸的作用。出血量小,在胃内停留时间较长,呕吐物多呈棕褐色咖啡渣样;出血量大、出血速度快、在胃内停留时间短,呕吐物呈鲜红或有血凝块。通常幽门以上大量出血表现为呕血。

(二)黑便或便血

黑便色泽受血液在肠道内停留时间长短的影响。通常黑便或柏油样便是血红蛋白中铁与肠内硫化物作用形成硫化铁所致;出血量大、速度快,肠蠕动亢进时,粪便可呈暗红色甚至鲜红色,类似下消化道出血。

(三)失血性周围循环衰竭

出血量大、速度快时可出现不同程度的头晕、乏力、心悸、出汗、口渴、黑矇、昏厥、尿少以及意识改变。少数患者就诊时仅有低血容量性周围循环衰竭症状,而无显性呕血或黑便,需注意避免漏诊。

(四)其他临床表现

1.贫血和血常规变化

急性大量出血后均有失血性贫血。

2.发热

大量出血后，多数患者在 24 小时内出现低热，持续几日至一周。发热的原因可能由于血容量减少、周围循环衰竭，导致体温调节中枢功能障碍。

3.氮质血症

大量出血后，肠道中血液的蛋白质消化产物被吸收，引起血中尿素氮浓度增高，称为肠性氮质血症。

三、急救措施

上消化道出血的急诊诊治过程分为三个阶段，分别是紧急治疗期、病因诊断期和加强治疗期。①紧急治疗期：患者入院 6～48 小时，治疗目标是控制急性出血、维持患者生命体征平稳并针对患者病情做出初步诊断及评估，治疗手段以药物治疗为主。②病因诊断期：入院 48 小时内，急性出血得到控制，患者血流动力学稳定的情况下，行急诊内镜检查以明确病因并进行相应的内镜下治疗。无法行内镜检查的患者，可根据情况进行经验性诊断、评估和治疗。③加强治疗期：入院后 3～7 天，治疗目标是病因治疗，预防早期再出血的发生。病因明确后，可根据不同病因采取不同的治疗手段。临床推荐采用以药物联合内镜治疗为主的综合治疗方法。

（一）体位与保持呼吸道通畅

大出血时取平卧位并将下肢略抬高，以保证脑部供血。呕吐时头偏向一侧，防止窒息或误吸；必要时用负压吸引器清除气道内的分泌物、血液或呕吐物，保持呼吸道通畅。给予吸氧。

（二）建立静脉通道

危重大出血和老年患者应建立中心静脉通道，便于快速补液输血。

（三）快速补液、输血纠正休克

1.通常主张先输液，存在以下情况考虑输血：收缩压低于 90mmHg，或较基础收缩压下降超过 30mmHg；血红蛋白低于 70g/L，血细胞比容低于 25%；心率增快，超过 120 次/分钟。

2.病情危重紧急时，输液输血同时进行。

3.对高龄、伴心肺肾疾病患者，应防止输液量过多，以免引起急性肺水肿。对于急性大量出血者，应尽可能施行中心静脉压监测，指导液体输入量。

4.血容量充足的指征：收缩压 90～120mmHg；脉搏＜100 次/分钟；尿量＞40mL/h、血 Na^+＜140mmol/L；神志清楚或好转，无明显脱水貌。

（四）止血措施

1.药物治疗

（1）生长抑素：对上消化道出血的止血效果较好。短期使用几乎没有严重不良反应，但价格较贵。

（2）体后叶素：食管、胃底静脉曲张破裂出血时常用药物，但患高血压病、急性冠脉综合征或孕妇不宜使用。

2.三腔二囊管压迫止血

适用于食管胃底静脉曲张破裂出血。用气囊压迫食管胃底曲张静脉，其止血效果肯定，但患者痛苦、并发症多，早期再出血率高，宜用于药物不能控制出血时暂时使用，以争取时间准备其他治疗措施。

3.内镜直视下止血

消化性溃疡出血约 80％不经特殊处理可自行止血。内镜止血适用于有活动性出血或暴露血管的溃疡。治疗方法包括激光光凝、高频电凝、微波、热探头及注射疗法。食管胃底静脉曲张破裂出血可在内镜直视下注射硬化剂至曲张的食管静脉;亦可用圈套结扎曲张静脉;或同时使用两种方法,这两种方法多能达到止血目的,可有效防止早期再出血,是目前治疗食管胃底静脉曲张破裂出血的重要止血手段。该治疗方法的并发症主要有局部溃疡、出血、穿孔、瘢痕狭窄等。

4.血管介入技术

食管胃底静脉曲张破裂大出血内科治疗无效时可考虑经颈静脉肝内门体静脉分流术。胃、十二指肠出血也可以选择性栓塞出血动脉进行止血。

5.手术治疗

消化道出血内科治疗无效时,可考虑外科手术。

四、护理要点

(一)一般护理

绝对卧床休息,头偏向一侧避免误吸,保持呼吸道畅通,必要时吸氧。保持皮肤及肛周的清洁,及时清除排泄物,更换污染的衣物与被服,避免不良刺激。

(二)急救护理

1.严密监测患者生命体征,每 15～30 分钟测量脉搏、血压 1 次。

2.迅速建立两条静脉通道,快速输液输血扩充血容量,遵医嘱使用止血剂。

3.活动性出血期间禁食。

4.严格遵医嘱用药,熟练掌握所用药物的药理作用、注意事项及不良反应。

5.观察呕血、黑便的颜色、次数、量、性状,估计出血量及程度,准确记录 24 小时出入量。

(三)三(四)腔二囊管的应用与护理

熟练的操作和插管后的密切观察及细致护理是达到预期止血效果的关键。

1.插管

插管前仔细检查,确保食管引流管、胃管、食管囊管、胃囊管通畅并分别做好标记,检查两气囊无漏气后抽尽囊内气体,备用。经鼻腔或口腔插管至胃内,插管至 65cm 时抽取胃液,检查管端确在胃内,并抽出胃内积血。先向胃囊注气 150～200mL,至囊内压约 50mmHg (6.7kPa)并封闭管口,缓缓向外牵引管道,使胃囊压迫胃底部曲张静脉。如单用胃囊压迫已止血,则食管囊不必充气。如未能止血,继向食管囊注气约 100mL 至囊内压约 40mmHg (5.3kPa)并封闭管口,使气囊压迫食管下段的曲张静脉。管外端以绷带连接 0.5kg 沙袋,经牵引架做持续牵引,将食管引流管、胃管连接负压吸引器或定时抽吸,观察出血是否停止,并记录引流液的性状、颜色及量;经胃管冲洗胃腔,以清除积血,可减少氨在肠道的吸收,以免血氨增高而诱发肝性脑病。

2.拔管

出血停止后,放松牵引,放出囊内气体,保留管道继续观察 24h,未再出血可考虑拔管。对昏迷患者亦可继续留置管道用于注入流质食物和药液。拔管前口服液状石蜡 20～30mL,润滑黏膜及管、囊的外壁,抽尽囊内气体,以缓慢、轻巧的动作拔管。气囊压迫一般以 3～4 天为限,继续出血者可适当延长。

3.护理

留置管道期间,定时做好鼻腔、口腔的清洁,用液状石蜡润滑鼻腔、口唇。床旁置备用三(四)腔二囊管、血管钳及换管所需用品,以便紧急换管时用。留置气囊管给患者以不适感,有插管经历的患者尤其易出现恐惧或焦虑感,故应解释操作的目的和过程,安慰和鼓励,取得患者配合。

4.并发症预防

与气囊压迫使食管胃底黏膜长时间受压、气囊阻塞气道、血液或分泌物反流入气管有关。

(1)防创伤:留置三(四)腔二囊管期间,定时测量气囊内压力,以防压力不足而不能止血,或压力过高而引起组织坏死。气囊充气加压 12～24h 应放松牵引,放气 15～30 分钟如出血未止,再注气加压,以免食管胃底黏膜受压时间过长而发生糜烂、坏死。

(2)防窒息:当胃囊充气不足或破裂时,食管囊和胃囊可向上移动,阻塞于喉部而引起窒息,一旦发生应立即抽出囊内气体,拔出管道。对昏迷患者尤应密切观察有无突然发生的呼吸困难或窒息表现。必要时约束患者双手,以防烦躁或神志不清的患者试图拔管而发生窒息等意外。

(3)防误吸:三腔管无食管引流管腔,必要时可另插一管进行抽吸。床旁备弯盘、纸巾,供患者及时清除鼻腔、口腔分泌物,并嘱患者勿咽下唾液等分泌物。

(四)心理护理

患者发生大出血时精神高度紧张,恐惧心理严重,有濒死感。医护人员首先要情绪稳定,做到抢救快而不乱,安置好患者,稳定家属情绪。用抢救成功的病例来安慰患者,消除其紧张、焦虑、恐惧等心理问题,树立战胜疾病的信心。

五、健康宣教

(一)疾病预防指导

1.注意规律饮食和饮食卫生;进营养丰富、易消化的食物;避免过饥或暴饮暴食;避免粗糙、刺激性食物,或过冷、过热、产气多的食物、饮料;应戒烟戒酒。

2.避免长期精神紧张过度劳累。生活起居有规律,劳逸结合,保持乐观情绪,保证身心休息。

3.在医生指导下用药,以免用药不当。

(二)疾病知识指导

患者及家属应学会早期识别出血征象及应急措施。

1.柏油样大便是上消化道大出血的征兆,患者应尽早到消化专科就诊。但是食用动物血、炭粉、铁剂及铋剂等相关药物(如铁之缘、硫酸亚铁口服液、胶体果胶铋等)也可造成粪便颜色变黑,停止食用几天,大便颜色即恢复正常。

2.若出现头晕心悸等不适或呕血黑便时,立即卧床休息,保持安静,禁食;呕吐时取侧卧位以免误吸,安慰患者消除紧张情绪,立即送医院治疗。

第八节　急性胰腺炎

急性胰腺炎是各种刺激因素导致胰腺分泌多种消化酶并作用于胰腺本身所引起的胰腺自身消化性疾病。是比较常见的一种急腹症。临床以急性上腹痛、恶心、呕吐、发热和血胰酶增高等为特点。临床上把胰腺病理变化只有充血和水肿的称为急性水肿性胰腺炎,较多见,病情常呈自限性,预后良好,又称为轻症急性胰腺炎;把病理变化发展为出血和坏死的称为急性出血性坏死性胰腺炎,常继发感染、腹膜炎和休克等,病死率高,称为重症急性胰腺炎。

由于胰腺含有内分泌腺和外分泌腺,生理功能复杂,所以胰腺疾病的临床表现也较隐匿及凶险,不但诊断有一定的难度,而且由于病情严重,特别是急性病变,能在短期内导致死亡,故需做出及时而有效的处理。

一、病因

胰腺炎的病因与胆道疾患、过多饮酒、暴饮暴食,特别是高脂饮食等有关。因胆总管和主胰管共同开口于壶腹和十二指肠乳头,疸石的嵌顿、炎症的水肿均可使胆汁和胰液的排除受阻,胆汁逆流至胰管,导致胰腺组织的受损和胰酶的激活引起胰腺的自身消化而发生急性胰腺炎。长期酗酒和暴饮暴食,特别是高脂肪高蛋白饮食后,使胰腺分泌大量蛋白,形成蛋白栓子阻塞胰管,造成胰腺受损以及 Oddi 括约肌功能紊乱,十二指肠乳头水肿,促发急性胰腺炎。此外,感染、外伤、代谢性疾病、腹部手术、药物、神经精神因素、过敏、甲亢等都可能是诱发因素。

二、临床表现

急性胰腺炎虽然病变的轻重程度可以不同,但均以急腹症的一般症状就诊。

(一)腹痛

腹痛是最常见的症状。表现为突发剧烈的上腹部持续性钝痛,阵发性加重。但也有腹痛由轻到重进行性加重者。疼痛部位通常和病变的部位有关,根据病变部位的不同,放射痛的部位也有相应的变化。病变位于胰体尾时,疼痛主要位于左上腹,并向后腰部及左肩部放射;病变位于胰体时疼痛位于上腹部;病变以胰头为主时,右上腹疼痛明显,并向右腰部和右肩放射。如同时伴有腹膜炎症则表现为全腹痛。伴有恶心、呕吐,呕吐后腹痛不缓解是急性胰腺炎的特点。严重的急性胰腺炎伴有休克时,腹痛可能不明显。

(二)腹胀

胰腺炎性渗出致肠麻痹,产生腹胀,大量腹腔渗液可加重腹胀。

(三)发热

急性胰腺炎的发热一般为中度发热,持续 3～5 天,发热并非炎症而是组织损害引起。如持续 39℃ 以上,提示感染所致,应考虑并发腹膜炎、胰腺脓肿、肺部感染等并发症。

（四）黄疸

常于起病 2～3 天出现，几天内消退。如黄疸持续加深，应考虑胆源性、胆总管结石、蛔虫、感染致壶腹部出口梗阻，表示病情加重。

（五）皮肤瘀斑

可出现皮肤出血点、腰腹部蓝-棕色斑（Gray-Turner 征）、脐周围皮肤蓝色改变（Cullen 征），该种皮肤常提示腹腔内有出血坏死和血性腹腔积液，预后较差。

（六）多脏器功能衰竭

重症胰腺炎可导致胰性脑病，循环、呼吸、肾脏等多脏器功能衰竭，病死率较高。

（七）并发症

1.DIC

临床上表现为皮下出血、黏膜出血、血尿、血便、呕血、咯血等，重症者有颅内出血。DIC 除与休克、急性肺功能衰竭和酸中毒有关外，还与胰腺释放的蛋白酶有关，这些物质进入血液循环，促发外凝系统，引起 DIC。

2.继发感染

继发感染多见，有腹腔内感染、腹膜后感染、败血症、霉菌感染和胰腺假性囊肿等。

3.电解质紊乱

由于频繁呕吐，不同程度脱水可致水、电解质和酸碱平衡紊乱、低钾、低镁。

4.高血糖

30％以上的患者有血糖增高，机理不明，可能由于胰岛素和胰高血糖素分泌失衡所致。

5.低血钙

30％～60％的患者发生，血钙低于 2.1mmol/L。胰岛素和胰高血糖素分泌失衡还可引起甲状旁腺素和降钙素异常，使钙－甲状旁腺素轴失灵，对低钙不反应，出现手足抽搐。低血钙与急性胰腺炎严重程度呈正相关。

三、急救措施

处理原则是减轻和控制胰腺的炎症、阻断和防治并发症、支持疗法和治疗并发症。及时采取正确的措施是抢救成功的关键。

（一）控制胰液分泌

1.禁食、禁水

禁食禁水可免受食物和胃酸的刺激，以使胰腺分泌减少到最低限度，待其恢复。一般禁食 5～8 天，严重者 2 周。

2.胃肠减压

可减少胃酸对胰腺分泌的刺激和改善胃肠道胀气，减轻胰腺外分泌各种酶的破坏作用，使胰腺的急性炎症消退。一般 2～3 天。

3.全胃肠外营养（TPN）

重症胰腺炎不但长期不能进食，而且机体处于高分解状态，患者处于负氮平衡急需 TPN 补充各种营养物质，有利于消化道完全休息，减轻疼痛，有利于预防和治疗感染。

4.药物

使用药物控制胰腺的分泌。

(二)镇静、止痛

使用哌替啶加阿托品,哌替啶 50～100mg,阿托品 0.5～1mg,肌内注射,每 4～8 小时一次。注意:吗啡可使 Oddi 括约肌痉挛,不利于胰液引流,不可使用吗啡进行止痛。

(三)阻断和治疗并发症

1.纠正水、电解质、酸碱平衡失调

起病 6 小时后血容量下降 20%～30%,病情进展快及重症者下降更显著而发生低血容量性休克,应快速补液,先晶后胶,必要时给予低分子右旋糖酐、血浆等,及时纠正水、电解质和酸碱平衡紊乱。

2.抗生素

本病为自身消化性疾病,无菌性炎症,一般可不用抗生素,但如有感染和重症胰腺炎者则主张应用广谱抗生素。

3.腹腔灌洗

腹腔灌洗适用于腹腔内大量渗液或伴急性肾功能不全者,灌洗可使腹内含毒性作用的酶肽类等排出体外,对改善一般情况,防治并发症是有益的。越早灌洗越好。

4.监测重要脏器的功能

给予吸氧,定时监测血气分析,发生呼吸衰竭可做气管插管或气管切开,应用呼吸机辅助呼吸,并注意心、肾、脑功能不全的相应处理。

四、护理要点

(一)病情评估

1.生命征的评估

T、P、R、Bp、意识、尿量的及时评估很重要,这对早期发现和防止并发症起关键性作用。

2.并发症的评估

(1)腹膜炎:评估腹部疼痛、压痛、反跳痛及腹肌紧张的程度,白细胞升高的程度。

(2)ARDS:评估患者的呼吸频率、呼吸困难程度以及氧分压的下降程度。

(3)DIC:评估患者的血压,皮肤的温度、颜色、有无出血点,血尿、血便等。

(4)胰性脑病:评估患者的意识,有无谵妄、反应迟钝、烦躁、兴奋等精神异常的表现。

3.药物效果的评估

(1)制酸解痉剂:评估患者的体温、心率和胃肠减压的量及颜色。

(2)止痛药:评估腹痛缓解的程度,能否入睡。

(二)常见护理问题及措施

1.疼痛

腹痛与胰腺及其周围组织炎症、水肿或出血坏死有关。

(1)体位与休息:患者应绝对卧床休息,降低机体代谢率,减轻胰腺的负担,促进组织修复;保证睡眠,促进体力的恢复;协助患者取弯腰、前倾侧卧位或屈膝侧卧位,以减轻疼痛;因腹痛剧烈,辗转不安者,要防止患者坠床,周围不要放置危险物品,保证患者的安全。

(2)饮食护理

1)禁饮禁食和胃肠减压:多数患者需禁饮食1~3天,明显腹胀患者需行胃肠减压,以减轻腹痛和腹胀;轻症急性胰腺炎经过3~5天禁食和胃肠减压,当疼痛减轻、发热消退、白细胞计数和血尿淀粉酶降至正常后,即可先给予少量无脂流质饮食;患者口渴时可含漱或湿润口唇,并做好口腔护理。

2)加强营养支持:及时补充水分和电解质,保证有效血容量。早期一般给予 TPN,如无梗阻,应早期行空肠插管,过渡到肠内营养(EN)。营养支持可增强肠道黏膜屏障,减少肠内细菌移位引发感染的可能。

3)用药护理:腹痛剧烈者,可遵医嘱给予哌替啶等止痛药;禁用吗啡,以防引起 Oddi 括约肌痉挛,加重病情;观察用药前后疼痛有无减轻,疼痛性质和特点有无变化。

4)观察并记录患者腹痛的部位、性质和程度以及发作的时间、频率。

2.体液不足的危险

体液不足与大量呕吐导致失水有关。

(1)严密观察患者病情,监测患者的生命体征,准确测量和记录每天的出入量、尿比重;观察患者有无软弱无力,口渴,神志不清等失水症状;动态观察实验室检查结果,如监测血尿淀粉酶、血糖、血清电解质等。

(2)呕吐的观察和处理:观察患者呕吐的特点,记录患者呕吐的次数,呕吐物的性质、量、颜色、气味;遵医嘱给予止吐药,慢慢恢复正常饮食和体力。

(3)积极补充水分和电解质:禁食患者每天的液体入量常需达到3000mL,应及时建立有效静脉通路输入液体及电解质,维持有效循环血量,根据年龄、心功能调节输液速度,及时补充因呕吐、禁食所丢失的液体,纠正酸碱平衡失调。

(4)防治低血容量性休克:若患者出现意识改变、脉搏细弱、血压下降、尿量减少、皮肤黏膜苍白、冷汗等低血容量性休克的表现,应积极配合医生进行抢救,迅速准备好抢救用物;取平卧位,注意保暖,给予氧气吸入;尽快建立静脉通路,按医嘱输注液体、血浆或全血,补充血容量;若循环衰竭持续存在,按医嘱给予升压药。注意患者血压、神志及尿量的变化。

3.活动无耐力

活动无耐力与频繁呕吐导致失水、电解质丢失有关。

(1)生活护理:协助患者进行日常的生活活动,患者呕吐时应协助其坐起或侧卧,头偏向一侧,以免误吸;保持患者衣物整洁,去除异味。

(2)安全的护理:告知患者突然起身可能出现头晕、心悸等不适,指导患者动作应缓慢。

4.发热

体温过高与胰腺自身炎症有关。

(1)严密观察患者的体温变化情况并记录,在测量体温的同时要观察患者的面色、脉搏、呼吸及出汗等体征。

(2)促进散热,降低体温,必要时给予物理降温,须注意防止退热时大量出汗发生虚脱,半小时后应再次测量体温。

(3)维持水、电解质平衡,及时补充水分和电解质。

（4）促进舒适，预防并发症，做好基础护理以及皮肤护理，防止出现压疮。

5.恐惧

恐惧与腹痛剧烈及病情进展急骤有关。

（1）鼓励患者战胜疾病的信心，多与患者进行沟通，转移患者的注意力。

（2）告知患者家属多与患者沟通，并关心患者。

（3）举例告知患者配合治疗的重要性，告知治疗痊愈并出院的患者的例子。

五、健康宣教

1.发病时患者应禁食，待腹痛基本消失，肠鸣音恢复后，再进少量的流质饮食。从低脂、低糖、低蛋白流质开始，以后逐步增加饮食，但应禁忌高脂肪食物，食物以少量多餐为主，逐渐恢复至正常饮食。胰腺炎患者的饮食注意事项如下。

（1）不宜吃易产生腹胀的食物：如黄豆、蚕豆、豌豆、红薯等。

（2）宜吃易消化的流质食物：如米汤、菜汤、藕粉、蛋花汤等。

（3）宜吃清淡的食物：如米粥、素挂面、素馄饨、面包、饼干（少油）等。

（4）宜适当增加营养：可食鱼、瘦肉、蛋白、豆腐、豆浆、牛奶等。

（5）宜食的蔬菜、水果有：香菇、菠菜、青花菜、花椰菜、萝卜、桃子、香蕉等。

2.生活中预防要点。

（1）保持积极乐观的精神，要树立战胜疾病的信心，积极配合治疗。

（2）忌酒、戒烟。酒精和香烟的有害物质能直接损伤胰腺，刺激胰液分泌。

（3）不宜暴饮暴食，避免过食油腻、辛辣食物。

3.向患者讲解本病的主要诱因，预后及并发症的知识。

4.积极治疗胆道疾病，避免此病的复发。如出现腹痛、腹胀、恶心、呕吐等症状时，及时就诊。

第五章　危重症患者的护理

第一节　危重患者的代谢改变

一、代谢改变的机制

危重患者在严重创伤、大手术、严重感染等情况下机体产生应激反应,中枢神经系统立即产生适应性反应,从而引起一系列神经内分泌效应。

首先是交感神经高度兴奋,肾上腺髓质儿茶酚胺大量释放,从而引起一系列内分泌的改变,包括胰岛素、特别是胰高血糖素的释放增多,胰高血糖素/胰岛素的分子比率明显增高。其次是下丘脑—垂体轴的兴奋,促激素的分泌增多,血循环中糖皮质激素、醛固酮、生长激素、甲状腺素也均明显增高。上述激素可分成两类,一类为促分解代谢作用,有儿茶酚胺、糖皮质激素、胰高血糖素、甲状腺素;另一类是促合成代谢作用,有胰岛素、生长激素。在创伤、感染等情况下,促分解代谢的激素的分泌及其在血液循环中的水平都增高,占明显的优势,引起糖原迅速消耗,葡萄糖利用障碍,脂肪动员分解,蛋白质合成减慢、减少而分解加速、血糖增高。

出现胰岛素阻抗现象使机体葡萄糖的分解氧化发生障碍。生长激素一般被认为是一种促合成激素,在应激状态下升高,但与血糖水平相反,在高血糖和葡萄糖不耐受时,生长激素受到抑制,生长激素的抑制可以增加血液中氨基酸的水平,以利于糖异生。

二、代谢改变的特征

在严重创伤性应激和严重感染时,机体的糖代谢、脂肪代谢和蛋白质代谢均发生了一系列的代谢反应和改变。处于高分解代谢状态,静息能量消耗(REE)增加。

一般体温每增加 $1℃$,基础代谢率将增加 16%,同时氧耗增加,代谢加快,肌肉等周围组织由合成代谢进入分解代谢。

(一)糖代谢的改变

危重患者在创伤性应激和感染时,机体由于得不到足够的外源性能量供给,肝糖原被迅速分解消耗。一方面组织缺血缺氧,细菌毒素和炎症介质的作用,过度的神经内分泌反应,使肝细胞的有氧代谢障碍,出现了无氧糖酵解,丙酮酸不能进入三羧酸循环,使血中乳酸和丙酮酸升高。

在葡萄糖有氧化障碍时,糖异生作用明显增强,这一改变与激素的调节改变有关。另一方面还与葡萄糖的酵解产物乳酸,脂肪动员形成的甘油及肌肉蛋白分解,释放的氨基酸特别是丙氨酸的增多有关。故在多系统器官衰竭(MSOF)早期血糖明显升高,而高糖血症又成为机体的应激反应,形成恶性循环。

(二)脂肪代谢改变

在创伤、感染的急性期,脂肪动员加速,脂肪的储存减少,游离脂肪酸的周转和氧化增加,机体外周组织可直接摄取游离脂肪酸作为燃料,血中三酰甘油的清除率也相应增加。而酮体生成则相对受抑,这与饥饿时酮症是一个明显的区别,其机制尚不清楚。

(三)蛋白质代谢改变

由于葡萄糖的无氧酵解,高胰岛素血症抑制游离脂肪酸释放和酮体的形成,故当能量需求增大时,患者将减少潜在性脂肪能的最大储存。由于脂肪和以肝糖原形式的糖类储存均有限,机体就加强糖的异生,但是葡萄糖不耐受,能量消耗就依靠肌肉蛋白及细胞结构蛋白的大量分解,机体必须把 1/3 的主要能量底物——蛋白质,"燃烧"于高代谢反应。

体内蛋白质分解后,一方面丙氨酸等生糖氨基酸被血液循环运送到肝用于糖异生,形成肌肉与肝之间的燃料循环。其糖异生所利用的碳架结构是由瘦体群释放的氨基酸衍生而来的,所以 Cerra 等把这种进行性过程描述为"败血性自身相食作用"。另一方面支链氨基酸(BCAA)可直接被肌肉组织摄取氧化供能。在肝糖异生作用的同时,氨基酸脱氨基生成含氮的最终产物——尿素,合成增加,血中尿素水平增加,尿中尿素排出增多。

当临床出现此现象,应首先想到内源性蛋白质处于分解代谢所致。并出现明显的负氮平衡,每日尿氮排出量可高达 15～20g。随着外周和内脏蛋白质分解增加,虽然肝的蛋白质合成在早期增加,主要是急性相蛋白(APP),但总体的净蛋白质合成是降低的。在肝功能损害时,糖异生受抑制,肝合成蛋白质障碍,从肌肉释放出来的大量芳香族氨基酸(AAA)和含碳氨基酸的血浆浓度明显升高。

支链氨基酸(BCAA)因肌肉蛋白分解释放增加,但又不断被外周组织摄取利用而消耗,其血浆水平正常或降低。BCAA/AAA 的比例明显下降,当组织释放和利用 BCAA 都出现抑制时,机体的能量代谢衰竭患者即要死亡。

三、肝衰竭时的代谢改变

感染等导致肝损害,引起严重的代谢异常。肝葡萄糖生成减少,氨基酸的摄入减少,酮体生成和脂肪利用下降,蛋白质代谢也降低。

第二节 危重患者的代谢支持

随着对危重患者代谢变化的深入研究,发现高代谢是严重创伤、严重感染等危重患者伴随发生的代谢特点。由于儿茶酚胺、肾上腺皮质激素等分解激素分泌增加,机体很快就会继发严重的身体组织的分解与自身相食现象。

脏器功能受损,出现生命器官功能的不全或衰竭。若不适当地提供过多或过少的营养物,将使脏器功能恶化。如输糖较多时,CO_2 生成增加,呼气通气负担加重,使呼吸衰竭更易发生或加重。肝脂肪变性、淤胆,导致肝功能不良。提供氮量不足,出现负氮平衡、尿氮排出增加,以及使组织修复和免疫功能受到抑制。现在越来越认识到原来的营养治疗原则不适用于危重患者(代谢亢进患者及 MSOF 的患者)。

Cerra 等提出了代谢支持。其应用对象是代谢亢进(创伤、严重感染、脏器受损)的危重患者。为此,应该及时积极地对危重患者进行代谢支持治疗。它是营养治疗在代谢亢进患者具体应用中的发展,目的不仅是满足危重患者代谢过程中对能量、蛋白质、电解质微量元素、维生素等的增加的需要,同时维持或增强危重患者的免疫能力及对抗感染的防御机制,促进组织的修复、维护器官的结构和功能。

近来对营养物的生物化学细胞生物学等进一步的研究和认识,从而指导临床工作,使代谢支持治疗更完善更合理,成为抢救危重患者的重要措施之一。

应用原则包括:①强调由脂肪与糖类混合提供能量,两者的能量比为 4∶6。②减少葡萄糖负荷,每日提供非蛋白质热量不超过 125～145kg/kg(30～35kcal/kg),每分钟输入葡萄糖不超过 5mg/kg。③将非蛋白质热量与氮的比例降至 418kJ(100kcal)∶1g 氮以下,蛋白质量增至 2～3g/(kg·d)。④特殊物质如谷氨酰胺、精氨酸等的应用。

一、代谢支持途径

可经肠外(PIN)或肠内(EN)或肠外加肠内途径进行代谢支持治疗。根据患者的具体情况选择而定,如果肠道结构和功能完整,应该首选并尽量利用肠内营养。但是常见严重创伤和腹腔感染术后患者的胃肠功能常有功能减退,或食欲减退而进食量很少,或由于严重创伤及手术造成胃肠道的完整性和功能破坏等情况发生,患者不能进食,而禁食是一种治疗方法,目的是使消化道休息。

又由于危重患者术后胃功能受损,临床多见胃排空延迟,如急性出血坏死性胰腺炎术后,胃潴留的发生率很高。有资料统计达 100%,潴留时间最长达 60 日。对于这类患者所提供的营养物质开始必须完全从胃肠道外途径给予(TPN),这样才能保证机体每日能得到足够的热量和氮量、电解质、微量元素、维生素等。但一旦这类患者的胃肠功能恢复,应尽早开始实施肠内营养,并逐步增加肠内营养的量,最后完全过渡到肠内营养。因为对于危重患者来讲,较长时间的 TPN,具有更多的风险,容易出现并发症,影响肠道免疫功能。

文献报道,严重创伤患者肠外营养时,并发症的发病率较肠内营养时显著增高。经肠营养能逆转 TPN 引起的免疫抑制。食物团块刺激胃肠道,激活肠道神经内分泌免疫轴,有助于维持肠道免疫功能。长期 TPN 引起的肠道免疫抑制不是这种营养方式本身有特殊缺陷,而是可能与肠道缺乏食物营养和刺激致使肠黏膜屏障功能被破坏的结果。如果早期恢复肠内营养,能维持肠道黏膜的屏障功能,预防细菌易位和内毒素吸收所导致的肠源性感染,对保护患者的防御功能是有益的。

(一)肠内营养(EN)

1.实施方法和时间

危重患者经口实施肠内营养有一定的困难,因此往往根据患者的不同情况,采取不同的方法,如经鼻胃管或胃造瘘管,滴注营养液。前者适用于昏迷患者等,后者适用于食管损伤、食管肿瘤者。

对十二指肠、胃功能障碍者,可选用空肠造瘘置管,滴注肠内营养液。其他如十二指肠损伤,急性出血性坏死性胰腺炎术后,胰头癌根治术吻合口欠满意者,均可在手术结束前加做空肠造瘘术,主张术后早期肠功能恢复后即可开始实施肠内营养。小肠的活动和吸收功能在手术后一直存在,因此是安全有效的。

2.肠内营养液的选用

危重患者选用的肠内营养液建议应用要素膳(ED),ED能提供机体足够的热量、氮量、电解质、微量元素、维生素、纤维素等,并含有谷氨酰胺(Gln),它是肠黏膜细胞、淋巴细胞和纤维细胞的必需营养物质,可使肠黏膜细胞结构保持完整,并保护肠道黏膜的屏障,减少肠道细菌易位,减少肠源性感染的发生。

另外,ED能在肠道不经过消化即被全部吸收粪便量少。一般只要注意滴注的速度,营养液的温度(30℃左右)、浓度等,腹胀、腹痛、腹泻等并发症可以避免,危重患者一般能够接受,并可持续较长时间,空肠造瘘置管时间最长可达120日。在抢救危重患者中经空肠造瘘实施早期肠内营养对提高存活率起到积极作用。

3.肠道免疫营养的实施

近年来提出早期术后肠道免疫营养的实施。1997年Senkal报道这方面的研究,选择了外科重症监护室的164例患者进行免疫营养组和对照组的治疗效果比较。发现术后早期EN对多数患者是可以耐受的,免疫营养组的营养液中补充了精氨酸、食物核苷酸和ω-3脂肪酸,可以明显减少手术后的后期感染,包括肺炎、吻合口瘘、尿路感染、导管败血症以及伤口感染的发生。Oraga和Lin等报告对严重创伤和大手术的危重患者给予富含精氨酸、核苷酸和ω-3脂肪酸的饮食,患者的免疫功能恢复明显优于标准肠内营养。

(二)肠外营养(PN)+肠内营养(EN)

对于术后早期不宜EN或不能耐受EN的危重患者,应选用完全胃肠外营养(TPN),或PN+EN。近来认为对于TPN期间少量经肠营养是有益的。Lucas证实TPN期间少量饮食刺激即能使胃肠道激素达到生理水平,激活肠道神经内分泌轴对维持肠免疫功能有利。

对急性出血坏死性胰炎、肠瘘、短肠综合征等一些长期需TPN的病例,经鼻十二指肠插入导管或空肠造瘘置管实施少量肠内营养,可给予肠道必要的肠内刺激,减少肠黏膜的萎缩和免疫抑制所致的肠屏障功能的下降,从而确保了肠黏膜的结构和健康,减少肠道细菌易位,减少细胞因子释放,维持肌肉体积,改善氮平衡。少量肠内营养能尽可能完善TPN,且能加速向全肠内营养转变。

(三)完全胃肠外营养

危重患者术后或并发消化道出血、肠梗阻、肠道完整结构受到损伤的情况下,不宜首选EN。首先采用TPN进行支持,此途径供给的水分、热量和氨基酸均可多于EN,并能补足及调整电解质的量。

1.能量的供给

(1)葡萄糖:危重患者的代谢支持与外科患者的饥饿性营养不良的营养治疗有区别。

对后者的营养治疗原则是以高渗葡萄糖提供热量,以蛋白质或氨基酸提供氮源。每日供给蛋白质1.0~1.5g/kg体重,要求热氮比例为150∶1~300∶1。但此原则若用于代谢亢进的危重患者是不利的,会使病情加重恶化。因为上述原则所生成CO_2增多,呼吸通气负担加重,可使得呼吸功能不全加重,肝出现淤胆,肝功能损害,脂肪肝,形成无结石性胆囊炎;高糖血症引致高渗性非酮性昏迷、糖尿。同时,应激程度升高,又增加了能量消耗需要量,负氮平衡得不到改善。但是当减少总热量和葡萄糖负荷时,临床表现即明显改善。此时要求增加脂肪和氨基酸负荷,减少葡萄糖负荷。

在代谢支持中,非蛋白质热量的供给必须适当,123～146kJ(30～35kcal)/(kg·d)为宜。葡萄糖是常用的能量物质,应用葡萄糖需加外源性胰岛素。由于创伤和严重感染后糖代谢紊乱,有时虽给胰岛素也难控制高血糖。因此临床应用时必须随时根据血糖、尿糖浓度做胰岛素量的调整,以防高糖血症的发生。同时会产生电解质紊乱如低钾、低钠、低磷、低钙、代谢性酸中毒等情况。因此,治疗时应监测血电解质浓度。在一般情况下,机体代谢葡萄糖的最大速率是每分钟 $22.20～33.31\mu mol/kg$($4～6mg/kg$),较好的耐受量是每分钟 $11.10～16.65\mu mol/kg$($2～3mg/kg$)。目前认为高代谢危重患者输注的葡萄糖每分钟不超过 $5mg/kg$。所需热量的其他部分可用脂肪形式来供给。

果糖、木糖醇可替代部分葡萄糖,果糖和木糖醇在代谢初期可不需要加胰岛素,但在代谢后期仍需胰岛素的参与,同时还有产生乳酸与尿酸过高的不良反应。

(2)脂肪

1)用脂肪作为热源可使机体减少对葡萄糖的依赖,并且在创伤应激反应中,由于胰岛素分泌的下降,葡萄糖的节氮效应受到限制,而脂肪乳剂则避免了对胰岛的依赖。实验表明输入脂肪乳剂后,应激状态下机体尿氮排泄量明显下降。这是因为脂肪乳剂提供了机体合成蛋白质所必需的 ATP。此外,脂肪乳剂还能促进氨基酸进入肌肉组织,尤其能促进内脏组织对氨基酸的摄取和内脏蛋白质的合成。在脂肪代谢过程中,甘油及脂肪酸裂解产生的乙酰辅酶 A 在进入三羧酸循环后所产生的一系列中间代谢产物,如酮戊二酸等都为机体合成非必需氨基酸提供原料。因此,脂肪乳剂除了供能外,还能促进机体蛋白质的合成,起到良好的节氮效应。

2)提供人体必需脂肪酸。亚油酸、亚麻酸、花生四烯酸等不饱和脂肪酸,是人体内不能合成的,必须由外源性供给。在创伤应激反应中,倘若只供给葡萄糖、氨基酸等进行营养治疗,势必造成体内必需脂肪酸缺乏,引起必需脂肪酸缺乏症(EFAD)。其结果引起机体免疫功能、血小板功能下降,皮肤、毛发及神经组织的正常生理功能遭到破坏。因此高分解代谢患者静脉营养配方中,必须提供脂肪乳剂。由于花生四烯酸可以由亚油酸在体内衍生而得,因此,尤以提供亚油酸更为重要。

3)没有 CO_2 负荷过重的不良反应。

4)脂肪乳剂能加重感染患者的高三酰甘油和高分化脂肪酸血症。这种高三酰甘油血症能抑制网状内皮系统、肺和心肌功能。高浓度的血清非脂化脂肪酸还有潜在心律失常的可能。脂类可单独应用或与葡萄糖和氨基酸联合应用。如果摄入量超过氧化能力,这些脂类可能堆积并引起不良反应。脂类作为非蛋白质能量的来源应占总能量的 30%～50%,当给予脂类大于总能量的 70%时,可导致脂肪储存的增加,对保持氮平衡非但没有益处,反而可导致感染患者的病死率增加。

脂肪乳剂可经周围静脉输入,可与氨基酸、葡萄糖混合输入,无高糖引起的高渗性利尿等现象。但是单用脂肪乳剂无明显的节氮作用,而与葡萄糖合用能提供更多的能量与改善氮平衡。因为中枢神经系统的神经细胞与红细胞必须依赖葡萄糖供能 100～150g/d,若无葡萄糖供给则需消耗蛋白质进行糖异生作用供能。另外因为脂肪分解后的脂肪酸需要有一定量的乙酰乙酸,才能在三羧酸循环中被氧化利用。而乙酰乙酸由糖类产生,因此必须同时供给葡萄糖。我国成年人应用脂肪乳剂的常用量为每日 1～1.5g/kg。在创伤高代谢状态可适当增加一些,所供应的热量一般不超过总热量的 50％为宜。危重患者不能耐受过于积极的静脉输注脂肪,应该审慎地使用脂肪。监测血浆三酰甘油和游离脂肪酸水平。可以及时发现脂肪利用或清除障碍。

采用全营养混合液(TNA)方式在 24h 内均匀输注脂肪,并由小剂量开始逐渐增加到所需要的剂量,可改善机体对输入脂肪的廓清和代谢。一般剂量是从每日 0.5g/kg 开始,逐渐增加到 2.5g/(kg·d)。同时监测血浆三酰甘油的水平,调整剂量和速度。脂肪乳剂所供给的热量占总热量的 30％～50％为合适。近来认为中链三酰甘油在体内分解生成的中链脂肪酸(MC-FA)由门静脉系统廓清,可保护肝巨噬细胞(库普弗细胞)的功能,比长链脂肪酸(LCFA)更为安全。因为 LCFA 由淋巴管清除,不持续方式输注时可损害肝的肝巨噬细胞影响肝巨噬细胞的吞噬功能。

2.蛋白质或氮的供给

因为机体无贮备的蛋白质,人体每日用于合成蛋白质的氨基酸(AA),1/3 依赖饮食供给。若无外源供给,只能靠分解自体血浆蛋白、肌肉蛋白和其他组织器官的蛋白质来提供氮源,以满足机体合成急需的蛋白质。

因此危重患者的机体蛋白质丧失增加,如创伤后机体的蛋白质分解明显增加,氮丢失量可达 20～40g/d,最近认为蛋白质的供给量以每日 1.5～1.7g/kg 较为合适。补充足够的能量能有效地阻止蛋白质的分解,有效地节省氮的消耗而改善氮平衡。但由于氮的缺乏,将会使负氮平衡不能纠正,因此氮的补充很重要,起到纠正负氮平衡,修复组织,合成蛋白质的作用。因此供给热量的同时必须供给氮源。补充的蛋白质一般都是以 AA 的形式摄入体内。

总之,因为饥饿与危重患者的高代谢所致病理改变有明显差别。所以危重患者的代谢支持不同于标准的营养治疗,其主要区别在于代谢支持的底物是由糖类、脂肪、氨基酸混合组成,每日所供给的代谢底物中蛋白质增加到 2～3g/kg,热量与氮的比例则下降为 100:1,30％～40％的非蛋白质热量由静脉输注的脂肪乳剂所供给。

3.其他营养物质的供给

(1)维生素:严重腹腔感染创伤 MSOF 等危重患者,对各种维生素(水溶性、脂溶性维生素)的需要量均大为增加。这与患者的高代谢率有密切关系,由于细菌的生长繁殖亦从机体获得维生素,造成维生素的消耗增加。机体的组织修复时需要足够的维生素 C 用来产生正常的胶原。由于维生素 A、维生素 E 与创伤的愈合、内脏损伤的修复并与机体免疫功能有密切关系。维生素 E 是抗氧化剂,在严重创伤等应激状态下可清除体内自由基,降低脂质过氧化物。因此为提高患者抵抗力及术后机体的恢复,应保证补足维生素 A、维生素 E 的摄入量。我们认为在营养治疗的同时供给各种水溶性维生素、脂溶性维生素是不可忽视的物质。

(2)电解质和微量元素:严重感染患者术后早期,由于机体处于应激状态,胃肠道功能障碍,大量体液或消化液的丧失,机体往往存在低钾、低钠、低钙、低磷的现象,并发现低磷血症的发生率高,据资料统计,严重创伤的患者的低磷血症的发生率为 76.5％,腹腔严重感染患者的低磷血症发生率为 61.5％。40 例死亡的危重患者中有 31 例存在低磷血症,占 77.5％。也有文献报道严重感染会造成血清锌、铁、铜代谢的改变。当全身性感染、炎症反应与内毒素侵入时,锌进入肝内致血清锌浓度的下降。铁大部分蕴藏在肝,一部分在网状内皮系统与骨髓之中。当有炎症时,血清铁浓度就下降。有学者认为铁的供应减少,会降低杀灭病原菌的能力,亦即营养性免疫的能力。低铁血症有利于细菌的繁殖,当血清铁下降,血清铜与铜蓝蛋白将增加。这些均说明在临床营养治疗除了供给足够的热量、氮量、维生素外,还需根据患者的具体情况,及时供给电解质。并根据电解质浓度的监测结果,及时进行调整供给电解质的量。并对于微量元素的补充也应引起重视,并应在微量元素的总储量未受到影响之前补充,而不应该在有明显的缺乏症时再去纠正。

二、代谢支持的时机

严重感染的初期,由于细菌、内毒素等的作用,神经内分泌素紊乱,过多地分泌分解代谢激素,如儿茶酚胺、胰高糖素、促生长激素等。出现胰岛素/胰高糖素比例失调,骨骼肌蛋白质分解,血浆中游离氨基酸、脂肪酸增加,血糖浓度增高和糖耐量下降等现象,同时出现水和电解质的紊乱,酸碱平衡失调,易于潴水、潴钠,并发代谢性酸中毒。

这一阶段不适当地进行营养治疗,非但不能达到营养治疗的目的,反会引起更多的代谢紊乱。因此,在感染患者的治疗初期,首先应积极纠正水、电解质紊乱和酸碱平衡,补充血容量,降低肾素血管紧张素醛固酮的活性,潴留于体内的水分加速排出,恢复正常的胰岛素与胰高糖素的比例,并且要积极控制感染,及时手术,清除感染病灶和引流。对严重创伤、大手术后也应先积极纠正休克、补充血容量。然后争取尽早给予代谢支持。根据创伤感染的严重程度给予能量与蛋白质,从而防止机体的过度消耗。

实施后再根据患者具体情况,调整能量与蛋白质的补充量,并选择合理的脂肪乳剂与氨基酸以及特殊营养物质的应用。

综上所述,危重患者营养治疗的途径和时间是决定治疗过程的重要因素。早期经肠营养及必要的营养素在缩短危重患者的高代谢期,促进合成代谢,促进机体恢复,维持肠免疫功能中起着重要的作用。

当无法完全经肠营养来维持机体的营养需要时,需实施 TPN 或将肠外营养与肠内营养结合使用,每小时经肠道输注 10～20mL 营养液,不仅可维持肠道结构与功能的完整性,而且也避免了全肠外营养(TPN)可能引起的肠道细菌和毒素的易位,改善氮平衡,加速向 TEN转变。

第三节　特殊营养物质在危重患者中的作用

长期以来已认识到营养是产生免疫反应的一个重要组成部分,并且营养物和免疫功能之间存在复杂的相互作用。

在危重患者中,中、重度的蛋白质热量缺乏性营养不良会引起细胞介导免疫、吞噬细胞功能,补体系统和黏膜抗体反应等的很大异常,而特殊营养物质对免疫活性的特殊方面产生不同程度的作用,同时在促进蛋白质的合成与降低蛋白质的分解方面也有一定的作用。近几年来对特殊营养物质在危重患者中的特殊作用并应用于临床已有许多实验和临床的研究。

一、精氨酸（Arg）

精氨酸是条件非必需氨基酸。但在危重患者高代谢状态下，精氨酸是必不可少的营养物质，成为必需氨基酸。因为肾在创伤、感染时对氨基酸，尤其是精氨酸、谷氨酰胺的再吸收能力下降，导致负氮平衡。

（一）精氨酸可增加体内氮潴留，促进蛋白质合成，增强免疫反应

因为精氨酸具有刺激激素分泌的活性，包括刺激垂体释放生长激素和泌乳素；胰腺释放胰岛素和胰高糖素；肝和小肠释放胰岛素样生长因子（IGF-1）和肾上腺释放儿茶酚胺。

通过其还能影响胸腺的作用，增强损伤后有丝分裂原刺激的 T 细胞增生。它也牵涉到蛋白质合成和伤口愈合，可能通过刺激产生生长激素而增加创伤后蛋白质的潴留。因此精氨酸可增加体内氮潴留、促进蛋白质合成、改善机体氮平衡。

有研究表明，创伤后早期精氨酸的需要增加，给予正常浓度的精氨酸能增强组织的修复能力，增强代谢和免疫功能。在肠内与肠外营养制剂中，适当地强化精氨酸，能有效地发挥细胞免疫作用。

（二）精氨酸能有效改善肠黏膜屏障，减少细菌易位

全肠外营养（TPN）引起肠黏膜屏障损伤，肠道细菌易位及肠源性脓毒血症已引起广泛重视。大量实验和临床研究证明，由于 TPN 的应用，常引起肠道黏膜"饥饿"，在 1 周内即可发生肠黏膜或绒毛萎缩症，从而导致肠黏膜的形态和功能发生改变；肠壁的通透性增高，增加了潜在的肠道致病菌易位的机会。

有资料显示易位的肠道内菌群主要为埃希杆菌、奇异变形杆菌；其次为念珠菌、表皮样肠球菌等。这些条件致病菌，内毒素和其他毒性混合物，可穿透肠黏膜溢出肠腔而进入腹腔，最终经淋巴管和血管播散到全身，导致肠源性菌血症或脓毒血症。而添加精氨酸的营养液对 TPN 并发症的预防和机体康复将起着重要作用。

实验和临床研究证明精氨酸强化的营养液可以改善 TPN 的黏膜损伤状态和功能，增加肠黏膜的总厚度及小肠绒毛细胞计数，降低肠黏膜的通透性，减少肠道细菌易位。而且精氨酸具有改善 T 细胞的功能，促进 T 辅助细胞分泌白介素-2 产生一氧化氮（NO），增强巨噬细胞的细胞内杀伤作用，促进多胺、瓜氨酸、鸟氨酸。酮戊二酸等肠黏膜滋养因子合成，恢复肠黏膜结构完整性。因此精氨酸及其代谢产物是有效改善肠黏膜免疫障碍，减少细菌易位，是防止 TPN 并发症发生的保护剂。

（三）精氨酸在免疫防御及免疫调节中的作用

严重创伤的患者因应激反应使蛋白质处于亢进的高代谢状态，而肾对氨基酸尤其是精氨酸、谷氨酸的再吸收能力下降，从而导致负氮平衡。创伤使大量的 IL-1、IL-6、TNF 释放，以及 IL-2 水平下降。若持续时间过长将导致细胞群的衰竭，损伤免疫功能，增加潜在并发症的发生机会。

在多种动物实验中观察到，给予精氨酸后导致胸腺增大和细胞计数增多，促进植物凝集素（DHA）、刀豆蛋白 A（Con-A）等有丝分裂原的产生，并且显著提高 T 淋巴细胞对有丝分裂原的反应性，从而刺激 T 淋巴细胞的增生，增强巨噬细胞的吞噬能力和天然杀伤细胞对肿瘤细

胞的溶解作用;增加脾单核细胞对 IL－2 的分泌活性,以 IL－2 受体的活性,显著降低前列腺素 E(PGE$_2$)的水平,进一步促进 IL－2 合成,最终产生以提高 T 淋巴细胞间接反应为中介的免疫防御与免疫调节的强力作用。精氨酸在肠内营养中的强化对严重创伤大型手术患者的营养状态和免疫功能的恢复以及免疫防御和免疫调节机制的正常运行发挥了重要作用。

因此强化精氨酸的肠内营养治疗中,精氨酸的作用是:①可增加机体内氮潴留。②有效地发挥调节作用,控制蛋白质更新。③促进肌肉内蛋白质的合成。④有助于改善机体氮平衡,提高机体的免疫状态。

(四)精氨酸及其体内代谢活性产物

一氧化氮(NO)在腹腔严重感染对急性胰腺炎(AP)具有保护作用、外源性 Arg 对急性胰腺炎的保护作用已有许多报道,在新近的研究中还发现存在 NO 的免疫调节机制。NO 是体内多种组织及细胞产生的一种多功能的气态生物信使,而 L 精氨酸是合成 NO 的唯一底物。L 精氨酸在两种 NO 合酶催化下经过氧化脱氨基作用生成 NO,并同时生成 L 瓜氨酸。NO 的活性高,不稳定,可迅速代谢为稳定的终末产物——硝酸盐及亚硝酸盐,并以硝酸盐的形式从尿中排出体外。

目前认为 NO 对免疫系统的调节作用可能有几个方面:①NO 抑制 T 淋巴结增生、抑制抗体应答反应,抑制肥大细胞反应性。②促进天然杀伤细胞活性,激活外周血中的单核细胞。③调节 T 淋巴细胞和巨噬细胞分泌细胞因子。④介导巨噬细胞的细胞凋亡。近来体外研究表明,精氨酸通过巨噬细胞和淋巴细胞对肿瘤和感染细胞发挥毒性的关键作用,是继于 NO 的产生和释放所致。在危重患者的营养治疗中有它特殊的作用。

二、谷氨酰胺(Gln)

谷氨酰胺对许多器官、组织有特殊的营养作用。可作为肠黏膜细胞、免疫细胞等快速生长和分化细胞的主要能源及核酸合成的前体,用于维持肠道的结构和功能,促进免疫功能(包括肠道免疫和全身免疫功能)等,Gln 已日益受到重视。

以往认为谷氨酰胺是一种非必需氨基酸,但是在机体应激状态下,此时肠道黏膜上皮细胞、免疫细胞等对谷氨酰胺利用明显增加,血液和组织中谷氨酰胺浓度却急剧下降,因此在外科危重患者中谷氨酰胺可能是一种非常重要的必需氨基酸。

谷氨酰胺在外科危重患者治疗中有以下作用。

(一)降低危重患者机体的高代谢状态

大手术、创伤、脓毒症后机体处在高代谢状态,氮的丧失量可超过 2g/d。骨骼肌游离谷胺酰胺浓度的下降是蛋白质分解代谢中常见的现象。肌肉细胞谷氨酰胺含量的下降往往影响患者的生存率,而肌肉蛋白质合率高低与谷氨酰胺含量的多少有关。临床研究表明,给予不含谷氨酰胺的标准 TPN 者,不能纠正肌肉谷氨酰胺含量的降低,而加入谷氨酰胺的 TPN 患者中骨骼肌内谷氨酰胺下降程度明显改善,证实了谷氨酰胺在减少肌肉游离谷氨酰胺浓度下降和促进蛋白质代谢中有积极作用。

(二)维持和恢复危重患者肠道屏障的结构和功能

危重患者中由于谷氨酰胺的缺乏可导致不同程度的肠黏膜萎缩,增加肠道的通透性,破坏肠道的屏障功能。

(三)改善机体的免疫功能

危重患者出现免疫功能受抑制伴有肌肉和血浆谷氨酰胺浓度的显著降低。谷氨酰胺对肠道免疫功能的改善已有报道。在危重患者应激状态下,Gln 在各器官间的氮流动中起着极为重要的作用,是依赖 Gln 氧化供能的器官如肠道和组织细胞如血管内皮细胞、巨噬细胞、黏膜和肺泡上皮细胞、成纤维细胞等的重要营养底物和调节因子。

提供外源性 Gln 既有利于改善体内平衡,纠正危重患者的代谢性酸中毒,增强免疫细胞和肠黏膜屏障功能,降低肠源性细菌和内毒素易位,又可有效地减轻缺血-再灌注损伤和内毒素介导的血管内皮细胞和黏膜上皮的损伤,促进各种免疫活性细胞的分化、增生、增强机体非特异性防御能力,并调节免疫活性细胞的各种介质、细胞毒素和免疫球蛋白的分泌与相互作用。因此认为在危重患者的抢救中,提供外源性 Gln 是很有益的。

三、脂肪酸

膳食中的脂类是必需脂肪酸和热量的来源,是脂溶性维生素如 A、D、E 和 K 的转运载体,而且调节机体的免疫功能方面有它重要的作用。它对特异性和非特异性免疫系统的一些免疫细胞、单核细胞、巨噬细胞、淋巴细胞和多形核细胞产生很大的作用。

在创伤应激反应中,如果只给葡萄糖及氨基酸,必会造成必需脂肪酸的缺乏,从而引起必需脂肪酸缺乏症。其结果会引起机体免疫功能下降、血小板功能下降,皮肤、毛发及神经组织的正常生理功能遭到破坏。

四、生长激素

近年来许多研究证实适当地应用重组人生长激素(rhGH)能够逆转和改善危重患者机体的高代谢状态,对预后产生积极的作用。生长激素是垂体前叶分泌的一种蛋白质激素,其生物功能是直接的代谢作用和间接的促生长作用。主要表现为促进葡萄糖氧化,从而提高能量水平促进脂肪分解和糖异生,改善蛋白质分解,促进蛋质的合成。

临床应用方法:代谢支持治疗同时加用生长激素,一般采取低热量的肠外营养[63.68kJ/(kg·d),30～35kJ/(kg·d)]加生长激素。①剂量:多数学者主张 0.1～0.2mg/(kg·d)或 8～12IU/(kg·d)。②途径:1 次/d 或 2～3 次/d 皮下注射。③注意点:GH 能导致高血糖,故应掌握指征并严格监测血糖。孕妇及哺乳期妇女应慎用。避免身体同一部位反复多次用药。rhGH 在应用过程中导致高血糖和胰岛素抵抗,而 IGF-1 具有合成代谢效应外尚有降低血糖作用,因此 rhGH 与 IGF-1 的联合应用,合成代谢效应明显增强。

第四节　危重患者的营养护理

护理工作者在危重患者的急救及康复过程中,起着重要作用,营养护理就是其中一个重要组成部分。24 小时密切观察病情,发现问题,及时、慎重处理,是对每一名 ICU 护士最基本的要求。下面论述在营养护理中,护士应该如何观察病情,以及发现问题后如何正确处理:

一、危重患者营养支持的监测指标

(一)体重

体重用以评价患者的营养状态,估算营养需要量。危重病患者由于存在水肿、水钠潴留等,使体重的变化较大。因此,这类患者在估算营养需要量时,应考虑理想体重和患病前体重,并动态测定。

(二)能量消耗的测定

过低与过度营养均会给机体造成损害,尤其是对于代谢紊乱、能量消耗变异较大的危重患者,提供适量的营养底物非常重要。理想的营养支持应按照实际测量的能量消耗量供给营养底物。间接能量测定法使这成为现实。

(三)液体平衡

准确测量 24h 的出入量,包括尿量、胃肠引流液、腹泻、各种体腔引流及伤口渗出量等。根据丢失的液体来考虑需要补充的液体量。心功能不全及肾衰竭等严重限制液体入量的患者尤为重要。

(四)血气分析检查

危重病患者常存在多重酸碱紊乱,营养支持,特别是肠外营养支持,又常影响体内的代谢状态,应监测血气。

(五)内脏蛋白测定

内脏蛋白测定是常用的观察指标,反映体内蛋白质储存情况与代谢状态。监测内脏蛋白水平,可指导制定营养支持的方案以及判定营养支持的效果。

1.C 反应蛋白

C 反应蛋白为急性相蛋白,应激反应时合成增加。C 反应蛋白浓度变化与血浆阴性蛋白及氮平衡无明显相关。

2.清蛋白

清蛋白半寿期较长,代表体内较恒定的蛋白质含量。异常丢失时使血浆清蛋白迅速降低。清蛋白过低将影响营养底物转运与代谢、药物作用及血浆胶体渗透压等。

3.快速转换蛋白

包括前清蛋白、转铁蛋白、纤连蛋白、视黄醇结合蛋白、铜蓝蛋白等。由于快速转换蛋白半寿期短,是评价蛋白质合成状况及营养支持效果的常用指标。

(六)免疫功能测定

1.淋巴细胞计数

正常参考值 $1.5\sim3.0\times10^9/L$,$<1.5\times10^9/L$ 为营养不良。

2.免疫球蛋白

在营养不良、感染、肿瘤等疾病状态下,可导致免疫球蛋白合成减少和(或)应答能力下降,导致机体对致病微生物的抗病能力下降。

3.T 淋巴细胞亚群

营养不良、蛋白质丢失、应用皮质激素等,均可使 T 淋巴细胞受抑制,损害免疫功能。CD4/CD8 可作为评估机体细胞免疫状态的指标。细胞免疫受抑制时 CD4/CD8 下降。

(七)氮平衡测定

氮平衡系每日入氮量与排出量之差。氮平衡测定是估算营养支持效果的一种方法,也可用于了解机体代谢状态及体内蛋白质分解程度。

氮平衡测定结果有3种可能:①摄入与排出氮量基本相等,称为总平衡,表示体内蛋白质的分解与合成代谢处于动态平衡之中;②摄入氮量>排出氮量,称为正氮平衡,表明摄入氮或蛋白质除补偿组织的消耗外,尚有部分构成新的组织而被保留;③摄入氮量<排出氮量,称为负氮平衡,表明体内蛋白质分解>合成。创伤、感染等应激或营养供给不足时,表现为明显负氮平衡。

鉴于机体代谢过程产生的氮大部分(85%~90%)由尿排出,且尿中以尿素氮占大多数,经尿排出的其他含氮物约2g/d,故氮的排出量可根据24h尿中尿素氮的量计算得出。

肠内营养时应计入每日粪便测定的含量。血制品系整蛋白,不计入氮平衡计算中。接受血滤和透析治疗的患者,排氮量中还应计入透析液与超滤液中氨基酸或氮含量。

(八)3-甲基组氨酸

3-甲基组氨酸是肌肉蛋白质分解代谢产物。严重创伤、烧伤和全身感染后,尿3-MH排泄增加;反之,代谢率降低时,其排泄量减少。动态观察可了解肌蛋白质的变化。

(九)并发症监测

1.体温

注意营养支持中的体温变化以及时发现感染性并发症。

2.血糖监测

应激状态下机体糖代谢常处于不稳定状态,严重感染、创伤、MODS以及既往糖代谢异常的危重患者尤为明显。应加强血糖监测,调整葡萄糖供给及胰岛素使用。

3.血浆渗透压

当怀疑有高渗情况时应做测定。无测定仪器的单位可按以下公式计算:血浆渗透压分子浓度(mmol/L)=2(Na$^+$+K$^+$)+血糖+BUN(各项单位为 mmol/L)。

4.血清电解质

危重病患者容易出现电解质紊乱。应注意电解质的检测。

5.血清微量元素与维生素

一般不列为常规检测。某些疾病,特别是危重时期,可诱发体内微量元素含量与分布变化,并影响机体代谢与生理功能,需要时应予检测。

6.血常规

营养支持期间可每周检查1~2次。

7.肝功能

一般情况要求每周测定1~2次,全肠外营养<TPN,治疗2~3周后,尤应注意肝功能的监测。

8.血脂测定

可每1~2周测定一次。输注脂肪乳剂的过程中,应监测血脂情况,即每日在脂肪乳剂输注完后,6h取血标本,以评价输注的脂肪乳剂是否被利用。肝功能障碍、低清蛋白血症及胆红素代谢异常等情况下,应特别注意监测血脂。

9.尿电解质检查

留取 24h 尿液,主要测定尿液中钾、钠的含量,每日 1 次。

10.胆囊 B 超

检查胆囊容积、胆汁稠度、胆泥形成等,评价肝胆系统损害与淤胆情况。

11.粪常规与细菌学检查

全肠外营养期间,特别时间较长,可发生肠道菌群失调,导致腹泻。肠内营养时亦可因营养液污染导致肠炎、腹泻。应注意粪常规与细菌学检查。

(十)肠黏膜通透性检测

测定肠黏膜通透性,可间接评价肠黏膜完整性及判断肠黏膜屏障功能。可测定尿乳果糖排泄率/甘露醇排泄率。肠黏膜缺血/再灌注损伤后,可导黏膜细胞萎缩、吸收面积减少,同时细胞间紧密连接破坏,致乳果糖通过增加、乳果糖/甘露醇排泄比率增加。

二、危重患者营养支持的原则

营养支持是危重患者的重要治疗措施,应重视营养支持的时间、量与方法,否则可能会加重代谢紊乱。

(一)营养支持的适应证

1.既往存在营养不良,如慢性呼吸衰竭、肝疾病、心功能衰竭,或肾功能不全等导致营养不良,又合并了急性病变的患者。

2.既往营养状况良好,因严重烧伤、严重创伤、全身性感染等高代谢疾病,使患者处于高度消耗状态。

3.肠道因损伤或疾病不能进食或不宜进食超过 5 天以上的患者,如重症急性胰腺炎、肠梗阻、肠损伤并发肠瘘。

4.胃肠功能减退,食欲差,胃肠道手术或损伤后,进食量不足或不能进食超过 1 周。

5.接受机械通气治疗的患者,尤其是合并呼衰的患者,如营养状态不能得到改善或维持,将导致感染难以控制,呼吸肌萎缩及脱机困难甚至难以撤离。

(二)营养支持的时机

患者循环稳定,水、电解质与酸碱失衡得到初步纠正后,为了维持细胞代谢与器官功能,防止进一步的营养耗损,应及早给予营养支持。一般在初期治疗后 24~48h 可开始。应用营养支持前需进行代谢与营养状态的评估。

(三)能量与营养物质的供给

应用间接能量测定法或氧耗测定后发现应激患者的代谢率增加较以往估计的要低。根据应激时的代谢特点及支持原则,一般认为危重患者的能量供给常规以 25~30kcal/(kg·d)为宜,亦可按实际测定的静息能量消耗(REE)×1.1~1.2 计算。非蛋白质热量中糖脂比为 6：4 ~5：5,葡萄糖供给量通常为 2.5~3.0mg/(kg·min)。但血糖应<11mmol/L,8~10mmol/L 较为理想。脂肪供给按 1~1.5g/(kg·d),一般不会造成脂肪负荷过剩及脂肪代谢障碍。氮的供给在 0.2~0.35g/(kg·d)。

(四)营养支持的方式与选择营养

支持分为肠外营养与肠内营养两大类方法。肠外营养成为许多危重患者,尤其是肠功能障碍患者主要的营养支持方式,起到保持机体的结构与功能,改善氮平衡与蛋白质合成等作用。肠内营养具有简单、并发症少、有利于促进肠道运动与释放胃肠激素、增加门脉血流等优点,并且更全面地提供营养素,维护肠黏膜屏障功能,提高营养的效价比等。危重患者营养支持方式的选择,主要依赖于病情和疾病状态,特别是肠功能状态。

原则上肠内营养应是首选,可通过鼻营养管、胃或空肠造瘘管。当患者存在肠功能障碍、腹腔内存在严重感染灶、循环不稳定,肠外营养便成为主要的营养供给途径。胃无张力时,应限制肠内营养量,以防胃滞留或误吸。

肠外与肠内两大途径起着互补作用,需合理选择。部分肠外营养+肠内营养也许是一些危重患者更切实的营养支持模式,但应尽量争取肠内营养比例达到25%以上。

三、危重患者肠内营养的护理

临床上危重患者肠内营养治疗的原则是:只要有胃肠功能应尽早使用。但是使用中应遵循由少到多;由低浓度到高浓度;速度由慢到快循序渐进的原则;不要急于求成,不要公式化;要因人而异,选择不同的支持途径、不同方法,不同的营养素;在配制营养素时操作要规范;减少并发症的发生;同时要了解患者的心理状况,做好相应的工作;使肠内营养的治疗作用收到实效。

(一)肠内营养的指征

胃肠道功能状态因疾病状态不同个体差异较大。相当部分危重患者由于肠道缺血/再灌注损伤、腹腔炎症使肠壁水肿、粘连等,以及手术、创伤使胃肠道吸收、分泌、消化能力与蠕动能力部分受到损害,难以达到理想的完全肠内营养,且易出现不耐受现象。

近年来的研究证实了大手术、烧伤、创伤等应激后早期肠道营养的可行性与益处。只要危重患者肠功能状态允许,特别是小肠运动、吸收、消化功能允许,应该尽早考虑给予肠内营养。临床应用时应考虑以下因素:

1.不能经口摄入正常固体食物以获得所需足够热量与营养物者,如机械通气的患者或经口摄食量<2/3需要量。

2.可建立胃肠道喂养的通路以保证营养的供给。

3.经过早期复苏与抗休克治疗,循环稳定,水、电解质与酸碱失衡纠正。

4.严重低蛋白血症予以纠正,血浆清蛋白水平28~30g/L。临床资料显示,血浆清蛋白<25g/L者,腹泻发生率较血浆清蛋白>28g/L者明显增高。

5.胃液潴留量不多,24h<200~300mL,临床无腹胀存在,或可闻及肠鸣音。

(二)肠内营养支持的禁忌证

某些危重患者或疾病的危重时期不宜选用肠内营养,主要包括:

1.严重应激状态:血流动力学不稳定,水电酸碱失衡未纠正,应先处理全身情况,待内环境稳定后,再酌情考虑肠道喂养的时机。

2.腹腔感染未予控制导致肠管运动障碍,出现明显腹胀、肠鸣音消失或腹腔大量炎性积液时,不能耐受肠道喂养。

3.机械性完全性肠梗阻和麻痹性肠梗阻。

4.肠瘘早期,腹腔感染较重且未局限。

5.急性肠道炎症伴有持续腹泻、腹胀者吸收功能差。

6.较严重消化道出血及剧烈呕吐。

(三)肠内营养支持的时机

近 10 年来,人们越来越认识到早期肠道喂养的重要意义。在维持营养代谢的同时,其重要的药理作用在于维护、支持了肠黏膜屏障与消化功能,改善于组织灌注,明显降低了感染性疾病与 MODS 的发病率等。

为此提出的"当肠道有功能,能安全使用时,使用它"的观点,并在临床实践中遵循这一原则。具体可参考以下几方面因素:

1.危重患者早期肠道喂养建议在患病 24～48h 开始。前提是血流动力学基本稳定、腹腔感染灶清除或得到控制。研究显示,严重烧伤患者早期出现的高代谢反应,而早期(48h 内)肠内营养明显降低了肠源性高代谢反应,使能量消耗降低,同时维护了肠黏膜屏障功能,改善肠通透性;大手术、创伤后的危重患者早期肠内营养,可从手术后 12～48h 开始实施,但较理想的是 24h 内。术后早期的肠内营养有助于改善营养状态,促进伤口愈合,减少并发症等。

2.全身性感染和 MODS 危重患者,病情往往较重,受累的器官多,相当部分患者存在不同程度的肠道功能障碍,肠内营养特别是早期肠内营养难以理想实现,腹胀、胃液潴留以及误吸等并发症也较多。这类患者肠内营养的药理作用大于其营养作用,争取在适宜的时期开始肠道喂养,以肠外营养＋肠内营养形式实现危重患者的营养支持,并使肠内营养比例超过 20％。

(四)肠内营养支持途径选择及建立

肠内营养置管类型包括鼻胃管、鼻肠管、胃造口或空肠造口置管。鼻胃管、鼻肠管可通过非手术方法置入,而胃造口或空肠造口置管则通过手术或内镜协助下完成。胃肠功能良好、神志清醒的患者,应放置鼻胃管,但存在反流,误吸等并发症,而且常常需要进行胃肠减压。因此,鼻胃管不宜首选。

应选择放置鼻空肠导管,导管尖端应达到幽门以下。达屈氏韧带以下更为理想。急性胰腺炎患者导管顶端位置应更低,以减少对胰腺分泌的影响。鼻肠导管与胃或空肠造口置管是 ICU 患者常常选择的肠内营养通道。

1.经鼻肠导管

合并吞咽困难或放置气管插管的患者,经鼻置管不易成功,或难以通过幽门,可采用经导丝置管或内镜协助下,将营养管送入食管以及通过幽门。此法成功率高,患者易于耐受,绝大多数患者置管过程中不需镇静。导管留置时间亦可延长。

2.经空肠造口置管

空肠造口置管常与开腹手术同时进行,操作简单,置管确实、可靠。而空肠穿刺置管(NCJ)使这一方法更加简化,损伤小,简单易行,但管腔较细,要求肠内营养液溶解性更好。主要适应证:

(1)手术时存在有营养不良。

(2)较大上消化道手术。

（3）手术后可能接受放射治疗或化疗。

（4）严重创伤行开放手术。

3.经皮内镜导管胃造口及空肠造口

经皮内镜导管胃造口术(PEG)和空肠造口术(PEJ)是在内镜协助下,经腹壁、胃壁造口置管的方法,床旁即可实行。经内镜引导下十二指肠或空肠造门术(PED 和 PEJ)的操作难度大,安全性方面不如 PEG,主要的并发症是导管移位和穿刺部位外瘘。目前更多采用的方法是 PEGJ,即通过 PEG 放置一较细的空肠营养管,由此施行肠道喂养,PEG 导管可同时行胃肠减压。

一般来说,鼻肠导管与空肠造口导管更适用于危重患者。需要较长时间肠内营养支持者及经鼻置管困难者,可考虑空肠造口置管法。应强调导管顶端达幽门以下,屈氏韧带以下更理想,使得反流与吸入性肺炎等并发症的发生率明显降低。贲门功能不良、反流明显、颅脑损伤严重及意识障碍的危重患者更应如此。

(五)肠内营养液的输注方式

营养支持投给方法,一般有分次推入法、间断重力滴注法、连续滴注法(可采用重力或输液泵)。采用任何投给方式取决于配方饮食的性质,喂养管的类型与大小,管端的位置及营养需要量。

1.分次推入法(定时灌注)

将配好的液体饮食吸入注射器内,缓缓地注入胃内。每次 200mL 左右,每日 6～8 次。适用于胃肠运动良好、贲门功能正常、神志清醒的非机械通气支持的患者,适用于鼻胃管或胃造口管注入匀浆膳食,以及由肠内营养向口服饮食过渡的患者。

部分患者对此种方式耐受性差,易引起恶心、呕吐、反流、腹胀、腹泻及腹部痉挛性疼痛,有的患者经过几天后可以耐受。但对于大多数危重期患者不宜采用此方法。

2.间断重力滴注法

将配好的液体膳食或营养素放入管饲容器内,经输液管及墨非滴管与喂养管相连缓慢滴注,每次 250～500mL,速率 30mL/分,每次持续 30～60 分钟,每天 4～6 次。此方式适合鼻胃管和胃造口管,优点患者活动方便,缺点可能有胃排空缓慢。

3.连续滴注法

与间断重力滴注法的装置相同,通过重力滴注或输液泵连续 24 小时输注。输注匀浆膳外,采用营养素目前多主张此种方式,特别适合危重病患者,其优点在于腹胀、腹泻、腹痛的并发症减少。

输入速度采用循序渐进的方法,从少到多,从低浓度到高浓度。温度常温或 42℃ 左右。连续滴入从每分钟 15 滴开始,维持在 50 滴左右。也可以用泵维持开始每小时 40mL,以后递增。但此法肺炎的患病率较高,因为胃液 pH 呈碱性,有助于肠道内细菌的定居,并进一步从胃移居至气管和咽部。

此外,可以间歇持续输注法:在持续匀速输注期间有一定的间歇期,如连续输注 16～18h,停止输注 8～6h,有助于保持胃液 pH 处于正常范围,抑制上消化道细菌的生长。

（六）肠内营养的类型与选择

肠内营养制剂根据其组成分为要素饮食、整蛋白配方饮食、匀浆膳和管饲混合饮食等。危重患者较常应用要素饮食和整蛋白配方饮食。

要素饮食是指由氨基酸或水解蛋白（短肽）、葡萄糖、脂肪、电解质、微量元素、维生素制成的混合物。可提供人体所需的营养素与热量，不需胃液、胰液、胆汁等参与消化、直接吸收或稍加消化即可吸收；不含残渣或极少残渣，粪便形成少。要素饮食是早期肠内营养和危重患者施行肠道喂养时选择的膳食。根据其氮源的不同，要素饮食又分为水解蛋白为氮源的要素饮食和氨基酸为氮源的要素饮食。要素饮食配成液体后的热量密度一般为 1.0～1.5kcal/mL。

随着营养支持的发展，根据不同疾病状态下机体对某些营养素的特殊需要，制成特殊配方要素饮食，如适用于危重患者的免疫增强配方的要素饮食等，使肠内营养支持更趋合理。

氨基酸要素饮食是危重病患者理想的肠内营养制剂。小肠黏膜细胞具有游离氨基酸以及二肽和三肽的转运吸收系统，如要素饮食所含为游离氨基酸和二肽及三肽的混合成分，氮的吸收成分将因此会增加，但较长的肽链将影响氮的吸收。

对于某些氨基酸吸收障碍的疾病，短肽类要素饮食可被较好吸收。随着对早期肠内营养重要意义的认识，除上述配方要素饮食外，还增加了疾病状态下对组织细胞有特殊作用的营养素，如谷氨酰胺、精氨酸、中链脂肪酸、Ω－3 脂肪酸（鱼油）、核苷酸、支链氨基酸、酪氨酸、牛磺酸，以及含有乳酸杆菌、双歧杆菌的生态免疫营养。

被认为有免疫促进作用的营养因子还有维生素 E、β－胡萝卜素和微量元素 Zn、Se 以及中草药中的人参皂苷和黄芪多糖等。在标准的肠内与肠外营养配方中加入某种或几种免疫营养因子，可以上调机体免疫机能。膳食纤维的重要的作用近年来受到重视，特别是可溶性膳食纤维在结肠内酵解后形成短链脂肪酸（SCFA），进一步影响结肠、小肠的结构与功能。目前临床上应用的膳食纤维制品有含大豆多糖的液体肠内营养制剂、果胶。在补充膳食纤维时应注意水的补充。

（七）肠内营养的并发症与处理

1.反流、误吸与肺部感染

营养液和消化液的反流、误吸，导致吸入性肺炎。相关因素包括以下方面：

（1）肠内营养管移位与折返。

（2）胃排空不良及腹胀：这类患者强调营养液肠内输注而不能胃内灌注，营养管尖端位于屈氏韧带以下较为安全。此外，可应用胃动力药物甲氧氯普胺、普瑞博斯等促进胃的排空及肠蠕动。同时注意监测患者胃或肠内营养液的潴留量或胃肠减压量与 pH。

（3）胃液 pH 升高：胃液 pH 升高，导致肠道细菌移位、定殖。研究认为连续输注 16～18h 后间断 8～6h，则有助于保持胃液的正常酸度，降低肠道菌的移位与口咽部定殖，从而有助于降低革兰阴性杆菌的肺部感染发生。

（4）意识障碍：宜将肠内营养管置于屈氏韧带以下空肠或幽门以下十二指肠，且在接受肠内营养治疗时将头及上半身抬高＞30°，需长时间接受肠内营养支持者可考虑行 PEG 或 PEGJ。

（5）呼吸道防御能力降低：危重患者呼吸道自我防护能力下降。机械通气的肠内营养危重患者，十二指肠一胃反流较常发生，反流液碱化胃液，pH 升高。防治方面亦应使肠内营养管达到足够深度，以保证营养液从小肠内输注，并注意监测胃内容物酸碱度及残留量。

2.胃肠不良反应

(1)肠内营养相关腹泻：腹泻是肠内营养较常见的并发症，肠内营养期间发生腹泻的相关因素包括：①配置营养液与开放容器时，造成肠内营养液被污染；②悬挂时间较长或存留有前期未输完的营养液；③营养不良；④低清蛋白血症；⑤全身性感染；⑥MODS；⑦存在感染灶；⑧发热或低温；⑨应用广谱、强力抗生素。另外，腹泻发生还与输注速度过快、溶液渗透压较高及温度较低等有关。

对于腹泻的防治，应注意以下几方面：①营养液的无菌配制，并置于封闭容器中，每日更换输注用品。②血浆清蛋白＜25g/L 者应先予补充纠正。③适当控制体温，清除体内感染病灶。④输注速度由慢逐渐增加。⑤若腹泻与抗生素应用有关，则应停用抗生素，并补充肠道生态菌。⑥注意输注过程中营养液的温度及浓度，以不同个体能够耐受为标准。

(2)腹胀、便秘和腹痛：危重患者在肠道喂养时易出现不同程度的腹胀，重者使肠内营养无法继续。这类患者在开始肠道喂养时，更应注意减慢输注速度，降低浓度，配合胃肠动力药物及密切监测胃或肠内潴留量，如胃内潴留量＞100mL、小肠内潴留量＞200mL，应予注意减量或停用。便秘者可增加膳食纤维的补充。

(3)恶心与呕吐：常常是肠内营养液应用不当所致，特别是采用间歇性一次性投给喂养方式。此外，胃肠排空障碍导致的胃、肠内液体潴留，也可导致呕吐。

(4)倾倒综合征：放置空肠营养管的危重患者，可出现倾倒综合征，多因高渗溶液快速进入小肠所致。减慢输注速度，适当稀释营养液以降低渗透压，多可使症状缓解。

3.机械性并发症

(1)肠内营养管堵塞：应用营养液均要输注前检查营养液的性状，每次营养液输注完及注射药物后均应用＞30mL 盐水或温开水冲洗导管以确保无堵塞。

(2)鼻咽食管和胃黏膜损伤及炎症：留置时间长、管径粗、质地硬的导管，可造成鼻腔、咽部、食管黏膜受刺激及黏膜受损，并由此导致炎症。鼻黏膜炎症肿胀，可影响鼻窦分泌物引流而发生鼻窦炎，甚至进一步引发颅内感染。对于无症状发热的患者，应注意鼻窦区域的物理检查，必要时可行头颅 CT 检查。留置鼻导管者注意鼻咽部分泌物清除，保持鼻窦开口通畅。长期留置营养管的患者可考虑行空肠造瘘。

(3)与 PEG/PEGJ 相关并发症较严重的有腹壁下脓肿和筋膜坏死，其他有穿刺造口局部感染、胃液漏出或出血以及气性腹膜炎等。随着内镜技术的成熟与 PEG 材料及器械的不断改进，相关并发症已逐渐减少。

4.代谢性并发症

随着临床营养支持的发展与对胃肠道重要地位的认识，危重患者营养支持的选择中越来越多地注重肠内营养的特殊作用与应用。但由于应激对胃肠结构与功能的影响，使患者对肠道喂养的耐受性与相关并发症的发生率均不同于一般患者，不恰当地使用会加重肠功能紊乱，增加并发症。因此，肠内营养在应用时应注意以下几点：

(1)符合肠内营养的基本条件：具有有功能的、可安全使用的肠道。

（2）肠道喂养前确定营养管位置正确：营养管应达幽门以下，最好达屈氏韧带以下。

（3）营养液输注速度与浓度：要素饮食的渗透压较高，需要适应过程。应掌握由低浓度、低速度开始逐渐增加。如出现不良反应，应减量甚至停药。某些肠功能状态较差或脆弱的患者，开始浓度可更低，甚至从温水/盐水开始。

（4）营养膳食的选择：选择肠内营养素时应考虑病种、胃肠道消化和吸收主要营养素的能力、全部营养素的需要量、水电解质情况等。

1）肠功能状态较好的，可选择整蛋白或肽类（或多聚物配方）肠内营养膳食。否则可选择短肽或结晶氨基酸为氮源的要素饮食；商品营养制剂其中有：如能全力、能全素、百普素、纽纤素、纽纯素、瑞素、瑞高、复方营养要素等。医院营养科配制的匀浆膳、混合奶：天然食物加食品营养制剂、天然食物加单一营养素。

2）应激较重的危重患者，能量消耗增加，可适当增加配方中脂肪比例，添加支链氨基酸、谷氨酰胺等特需营养成分。

3）重症胰腺炎及肠道炎症疾病者，可选择短肽或氨基酸为氮源的要素饮食以减少对胰腺分泌的刺激和肠道消化负担。

4）小儿及肝、肾功能障碍者选择特殊配方的要素饮食。

（5）胃排空状态评定：胃残留量被广泛用于评价胃的排空状况，但对于残留量多少来判断排空状态的标准尚不一致。多数学者认为胃残留量＞100mL或小肠残留量＞200mL时，应密切观察胃肠运动状态与排空功能。治疗可应予减量，加用促进胃排空药物，如仍不改善则应停输。空肠喂养同时留置胃引流管者，每日胃液引流应＜400mL为宜。否则，应注意胃肠运动状态、引流液性状与pH。

（6）加强相关并发症的监测：鉴于危重患者胃肠功能减退及易出现不耐受情况，肠内营养期间应加强护理与反复定时的监测胃液pH、残留量、肠鸣音、腹胀情况、排便次数等。

（八）危重患者肠内营养的监测与护理

1.常规进行口腔护理。

2.观察使用EN后患者的胃肠道反应，有无腹胀、反流等不适。如果腹胀应减慢速度，为防止反流，给予推入方法时床头应抬高45度，并持续餐后1小时。

3.注意营养液的温度、速度、浓度，给人时每小时从40mL开始，3小时后60mL；以后逐渐调整；一般可维持100～120mL。控制输注速度，可用输液泵控制速度。

4.监测患者的水、电解质变化、出入量、尿糖、血糖、肝功能变化，糖尿病或高血糖给予胰岛素。

5.营养管及输注的管理。

（1）妥善固定管道，防止导管移位、脱出。

（2）胃造口及空肠造口处的敷料应每隔2～3日更换1次。

（3）为预防管道堵塞，定期冲洗管道：每次喂养后用无菌水（或温开水）冲洗管道，连续滴注时每更换液体时可滴入无菌水（或温开水）30～50mL，分次推入时应在每次推入前抽吸胃内容物大于150mL应暂停喂养、经营养管给药需在给药前后用温开水至少30mL冲洗营养管、每日输注完毕，应用冲洗管道。

（4）鼻饲瓶（袋）和接营养管的输注导管每 24 小时应更换。

（5）胃内输注时，患者应取头高 30°～45°卧位，以减少误吸发生率。

6.观察大小便并进行记录，对于有腹泻患者应分析情况，排除菌群失调或肠黏膜低蛋白水肿时，在给予药物治疗同时，可采用纤维型肠内营养制剂。

7.对神志清醒的患者必须进行心理状况的了解，消除手术对其造成的心理紧张，讲解肠内营养的必要性和有效性，安全性，询问食物过敏史和口味，让其认识到肠内营养对其康复的重要作用，得到配合，必要时介绍成功的病例，增强患者的信心，长期肠内营养者，同时讲解使用方法，以便让患者参与实施管理。及时处理管饲过程中出现的问题，提高患者的安全感。

（九）营养治疗室的条件和制度

由于 EN 营养有液体和粉状制剂之分，同时患者使用的浓度不一，因此需要专门的肠内营养治疗完成配置工作。

1.治疗室的面积和设备要求

治疗室面积应在 30～60m² ，分准备间和制作间，室内地面应水磨石或瓷砖，墙壁应瓷砖到顶，设施有上下水道、空调、照明和紫外线消毒设备、操作台。仪器包括电冰箱、微波炉、食物粉碎机、胶体磨、消毒柜、烘干机、药品储存柜、食品储存柜、秤、天平、电磁炉、蒸锅、玻璃量筒、漏斗、搅拌器、剪刀、无菌纱布等，器械应采用不锈钢材质的。有条件的要备干燥箱。

2.治疗室规章制度

（1）室内应保持清洁干净。

（2）操作人员进入治疗室应 2 次更衣。

（3）严格按食品卫生要求，生熟食品必须分开存放要有明确的标示。

（4）营养制剂要单独存放。

（5）机械使用前须清洗；器皿每周消毒一次，3‰的 TD 浸泡 30 分钟，再用净水冲洗。

（6）每日操作后做好室内卫生，地面用 3‰来苏擦拭，紫外线照射 45 分钟。

（7）室内严禁存放与本室无关的物品。

（8）电冰箱定期除霜。

3.配制营养液的操作步骤

（1）操作者先将配制肠内营养制剂的台面用净水擦拭一遍，再用消毒液擦拭。

（2）配制前操作人员应用肥皂洗手，用纱布擦干，戴口罩和帽子。

（3）配制酒精擦拭营养制剂外包装，检查药品出厂日期和有效期。

（4）仔细核对营养制剂品名。

（5）用热水冲洗水龙头、器具和容器。

（6）将一天所需要的营养制剂倒入无菌的不锈钢容器内，先用 300mL 左右的少许温开水（30～40℃）将营养制剂搅拌成糊状，再用量筒量好需要的水量到入营养制剂中搅拌均匀成混悬液，然后用无菌纱布过滤，放入无菌容器内，有条件的留 10mL 营养溶液进行定氮。

（7）在配制好的营养液容器上贴好患者的姓名，床号，配制日期。

（8）配好的营养液存放在冰箱内，在 24h 用完。

（9）清洁室内卫生、登记配制内容和患者姓名等情况。

4.匀浆膳的制备

根据病情的营养治疗原则,采用不同种类的匀浆,按营养医嘱执行。操作前的准备工作同营养制剂的标准。

(1)粮谷类食物首先制熟,肉蛋类食品应按烹调原则制备。

(2)蔬菜根据病情挑选菜的品种,选好可食部,洗净,制熟,可直接食用的蔬菜应先消毒,再用清水冲洗,切碎备用。

(3)奶类豆类制品应制熟。

(4)其他配料按需要称重备用。

(5)按营养处方要求将各种食物混合投入粉碎机或胶体磨中(胶体磨先开机后投料,粉碎机先投料后启动机器)。

(6)制备后的匀浆按个体要求存放在250～500mL专用的玻璃瓶内。

(7)制备后的匀浆用蒸汽消毒,再贴好标识。

(8)清理好所用的所有器皿和机械,以备再用。

四、危重患者肠外营养的护理

肠外营养是指营养底物从肠外,如静脉、肌肉、皮下、腹腔内等途径供给。其中以静脉为主要途径。肠外营养亦可狭义地称为静脉营养。

(一)营养途径选择

1.经中心静脉肠外营养

适用于静脉置管时间长、营养液浓度较高者。对于代谢率明显增高的危重患者,能量、营养素以及液体量需求均较高,常选择中心静脉途径,同时可监测中心静脉压。

置管部位以上腔静脉系统为首选,因下腔静脉导管多经股静脉插入,易污染,同时肾静脉平面以下的腔静脉血流量较上腔静脉小,血栓形成、栓塞及损伤的危险性增加,故一般较少采用下腔静脉途径行肠外营养支持。

2.经外周静脉肠外营养

对于代谢率中等度增加的患者,能量与氮量的需求不高,全营养混合液(TNA)的渗透压和总容量不是很大,逐渐由肠外营养＋肠内营养向全肠内营养过渡,均可首选经外周静脉的肠外营养。

外周静脉穿刺操作简单,无中心静脉穿刺相关并发症。但由于营养液葡萄糖浓度与渗透压较高,pH低时,常常引起局部疼痛与不适,甚至静脉炎。营养液量较大时,患者多不耐受。外周静脉可耐受的渗透压最高为860mOsm/L,脂肪乳剂的渗透压与血浆相似,所以对外周血管无刺激性,而氨基酸液的渗透压多较高,复方微量元素注射液的渗透压为1 600mOsm/L。因此,应以TNA液的形式输注。外周静脉输注葡萄糖液的浓度应低于12%～15%。

外周静脉营养支持时应考虑以下问题:①采取TNA的形式输注;②每日更换输注静脉;③总疗程不宜太长,一般少于10～14d;④患者总热量、氮量及液体的需要量不宜太高。

经外周静脉至中心静脉置管是近年来开展的一项穿刺置管技术,操作安全、简便,避免了中心静脉插管的并发症,也降低了导管相关性感染的发生率;并解决了经外周静脉输注营养液时对浓度与剂量的限制,导管保留时间延长。但液体的输注速度受到一定影响,在液体负荷较大及无输液泵控制的情况下较为突出。

(二)营养素的成分及需要量

常规的营养素成分包括糖类、脂肪(包括必需脂肪酸)、氨基酸、电解质、维生素、微量元素和液体。

1.糖类

糖类是当前非蛋白质热量的主要部分,临床常用的是葡萄糖,其他还有果糖、木糖和山梨糖醇等。

葡萄糖每日最低需要量为 $100\sim150g/kg$,以保证依赖葡萄糖氧化供能的细胞所需。在应激状况下,尽管胰岛素分泌增加,胰岛素的反应伴随血糖的升高而增强,但对葡萄糖的处理能力却受到抑制,葡萄糖的氧化代谢发生障碍,糖的利用受限制。补充过多将加重其代谢紊乱,并增加 CO_2 的产生,增加呼吸作功及肝代谢负担等。应激患者葡萄糖的供给一般低于 $4mg/(kg \cdot min)$,输注速度应限制 $20\sim2.5mg/(kg \cdot min)$。血糖升高者增加外源性胰岛素的补充。

果糖、山梨糖醇、乙醇等亦可作为能量来源,适用于不能耐受葡萄糖的应激患者。但果糖代谢后使血液中的乳酸浓度升高,甚至发生乳酸酸中毒;山梨糖醇在肝转化为果糖。木糖醇代谢亦不依赖胰岛素,但利用率不如葡萄糖,尿中排泄多。木糖醇、山梨糖醇、果糖输入量过大将发生高尿酸血症。在肝肾功能障碍及酸中毒时不宜使用。

2.脂肪

脂肪乳剂是可供给较高的热量,并提供必需脂肪酸,代谢不依赖胰岛素。溶液 pH 在 6.5 左右,可经外周静脉输入。脂肪乳剂本身并不产生渗透压,渗透压系由等张剂甘油产生。

以脂肪乳剂替代一部分葡萄糖提供非蛋白质热量,有利于减轻葡萄糖代谢障碍,保证热量供给及补充必需脂肪酸。其补充量可占非蛋白质热量的 $30\%\sim50\%$,脂肪乳剂与葡萄糖同时应用提供非蛋白质热量,有较好的节氮效应。脂肪提供量一般可在 $1\sim3g/(kg \cdot d)$。

目前临床常用的脂肪乳剂根据其碳链短分为含长链三酰甘油的脂肪乳剂和含中链三酰甘油的脂肪乳剂。MCT 在严重创伤、感染的危重患者及肝功能障碍、黄疸患者的营养支持中较 LCT 具有优势。目前使用的多是 MCT 与 LCT 各占 50% 物理混合乳剂。

结构三酰甘油是近年来研制的一种新型脂肪乳剂,被认为比物理混合 MCT/LCT 具有更小的毒性并能改善脂肪的氧化与氮的利用,以及不影响网状内皮系统功能。

3.氨基酸

现静脉输注的氨基酸液,含有各种必需氨基酸(EAA)及非必需氨基酸(NEAA)。EAA 与 NEAA 的比例为 $1:1\sim1:3$。提供热量为 $4kcal/g$。在危重患者的营养支持中,需要降低非蛋白质热量与氮量之比(NPC:N),NPC:N 为 $100kcal:1gN$,氮的补充量可达到 $0.25\sim0.35g/(kg \cdot d)$。但应激状态下肝代谢功能下降,氨基酸代谢亦受影响,提高氮补充,常不能获得理想的代谢效应,并可加重肝代谢负担。应视病情选择不同的氨基酸液。

一般营养支持治疗常选用平衡氨基酸液,不但含有各种必需氨基酸,也含有各种非必需氨基酸,且各种氨基酸间的比例适当。蛋白质代谢的效率与每种氨基酸含量有关。当氨基酸不平衡时,合成的蛋白不仅含量少,而且其组成也不合适。对于危重患者来说,绝大多数复方氨基酸制剂中缺乏其所需要的谷氨酰胺、酪氨酸、胱氨酸和牛磺酸。在危重患者的营养支持中,应根据需要,添加不同的氨基酸,达到营养、药理的双重作用。

(1)支链氨基酸:当患者处于应激状态或肝功能障碍时,血浆氨基酸谱发生改变,芳香族氨基在肝代谢下降,而且血浆浓度升高,支链氨基酸在骨骼肌等肝外组织氧化代谢,出现血浆支链氨基酸/芳香氨基酸比例失调,此时如不适当地补充复方氨基酸液可加重失衡,甚至导致血氨升高与脑病发生。增加支链氨基酸比例,既增加可利用的氨基酸,又能调整血浆支链氨基酸与芳香族氨基酸的比例,预防肝性脑病。

(2)精氨酸:精氨酸不足可产生高氨血症。精氨酸是应激状态下体内不可缺少的氨基酸,影响应激后的蛋白质代谢。药理剂量下的精氨酸能上调机体免疫功能,使机体对感染抵抗能力提高。此外,精氨酸还具有促进蛋白及胶原合成的作用。因此,危重患者营养支持应补充精氨酸。静脉补充量可占氮量的 2%～30%,静脉补充量一般为 10～20g/d。

(3)谷氨酰胺:对蛋白质合成及机体免疫功能起调节与促进作用,是肠黏膜细胞、淋巴细胞、肾小管细胞等快速生长细胞的能量底物。在创伤、感染等应激状态下,需要量明显增加被称为组织特殊营养素。但是谷氨酰胺在溶液中不稳定,现有的复方氨基酸液中不含谷氨酰胺。为增加谷氨酰胺的输入量,可用甘氨酰—谷氨酰胺或丙氨酰谷胺酰胺等二肽或谷胺酰胺前体物质鸟氨酸 a 酮戊二酸,输入体内后再分解出谷氨酰胺。谷氨酰胺的补充量宜达到氨基酸供氮的 25%。

(4)牛磺酸:牛磺酸是分解代谢应激和尿毒症时不可缺少的营养素,牛磺酸结合物可增强牛磺酸的细胞内转移。

4.电解质

(1)钾:肠外营养支持期间,钾的需要量一般在 40～60mmol/d。危重患者内环境多不稳定,体液出入变化较大,尤在应用胰岛素及给予利尿等治疗时,钾的补充应根据血钾浓度的监测酌情考虑,防止低钾或高钾。

(2)磷:危重患者磷的需要量常常是增加的,且营养支持中的某些因素亦可加重低磷血症。低磷血症可导致红细胞、白细胞功能不良,代谢性酸中毒,骨软化,心肌收缩无力及呼吸肌收缩无力等。因此,在危重患者的营养支持时,注意磷的补充与监测。磷制剂有两种剂型,即无机磷注射液与有机磷制剂。前者可与全营养混合液(TNA)中的钙结合产生磷酸钙沉淀物,从而影响磷与钙的吸收。有机磷制剂避免了上述欠缺,输注后不形成钙磷沉淀。磷的需要量与疾病状态有关,严重分解代谢的患者需要量增加,可达 0.5mmol/(kg・d)。脂肪乳剂中的磷脂亦可以提供部分磷。

(3)钠和氯:在出入量变化大,第三间隙积液及肾衰竭、颅脑损伤等患者更应注意监测。

(4)镁:危重病患者常存在严重低镁血症,诱发恶性心律失常,但易被临床医师忽视。每日需输入镁 7.5～10mmol,在额外丢失增加的患者(利尿、肠瘘等)应适当增加补充。

(5)钙:一般情况下,每日应输入钙 2～5mmol。总之,危重患者电解质的补充量除按每日的需要量外,还应考虑额外丧失,以及心、肾功能和疾病状态。

5.维生素与微量元素

维生素与微量元素在体内的含量低、需要量少,称为微量营养素,但同具有重要生理作用。目前已有分别供成人和小儿应用的、含有多种维生素的静脉注射剂(脂溶、水溶),一般情况下可以满足机体的日需要。但严重创伤后应适当增加维生素的用量。维生素 C 参与蛋白和组织细胞间质的合成有利于减轻组织损伤及促进修复。

维生素 B_1 的需要量与摄入能量成比例增加,维生素 B_2 的排出量与氮排出量呈正相关。近年来,维生素 C、E、β-胡萝卜素(维生素 A)的抗氧化特性日益受到重视,实验研究显示有助于氧自由基的清除及防治组织细胞的过氧化损伤等。

微量元素在体内的含量较少(<0.01%的体重)。一般情况下只需要若干微克即可维持体内的平衡,但应注意手术患者是否已伴有微量元素的代谢紊乱。微量元素的日需量有多种推荐量,应注意的是,非生理状态下的全肠外营养对于微量元素的补充有特殊要求,因为消化道对不同微量元素的吸收率差异很大。

肠外营养如同消化短路,使消化道对一些依赖其吸收或排泄的微量元素的生理调节作用丧失,而完全受静脉补充的控制,补充不当可使其在循环中的浓度过高甚至达到药理剂量产生毒副作用。必要时可根据其浓度测定结果进行调整。

(三)静脉营养液的输注方法

1.持续输注法

将 1 天内预定输入的液体量均匀地在 24h 内输入。由于氮和能量同时输入,输入的速度在一定的范围内变动时,不致出现低血糖或高血糖。可应用输液泵,使液体均匀输入。

2.循环输注法

持续输入高糖全静脉营养液,使部分输入的能量未能进入代谢机制内,而以脂肪或糖原的形式贮存在体内。这一现象在肝特别明显,可导致脂肪肝或肝大。即使在输入的氮量超过排出的氮量呈正氮平衡时也是如此。24h 的输注过程中,可停输葡萄糖 8～12h,其间仅输入 3% 氨基酸或 3% 氨基酸加脂肪乳剂,以产生与胃肠道进食相似的吸收后期,将以脂肪形式储存的过多热量加以利用,使其更接近生理要求。

(四)肠外营养的并发症

1.导管相关并发症

(1)气胸、血胸和大血管损伤:锁骨下静脉穿刺的并发症发生率较高。

(2)空气栓塞:导管质量的提高与营养袋应用,已使这一并发症的发生率大大减少。一旦发生空气栓塞,应立即将患者左侧卧位头低脚高,必要时右心室穿刺抽气。

(3)导管栓塞与静脉栓塞:如发生导管栓塞应予拔管,亦可试用尿液酶溶解,但切不可采取加压注水的方法,以免血栓脱落而造成肺栓塞。营养液多为高渗,长时间输注发生静脉炎及血栓形成。此外导管材料亦有影响,如聚乙烯导管发生静脉栓塞较其他材料多。临床表现为该静脉侧支增粗,其回流范围内可见皮下出血或淤斑。

(4)导管相关性感染。

2.代谢并发症

(1)糖代谢紊乱:主要表现为高血糖伴渗透性利尿。肠外营养支持,特别是初期,往往会使血糖升高更加严重。常见的原因包括:①营养液输注速度过快或输注量过高。②原发疾病影响胰岛素分泌及糖代谢。③药物对血糖的影响。

防治措施:①减少葡萄糖的输注量,适当提高脂肪乳剂在非蛋白质热量中的比例,以脂肪提供 40%～50% 的非蛋白质热量。②逐步增加葡萄糖的输注量,使内源性胰岛素的分泌量逐渐增加以适应高浓度的葡萄糖的输注。③补充外源性胰岛素,以调整血糖于满意范围。最好应用微量输液泵单独补充,以便随时调整用量及保证药物作用效果。④营养液持续、匀速输注,避免血糖波动。⑤输注过程中密切监测血糖浓度,同时亦应注意血钾及尿量改变。长时间肠外营养支持,使内源性胰岛素持续分泌。如突然停止可出现低血糖,应逐渐降低用量及输液速度。

(2)脂代谢异常:严重应激的患者,可能会很快出现必需脂肪酸的缺乏,其原因包括:

1)必需脂肪酸及维生素 E 补充不足。

2)持续的葡萄糖输注,使血胰岛素水平升高或外源性补充大量胰岛素,从而使体内储存脂肪的动员受到抑制。

防治措施:每日输入 20%Intralipid 250mL 可补充必需脂肪酸 30g,补充维生素 E 与 B,可增加亚麻酸的生理功能。

应用外源性脂肪时,应注意降低脂肪的补充量 0.5～1g/(kg·d),并从 1/3 或半量开始,在血脂以及呼吸商的严密监测下,酌情调整用量,并减缓输注速度。

(3)蛋白质和氨基酸代谢紊乱。

1)血清氨基酸不平衡:不适当地补充复方氨基酸液,将加重氨基酸失衡,甚至导致血氨升高与脑病发生。

2)高氨血症:精氨酸以及天冬氨酸、谷氨酸不足可产生高氨血症。肝硬化、肝移植等危重患者更应注意。

3)血尿素氮升高:蛋白质、氨基酸补充过多还可导致肾前性氮质血症,血尿素、氮升高。

(4)电解质失衡。

1)低血钾与高血钾:治疗过程中注意监测。

2)低镁血症:尿量增加及腹泻,使镁的排出增加;镁的补充不足;某些基础疾病易合并低镁血症。防治措施:静脉补充,一般补充 0.04mmol/(kg·d),在额外丢失患者增加补充量并及时测定镁浓度。

3)低磷低钙:外科危重患者经常发生磷缺乏,应注意监测血磷浓度,及时补充。长时间卧床患者骨钙吸收增加,可导致低血钙,应注意监测与补充。

(5)微量元素改变:消化道对不同微量元素的吸收率差异很大,肠外途径的不适当补充,均可使其循环浓度升高。相反,供给不足则使其血浓度降低。

(6)维生素变化:与口服维生素剂量相比,静脉补充量常常是增加的,特别是水溶性维生素。但某些情况下,TNA 中维生素在输入到患者体内之前已明显降解,严重时可降解一半以上。因此,必要时监测维生素血浓度予以调整。

3.胆汁淤积

胆汁淤积和肝功能损害是长时间肠外营养的常见并发症。多发生在全肠外营养支持期间。临床表现为肝酶与胆红素升高,重者出现右上腹痛、发热、黄疸、胆囊肿大等症状。

一般发生在较长时间肠外营养支持,特别是腹腔感染患者,肝功能异常与胆汁淤积的防治包括:①降低非蛋白质热量,特别是葡萄糖的热量,并以脂肪替代部分葡萄糖,将有助于防治肝功能异常与淤胆;②及早地应用胃肠道将有助于功能恢复及黄疸减轻;③八肽缩胆囊素(CCR－OP)有一定效果;④感染的有效控制对于防治淤胆亦很重要。近年来有报道称应用谷氨酰胺及牛磺酸亦可使淤胆减轻。

4.感染

严重创伤、感染、休克等应激情况下,肠道的缺血与再灌注损伤,不仅影响胃肠道本身结构与功能,造成肠黏膜受损与细菌/毒素移位,并可进一步引发肠源性感染(全身性感染)及远隔器官的功能损害。

第五节　重症患者常见的心理反应

在重症患者护理过程中,所有的重症患者都有不同程度的应激反应。但是每位患者能够耐受的应激程度不同。多数应激不能自我减少或消除,但是可通过适当的护理干预得到缓解。护理干预可降低患者的应激水平并减少应激对患者的影响。应激源是指能够引发应激的各种内外环境刺激,分为躯体性、社会性、心理性和文化性应激源4部分。

重症患者的心理反应因年龄、性别、性格、身体状况、心理承受能力、病情危重程度、文化背景、受教育程度等多种内在因素影响。同时,外界因素如噪声、照明、环境等也都是患者产生应激的重要原因。护士可了解到患者为了克服重危疾病护理环境产生的应答反应。

一、患者对ICU的感知

从事重症患者康复的护理人员倾听了患者在ICU内的经历,多数患者很想知道自己在ICU内经历了什么,有国外研究表明,33%～63%的患者几乎或完全想不起来自己待在ICU的日子。但中国的研究恰恰相反,几乎所有的患者回忆起在ICU的日子均有不同程度的不适感。这可能与我国重症医学科起步较晚、医护人员专业化程度、ICU的布局、人力资源的紧张以及我国重症患者对疾病与治疗的认识缺乏等诸多因素有关。以下是ICU患者常见的不适经历:

(一)气管插管

患者对气管插管感觉不舒服。患者经口气管插管可感到持续的窒息感,感觉到口渴。医护人员对应用气管插管患者的交流尤为重要,所以对清醒的患者,要为其讲解有关应用气管插管的必要性和重要性,取得患者配合。临床上可以应用打手势、写字板、沟通图册等方法了解患者所想表达的意思,满足患者生理或心理的需求。为应用气管插管患者实施口腔护理是非常重要的,在保持清洁的同时也让患者感觉到舒适。在患者定期翻身或移动时要固定好气管插管的位置,可避免或减少气管插管给患者带来的不适感。根据患者的病情尽可能避免行气管插管术,减少气管插管为患者带来的不适应。在病情允许的前提下尽早拔出气管插管。近几年开始在ICU重症患者应用无创通气,大大减少呼吸机相关肺炎的发生率,同时也提高了患者的舒适度。

(二)机械辅助通气

长期处于机械辅助通气的患者会对呼吸机产生心理上的依赖,患者与呼吸机断开时,很多人内心感觉到恐惧,医护人员应该向患者解释断开呼吸机的目的,减少患者内心的恐惧。呼吸机的报警声音,也是影响患者不适的来源之一。所以护士与患者必须直接建立起信任的关系,帮助其建立战胜疾病的信心。在断开呼吸机前与患者进行详细的沟通,解释操作的目的。应立即解除呼吸机报警声音,并解释原因及补救措施。

(三)交流

在重症护理中,交流是一个普遍的需求,也是一个最常见的问题。从事重症护理的医护人员需要的技术之一是交流能力。这需要护理人员有耐心,把患者作为独立个体,才能准确地理解患者的心理,并作恰当的应答。护理人员应及时察觉患者因不能说话表现出的挫折感。医护人员为理解患者所表达的内容而进行的努力让患者感到温暖。护士应评估患者看、听、触、应答、理解、使用符号语言、说话的能力,并使用正反馈,如微笑、点头等给患者足够的关心。使用肢体接触作为交流方式告诉患者他们正受关爱。患者对于肢体接触感到舒适,尤其是握手,这是患者感到自己正被关心的一个重要指标。

(四)工作人员的噪声及在床旁谈话

重症患者常常感到病房环境的高噪声。许多患者发现难以入睡是因为噪声困扰,尤其是工作人员交谈或护士与其他患者谈话时音量过高。所以在护理时应保持环境低噪声,与工作人员或患者交流时使用正常音量。在各项操作时也要尽可能轻声,夜间把报警音量调小,提供相对安静的环境。

(五)睡眠剥夺与时间定向障碍

重症监护病房护理环境的特点是不间断地为患者提供护理干预,使得患者易出现睡眠紊乱及昼夜节律失调。许多患者表示不能分辨昼夜和时间段。患者觉得灯光给他们带来了不适。如果可能,长期在ICU的患者应安置在有自然光照射的地方,夜晚把ICU的照明灯特别是患者正对的棚顶灯尽可能关掉,改用床旁照明,提供相对容易入睡的环境,另外护士更应主动地介绍时间,减少患者昼夜节律失调状况发生。

(六)梦与幻觉

患者指出他们在重病期间经历过幻觉。有些患者会产生一种令人害怕和痛苦的感觉。护士可以用肢体语言、安慰的言语消除患者的顾虑。

(七)转到普通病房

在ICU内住过很长时间的患者,对转到普通病房会感到恐惧。他们认为转到普通病房将失去护士对他们的单独看护,担心病情的反复。这就需要ICU的护士及时地为患者及其家属提供健康教育,教会患者一些自护知识及方法,帮助和鼓励患者建立信心。

(八)疼痛

疼痛的经历是一个包括社会、文化、情感、心理和生理因素的复杂现象。患者认为疼痛是重症护理中较大的应激源之一。疼痛现在已经被列为第五大生命体征,所以护士要定期对患者的疼痛进行评估和实施相应的护理措施以减少患者的疼痛。如果患者不能自我表达,护士必须靠生理变化来判断,如心动过速、血压升高及躯体反应等。

二、重症患者心理特点

临床观察表明,患不同疾病的重症患者心理反应存在一定的共性规律。心理护理是根据护理心理学理论,通过沟通交流在护理实施过程中,以行动来影响和改变患者心理状态和行为,促进患者康复的有效方法和手段。

(一)焦虑、恐惧

最突出的表现在入 ICU 的 1~2 天。重症患者病势凶险,救治困难,随时处于死亡威胁之中,主要是因为对死亡恐惧,担心疾病转归,这可以认为是一种合理的心理反应,是原始的心理抗衡机制的反应。加之病房的各种抢救仪器和设备、医护人员严肃的面孔及抢救过程等,可加重患者紧张、焦虑和恐惧的情绪。如急性心肌梗死的患者可因持续难忍的疼痛而产生濒死的恐惧感和惊慌失措。伤残患者,因自我完整性受损,担心影响工作和家庭生活,易产生焦虑。医护人员一般可以用简单的心理安慰,适当地保证使之减轻这种恐惧心理,以尽快适应 ICU。

(二)否认

多数患者在入 ICU 后第 2 天开始出现否认现象,第 3~4 天达到高峰。主要表现:一种否认自己有病;另一种虽承认生病的事实,但否认入住 ICU 的必要性。约 50% 的患者产生心理否认反应。由于急性症状略有控制,短期的患者心理上否认自己有病或认为虽有病但并不需要住进重症监护病房,这是一种心理防御反应。但若长期存在否认心理则不利于患者康复,不利于患者树立战胜疾病的信心。否认反应一般可持续 2~3 天,可能有 1~2 天反复发生。

(三)孤独、忧郁

约 30% 的患者在入住 ICU 的第 5 天后出现孤独、忧郁情绪,且常与现实的丧失有关。主要原因有:

1.与外界隔离。

2.因病情较重或病友之间较陌生、少有交流的机会。

3.家属探视时间比较短。

4.医护人员忙于抢救工作而与其交谈少。

5.患者失去工作能力、生活无法自理、失去经济来源等。主要表现为消极压抑、悲观失望、自我评价降低孤僻寡言,对一切事物不感兴趣,常感到孤立无助,严重时可出现自杀倾向,此时医护人员应明确向患者说明进入 ICU 是十分必要的并且也为患者提供安全的环境,有利于消除患者的忧郁。

(四)愤怒

当病情加重时,否定的情感无法继续保持下去时,患者就会产生愤怒、怨恨的心理,甚至敌视周围的人,不能配合医护人员工作等情绪。如意外受伤者,因感觉委屈而愤怒;不治之症的患者因自认不该患某类疾病,或自感救治无望,抱怨命不好,也易产生愤怒情绪。此外,持续疼痛也易转为愤怒,主要表现为烦躁、敌意仇恨、行为失控、吵闹哭泣、寝食难安,同时伴有心率加快,血压、血糖升高等。

(五)依赖

有些患者经 ICU 医护人员精心治疗与护理,病情明显好转,允许其离开重症监护病房时,他们却习惯 ICU,并认为 ICU 对其生命安全有较大保障,而产生心理依赖,不愿意离开 ICU。适度的依赖心理是患者的正常心理反应,且有利于疾病的治疗和康复。但过度的依赖心理及行为,失去参与疾病治疗的主观能动性,放弃作为患者的基本职责,对治疗过程和疾病康复不利。事实证明,坚持生活自理的人,往往比依赖性强的患者恢复快、效果好。

三、对恐惧和焦虑的行为应答

生理应答时交感神经兴奋,就是增加血循环中的儿茶酚胺含量,心率、血压、呼吸频率加快,瞳孔散大,外周及内脏血管收缩。应答行为取决于个人背景、文化及社会环境。所有的行为以克服应激源为目的。

可以支持并提高患者的应对机制,通过关心、肢体接触等表达对患者的关怀和理解,为患者提供详细的信息,从而使患者了解病情的发展。鼓励并支持家属让患者安心,尽可能允许家属陪伴患者。

第六节　重症患者的心理影响因素

一、环境因素

对患者来说,ICU 是一个陌生的环境,仪器设备多,设施复杂。患者进入 ICU,发现自己被各种复杂的仪器和管道围绕,限制了自身活动,增加了不适感,易使患者产生恐惧不安的心理。

ICU 谢绝家属探视,患者与其家属隔离,无法进行交流,医护人员又忙于各种救护处置,不能与患者充分交流,缺乏信息情感的传递,特别是机械辅助通气(气管插管或气管切开)的患者因不能像平时一样与医护人员交流沟通更加容易产生孤独、恐惧、忧郁等许多消极的情绪反应,有的时候还会出现生气、急躁等不良的心理反应,意识清醒的患者在 ICU 内容易感到压力非常大。

紧张的气氛、复杂的医疗设备、嘈杂的环境、患者终日看到的是监护仪器、昼夜不灭的灯光及医护人员忙碌工作的身影,患者缺乏时间感可能会出现昼夜颠倒的现象。尤其是当患者看到了其他患者的死亡,更易增加患者的精神压力,为自己的疾病担忧害怕。这些紧张的气氛导致患者的视觉超负荷。而有关研究证明,ICU 的噪声污染在一天的任何时间都高于标准,最高可达到 80dB,噪声主要来自医护人员谈话、监护仪报警、呼吸机报警等,这三类噪声分别占总量的 26%、20%、8%,这些均会引起患者听觉超负荷。视、听觉超负荷可导致患者产生高度焦虑、烦躁、失眠等。美环保局建议,ICU 白天噪声水平不得超过 45dB,夜间不得超过 35dB,噪声超过 60dB,就会导致患者出现烦躁,疼痛感加剧,更有甚者出现幻觉、抑郁等症状。

二、医护人员因素

ICU 的医护人员相对集中,常常会使患者认为自己病情非常严重,从而产生焦虑、紧张、恐惧等心理反应。患者在 ICU 内需要连续的心电监测、呼吸机治疗等,每小时都在进行生命体征的监测和护理,尤其在夜间频繁的治疗护理操作如服药、注射、测体温等都会打断患者正常的休息,从而影响患者健康和生理功能的减退。此外医护人员的言行举止、操作熟练程度、服务态度、家属的支持以及同病室患者的痛苦呻吟声、死亡等也是影响患者的心理活动的因素。

三、治疗因素

各种治疗性的有创操作所致的疼痛以及各种管路、监护仪器、强迫体位和药物作用等均可使患者产生不良的心理反应。尤其是术后放置各种监测性管路,如胸腔闭式引流管、尿管、胃管、中心静脉置管、气管插管以及呼吸机的使用等。ICU患者病情变化快,频繁检查、治疗等,护理操作也相应增多,都会使患者感到紧张。

四、患者因素

(一)患者本身的因素

患者本身的因素包括年龄、性别、职业、性格、生活环境、文化程度、宗教信仰、工作经历、以往患病经历、家庭经济状况以及对疾病的了解程度等,都会影响患者的心理变化。由于ICU较普通病房比较特殊,患者的心理极易产生恐惧、孤独和焦虑。对于不同文化程度的患者,他们对各种监护设备对自身疾病康复促进作用的认识程度不同,比起文化程度低的患者,文化程度高的患者适应ICU的能力更强。

(二)疾病因素

1.由疾病直接导致

部分危重患者伴有不同程度的心理活动异常或精神异常,如休克的患者,由于有效循环血量的急剧减少,导致组织器官的血液灌流不足导致脑缺血缺氧。心脑血管疾病的患者,由于心功能代偿不良而导致继发性脑供血不足及脑缺氧或脑自身的疾病所致的精神异常。

2.由疾病认知所致

这主要与患者的文化程度及对疾病的认知有关,更多地取决于个人对疾病的体会和对外界刺激的认识和评价。大部分危重患者,由于对危重的病情缺乏心理准备,认为自己病情严重危及了生命,从而产生十分明显的恐惧感和威胁感。由于对疾病的认识和经历不同,可使患有同样疾病或病情相似的患者产生截然不同的心理反应。

五、孤独与忧郁

ICU患者与外界隔离,限制家属探视时间,医护人员与他们的交流沟通不多,特别是急诊的患者,对ICU的医疗环境缺乏心理准备,多数会产生孤独感。且常担心自己是否能好转,担心工作、家庭与生活,从而产生忧郁症状。

六、身体暴露

ICU患者大都全身裸露,而且由于工作原因,护士可能注意监护、治疗和护理较多,忽视了患者的存在,伤害了患者的自尊。

第七节　重症患者的心理评估及干预

一、重症患者的心理评估
(一)心理评估的一般过程
1.确定评估目的。

2.详细了解被评估患者当前存在的心理问题、疾病起因及发展过程,可能存在的影响因素以及被评估患者早年的生活经历、家庭背景、人际关系等。

3.深入了解和评估一些特殊问题和重点问题。

4.分析、处理所收集的资料。

(二)心理评估的作用

1.观察法

观察法是指在完全自然或接近自然的环境下对个体可观察行为进行有目的有计划观察。目的是为描述临床现象、评估心理活动、监测行为变化,提供客观依据。观察法是临床心理评估常用的方法之一。由于人的心理反应通过行为表现,因此护士对患者进行客观准确地观察,根据观察结果实施有效的心理护理。观察法的结果较客观真实,操作简单,应用范围广,但是受护士自身能力的制约。在观察方案的设计上应确保行为观察结果科学性、客观性、准确性。尽可能客观、完整和准确的观察事件或目标行为。注意观察者的行为是如何被别人的语言、非语言因素及周围环境所影响或改变。记录事情的发生及其全过程,尽可能使用日常用语采用描述记录。评估过程中要有明确的角色意识,对自己在被观察者心中的印象以及这种印象对观察结果所产生的影响有正确认知。

2.访谈法

访谈法是指护士与患者之间进行有目的的谈话。访谈是心理评估收集资料的重要手段,也是护患沟通的必要技能之一,一方面通过访谈可以了解患者的一般情况,建立初步的护患关系,获得其他途径无法得到的信息。另一方面在对被访者进行评估性访谈时,在一般情况和病史访谈后,可根据需要进行心理(精神)状况检查,包括思维障碍、智力、定向、记忆和注意、情绪变化、行为方式和仪表、自制力等方面的精神状况进行检查。访谈包括3种形式:

(1)非结构式访谈:即开放式谈话,患者不受约束,能自由地表述见解,交谈气氛较轻松,但话题比较松散、费时。

(2)结构式访谈:根据特定目的预先设定谈话的结构、程序,限制谈话内容,具有省时、高效、切题等优点,但过于程序化,易将相关信息泄露。

(3)半结构式访谈:介于非结构式和结构式访谈之间,具有两种方法的优点,能克服不足和缺点,是应用较多的一种访谈法。

3.心理测验法

心理测验法是指根据心理学理论,使用一定的操作规程,给人的行为确定出一种数量化的价值。即通过观察人具有代表性的行为,对贯穿每个人的行为活动中的心理特点作出推断和数据化分析的一种科学手段。

二、重症患者的心理干预

首先应根据患者的心理特点及文化程度,找出患者存在的心理问题,分析这些问题形成的原因,采取相应的护理措施。

(一)不良情绪的干预措施

不良情绪可增加患者病情反复、恶化的可能,稳定患者的情绪是心理护理的首要任务。

1.热情接待患者

礼貌地询问患者或家属病情,沉着、冷静、有条不紊地进行抢救工作和护理,稳定患者的情绪,增加患者的安全感和信任感。

2.避免在患者面前讨论病情。

3.对于患者的愤怒

护士应理解其过激的行为,不责备患者,使患者感受到医院的温暖。

4.告诉家属在患者面前要保持镇定

在患者面前不要流露悲伤等情绪,避免增加患者的心理负担。

5.鼓励患者合理宣泄

稳定患者情绪是护理工作中必不可少的一部分,护士娴熟规范的操作技术、沉着冷静的判断、大方的言行举止,可以给患者安全信任感。

在重症患者面前护士所表现的果断、独立,勇敢的非语言行为。使得患者的情绪从恐惧、焦虑到平静稳定。

(二)创造良好的环境

ICU病室要保持安静、整洁、室温适宜,光线柔和,避免灯光直射患者眼睛,色调宜以绿色、蓝色为主,这些颜色可给予患者安静的感觉。医护人员在查房、操作中应做到四轻,妥善安排操作时间,尽量避免噪声,避免患者看到其他室友被抢救的场面。患者睡眠较差时,可根据医嘱给予镇静剂帮助睡眠。告知患者怎样配合每项检查及治疗,最大限度地降低各种仪器的报警声,各项护理操作应做到轻、稳、准、技术熟练,抢救工作应做到忙而不乱。不在患者面前讨论对患者的病情变化,濒临死亡的患者最好放在单间抢救或抢救时用屏风遮挡。将病情的每一点好转的信息都及时告诉患者,对某些病重及预后不好的信息要向患者保密,多向患者介绍治愈出院的病例。

(三)做好术前访视及术后护理

对于将要入住ICU的患者,应提前访视患者,用通俗易懂的语言,介绍ICU病室的环境及特点,告知患者术前术后的注意事项以及监护的重要性和必要性,使其有充分的心理准备面对ICU内的环境,消除患者因环境的陌生及监护设备带来的恐惧感,保持良好的心态接受治疗。当患者手术后清醒、渴望得知手术效果时,护士应亲切地告知患者手术效果良好,给予患者最大的安慰和鼓励。如果患者感到疼痛、烦躁不安时,护士应理解患者的痛苦,可适当给予止痛药物,尽可能想地帮助患者解除痛苦。

(四)加强护患沟通

1.根据不同患者实施针对性的护理

由于年龄、性别、文化程度、社会经历、宗教信仰及工作环境的不同,心理状态也千差万别,所以对疾病的了解程度和在治疗中的文化需求也不相同。据调查显示年龄越大越容易发生ICU环境适应不良,对这种患者护士应更加耐心、细心的护理。

2.提高患者对疾病的认知能力

贝克认知疗法的理论观点认为人的情感与行为是由其认知过程所决定,即错误的认知会引起错误的判断和推论,更会导致病态的情感和行为。对ICU患者应使用简单易理解的语言讲解医学知识,帮助患者客观地看待自己的疾病,建立健康的信念和态度。

3.加强非语言交流

心理学家指出信息交流＝7％言语＋38％语调＋55％面部表情。ICU 患者因呼吸机辅助呼吸而无法用语言表达心理和生理的需要,护士应该掌握非语言沟通的技巧,及时准确地了解患者心理、生理的需求和变化。

(五)维护患者的自尊

尽可能减少患者裸露的次数和时间,给患者换衣服、换药、导尿、灌肠、协助排便时,要注意遮挡。同时护士应该做好晨、晚间护理及各种基础护理,这样不仅可增进护患感情,还可以给予患者爱抚和安慰。

三、ICU 患者家属的心理支持

家庭包括所有构成患者亲密社会关系的人。家庭成员患重病时影响家庭关系的问题可归结为:家庭成员与患者失去了正常的交流和互动关系,家人对患者的预后感到焦虑。患者紧急入院时,突然从家庭角色中脱离,患者丧失正常的日常生活,家庭成员无法适应,对家庭的稳定性产生了影响。患者入住 ICU 后,这个家庭一般要经历 4 个阶段,包括踌躇、搜集信息、追踪、储存资源。

危重症患者由于发病急、变化快,预后较差,常使患者及家属产生恐惧、焦虑等一系列心理问题。家庭中的成员生病,影响到患者家属的日常生活和情绪状态,生活质量逐渐下降。家属与患者的关系密切,家属的焦虑情绪易影响到患者。家属的身心健康是为患者提高支持和保障的前提,所以对患者提供家庭关怀格外重要。家庭关怀是一项涉及多学科职责,最好由护理人员调节,他们是整个持续照顾护理体系的中心。每日应详细地告知家属患者在 ICU 内的情况、病情进展等。医护人员与患者家属交流病情时要达成共识。如有可能家属可参与制定和实施患者的非治疗护理,经常鼓励并培训家属与患者交谈、肢体接触及照顾患者的方法。长期重危患者的家属,需要鼓励及帮助患者开始适应已经改变的生活形式。

总体来说,目标定在患者与家属建立一种积极的支持关系。家庭支持虽然是需要付出很多时间和感情的,但这是维持患者的应对机制及信心的一个至关重要的部分,被认为是护理重症患者非常重要的方面之一。

第八节　重症患者的临床症状护理

一、创伤

严重创伤是指危及生命或治愈后有严重残疾者,它常为多部位、多脏器的多发伤,病情危重,伤情变化迅速、病死率高。伤后 1 小时是挽救生命、减少致残的"黄金时间"。

(一)护理评估

1.首先把握呼吸、血压、心率、意识和瞳孔等生命体征,有无存在威胁生命的因素。

2.了解受伤史,检查受伤部位,迅速评估伤情。

3.辅助检查：评估血常规、尿常规、血气分析的结果；诊断性穿刺是否有阳性结果及影像学检查的结果。

4.心理和社会支持情况：评估家属及患者对此次创伤的心理承受程度；患者是否有紧张、焦虑的情绪；患者是否获得家属的支持。

(二)护理措施

1.现场救护

(1)尽快脱离危险环境放置合适体位：抢救人员到达现场后，迅速安全转移患者脱离危险环境。搬运患者时动作要轻、稳，切勿将伤肢从重物下硬拉出来，避免造成再度损伤或继发性损伤。对疑有脊柱损伤者应立即予以制动，以免造成瘫痪。在不影响急救的前提下，救护人员要协助患者，将其置于舒适安全的体位(平卧位头偏向一侧或屈膝侧卧位)，并注意保暖。

(2)现场心肺复苏(CPR)：大出血、张力性气胸、呼吸道梗阻和严重脑外伤等严重创伤，如导致心搏呼吸骤停，应尽快现场处理或现场 CPR。

(3)解除呼吸道梗阻，维持呼吸道通畅。

(4)处理活动性出血：迅速采取有效的局部止血措施。

(5)处理创伤性血气胸：对张力性气胸应尽快于伤侧锁骨中线第 2 肋间插入带有活瓣的穿刺针排气减压；对开放性气胸要尽快用无菌敷料垫封闭开放伤口；对血气胸要行胸腔闭式引流；对胸壁软化伴有反常呼吸者应固定浮动胸壁。在上述紧急处理过程中应同时进行抗休克等综合治疗。

(6)保存好离断肢体：伤员离断的肢体应先用无菌或干净布包好后置于无菌或洁净的密闭塑料袋内，再放入注满冰水混合液的塑料袋内低温(0~4℃)保存，以减慢组织的变性和防止细菌繁殖，冷藏时防止冰水浸入离断创面，切忌将离断肢体浸泡在任何液体中。离断肢体应随同伤员一起送往医院，以备再植手术。

(7)伤口处理：及时、正确地包扎，可以达到压迫止血、减少感染，保护伤口、减少疼痛，以及固定敷料和夹板等目的。需要注意的是：①不要随意去除伤口内异物或血凝块。②创面中有外露的骨折断端、肌肉、内脏，严禁现场回纳入伤口。若腹腔内组织或脏器脱出，应先用干净器皿保护后再包扎，不要将敷料直接包扎在脱出的组织上面。③有骨折的伤员要进行临时固定。④脑组织脱出时，应先在伤口周围加垫圈保护脑组织，不可加压包扎。

(8)抗休克：迅速止血、输液扩容，必要时考虑应用抗休克裤。

(9)现场观察：了解受伤原因、暴力情况、受伤的具体时间、受伤时体位、神志、出血量及已经采取的救治措施等。

2.院内护理

(1)呼吸支持：保持呼吸道通畅。视病情给予气管插管、人工呼吸，保证足够有效的氧供。

(2)循环支持：主要是抗休克，尽快用 16~18G 留置针迅速再建立 1~2 条静脉通路，常选用肘前静脉(如肘正中静脉或贵要静脉)、颈外静脉，注意不要在受伤肢体的远端选择静脉通路，以避免补充的液体进入损伤区内，有效补充循环血量，按医嘱给予输液，必要时输血。留置导尿，注意观察每小时尿量。

(3)控制出血：用敷料加压包扎伤口，并抬高出血肢体。对活动性出血应迅速清创止血对内脏大出血应立即准备手术处理。

（4）镇静止痛和心理治疗：剧烈疼痛可诱发或加重休克，故在不影响病情观察的情况下遵医嘱选用镇静止痛药。

（5）防治感染：遵循无菌术操作原则，按医嘱使用抗菌药物。开放性创伤需加用破伤风抗毒素。

（6）密切观察伤情：严密观察伤情变化，特别是对严重创伤怀疑有潜在性损伤的患者，必须持续动态监测生命体征。协助医生做进一步的检查，发现病情变化，应及时报告医生处理，并迅速做出反应。

（7）支持治疗：主要是维持水、电解质和酸碱平衡保护重要脏器功能并给予营养支持。

（8）配合医生对各脏器损伤的治疗。

（三）健康指导

1.宣传安全知识，加强安全防范意识。

2.一旦受伤，不管是开放性伤口还是闭合性伤口都要立即到医院就诊。开放性伤口要立即进行清创，并注射破伤风抗毒素。

3.加强受伤肢体的功能锻炼，防止肌萎缩、关节僵硬等并发症。

（四）护理评价

1.生命体征稳定。无体液失衡。

2.伤口愈合好、无感染。

3.疼痛得到控制。

4.能坚持功能锻炼。

5.无伤口出血、感染、挤压综合征等并发症发生。

二、昏迷

昏迷是指患者对刺激无意识反应，不能被唤醒，意识完全丧失，是最严重的意识障碍，是高级神经活动的高度抑制状态。颅内病变和代谢性脑病是常见的两大类病因。按意识障碍的严重程度，临床上分为嗜睡、意识模糊、昏睡和昏迷四种表现。

（一）护理评估

1.健康史

有无外伤、感染、中毒、脑血管疾病及休克等。有无外伤史。有无农药、CO、安眠镇静药、有毒植物等中毒。有无可引起昏迷的内科病，如糖尿病、肾病、肝病、严重心肺疾病等。

2.症状和体征

意识状态及生命体征的变化。

3.辅助检查

心电图、腰椎穿刺（简称腰穿）、头颅 CT 及 MRI 检查的结果。

4.实验室检查

血检测碳氧血红蛋白有助于 CO 中毒的诊断。尿常规异常常见于尿毒症、糖尿病、急性尿卟啉症。疑似肝性脑病患者查血氨及肝功能。血糖及肾功能检测有助于糖尿病酮症酸中毒、低血糖昏迷及尿毒症昏迷诊断。

5.社会心理评估

患者的情绪及心理反应。

(二)护理措施

1.保持呼吸道通畅

(1)环境要求:清洁舒适,保持室内空气流通,温度、湿度适宜。

(2)体位要求:取出义齿,去枕平卧头偏向一侧。

(3)促进排痰、呼吸支持:舌根后坠放置口咽通气管,配合气道湿化、超声雾化吸入稀释痰液,加强翻身、叩背,促进体位排痰;急性期避免过多搬动患者,短期不能清醒者宜行气管插管、气管切开,必要时使用呼吸机辅助呼吸。

(4)其他:定期做血气分析;使用抗生素防治呼吸道感染。

2.安全护理

(1)加强安全防护措施,24小时专人守护、加床档、使用约束带,遵医嘱使用镇静剂。

(2)禁止使用热水袋,以防烫伤。

3.饮食护理

供给足够的营养。

(1)禁食期间给予静脉营养治疗,准确记录液体出入量。

(2)昏迷超过3.5天给予鼻饲饮食,成人鼻饲量2 000~2 500mL/d(也可根据患者消化情况决定鼻饲量)。①确定胃管在胃内,喂食前检查有无胃出血或胃潴留。②有胃潴留者,延长鼻饲间隔时间或中止一次。③胃出血者禁止喂食,抽尽胃内容物后按医嘱注入止血药。④每次鼻饲200~400mL,每3小时一次,夜间停饲8小时。

(3)如患者意识好转,出现吞咽、咳嗽反射,应争取尽早经口进食。①从半流质饮食开始,逐渐过渡到普通饮食。②抬高床头防止呛咳及反流。③入量不足部分由胃管补充。

4.加强基础护理

(1)保持皮肤完整,床铺平整、清洁、干燥、无渣屑。

(2)注意五官护理(眼、耳、鼻及口腔),保持皮肤清洁。

5.预防并发症

(1)防止压疮:①保持床单清洁干燥、平整。②保持皮肤清洁、干燥,及时处理大小便。③减轻局部受压每1~2小时翻身1次,用50%乙醇按摩受压部位,同时建立床头翻身卡。

(2)肺部感染:加强呼吸道护理,定时翻身拍背,保持呼吸道通畅,防止呕吐物误吸引起窒息和呼吸道感染。

(3)泌尿系统感染:①留置尿管应严格无菌操作。②保持尿管引流通畅,防止扭曲、受压、折叠,及时倾倒尿液防逆流。③每日冲洗膀胱1~2次,洗净会阴及尿道口分泌物。④定时排尿、训练膀胱舒缩功能。

(4)便秘:①加强翻身,定时按摩下腹部,促进肠蠕动。②2~3天未解粪便应给轻泻剂,必要时人工取便。

(5)暴露性角膜炎:眼睑不能闭合者,给予眼药膏保护,纱布遮盖双眼。

(6)血栓性静脉炎、关节挛缩、肌萎缩:①保持肢体处于功能位,防止足下垂。②每日进行肌肉按摩促进局部血液循环,防止血栓性静脉炎。③尽早行肢体功能锻炼,每日 2～3 次。

6.其他

①尊重患者维护其自尊及自身形象。②昏迷时间较长者,与家属有效沟通,取得家属的理解和积极配合,指导家属参与部分护理工作,不定期地评估护理效果。

(三)健康指导

1.患者昏迷无法翻身,由护士协助患者每 2 小时翻身一次,按摩受压处皮肤,促进血液循环。

2.每日 2 次口腔护理,保持口腔清洁。口唇干裂者可给予液状石蜡涂擦。

3.眼睑闭合不全者用生理盐水湿纱布覆盖,或涂抗生素眼膏。

4.保持会阴部清洁干燥,保持床单和衣裤的整洁。

(5)帮助患者进行四肢及关节的被动运动,保持肢体功能位。

(四)护理评价

1.了解昏迷发作的原因。

2.安全、有效地用药。

3.焦虑减轻、感觉平静。

第九节　多器官功能障碍综合征

一、概述

多器官功能障碍综合征(MODS)是指在严重创伤、感染等原发病发生 24 小时后,机体序贯或同时发生的两个或两个以上脏器功能失常甚至衰竭的综合征。一般最先累及肺,其次累及肾、肝、心血管、中枢系统、胃肠道、免疫系统和凝血系统。多器官功能障碍综合征发病的特点是继发性、顺序性和进行性。

二、护理

(一)护理评估

1.病因

①各种外科感染引起的脓毒症。②严重的创伤、烧伤或大手术致失血、缺水。③各种原因引起的休克,心搏及呼吸骤停复苏后。④各种原因导致肢体、大面积的组织或器官缺血,再灌注损伤。⑤合并脏器坏死或感染的急腹症。⑥输血、输液、药物或机械通气。⑦某些疾病的患者更容易发生 MODS,如心脏、肝、肾的慢性疾病,糖尿病,免疫功能低下等。

2.症状和体征

①呼吸系统:急性起病,$PaO_2/FiO_2 \leqslant 26.7kPa$(无论是否有呼气末正压,即 PEEP),胸部 X线片示双侧肺浸润,肺动脉楔压(PAWP)<18mmHg 或无左心房压力升高的证据。②循环系统:收缩压<90mmHg,并持续在 1 小时以上,或需要药物支持才能使循环稳定。③肾脏:尿肌酐(Cr)>2mg/100mL,伴少尿或多尿。④肝脏:血胆红素>2mg/100mL,并伴 GPT、GOT 升高,大于正常值 2 倍以上,或已出现肝性脑病。⑤胃肠道:上消化道出血,24 小时出血量超过

400mL,胃、肠蠕动消失不能耐受食物或出现消化道坏死或穿孔。⑥血液:血小板计数降低25%或出现 DIC。⑦中枢神经系统:GCS<7 分。⑧代谢:不能为机体提供所需能量,糖耐量降低,需用胰岛素;或出现骨骼肌萎缩、肌无力等现象。

3.辅助检查及实验室检查

评估患者患病因素和早期有关化验或监测对发现多器官功能障碍甚为重要。如测尿重、血肌酐可以显示肾功能,测血小板计数、凝血酶原时间可示凝血功能等。

(二)护理措施

1.一般护理

1)基础护理:患者宜住单间,限制探视、减少人员流动,保持室内适宜的温度和湿度。加强皮肤护理,预防压疮的发生。

2)心理支持:态度和蔼,尽可能多地同清醒患者交谈,掌握患者的心理需求,建立良好的护患关系;以娴熟的操作技术和高度的责任心取得患者信任;鼓励患者在恢复期做力所能及的事情,以逐渐消除其依赖心理;稳定家属情绪,鼓励患者树立康复的信心。

3)安全护理:预防坠床和非计划性拔管的发生。

2.重症护理

1)病情观察:密切观察患者的生命体征,意识,尿的颜色、质量,以及皮肤的变化,发现异常及时通知医生。

2)各系统和脏器的监测指标:①肺功能的监测和护理:血氧饱和度和血气分析是监测肺功能的主要指标。在使用呼吸机或改变通气方式 30 分钟后,应常规做血气分析,以后每 4 小时进行 1 次血气分析,以便及时调整呼吸机参数。发现血氧饱和度下降要及时寻找原因进行处理。②使用呼吸机的监测:注意呼吸机工作参数是否与病情相适应,是否发生人机对抗,呼吸机监测系统是否报警,及时解决各种异常情况。

3.衰竭脏器的护理

1)循环功能衰竭:严密监测心功能及其前后负荷。确输液量,用输液泵控制输液速度,维持血压,尤其是脉压。

2)呼吸功能衰竭:MODS 早期出现低氧血症,必须立即予氧气吸入,使 PaO_2 保持在60mmHg 以上。如病情进一步展,就转变为 ARDS,此期应尽早使用呼吸机行机械通气治疗,常用 A/C 或同步间歇指令通气(SIMV),加用 PEEP 方式治疗。

3)急性肾衰竭:①每小时测量尿量和尿比重,注意血中素氮和肌酐的变化。②严格记录24 小时液体出入量,包括尿液、粪便、引流量、呕吐量、出汗等。③如条件允许,每日测体 1 次。④密切观察补液量是否合适,可通过血流动力学监测来指导输液。⑤防止高血钾,密切监测心电图和水、电解质的变化,患者出现嗜睡、肌张力低下、心律失常、恶心/呕吐等症状,提示血钾过高,应立即处理。⑥积极防止水中毒,如发现血压升高、头痛、抽搐,甚至昏迷等脑水肿表现,或肺底听诊闻及啰音伴呼吸困难、咳血性泡沫痰等肺水肿表现,应及时报告医生,并采取急救措施。⑦行床旁透析治疗时做好相应的护理。

4)急性胃黏膜、肠道病变:①伤后 48～72 小时是发生应激性溃疡的高峰期,故应常规留置胃管,定时抽吸观察胃液的变化,注意有无血便。②尽早使用肠内营养,对预防上消化道出血有一定作用。③注意观察是否出现血压下降、脉速,伴恶心、呃逆。④注意腹部症状、体征变化、听诊肠鸣音的变化。⑤及时应用止血药物。

4.药物护理

①抗生素:对感染者必须根据微生物培养和药敏试验结果使用敏感抗生素给予有效控制,严格遵医嘱用药,确保血药浓度。②强心剂:在心电监护下缓慢静脉注射,有条件者使用微量泵注射,严密观察洋地黄制剂的不良反应,如恶心/呕吐、黄视、绿视、视物不清等,发现异常通知医生及时处理。③利尿剂:遵医嘱使用利尿剂,以减少回心血量,减轻心脏负荷,消除水肿,同时监测血钠、血氯浓度,尤其是血钾浓度。④血管扩张剂:应用血管扩张剂时,首先判断血容量是否补足,宜使用微量泵从小剂量、低速度开始,硝普钠要注意避光、现配现用。

5.保证营养与热量的摄入

MODS 时机体处于高代谢状态,体内能量消耗很大,机体免疫功能受损,代谢障碍,内环境紊乱,故保证营养至关重要。

(三)健康指导

1.预防为主

MODS 一旦发生就不易控制,而且病死率相当高。当有三个系统或器官功能损害时病死率可高达 80%,因此预防更显得重要。

2.心理护理

应根据患者的心理需求,通过语言、表情、手势等与患者交流,解释疾病的发展过程和积极配合治疗的重要性,鼓励患者树立战胜疾病的信心。

3.饮食护理

饮食要清淡、易于消化,不宜进食刺激性的食物。

(四)护理评价

经过治疗和护理,患者是否达到:①患者的紧张或恐惧的心理得到缓解。②患者的水、电解质和酸碱平衡紊乱得到纠正。③患者的营养状况得到改善,肾功能得到恢复。④患者可能出现的并发症降至最低限度。

第十节 重症烧伤

一、心理护理

大面积烧伤患者常常会无法面对自己的病情,需要较长时间的认知和适应,尤其是颜面部与身体暴露部位的烧伤,患者思想压力大,时常灰心绝望,针对患者不同时期心理的特点,给予及时解释与安慰,使患者树立战胜疾病的信心。医务人员应在积极抢救患者的同时,及时做好患者的心理护理。要经常开导患者,与他谈心,分散其注意力,缓解患者对疼痛的敏感,以纠正患者的不良情绪。患者进入康复期后,医务人员要和家属一同做好细致的解释劝导工作,使患者接受现实,敢于面对。同时可以讲述一些恢复好的典型病例,让患者看到希望,树立信心,积极配合治疗。

烧伤患者早期心理通常处于强烈的应激状态,烧伤后精神紧张等心理应激反应会造成一系列生理改变,护士要注意进行有效的监测、评估和控制。急性期过后患者可能出现严重心理问题,大致有以下几种:

（一）创伤后应激障碍（PTSD）

创伤后应激障碍是对亲身经历或目击的导致（或可能导致）自己或他人死亡（或严重身体伤害）的事件或创伤的强烈反应,是一种延迟或延长的焦虑性反应,常以梦境、持续的高警觉性、回避、情感麻木、反复回想、重新体验、对创伤性经历选择性遗忘及对未来灰心丧气为主要症状表现。少数患者会有人格改变。PTSD起病多在烧伤后几日或烧伤数月后,症状可持续数月,甚至数年,而严重影响患者的精神生活质量和重新投入生活及工作的能力。PTSD常导致患者自控能力降低,有的患者会产生愤怒及罪恶感,可出现自伤行为、暴怒、暴力攻击他人的行为或社会退缩行为等。

（二）焦虑

焦虑是一种没有客观原因的内心不安或无根据的恐惧情绪,伴有显著的自主神经症状、肌肉紧张及运动性不安。焦虑的产生与性别,年龄、经济状况等有关;一般女性高于男性,中青年高于老年人,自费患者高于公费患者,头面部及手部的烧伤涉及患者自我形象改变和五官及手部相关重要功能损伤,焦虑发生率及程度相对较高;烧伤面积大、烧伤深度严重会加大患者心理压力,焦虑发生率及程度也较高。

（三）抑郁

烧伤的剧烈刺激及治疗过程中各种痛苦体验对患者心理是一种很严重的应激,患者常表现为抑郁、恐惧、绝望。毁容和功能丧失是导致患者抑郁的原因之一;有些患者面对医疗费用的压力,会为自己成为家庭的负担而不安,这是患者产生抑郁的另一重要原因。

（四）悲观和孤寂

患者长期住院,特别是大面积烧伤的患者病程长,患者长期与亲友分离,且躯体受限不能参加各种社会活动,便容易感到被生活抛弃的孤寂或郁闷。再加上容貌形象改变,会使烧伤患者脱离正常生活,并且失去应有的社会地位和作用,悲观和孤寂感便会顺势滋生。

（五）愤怒

因工伤或肇事所致烧伤,患者易愤怒,后悔懊恼。抱怨命运不公,甚至会将愤怒情绪向医护人员或亲属发泄,或对医院制度、治疗等表示不满,抵触医务人员对其进行的医疗护理活动,以平衡其内心的不快。此外,大面积烧伤、头面部烧伤、肢体或五官功能损毁、形象改变的患者还较容易出现自杀倾向、思维迟缓或奔逸、谵妄等精神心理障碍。主观否定自己的身体,不愿意察看损伤的部位或照镜子,头脑中总萦绕着身体及功能改变或丧失的事情。必须运用有效的护理措施帮助患者过渡,护士可从如下几点调整患者的心理问题:

1.鼓励其表达自己的感受,尤其是与审视自我的方式有关的感受。

2.鼓励其询问与治疗、治疗进展及预后等有关的问题。

3.告知其亲人对生理和情绪变化有所准备,在家庭适应中给予支持。

4.鼓励他的朋友和亲人多来探望,让他了解自己在亲朋心目中的重要性。

5.尽量为其提供机会,多与有共同经历的人在一起。

6.对于身体部位或身体功能丧失的患者。

(1)评估这种丧失对患者本人及患者家属的意义。

(2)预计本人对于这种丧失作出的可能反应。

(3)观察他对这种丧失的反应,鼓励他与亲人相互交流各自的感觉。

(4)倾听并尊重患者诉说他们的感觉和悲伤。

(5)鼓励局部观察、局部抚摸。

(6)开发其能力和资源,使丧失尽量得以代偿。

二、烧伤创面的护理

(一)包扎创面的护理

1.创面经清创处理后,先敷几层药液纱布,其上再覆盖 2~3cm 吸水性强的纱垫,包扎范围大于创面边缘,而后用绷带由远至近均匀加压包扎,不宜过紧,注意尽量暴露指(趾)末端,以观察血液循环,注意有无发凉、麻木、青紫、肿胀等情况。

2.四肢、关节等部位包扎固定时应保持功能位,防止挛缩。注意指(趾)间应用油质敷料隔开,防止形成指(趾)粘连畸形。

3.勤翻身并经常改变受压部位,以防创面长期受压延迟愈合。经常查看敷料松紧程度,有无渗出,如有渗出应及时更换,因为敷料浸湿易引起感染。烧伤早期创面渗液较多,包扎敷料应相对厚些,待渗出少时,敷料再相对薄些。

4.勤察看包扎部位有无红肿、发热、异味,肢端有无麻木、青紫、发凉等,如发现异常,应立即打开敷料,寻找原因。

5.包扎后,肢体应抬高减轻局部肿胀,或以免水肿。

(二)暴露创面的护理

1.病室应温暖、干燥、清洁舒适,室温 28~32℃,湿度 18%~28%,注意保暖。

2.定时翻身,一般每 2 小时 1 次,尽量减少创面受压时间。若出现痂下感染,立即去痂引流。每天查看痂壳,保持其干燥、完整。接触创面处的床单、纱布、纱垫均应无菌,进行护理活动接触创面时应戴无菌手套。

3.局部可使用电热吹风或烤灯,温度为 35~40℃。

4.经常变换体位使创面充分暴露。为使腋窝、会阴处创面暴露,患者体位应尽量呈"大"字形。做好会阴护理,严防大小便污染创面。

5.创面在关节部位,应避免过度活动,防止结痂破裂出血而易引起感染。注意无菌操作,保持创面周围正常皮肤清洁。

(三)创面外用药使用后的护理

1.注意患者疼痛情况及创面有无皮疹出现,如有,应观察是否为药物过敏所致,立即停止该药,对症处理。

2.监测白细胞计数和肝、肾功能情况。

3.使用磺胺米隆时,为尽早发现代谢性酸中毒,应监测动脉血气分析。

（四）术后创面的护理

1.敷料应保持清洁干燥。观察敷料外有无渗血或渗血范围有无扩大，及时报告医生，立即拆开敷料检查创面，给予止血措施。

2.肢体植皮区的护理：四肢植皮后，不能在手术肢体扎止血带，以免皮下血肿而使植皮失败。肢体应抬高，注意观察末梢血液灌注情况；头、面、颈、胸部植皮包扎后，应注意保持呼吸道通畅；下腹部植皮后，应注意观察并询问患者排尿情况，防止患者因疼痛不敢排尿而引起尿潴留，必要时留置导尿；术后3天，打开敷料，注意无菌操作，检查植皮情况，同时更换敷料，若发现问题及时处理；翻身时应使患者手术区域固定，以免因患者移动导致皮片移位，造成植皮失败；臀部、会阴部、双股部植皮手术后，应留置导尿并保持通畅，以免尿湿敷料，引发感染，导致植皮失败。

三、特殊部位烧伤的护理

（一）吸入性损伤

1.予以吸氧，注意雾化湿化。通过雾化可以进行气道内药物治疗，以解痉、缓解水肿、防治感染、促进痰液排出等。湿化可以防止气管、支气管黏膜干燥受损，并有利于增强纤毛活动力，防止痰液干涸结痂，对预防肺不张和减轻肺部感染意义重大。

2.头、面、颈部水肿的患者，应抬高床头，减轻水肿，同时可酌情去枕，保持呼吸道通畅。为避免枕后及耳廓等烧伤部位长期受压，可枕于有孔环形海绵或环形充气小橡胶圈。

3.严密观察呼吸情况，备好气管插管或气管切开包等用物于床旁。若有呼吸道梗阻情况，及时行气管插管或气管切开。气管切开术适应证为：声门以上严重水肿且伴有面、颈部环形焦痂的患者；严重支气管黏液漏的患者；合并有 ARDS 需机械通气的患者；合并严重脑外伤或脑水肿的患者；气管插管留置 24 小时以上的患者。气管切开术后，便于药物滴入，且方便纤维支气管镜检查（这是诊断吸入性损伤及判断其严重程度的主要手段）及机械通气，同时也增加了气道及肺的感染机会，所以要注意正规操作，并加强术后护理，以避免感染。

4.鼓励患者深呼吸并自主咳痰。掌握正确的吸痰技术，按需吸痰，及时清除口、鼻腔和气道分泌物。动作轻柔，以防呼吸道损伤。

5.焦痂切开减压术：有颈、胸腹环形焦痂者，可使胸廓及膈肌运动范围受限，而影响呼吸或加重呼吸困难。因此，应及时行焦痂切开减压术，对改善呼吸功能、预防脑部缺氧有重要意义。

（二）会阴部烧伤护理

1.保持会阴部创面的清洁干燥。因创面不便于包扎，容易被大小便污染，所以要彻底暴露创面或加用烤灯等，促进创面干燥结痂。每次便后会阴部应用 0.9％氯化钠溶液或 1％苯扎溴铵冲洗干净，然后用纱布拭干。一般临床上，会阴部烧伤患者都会留置导尿，应做好尿管护理。

2.保持患者双腿外展位，有利于保持创面干燥，避免感染。有外生殖器烧伤时，女性患者注意分开阴唇，且保持清洁，防止粘连及愈合后阴道闭锁。男性患者烧伤早期阴茎及阴囊水肿明显，可用 50％硫酸镁每天湿敷，并用纱布将阴茎与阴囊隔开，防止粘连畸形。伴有臀部烧伤时，注意预防臀沟两侧的皮肤粘连愈合。

3.若为小儿会阴部烧伤，其自制力差，多动，较难很好地给予配合，而使创面极易摩擦受损，可将患儿固定在人字架上。若同时伴有臀部烧伤，应间隔 4 小时翻身一次。

4.由于中国人对性的敏感、含蓄,通常不愿在公共场合谈及性的话题,更别说将自己的会阴部暴露人前。住院期间,除婴幼患儿以外,几乎所有患者都对此部位非常敏感。在其治疗期间,因医生查房、护士护理、亲友探视等活动,使得患者的隐私部位经常被谈论、暴露,加之患者对性及生育功能的担心,如果工作过程中言行不当,极易引起不必要的麻烦,甚至容易因隐私问题引起医疗纠纷。所以,在整个护理过程中,语言及形体语言一定要适当有度,护士必须尽可能含蓄地与患者交流,特别是对异性患者,不要因职业原因而采取很直接的术语,避免引起尴尬或误会,引发患者抵触情绪。以"感觉怎么样"等双方都明白的语言询问交流,含蓄且带有关切之意。会阴部烧伤后会因肿胀等原因使其外观异于正常,患者会对周围一切都很敏感,护士应多以微笑示意,以避免因面部表情等形体语言使患者心理紧张敏感。

四、健康教育

烧伤患者的康复治疗和功能锻炼至关重要,可促进机体恢复,减少或避免并发症,有效防止瘢痕挛缩、关节功能丧失。早期锻炼一般于烧伤后48小时病情稳定时便可开始。对于植皮术后的患者应暂停运动,一周后恢复运动。有肌腱和关节裸露的部位应制动,以免造成进行性损伤。要明确锻炼进度和要求,主动和被动运动相结合的同时以主动运动为主。烧伤患者开始进行功能锻炼时会伴有不同程度的疼痛,所以运动量要适当,循序渐进,肢体关节的活动范围要由小到大、缓慢进行,被动运动时手法要柔和,避免强制性运动,可以请专业康复治疗师进行。要使患者清楚地认识到功能锻炼的作用和重要性,以取得他们主动配合,使功能训练得以顺利进行。利用有效的沟通和指导教育,帮助患者获取必需的知识,做好出院后的自我护理,避免并发症。

第十一节　急性中毒

一、急性中毒概述

(一)概述

急性中毒是指有毒的化学物质短时间内或一次超量进入人体而造成组织、器官质性或功能性损害。急性中毒发病急骤、症状凶险、变化迅速,如不及时救治,常危及生命。

(二)护理

1.护理评估

(1)病史:毒物接触史。

(2)生命体征及临床表现:瞳孔、皮肤、黏膜、神志情况等。

(3)辅助检查:血生化,肝、肾功能,血清胆碱酯酶,血气分析、尿液检查,毒物检测,心电图、脑电图等。

(4)社会心理评估:患者及家属的情绪及心理反应。

2.护理措施

(1)急救处理:①立即终止接触毒物:对有害气体吸入性中毒者立即离开现场;对皮肤、黏膜沾染接触性中毒者,马上离开毒源,脱去污染衣物,用清水冲洗体表、毛发、甲缝等。②促进毒物的排除:常用催吐、洗胃、导泻、灌肠、使用吸附剂等方法清除胃肠道尚未吸收的毒物;通过利尿、血液净化等方法排出已吸收的毒物。③保持呼吸道通畅,及时清除呼吸道分泌物,根据病情给予心电监护、氧气吸入,必要时气管插管。④建立静脉通道,遵医嘱给予特效解毒剂及其他抢救药物。⑤血液透析或血液灌流。⑥高压氧治疗:主要用于急性一氧化碳中毒,急性硫化氢、氰化物中毒,急性中毒性脑病等。

(2)一般护理:①病情观察:严密观察生命体征及神志、瞳孔的变化,记录 24 小时液体出入量等。②药物护理:观察特效解毒剂的效果及不良反应。③对症护理:昏迷者尤其需注意使其呼吸道保持通畅,维持其呼吸循环功能,做好皮肤护理,定时翻身,防止压疮发生。惊厥时应避免患者受伤,应用抗惊厥药物;高热者给予降温;尿潴留者给予导尿等。④基础护理:保证充足的睡眠,合理饮食,做好口腔护理。⑤心理护理:细致评估患者的心理状况,尤其对服毒自杀者,应尊重其隐私,要做好患者的心理护理,注意引导他们正确对待人生,做好家属的思想工作,正确引导,防范患者再次自杀。

3.健康指导

(1)加强宣传:在厂矿、农村、城市居民中结合实际情况,普及植物、药物等相关防毒知识,向群众介绍有关中毒的预防和急救知识。

(2)不吃有毒或变质的食品:如无法辨别有无毒性的蕈类,怀疑为有机磷杀虫药毒死的家禽、河豚、棉籽油、新鲜腌制咸菜或变质韭菜、菠菜等,均不可食用。

(3)加强毒物管理:严格遵守有关毒物的防护和管理制度,加强毒物保管。厂矿中有毒物质的生产设备应密闭化,防止化学物质跑、冒、滴、漏。生产车间和岗位应加强通风,防止毒物聚积导致中毒。农药中杀虫剂和杀鼠剂毒性很大,要加强保管,标记清楚,防止误食。

4.护理评价

经过治疗和护理,评价患者是否达到:①生命体征平稳。②安全意识增强。③能运用有效的应对技巧,情绪稳定,有战胜疾病的信心。

二、有机磷农药中毒

(一)概述

有机磷农药中毒:有机磷农药是胆碱酯酶抑制剂,与人体内的胆碱酯酶有很强的亲和力,抑制了胆碱酯酶的活性,导致乙酰胆碱在体内大量蓄积,从而发生一系列临床中毒症状,如多汗、流涎、流涕、肌肉纤颤及头昏、头痛、烦躁不安,甚至惊厥或昏迷。

(二)护理

1.护理评估

(1)病史:有无口服、喷洒或其他方式的有机磷杀虫药接触史。

(2)生命体征及临床表现:毒蕈碱样症状、烟碱样症状和中枢神经系统症状。

(3)辅助检查:全血胆碱酯酶活力(CHE)测定和尿中有机磷杀虫药分解产物测定。

(4)社会心理评估:患者及家属的情绪及心理反应。

2.护理措施

(1)急救处理:①立即脱离现场,脱去污染的衣服,用肥皂水彻底清洗污染的皮肤、毛发和指甲等,减少毒物吸收。②经口服中毒 6 小时内者,应用清水、氯化钠溶液、2％碳酸氢钠溶液[如为美曲膦酯(敌百虫)中毒,忌用碳酸氢钠溶液,因碱性溶液能使其转化成毒性更强的敌敌畏(DDV)]或 1∶5 000 高锰酸钾溶液(硫代磷酸中毒忌用 1∶5 000 高锰酸钾溶液)反复洗胃,直至洗出液清亮无气味为止。洗胃结束,予以 50％的硫酸镁 50～100mL 导泻。③保持呼吸道通畅,及时清除呼吸道分泌物,根据病情给予心电监护、氧气吸入,必要时应用机械通气。心搏骤停时,立即行心肺脑复苏等抢救措施。④建立静脉通道,遵医嘱给予特效解毒剂及其他抢救药物。

(2)一般护理:①病情观察:严密观察生命体征、神志及瞳孔的变化,以及有无中毒后"反跳"现象等。②药物护理:观察解毒剂的疗效及不良反应。③对症护理:重度中毒出现呼吸抑制者应迅速进行气管内插管,清除气道内分泌物,保持气道通畅,给氧;呼吸衰竭者,应用机械通气支持;发生休克、急性脑水肿及心搏骤停的患者给予相应的急救处理。④基础护理:保证充足的睡眠、合理饮食,做好口腔护理。⑤心理护理:了解患者服毒或染毒的原因,根据不同的心理特点予以心理疏导,以诚恳的态度为患者提供情感上的支持,并认真做好家属的思想工作。

3.健康指导

(1)健康教育,普及宣传有机磷杀虫药急性中毒防治知识。

(2)严格执行有机磷杀虫药管理制度,加强生产、运输、保管和使用的安全常识和劳动保护措施教育。

(3)因自杀而中毒者出院后,患者应学会如何应对应激原的方法,树立生活的信心,并应争取获得社会多方面的情感支持。

4.护理评价

经过治疗和护理,评价患者是否达到:①生命体征平稳。②安全意识增强。③能运用有效的应对技巧,情绪稳定,有战胜疾病的信心。

三、百草枯中毒

(一)概述

百草枯是目前较常用的除草剂之一,又名克芜踪、对草快,接触土壤后迅速失活,对人、畜有很强的毒性作用。大多数中毒者是由于误服或自杀口服引起中毒,但也可经皮肤和呼吸道吸收中毒致死。

(二)护理

1.护理评估

(1)病史:毒物接触史。

(2)生命体征及临床表现。

(3)辅助检查:肝、肾功能,肌钙蛋白,尿液检查,毒物检测,胸部 X 线检查等。

(4)社会心理评估:患者及家属的情绪及心理反应。

2.护理措施

(1)急救处理:①现场急救:一经发现,立即给予催吐并口服白陶土悬液,或者就地取材用泥浆水 100～200mL 口服。②减少毒物吸收:尽快脱去污染的衣物,用肥皂水彻底清洗被污染的皮肤、毛发。若眼部受污染,立即用流动清水冲洗,时间>15分钟。用白陶土洗胃后口服吸附剂(药用炭或15%的漂白土)以减少毒物的吸收。③建立静脉通道,遵医嘱应用抢救药物及其他药物。④保持呼吸道通畅:慎用氧疗。轻、中度中毒者禁止吸氧;重度缺氧者当$PaO_2<$40mmHg时,可给予短时间、低流量、低浓度氧气吸入,当$PaO_2\geq70$mmHg时,即可停止氧疗,以防加重中毒。若出现严重低氧血症,发生呼吸衰竭、ARDS时,应尽早实施人工通气,改善氧合功能,减轻肺损伤。⑤促进毒物排泄:除常规输液、应用利尿剂外,最好在患者服毒后6~12小时内进行血液灌流或血液透析。⑥防治肺损伤和肺纤维化:及早按医嘱给予自由基清除剂,如维生素C、维生素E、还原型谷胱甘肽、茶多酚等,以防止氧自由基形成过多过快,减轻其对细胞膜结构的破坏。早期大剂量应用肾上腺糖皮质激素,可延缓肺纤维化的发生,降低百草枯中毒的病死率。

(2)一般护理:①病情观察:严密观察生命体征及神志瞳孔的变化等。②药物护理:观察药物的效果及不良反应。③对症护理:加强对口腔溃疡、炎症的护理;呼吸衰竭者,应用机械通气支持。④基础护理:保证充足的睡眠,合理饮食,做好口腔护理。⑤心理护理:细致评估患者的心理状况,尤其对服毒自杀者,要做好患者的心理护理,防范患者再次自杀。

3.健康指导

(1)严格执行农药管理的有关规定,实行生产许可和销售专营制度,避免农药扩散和随意购买。

(2)开展安全使用农药教育,加强对购买使用百草枯药物人群的教育,告知其药物对人体损伤的不可逆性。

(3)因自杀而中毒者出院后,患者应学会如何应对应激原的方法,树立生活的信心,并应争取获得社会多方面的情感支持。

4.护理评价

经过治疗和护理、评价患者是否达到:①生命体征平稳。②安全意识增强。③能运用有效的应对技巧,情绪稳定,有战胜疾病的信心。

四、一氧化碳中毒

(一)概述

一氧化碳中毒俗称煤气中毒。一氧化碳与血红蛋白的亲和力是氧与血红蛋白亲和力的240倍,一旦一氧化碳吸入体内后,85%与血液中的血红蛋白结合,形成稳定的、不具备携氧能力的碳氧血红蛋白(HbCO),从而使血红蛋白携氧力降低,导致组织缺氧。临床表现为头痛、头晕、乏力、胸闷、恶心、耳鸣、心率加速、嗜睡、意识模糊、口唇黏膜呈樱桃红色,严重者可出现呼吸、血压、脉搏的改变,甚至发生深昏迷、呼吸和循环衰竭。

(二)护理

1.护理评估

(1)病史:一氧化碳接触史、中毒时所处的环境、停留时间及突发昏迷情况等。

(2)生命体征及临床表现。

(3)辅助检查:血液HbCO测定、脑电图检查、头部CT检查等。

(4)社会心理评估:患者及家属的情绪及心理反应。

2.护理措施

(1)急救处理:①脱离中毒环境:迅速将患者移至空气新鲜处,保持呼吸道通畅,注意保暖。如发生心搏、呼吸骤停,应立即进行心肺脑复苏。②纠正缺氧:立即给予高浓度氧气吸入,8~10L/min,以后根据具体病情采用持续低浓度氧气吸入,有条件者应尽早行高压氧舱治疗,最佳时间为4小时内。高压氧舱治疗能增加血液中的溶解氧,提高动脉血氧分压,使毛细血管内的氧容易向细胞内弥散,迅速纠正组织缺氧。必要时使用呼吸兴奋剂、建立人工气道。③开放静脉通路,按医嘱给予输液和药物治疗。④防治脑水肿:严重中毒时,应在积极纠正缺氧同时给予脱水疗法。⑤对症支持治疗:频繁抽搐者,可应用地西泮、苯妥英钠等药物;积极防治继发感染,纠正休克,维持水、电解质及酸碱代谢平衡;应用促进脑细胞代谢药物,防止神经系统和心脏并发症的发生。⑥监测HbCO的变化。

(2)一般护理:①病情观察:严密观察生命体征及神志、瞳孔的变化等,准确记录24小时内液体出入量,合理控制输液的量及速度,防止脑水肿、肺水肿及电解质紊乱的发生。②药物护理:观察药物的疗效及不良反应。③预防护理:昏迷患者加强基础护理,预防坠积性肺炎、泌尿系统感染和压疮发生;做好安全防护,防止自伤和坠伤。④心理护理:给予积极的心理支持护理,增强患者康复信心并做好健康指导。

3.健康指导

(1)加强预防一氧化碳中毒的宣传,家庭用火炉要安装烟囱,确保烟囱严密不可漏气,保持室内通风。

(2)厂矿使用煤气或产生煤气的车间、厂房要加强通风,配备一氧化碳浓度监测、报警设施。

(3)进入高浓度一氧化碳的环境执行紧急任务时,要戴好特制的一氧化碳防毒面具,系好安全带,两人同时工作,以便彼此监护和互救。

(4)出院时留有后遗症的患者,应鼓励其继续治疗,并教会家属功能锻炼的方法。

4.护理评价

经过治疗和护理,评价患者是否达到:①生命体征平稳。②安全意识增强。③能运用有效的应对技巧,情绪稳定,有战胜疾病的信心。

五、急性酒精中毒

(一)概述

急性酒精中毒是指因饮酒过量引起的以神经精神症状为主的中毒性疾病,严重者可累及呼吸、循环系统,导致意识障碍、呼吸和循环衰竭,甚至危及生命。饮入的乙醇可经胃和小肠完全吸收,1小时内血液中含量较高,以后很快降低。中毒时乙醇对中枢神经系统具有先兴奋后抑制作用,大剂量可致中枢麻醉和心脏抑制。临床上分为三期:兴奋期、共济失调期、昏迷期。

(二)护理

1.护理评估

(1)病史:饮酒量及个人耐受性。

(2)生命体征及临床表现:确认临床分期。

(3)辅助检查:肝、肾功能,血液电解质浓度,血中乙醇浓度,心电图,头部CT检查等。

(4)社会心理评估:患者及家属的情绪及心理反应。

2.护理措施

(1)急救处理:①保持呼吸道通畅:立即使患者取平卧位,头偏向一侧,及时清除口鼻腔呕吐物及分泌物,给予氧气吸入。必要时予气管插管进行机械通气及心电监护。②催吐及洗胃:轻度中毒者可用催吐法;重度中毒者中毒在2小时内予胃管,接洗胃机进行自动洗胃。③建立静脉通道,遵医嘱使用催醒药物及其他药物,尽量使用静脉留置针。

(2)一般护理:①病情观察:严密观察生命体征及神志、瞳孔的变化;观察呕吐物及洗出液体的颜色、性质及量。②药物护理:观察药物的效果及不良反应。③安全防护:患者多数表现为烦躁、兴奋多语、四肢躁动,应加强巡视,使用床栏,必要时给予适当的保护性约束,防止意外发生;除做好患者的安全防护外,还要防止其伤害他人(包括医务人员)。④注意保暖:急性酒精中毒患者全身血管扩张,散发大量热量,有些甚至寒战。此时应适当提高室温,加盖棉被等保暖措施,并补充能量。⑤基础护理:口腔护理、饮食护理等。⑥心理护理:给予患者及家属积极的心理支持。

3.健康指导

(1)宣传大量饮酒的害处,帮助患者认识过量饮酒时对身体的危害,以及长期酗酒对家庭社会的不良影响。

(2)创造替代条件,加强文娱体育活动,帮助患者建立健康的生活方法,减少酒精中毒的发生。

4.护理评价

经过治疗和护理,评价患者是否达到:①生命体征平稳。②知晓过量饮酒的危害。③能运用有效的应对技巧,情绪稳定,生活态度积极健康。

六、急性安眠药中毒

(一)概述

急性安眠药中毒是由于服用过量的安眠药而导致的一系列中枢神经系统过度抑制病症。安眠药是中枢神经系统抑制药,具有镇静、催眠作用,小剂量时可使人处于安静或嗜睡状态,大剂量可麻醉全身,包括延髓中枢。一次大剂量服用可引起急性安眠药中毒,其主要临床表现为嗜睡、情绪不稳定、注意力不集中、记忆力减退、共济失调、发音含糊不清、步态不稳、眼球震颤、共济失调、明显的呼吸抑制等。

(二)护理

1.护理评估

(1)病史:服药的原因。

(2)生命体征及临床表现。

(3)辅助检查:尿或胃内容物的血药浓度、血常规、尿常规等。

(4)社会心理评估:患者及家属的情绪及心理反应。

2.护理措施

(1)急救处理:①保持呼吸道通畅:吸氧3~4L/min,深昏迷患者应酌情予气管插管,呼吸机辅助通气;心电监护,监测心率有无心律失常、观察血压及血氧饱和度。②立即洗胃及导泻

1：5 000 高锰酸钾或温水洗胃,给予硫酸钠导泻。③建立静脉通道:遵医嘱运用解毒剂及其他药物。贝美格 50mg 稀释于 10％葡萄糖溶液 10mL 中静脉注射或以 200～300mg 稀释于 10％葡萄糖溶液中缓慢静脉滴注;静脉滴注适量甘露醇或呋塞米以降低颅内压。④血液灌流,血浆置换,促进毒物排泄。

(2)一般护理:①病情观察:严密观察意识状态、生命体征及瞳孔的变化。②药物护理:观察药物的疗效及不良反应。③基础护理:意识不清者注意体位,仰卧位时头偏向一侧,或侧卧位,防止舌后坠,做好口腔护理及皮肤护理,防止压疮和感染。④饮食护理:昏迷时间超过 3～5 天,营养不易维持的患者,可由鼻饲补充营养及水分。应给予高热量、高蛋白、易消化的流质饮食。⑤心理护理:若是自杀患者,待其清醒后,要有的放矢地做好心理护理,尽可能地解决患者的思想问题,从根本上消除患者的自杀念头,应密切观察患者,避免患者独处,防止患者自杀。

3.健康指导

(1)向失眠者普及睡眠紊乱的原因及避免方法的知识。

(2)长期服用大量安眠药的患者,不能突然停药,应逐渐减量后停药。

(3)加强药物管理:药房、医护人员对安眠药的保管、处方、使用管理要严格,家庭中有情绪不稳定或精神不正常者,家属对该类药物一定要妥善保管,以免发生意外。

4.护理评价

经过治疗和护理,评价患者是否达到:①生命体征平稳。②生活态度积极。③能运用有效的应对技巧,情绪稳定,有战胜疾病的信心。

七、新型毒品中毒

(一)概述

新型毒品中毒:新型毒品是相对阿片、大麻、可卡因这些传统毒品而言,主要是指人工化学合成的精神类毒品,如冰毒、摇头丸等。这类毒品直接作用于人的精神系统,使精神兴奋或抑制,连续使用能使人产生依赖性,滥用后导致中毒,表现为幻觉、精神分裂症状,如讲话含糊不清,头昏,精神错乱,过度兴奋,出现幻觉、幻视、幻听、运动障碍等,使用过量甚至可导致死亡。

(二)护理

1.护理评估

(1)一般情况:性别、职业、既往史、服毒原因等。

(2)生命体征及临床表现。

(3)辅助检查:尿或胃内容物的毒品浓度,血、尿常规,肝、肾功能等。

(4)社会心理评估:患者及家属的情绪及心理反应。

2.护理措施

(1)急救处理:①保持呼吸道通畅:吸氧,深昏迷患者应酌情予气管插管,呼吸机辅助通气,心电监护。②立即洗胃:应用 1：5 000 高锰酸钾溶液或温水洗胃。③建立静脉通道,遵医嘱运用镇静及其他对症支持药物。④促进毒物排泄:应用呋塞米、甘露醇,保证输液量。部分服药超过 5 小时的患者,给 20％甘露醇加药用炭 30mg 制成混悬液口服,每日 2 次,以减少毒物吸收,促进排泄。⑤血液净化。

（2）一般护理：①病情观察：严密观察意识状态、生命体征及瞳孔的变化。②药物护理：观察药物的效果及不良反应。③基础护理：口腔护理、皮肤护理、饮食护理等。④对症护理：体温过高者给予冰帽、冰毯、擦浴等降温措施。⑤心理护理：给予患者及家属积极的心理支持。

3.健康指导

（1）向患者及家属宣教吸毒的危害，包括对生理与心理等个体身心健康的损害，以及对家庭、社会、国家的危害。

（2）建议患者远离有不良行为习惯的玩伴。

（3）建议家长关心孩子成长期的喜怒哀乐。

4.护理评价

经过治疗和护理，评价患者是否达到：①生命体征平稳。②生活态度积极、生活习惯健康。③能运用有效的应对技巧，情绪稳定，有战胜疾病的信心。

第十二节　甲状腺危象

一、定义

甲状腺危象是指甲状腺功能亢进未能得到及时有效控制，在某种诱因作用下病情急剧恶化，危及生命的一种状态。本病不常见，但病死率很高。女性多于男性，男∶女为 1∶4～1∶8。

二、常见诱因

1.急性感染。

2.各种外科手术。

3.神经、精神等受外界因素的刺激。

4.放射性核素[131]I治疗中少数可出现危象。

5.挤压甲状腺过度。

6.突然停用抗甲状腺药物。

7.洋地黄中毒。

8.糖尿病酮症酸中毒。

9.急性心肌（或其他内脏）梗死。

10.少数甲亢病情严重者通常找不到诱因。

三、发病机制

详细机制目前还不明了，但较多学者认为可能与以下因素有关：

1.单位时间内甲状腺激素合成分泌过多，或行甲状腺手术时挤压甲状腺，甲状腺素大量释放入循环血中。

2.感染等应激情况使血液中游离的甲状腺激素增加。

3.肾上腺皮质功能减退：甲亢患者糖皮质激素代谢加速，肾上腺皮质负担过重，持续时间过久,其功能低下,甚至衰竭。用糖皮质激素治疗有效,故推测甲状腺危象的发生与肾上腺皮质功能减退有关。

4.机体对甲状腺激素反应的改变:由于受某些因素影响,甲亢患者各系统的脏器及周围组织对过多的甲状腺激素适应能力减低,而临床上所检测出的血中甲状腺激素可能不升高。所以通过大量的临床资料以及一些患者死后尸检所得结果等,临床专家及学者均支持这种看法。

5.甲状腺素(T_1)在肝中清除降低:手术前后和其他的非甲状腺疾病的存在,可导致患者机体摄入热量的减少,这样就可能引起 T_1 清除的减少。有研究表明,机体受感染时常伴发50%以上的 T_1 清除减少,而这些恰恰都能使血中的甲状腺素含量增加。

四、临床表现
(一)典型的甲状腺危象
1.高热

体温急骤升高,高热常在39℃以上,且患者大汗,虚弱,疲乏,皮肤潮红;继而可汗闭,皮肤苍白和脱水。舌头、眼睑震颤。使用一般解热措施无效。

2.心血管系统

患者出现心悸,心动过速,超过160次/分;且脉压明显增大,血压升高;患者易出现各种快速心律失常,其中以期前收缩及心房颤动最为多见。

另外,较常见的也有心脏增大甚至发生心力衰竭。不少老年人仅有心脏异常尤以心律失常为突出表现。若患者出现血压下降,心音减弱及心率慢,说明患者心血管处于严重失代偿状态,预示已发生心源性休克。

3.消化系统

食欲极差,体重减轻。恶心,频繁呕吐,腹痛、腹泻明显。有些老年人以消化系症状为突出表现。

4.中枢神经系统

患者通常会出现精神障碍、烦躁焦虑、嗜睡,谵妄,最后陷入昏迷。

5.呼吸系统

潮气量减少,呼吸困难,甚至衰竭。

6.血液系统

脾大,恶性贫血。

7.老年人甲状腺危象

常表现为极度软弱、厌食、消瘦、心动过缓、昏睡、全身衰竭,甚至死亡。

(二)先兆危象
由于危象期病死率很高,常死于休克、心力衰竭,为及时抢救患者,临床提出危象前期或先兆危象的诊断。先兆危象是指:

1.体温在38~39℃。

2.心率在120~159次/分,也可有心律失常。

3.食欲减退,恶心,大便次数增多,多汗。

4.焦虑、烦躁不安,危象预感。

(三)不典型甲状腺危象

不典型甲亢或原有全身衰竭、恶液质的患者,在危象发生时常无上述典型表现,可只有下列某一系统表现,比如:

1.心血管系统

心房颤动等严重心律失常或心力衰竭。

2.消化系统

恶心呕吐腹泻、黄疸。

3.精神神经系统

精神病或反应迟钝、淡漠、木僵、极度衰弱、嗜睡,甚至昏迷。

4.体温过低

皮肤干燥无汗。

(四)主要的并发症

心力衰竭、休克等。

五、对症支持治疗

(一)吸氧

依患者呼吸情况而定。

(二)镇静剂的应用

患者异常烦躁时,可地西泮 10mg 静脉注射,或苯巴比妥 0.1mg 肌内注射,或 10% 水合氯醛 10~15mL,保留灌肠,以上 3 种药可交替使用。

(三)积极降温

冰袋,乙醇溶液擦浴,0.9% 氯化钠溶液保留灌肠。一定要注意,禁用水杨酸类退热,因其可与甲状腺激素竞争载体蛋白,使血中游离的三碘甲腺原氨酸(T_3)、T_4 增加,从而加重病情。

(四)纠正水电解质紊乱

因患者大量腹泻、出汗,可能出现脱水、低钾血症、低钠血症、酸中毒等情况。故临床上常静脉注射 5% 葡萄糖或加入少量浓钠的 0.9% 氯化钠溶液,在 24 小时内可输入 2 000~3 000mL,以及适当补钾。

(五)快速抑制 T_3、T_4 合成

丙硫氧嘧啶,首剂 100~200mg 口服,以后每次 100~200mg,每 4~6 小时一次;或甲巯咪唑(他巴唑)首剂 60mg 口服,以后每次 20mg,3 次/天。待危象消除改用常规剂量。

(六)阻止甲状腺激素的释放

服用上述抗甲亢药后 1~2 小时,用复方碘溶液首剂 10~30 滴,以后 5~10 滴,3 次/天,或用碘化钠 0.5~1.0g 加入 5% 葡萄糖盐水 500~1 000mL 中,静脉滴注 12~24 小时,病情好转,危象消除即停用。

(七)降低周围组织对甲状腺素反应

可用 β 肾上腺素能受体阻滞剂,如普萘洛尔(心得安)20~30mg,每 8 小时一次;或美托洛尔 50~100mg,每 8 小时一次。危象消除后改成常规维持量。

（八）拮抗应激

降低机体反应,减轻甲状腺素的毒性作用,可每日用氢化可的松 100～200mg 或地塞米松 10～20mg,待危象解除后停用或仅用地塞米松 0.75mg,3 次/天,维持数日后逐渐停用。

（九）感染

应使用抗生素控制感染。

（十）心力衰竭

使用洋地黄,利尿剂治疗,并同时给氧。

（十一）监测肝功能

甲亢和抗甲状腺药物都会对肝功能造成不同程度的损伤。

六、护理重点

（一）基础护理

1.安置患者于安静、清爽、舒适、室温偏低的环境中,绝对卧床休息,避免一切不良刺激。对烦躁不安者,可遵医嘱给予适量镇静剂以促进睡眠。

2.甲状腺危象时代谢率高,患者常大汗淋漓,潮湿的衣服可增加患者的烦躁与不适。护士应予以理解和关心,协助患者勤更衣,保持干燥舒适,病房应通风良好,室温保持在 20℃左右,以减少出汗。指导患者多喝水以补充丢失的水分,但要避免饮浓茶、咖啡、酒等兴奋性饮料。协助患者擦浴,更换轻便、宽松、干爽的衣服。

（二）心理护理

由于甲亢的患者在一般情况下,中枢神经系统都会处于兴奋状态,患者多表现为极度烦躁、失眠、紧张、焦虑。护士应耐心、细心地与患者沟通,不可激惹患者。还应积极地与家属沟通,取得家属的支持与配合,杜绝各种可能刺激患者的信息,使患者保持愉快心情。

（三）专科护理

1.密切观察各项生命体征:如心律、血压、血氧饱和度、脉率、体温、中心静脉压、呼吸、尿量等。还应观察患者甲状腺是否肿大,眼球是否突出等。

2.监测体液及电解质平衡情况:准确地记录液体的出入量。

3.适当降温:使用冰毯、冰帽、温水擦浴等方法使患者降温。

4.保持呼吸道通畅:可将床头抬高,以利于呼吸;给氧;必要时可协助医生行气管插管或切开呼吸机辅助呼吸。

5.维持足够的营养:注意呕吐、腹泻情况。提供高热量、高蛋白、高糖类和富含维生素的食物,并少食多餐。

6.监测精神状态:保持环境温湿度适宜、安静舒适。若患者出现抽搐,应加强保护性措施,给予安慰和支持,必要时可通知医生适当镇静。

（四）健康教育

甲状腺危象期的病死率高,这与并发症的存在与否、处理得当和及时与否有密切关系。因此,强调预防、健康教育十分重要。

1.健康教育

向患者及家属介绍甲状腺危象的常见诱因,预防感染,避免精神刺激、过度劳累,对重症甲亢患者或甲亢患者有上述危象诱因存在时,应警惕甲状腺危象的发生。

2.专科护理配合

(1)药物治疗的配合:告诉患者注意观察和监测抗甲状腺药物治疗甲亢的主要不良反应,如骨髓抑制所致的白细胞减少、急性粒细胞缺乏,肝功能损害,皮肤过敏等。

(2)外科手术前的准备与配合:甲亢患者需做择期手术者,应酌情应用抗甲状腺药物治疗2～3个月,使甲亢症状得到控制,心率维持正常,血清游离 T_3(FT$_3$)、游离 T_4(FT$_4$)降至正常,手术前服用复方碘溶液 2～3 周;对急症手术来不及使甲亢得以较好控制的患者,可用普萘洛尔及大剂量碘溶液做术前准备,手术后尽快使用抗甲状腺药物,并密切观察病情变化。

(3)放射性碘治疗的配合:宜先用抗甲状腺药物使患者症状控制后再改用放射性碘治疗。由于放射性碘治疗显效较慢,甲亢病情严重者,应在未显效期间暂时用药物治疗甲亢,以防止在显效前出现甲状腺危象,并密切观察病情变化。

3.饮食护理配合

患者宜采用高蛋白、高热量、高维生素、低碘、低纤维素的饮食,避免进食辣椒、芥末等辛辣的调味刺激品,禁饮浓茶、咖啡等兴奋性饮料。

4.定期复查

在病程中,如病情发生异常变化时应随时就诊。随着诊断技术的发展及治疗方法的改进,甲状腺危象已很少见了,且预后也明显改善;但如发现晚,处理不当,仍可导致死亡,其病死率仍高达 20％～50％。因此,预防危象的发生、早期诊断及早期治疗和护理有很重要的意义。

第十三节　糖尿病酮症酸中毒

一、定义

糖尿病酮症酸中毒(DKA)是糖尿病常见的急性并发症之一,是体内胰岛素严重缺乏引起的高血糖、高血酮、酸中毒的一组临床综合征。最常发生于Ⅰ型糖尿病患者,2型糖尿病患者在某些情况下亦可发生。本症主要是由于糖代谢紊乱,体内酮体产生过多,导致血中 HCO_3^- 浓度减少,失代偿时,则血液 pH 下降,引起酸中毒症。

据国外专家统计,本病的发病率约占住院患者Ⅰ型糖尿病患者的 14％,国内为 14.6％。随着糖尿病知识的普及和胰岛素的广泛应用,DKA 的发病率已明显下降。

二、常见诱因

1.感染:呼吸道感染最为常见,如肺炎、肺结核等;泌尿系统感染,如急性肾盂肾炎、膀胱炎等;此外还有阑尾炎、腹膜炎、盆腔炎等。

2.未得到有效控制的糖尿病。

3.未被诊断治疗的 1 型糖尿病患者。

4.急性心肌梗死、心力衰竭、脑血管意外、外伤、手术、麻醉及严重的精神刺激。

5.妊娠尤其在妊娠后半阶段,孕妇对胰岛素的需求显著增加,有诱发酮症,甚至酮症酸中毒的可能。

6.其他：某些疾病如库欣病、肢端肥大症、胰升糖素瘤，某些药物如糖皮质激素的应用等。

三、发病机制

(一)激素异常

由于多激素的异常，破坏了激素分泌的动态平衡，脂肪代谢紊乱，出现了以高血糖、高血酮、代谢性酸中毒等为特征的 DKA。这种观点近年来被国内外学者普遍接受。

(二)代谢紊乱

在生理状态下体内的糖、脂肪、血酮、电解质、水等物质的代谢保持着动态平衡状态，胰岛素作为一种储能激素，在代谢中起着促进合成、抑制分解的作用。当胰岛素分泌绝对或相对不足时，拮抗胰岛素的激素绝对或相对增多，而促进了体内的代谢分解、抑制合成，使得葡萄糖代谢紊乱，脂肪和蛋白质的分解加速，合成受抑，酮体生成增多，最终导致 DKA。

四、临床表现

(一)初期

患者常感到口渴、尿多、烦躁不安、头痛、乏力、恶心、呕吐、食欲减退，也有少部分患者表现为无腹肌紧张的全腹不固定疼痛。

(二)后期

患者则可能出现精神萎靡或烦躁、神志渐恍惚、嗜睡，甚至严重者可出现休克、酸中毒、抽搐、昏迷；严重酸中毒时出现深而规则的大呼吸，无呼吸困难感，但呼气有烂苹果味。脱水程度不一，皮肤湿冷且弹性差，脉快，心律失常，双眼球凹陷，电解质不平衡，血压低或偏低。临床上通常将患者舌干的程度定为其脱水程度估计的重要而敏感的体征。

五、治疗

主要的指导思想是：尽快补液以恢复血容量，纠正失水状态，降低血糖、纠正电解质及酸碱平衡失调，同时积极寻找和消除诱因，尽量防治并发症，降低病死率。

(一)补液

为重症 DKA 首要治疗措施，既有利于脱水的纠正，也有助于酮体的消除和血糖的下降。

1.补液总量

一般按患者体重(kg)的 10% 估算，成人 DKA 一般失水 4～6L。

2.补液种类

开始应以 0.9% 氯化钠溶液为主，起始输液时若血糖未严重升高或经治疗血糖下降至 13.9mmol/L后，应输入 5% 葡萄糖或糖盐水、糖胰岛素液以消除酮体。

3.补液速度

遵守"先快后慢"原则。前 4 小时输入总失水量的 1/3～1/2，在前 12 小时内输入量为 4 000mL 左右，达输液总量的 2/3。其余部分在 24～28 小时内补足。

(二)胰岛素治疗

小剂量胰岛素疗法，输注胰岛素每小时 0.1U/kg，血中浓度可达 $120\mu U/mL$，该浓度可有效地降低血糖，也能对酮体生成产生最大的抑制效应，用药过程中要严密监测血糖和患者的基本生命体征，尤其是对合并感染或原有胰岛素抵抗的患者。

(三)纠正电解质及酸碱平衡失调

通常在经过输液和胰岛素治疗后,酮体水平下降,酸中毒可自行纠正,一般不必补碱。若需要补碱,也不宜过多过快,一般采用等渗碳酸氢钠溶液。

根据血钾和尿量情况补钾:治疗前血钾低于正常,每小时尿量＞40mL,应立即开始补钾,临床上习惯在前 2～4 小时通过静脉输液每小时补钾 13～20mmol/L;在酸中毒纠正后,血钾值仍有继续降低的可能,所以即使血钾正常,也应立即开始补钾;血钾正常,尿量每小时小于30mL 时,暂缓补钾,待尿量增加后再开始补钾;若血钾高于正常,暂缓补钾。治疗过程中密切监测血钾值和尿量,以调整补钾的量及速度。病情恢复后仍应继续口服钾盐数天。

(四)针对感染、心力衰竭、心律失常等进行对症治疗

1.治疗中胰岛素剂量使用较大,易造成血糖下降速度过快,导致血浆渗透压骤然降低,造成细胞水肿,不利于细胞功能恢复。

2.密切观察治疗中的病情变化,定时检测生命指标、血糖、渗透压、CO_2结合力的变化,并及时进行有效的处理。

3.患者昏迷期要加强临床护理。防治并发症并防止意外的发生。

4.根据患者的全身状况与血常规,适时给予抗感染治疗。

六、护理重点

(一)应绝对卧床休息

立即配合抢救治疗,通过补液改善循环血容量和组织灌注,纠正脱水状态是抢救 DKA 成功的关键,应快速建立两条静脉通道,纠正水、电解质及酸、碱平衡失调,纠正酮症症状。遵医嘱补液:先用等渗盐水溶液迅速补液。当血糖下降接近 15mmol/L 时,输液可改为 0.25％葡萄糖液及 0.45％低张氯化钠溶液。

(二)及时、准确应用胰岛素

密切观察胰岛素的进入量,遵循每小时每千克体重 0.1U 的原则,临床上已普遍使用注射泵较精确地输入胰岛素。在配制的过程中必须用胰岛素注射器抽取,以确保剂量准确;并且应注意胰岛素的类型,用人胰岛素如优泌林或诺和灵时,只有短效常规型能够用于静脉注射,而中效、混合型只能用于皮下注射,这是在临床上容易被忽略的地方。

(三)严密观察生命体征并记录

因病情重,应及时观察早期变化,以利于采取紧急措施进行抢救。严密观察瞳孔的大小、呼吸的频率和节律,做好血糖、尿糖、血酮体、尿酮体的监测和记录,定时测定电解质、血气分析等各项指标,记录 24 小时出入液量,严密观察有无低血糖症状,严防低血糖发生。

(四)防治并发症

1.感染

因感染是本病的诱因及并发症,所以,应积极地寻找感染源,防治感染。密切观察患者的体温,白细胞计数,静脉穿刺部位和尿及痰的色、质量等,如有感染应立即报告医生并遵医嘱给予抗生素。

2.心力衰竭

心律失常年老合并冠状动脉病变,应注意预防因补液过多导致心力衰竭和肺水肿。

3.脑水肿

初期快速、大量地输液能导致水从细胞外转移到细胞内而形成脑水肿,故临床上通常用输液泵来精确输液的速率。护士应密切评估患者是否出现神经或知觉功能下降的症状,如意识状态改变、疼痛不敏感、抽搐等,应立即报告并协助医生进行抢救。

(五)做好口腔护理和皮肤护理

尤其是昏迷患者,要防止口腔炎症的发生,及时清除口、鼻腔分泌物,以免协助患者翻身时,分泌物逆流入气道或肺内,造成患者呛咳或促进坠积性肺炎的形成。

(六)饮食护理

DKA 患者应鼓励其多喝水,每天所需的总热量应根据患者的标准体重和劳动强度来计算,按脂肪、蛋白质、糖类的适当比例及患者的口味制定不同食谱,早餐 1/5、中餐 2/5、晚餐 2/5 的热量提供,若昏迷患者不能自主进食,可留置胃管,鼻饲流质饮食。

(七)心理护理

患者血糖波动受情绪很大的影响,所以保持患者心情愉快,有助于控制血糖。护理工作中要多安慰患者,鼓励其树立信心,经常对其及家属进行糖尿病教育,使患者尽量多掌握关于糖尿病的知识,从而避免并发症的发生,提高生活质量。

第十四节　弥散性血管内凝血

一、概述

弥散性血管内凝血(DIC)是一种综合征,不是一种独立的疾病。是在各种致病因素的作用下,在毛细血管、小动脉、小静脉内广泛纤维蛋白沉积和血小板聚集,形成广泛的微血栓,导致循环功能和其他内脏功能障碍,消耗性凝血病,继发性纤维蛋白溶解,产生休克、出血、栓塞、溶血等临床表现。DIC 患者发病的严重程度不一,有的患者临床症状十分轻微,体征也不是很明显;而急性 DIC 在 ICU 病房中的发病率较高,或一般都会运送患者到 ICU 中进行抢救。DIC 起病急、病情危重且进展快、预后差,病死率高达 $50\%\sim60\%$,临床上应做到早诊断、早处理。

二、常见病因及发病机制

造成 DIC 的病因很多。根据资料分析,在中国以感染最常见,恶性肿瘤(包括急性白血病)次之,两者占病因的 2/3。而国外报告中则以恶性肿瘤,尤其是有转移病变的占首位。DIC 发病的常见病因也有广泛组织创伤、体外循环及产科意外。

1.血管内皮损伤和组织创伤。

(1)感染各种严重的细菌感染:如金黄色葡萄球菌、革兰阴性杆菌、中毒性菌痢、伤寒等均可导致 DIC。

(2)抗原—抗体复合物的形成:如移植物排斥反应、系统性红斑狼疮或其他免疫性疾病,各种免疫反应及免疫性疾病都能损伤血管内皮细胞,激活补体,也能引起血小板聚集及释放反应,激活凝血机制。

（3）其他：如酸中毒、体温升高休克或持续性缺氧、低血压等均可损伤血管壁内皮细胞。

2.红细胞大量破坏,血小板活化,白细胞激活或破坏可加速凝血反应。

3.大量促凝物质进入血液循环：常见于如羊水栓塞、胎盘早期剥离、死胎滞留等病例的产科意外。如严重烧伤、广泛性外科手术、挤压综合征、毒蛇咬伤等严重创伤也是常见的 DIC 病因,均可由受损的组织中释放出大量组织因子进入血液,促发凝血。此外,化疗及放疗杀灭肿瘤细胞释放出其中的促凝物质,更容易导致 DIC 的发生。

4.凝血系统最先被过度激活,血液中凝血酶大量形成,加上多种细胞因子的作用,导致 DIC 早期以血液凝固性升高为主,出现广泛的微血栓形成。

5.广泛的微血栓形成必然消耗大量的凝血因子和血小板,加上续发性纤溶功能亢进,从而使血液由高凝状态进入低凝状态,纤维蛋白原裂解,出现多部位出血。

三、影响 DIC 发生发展的因素

（一）单核吞噬细胞系统受损

全身性 Shwartzman 反应：第一次注入小剂量脂多糖,使单核吞噬细胞系统封闭,第二次注入脂多糖易引起休克。

（二）血液凝固的调控异常

抗凝机制：以蛋白酶 C 为主体的蛋白酶类凝血抑制机制；以抗凝血酶Ⅲ为主的蛋白酶抑制物类凝血抑制机制。

（三）肝功能障碍

肝功能严重障碍可使凝血、抗凝、纤溶过程失调。

（四）血液的高凝状态

如妊娠妇女、酸中毒以及抗磷脂抗体综合征。

（五）微循环障碍

血流缓慢和产生旋涡时,被激活的凝血因子和凝血酶能在局部达到凝血过程所必需的浓度；血流缓慢导致血液氧分压降低和酸性代谢产物滞留,可以损伤血管内皮细胞,触发凝血。

（六）纤溶抑制剂

使用不当也可导致 DIC 的发生。

四、临床表现

（一）DIC 的分期和发展过程

1.高凝期

各种病因导致凝血系统被激活,凝血酶生成增多,微血栓大量形成,血液处于高凝状态,仅在抽血时凝固性增高,多见于慢性型、亚急性型,急性型不明显。

2.消耗性低凝期

凝血酶和微血栓的形成使凝血因子和血小板因大量消耗而减少,同时因继发性纤溶系统功能增强,血液处于低凝状态,因而此时出血症状明显。

3.继发性纤溶亢进期

凝血酶及凝血因子Ⅻa 等激活了纤溶系统,使大量的纤溶酶原变成纤溶酶,再加上 FDP

形成,使纤溶和抗凝作用大大增强,故此期出血十分明显。

(二)DIC 的分型及各型的特点

根据 DIC 发病的快慢和病程长短可分为 3 种类型,主要和致病因素的作用方式、强度与持续时间长短有关。

1.急性型

(1)突发性起病,一般持续数小时或数天。

(2)病情凶险,可呈暴发型。

(3)出血倾向严重。

(4)常伴有休克。

(5)常见于暴发型流脑、流行型出血热、病理产科、败血症等。

2.亚急性型

(1)急性起病,在数天或数周内发病。

(2)进展较缓慢,常见于恶性疾病,如急性白血病(特别是早幼粒细胞白血病)、肿瘤转移、主动脉弓动脉瘤、死胎滞留及局部血栓形成等。

3.慢性型:临床上少见

(1)起病缓慢。

(2)病程可达数月或数年。

(3)高凝期明显,出血不重,可仅有瘀点或瘀斑。

(4)常见于恶性肿瘤、胶原病、慢性溶血性贫血、巨大血管瘤等疾病。

(三)常见临床表现

DIC 的发病原因虽然不同,但其临床表现均相似,除原发病的征象外,主要有出血、休克、栓塞及溶血四方面的表现。DIC 的临床表现主要为出血,多脏器功能障碍,休克和贫血。其中最常见者为出血。

1.出血

DIC 患者有 70%～80% 以程度不同的出血为初发症状,如紫癜、血疱、皮下血肿、采血部位出血、手术创面出血、外伤性出血和内脏出血等。DIC 引起的出血特点为:

(1)突然出现是 DIC 最早的临床表现。

(2)多部位严重出血倾向是 DIC 的特征性表现。

(3)出血的原因不易用原发病或原发病当时的病情来解释。

(4)常合并休克、栓塞、溶血等 DIC 的其他表现。

(5)常规止血药治疗效果欠佳,往往需要肝素抗凝、补充凝血因子、血小板等综合治疗。

2.休克

DIC 病理过程中有许多因素与引起休克有关。

(1)出血可影响血容量。

(2)微血栓形成,使回心血量减少。

(3)DIC 时可通过激活激肽和补体系统产生血管活性介质如激肽和组胺,使外周阻力降低,引起血压下降;也可引起肾上腺素能神经兴奋。

(4)心功能降低。

除心内微血栓形成直接影响心泵功能外,肺内微血栓形成导致肺动脉高压,增加右心后负荷;DIC 时因组织器官缺血、缺氧可引起代谢性酸中毒,酸中毒可使心肌舒缩功能发生障碍。于是,血容量减少、回心血量降低、心功能降低和心输出量减少,加上血管扩张和外周阻力降低,则血压可明显降低。

DIC 引起的休克特点:①突然出现或与病情不符;②伴有严重广泛的出血及四肢末梢的发绀;③有多器官功能不全综合征出现;④对休克的综合治疗缺乏反应,病死率高。

3.微血管病性溶血性贫血

DIC 时红细胞可被阻留于微血管内。当红细胞受血流冲击、挤压,引起对红细胞的机械性损伤,因而在循环中出现各种形态特殊的变形红细胞或呈盔形、星形、多角形、小球形等不同形态的红细胞碎片,称为裂细胞。这些红细胞及细胞碎片的脆性明显增高,很易破裂发生溶血。DIC 早期溶血较轻,不易察觉,后期易于在外周血发现各种具特殊形态的红细胞畸形。外周血破碎红细胞数大于 2% 对 DIC 有辅助诊断意义,这种红细胞在微血管内大量破坏引起的贫血称为微血管病性溶血性贫血。

4.多器官功能障碍综合征(MODS)

由于 DIC 发生的原因和受累脏器及各脏器中形成微血栓的严重程度不同,故不同器官系统发生代谢与功能障碍或缺血性坏死的程度也可不同,受累严重者可导致脏器功能不全甚至衰竭。MODS 常是 DIC 引起死亡的重要原因。临床上常见器官功能障碍的表现包括:

(1)肾脏:严重时可导致双侧肾皮质坏死及急性肾衰竭。

(2)肺:出现肺出血、呼吸困难和呼衰。

(3)肝脏:黄疸和肝衰竭。

(4)消化道:呕吐、腹泻和消化道出血。

(5)肾上腺:出血性肾上腺综合征(沃-弗综合征)。

(6)垂体:希恩综合征。

(7)神经系统:神志改变。

(8)心血管:休克。

五、治疗

由于 DIC 的病情严重,发展迅速,病势凶险,必须积极抢救,否则病情发展为不可逆性。原发病与 DIC 两者互为因果,治疗中必须严密观察临床表现及实验室化验结果的变化,做到同时兼顾。

(一)消除病因及原发病的治疗

治疗原发病是治疗 DIC 的根本措施,也是首要原则,控制原发病的不利因素也有重要意义,如积极控制感染、清除子宫内死胎及抗肿瘤治疗等。输血时应预防溶血反应。其他如补充血容量、防治休克、改善缺氧及纠正水、电解质紊乱等,也有积极作用。消除 DIC 的诱因也有利于防止 DIC 的发生和发展。

(二)肝素治疗

①在 DIC 后期,病理变化已转为以纤维蛋白溶解为主而出血主要涉及纤溶及大量 FDP 的

关系,而不是凝血因子的消耗;②有明显肝肾功能不良者;③原有严重出血如肺结核咯血、溃疡病出血或脑出血等;④手术创口尚未愈合;⑤原有造血功能障碍和血小板减少者。有上列情况时,应用肝素要特别谨慎,以免加重出血。

(三)抗血小板凝集药物

低分子右旋糖酐降低血液黏滞度,抑制血小板聚集,一般用量为 500～1 000mL 静脉滴注,主要用于早期 DIC,诊断尚未完全肯定者。

(四)合成抗凝血酶制剂的应用

日本最近合成抗凝血酶制剂,对 DIC 有明显的疗效,而且不良反应少。

(五)补充血小板及凝血因子

DIC 时凝血因子和血小板被大量消耗,是 DIC 出血的主要因素。所以,积极补充凝血因子和血小板是 DIC 治疗的一项重要且十分必要的措施。

在临床上也有部分学者和专家认为,在未用肝素前输血或给纤维蛋白原时,可为微血栓提供凝血的基质,促进 DIC 的发展。所以,他们觉得这种外源性的补充可能"火上浇油"。但当凝血因子过低时,应用肝素可加重出血。所以在凝血指标和凝血因子、血小板极度消耗的情况下,仍应积极补充新鲜血浆凝血酶原复合物,单采血小板、纤维蛋白原等血制品,同时进行抗凝治疗,以期减少微血栓的形成。

(六)抗纤溶药物的应用

在 DIC 后期继发性纤溶成为出血的主要矛盾,可适当应用抗纤溶药物;但在 DIC 早期,纤溶本身是一种生理性的保护机制,故一般不主张应用抗纤溶药物。早期使用反而有使病情恶化可能。这类药物应在足量肝素治疗下应用。只有当已无凝血消耗而主要为继发性纤溶继续进行时,方可单独应用抗纤溶药物。常用的药物包括氨甲苯酸(对羧基苄胺,PAMBA)或氨甲环酸(AMCHA)等。

(七)其他

国内在治疗 DIC 并发休克的病例中,有人报道用山莨菪碱、东莨菪碱或酚苄明能解除血管痉挛。对于疏通血脉,低分子右旋糖酐有良好疗效。

六、护理要点

(一)心理护理

因为 DIC 的病情变化极迅速,患者及家属都会出现焦虑、恐惧等心理。

1.护士应对清醒的患者进行心理护理,并对家属做好安抚工作,及时向患者解释病情,在解释时还应注意减少疑虑,避免使用一些难懂的专业术语,更不能有一些不良的情绪影响到患者。

2.抢救时应保持安静,医护人员态度要认真、亲切、细心,护理操作时要准确、敏捷,以增强患者的信任感和安全感。

3.指导患者一些适用的放松技巧等,若患者病情允许,可以在病床上读书或看报纸等。

(二)基础护理

1.按原发性疾病患者常规护理。

2.卧床休息,保持病室环境清洁舒适并安静。定期开窗通风,减少刺激。

3.给予高蛋白、高维生素、易消化的食物,有消化道出血的患者应禁食,不能进食者可给予鼻饲或遵医嘱给予静脉高营养。

4.定期采集血标本,通过实验室检查协助临床诊断,以判断病情变化和治疗的综合疗效。

5.做好口腔、会阴等基础护理,预防并发症的发生。

6.保持呼吸道通畅,对于昏迷的患者应及时清理口腔、鼻腔内的分泌物。

7.对于意识障碍且躁动的患者,可在家属知情同意后采取适当的安全保护措施,如使用床护栏、约束带等。

(三)病情观察

1.观察出血症状:患者可能出现广泛自发性出血,皮肤黏膜瘀斑,伤口、注射部位渗血,内脏出血如呕血、便血、泌尿道出血、颅内出血、意识障碍等症状。应观察出血部位、出血量。

2.观察有无微循环障碍症状:皮肤黏膜发绀缺氧、尿少无尿、血压下降、呼吸循环衰竭等症状。

3.观察有无高凝和栓塞症状:如静脉采血时,血液迅速凝固应警惕血液高凝状态。内脏栓塞可引起相关的症状,如肾栓塞引起腰痛、血尿、少尿,肺栓塞引起呼吸困难、发绀,脑栓塞引起头痛、昏迷等。

4.观察有无黄疸、溶血症状。

5.观察实验室临床诊断结果,如血小板计数、凝血酶原时间、血浆纤维蛋白含量等。

6.观察原发性疾病的病情有无进展。

(四)对症护理

1.出血患者的护理

(1)保持患者皮肤清洁、干燥,避免用力抓、碰。

(2)按医嘱给予抗凝剂、补充凝血因子、成分输血或抗纤溶中医药治疗。按时给药,严格控制剂量如肝素,监测凝血时间等实验室各项指标,周密观察治疗综合疗效,随时按医嘱调整剂量,预防患者出现不良反应。

(3)凡是执行有创操作时,都应避免反复穿刺,力争一针见血,并在操作后妥善按压,如有渗血应加压包扎。

(4)吸痰时动作轻柔,防止损伤气道黏膜。

(5)保持口腔、鼻腔的湿润,防止出血。

2.微循环衰竭患者的护理

(1)使患者处于休克体位,以利于回心血量和呼吸的改善。

(2)建立两条或两条以上的静脉通道,按医嘱给药,纠正酸中毒,保持水、电解质平衡,保持血压稳定。

(3)严密监测体温、心率、脉搏、呼吸、血压、皮肤色泽及温度、尿量、尿色变化,准确记录24小时的出入液量。

(4)保持呼吸道通畅,吸氧,改善患者的缺氧症状。

(5)随时准备好各种抢救仪器和设备,如抢救车、喉镜、气管插管、呼吸机、吸引器等。

3.使用肝素的护理要点

（1）用药前要先测定凝血时间，用药后 2 小时再次测定凝血时间。凝血时间在 20 分钟左右表示肝素剂量合适；凝血时间短于 12 分钟，提示肝素剂量不足；若超过 30 分钟则提示过量。

（2）注意过敏反应的发生，轻者出现鼻炎、荨麻疹和流泪，重者可引起过敏性休克、支气管痉挛。

（3）正确按时给药，严格掌握剂量。肝素使用过量可引起消化道、泌尿系统、胸腔或颅内出血，部分患者还可能发生严重出血。若大出血不止，则须用等量的鱼精蛋白拮抗。注射鱼精蛋白速度不宜太快，以免抑制心肌，引起血压下降、心动过缓和呼吸困难。

第十五节　休克

休克是机体由各种严重致病因素（如创伤、感染、低血容量、心源性和过敏性等）引起有效血容量不足而导致的以急性微循环障碍，组织和脏器灌注不足，组织与细胞缺血、缺氧、代谢障碍和器官功能受损为特征的综合征。

其主要特点是重要脏器组织中的微循环灌注不足，代谢紊乱和全身各系统的机能障碍。简言之，休克就是机体对有效循环血量减少的反应，是组织灌流不足引起的代谢和细胞受损的病理过程。

一、病因

（一）低血容量性休克

由于大量出血、失水、丢失血浆等原因引起血容量突然减少，当血容量减少 30％甚至 40％以上时，静脉回心血量减少，心室充盈不足和心搏量减少，心排出量降低，导致有效循环血量绝对不足。

1.失血性休克

失血性休克是指因大量失血，迅速导致有效循环血量锐减而引起周围循环衰竭的一种综合征。一般 15min 内失血少于全血量的 10％时，机体可代偿。若快速失血量超过全血量的 20％左右，即可引起休克。

2.烧伤性休克

大面积烧伤，伴有血浆大量丢失，可引起烧伤性休克。休克早期与疼痛及低血容量有关，晚期可继发感染，发展为感染性休克。

3.创伤性休克

这种休克的发生与疼痛和失血有关。

（二）血管扩张性休克

血管扩张性休克通常是由于血管扩张所致的血管内容量不足，其循环血容量正常或增加，但心脏充盈和组织灌注不足。

1.感染性休克

感染性休克是临床上较常见的休克类型之一,临床上以 G⁻杆菌感染最常见。根据血流动力学的特点又分为低动力性休克(冷休克)和高动力性休克(暖休克)两型。

2.过敏性休克

已致敏的机体再次接触到抗原物质时,可发生强烈的变态反应,使容量血管扩张,毛细血管通透性增加并出现弥散性非纤维蛋白血栓,血压下降、组织灌注不良可使多脏器受累。

3.神经源性休克

交感神经系统急性损伤或被药物阻滞可引起神经所支配的小动脉扩张,血容量增加,出现相对血容量不足和血压下降;这类休克预后好,常可自愈。

(三)心源性休克

心源性休克是指心脏泵功能受损或心脏血流排出受损引起的心排出量快速下降而代偿性血管快速收缩不足所致的有效循环血量不足、低灌注和低血压状态。心源性休克包括心脏本身病变、心脏压迫或梗阻引起的休克。

二、临床表现

(一)休克早期

在原发症状体征为主的情况下出现轻度兴奋征象,如意识尚清,但烦躁焦虑,精神紧张,面色、皮肤苍白,四肢发凉,出冷汗,口唇和甲床轻度发绀,心率加快,呼吸频率增加,脉搏细速,收缩压偏低或接近正常,舒张压升高,脉压缩小,尿量减少,可出现呼吸性碱中毒。

(二)休克中期

患者意识清醒,但表情淡漠,反应迟钝,呼吸表浅,四肢温度下降,心音低钝,脉细速而弱,血压进行性降低,可低于 80mmHg(10.7kPa)以下或测不到,表浅静脉塌陷,皮肤发绀、湿冷发花,尿少(<20mL/h)或无尿,出现代谢性酸中毒。

(三)休克晚期

患者面色青灰,明显发绀,昏睡或昏迷,呼吸急促或潮式呼吸,血压<60mmHg(8kPa)或测不出,脉细弱或摸不清,可表现为 DIC 和多器官功能衰竭。

1.DIC 表现

顽固性低血压,皮肤发绀或广泛出血,甲床微循环淤血,血管活性药物疗效不佳,常与器官衰竭并存。

2.急性呼吸功能衰竭表现

吸氧难以纠正的进行性呼吸困难,进行性低氧血症,呼吸急促,发绀,肺水肿和肺顺应性降低等表现。

3.急性心功能衰竭表现

呼吸急促,发绀,心率加快,心音低钝,可有奔马律、心律不齐。如出现心律缓慢,面色灰暗,肢端发凉,也属心功能衰竭征象,中心静脉压及肺动脉楔压升高,严重者可有肺水肿表现。

4.急性肾衰竭表现

少尿或无尿、氮质血症、高血钾等水电解质和酸碱平衡紊乱。

5.其他表现

意识障碍程度反映脑供血情况。肝衰竭可出现黄疸,血胆红素增加,由于肝脏具有强大的代偿功能,肝性脑病发病率并不高。胃肠道功能紊乱常表现为腹痛、消化不良、呕血和黑便等。

三、急救措施

各型休克虽因病因各异,但共同的救治原则是:就地抢救,不宜搬动,吸氧保暖,消除病因,补液扩容,正确使用血管活性药物,防止水、电解质、酸碱失衡,防止并发症等综合治疗。

(1)平卧位,下肢应略抬高,以利于静脉血回流。如有呼吸困难可将头部和躯干抬高一点,以利于呼吸。

(2)吸氧、保持呼吸道通畅,将昏迷者颈部垫高,下颌抬起,使头后仰,同时头偏向一侧,以防呕吐物和分泌物误入呼吸道。

(3)给体温过低的休克患者保暖,但伴发高热的感染性休克患者给予降温。

(4)开放静脉,维持有效血容量,并测量中心静脉压,记录每小时尿量。

(5)必要的初步治疗。因创伤骨折所致的休克给予止痛,骨折固定;烦躁不安者可给予适当的镇静剂;心源性休克给予吸氧等。

(6)药物治疗。通过液体输注达到最佳心脏容量负荷,应用正性肌力药以增强心肌收缩力,或应用血管舒缩药物以调节适宜的心脏压力负荷,最终达到改善循环和维持足够的氧输送。血管活性药物主要包括两大类,即缩血管药和扩血管药,用量和使用浓度应从最小开始。

1)缩血管药物:可作为休克治疗的早期应急措施,不宜长久使用,用量也应尽量减小。常用的药物有间羟胺、多巴胺、多巴酚丁胺、去氧肾上腺素、去甲肾上腺素等。

2)扩血管药物:适用于扩容后CVP明显升高而临床征象无好转,临床上有交感神经活动亢进征象,心输出量明显下降,有心力衰竭表现及有肺动脉高压者。使用扩血管药时,前提是必须充分扩容,否则将导致血压明显下降。常用的药物有异丙肾上腺素、酚妥拉明、阿托品、山莨菪碱、东莨菪碱、硝普钠、硝酸甘油、异山梨酯、氯丙嗪等。

(7)在使用抗生素之前送血培养,做抗生素敏感实验。

(8)患者转运。对休克患者搬运越轻越少越好,在运送中应有专人护理,随时观察病情变化,给患者采取吸氧和静脉输液等急救措施。

四、护理要点

(一)病情评估

及时准确地收集主、客管资料是正确判断病情的基础。护理的关键在于通过细致严密的观察,及早发现休克的前期表现,为休克的早期诊治争得有利时机。

(1)收集主观资料即询问病史。休克患者病情危重,经简单询问后应先进行抢救,待病情稳定后再详细询问。

1)询问有无意识障碍、面色改变、出汗、青紫等,以及血压、脉搏、呼吸、体温、皮肤状态改变的发生时间、程度和经过。

2)询问是否进行过抗休克治疗,如静脉补液,液体成分是什么,是否使用了升压药物,药物的名称及剂量,治疗后反应如何。

3)询问是否伴有发热、咳嗽、胸痛、严重呕吐、腹泻、抽搐、呕血、黑便、头痛、皮肤淤斑等,还应询问出现的时间及程度。

4)询问是否有既往病史,如有无溃疡病史、肝硬化病史、心脏病史、创伤史、药物注射史等。

(2)根据客观资料,判定休克及其程度,通过严密观察,发现病情变化线索。如四肢湿冷是周围阻力改变的线索,中心静脉压是血容量和心功能的线索,脉压是心输出量的线索,尿量是内脏灌注的线索。临床观察重要内容如下:

1)神态表情状态:不安、忧虑、躁动抑郁。

2)皮肤:温度、湿度、冷热、充实度。

3)黏膜:颜色、潮湿度。

4)甲床:颜色、毛细血管再充盈情况。

5)周围静脉:塌陷或充盈。

6)颈静脉:塌陷或充盈。

7)脉搏:脉率、脉律、充盈度。

8)呼吸:次数与异常呼吸深度。

9)尿量及尿比重:每小时监测并记录尿量、尿比重等。

10)监测血压、中心静脉压(CVP):可反映相对血容量及右心功能。监测 CVP,其动态变化可做为判断、观察、治疗休克的一项指标,正常值 0.5～1kPa(5～12cmH$_2$O)。有条件的可监测肺楔压(PAWP)、心排出量、心脏指数、休克指数等。

(二)常见护理问题及措施

1.气体交换受损

气体交换受损与肺组织灌注不足有关。

(1)体位:通常取平卧位,必要时采取头和躯干抬高 20°～30°、下肢抬高 15°～20°,以利于呼吸和下肢静脉回流,同时保证脑灌注压力。

(2)保持呼吸道通畅:可用鼻导管法或面罩法持续氧气吸入,4～6L/min,必要时建立人工气道,呼吸机辅助通气。

2.体液不足/组织灌流量改变

体液不足/组织灌流量改变与失血、失液,有效循环血量减少有关。

(1)及早建立静脉通路:保证输液通道通畅,迅速补充有效循环血容量是纠正休克的最有效措施。多使用留置深静脉管、大号的浅静脉留置针,紧急情况下也可作静脉切开加压输液。

(2)补液扩容原则:应先快后慢,用量应先多后少,先晶后胶。开始补液时宜建立两个静脉通路,一个通路快速地输注晶体液,一个通路输注血管活性药物。在快速扩容的过程中,要密切观察脉搏、呼吸、血压、肺部啰音、尿量、出入量、中心静脉压等,以免输液过多,发生肺水肿。

(3)应用血管活性药物:护理人员应熟悉此类药物的药理作用、性能、应用原则及注意事项,以便能及时有效地抢救患者。在使用血管活性药物的过程中,密切观察血压的变化,根据病情调整输注速度,防止血压波动过大,另外还要注意血管活性药物不能漏出血管外,以免造成局部组织坏死。

(4)严重休克患者应安置在ICU内监护救治,维持比较正常的体温,低体温时注意保暖(可使用升温毯),体温高时尽量采用物理降温,以免药物降温引起出汗过多而加重休克。

3.潜在并发症

多器官功能受损,与器官灌注不足有关。

(1)纠正酸中毒:重度休克经扩容治疗后仍有严重的代谢性酸中毒时,仍需使用碱性药物,一般使用5%碳酸氢钠100～200mL,用药后30～60min应复查动脉血气,了解治疗效果,并决定下一步治疗措施,避免盲目地输注碱性药物,导致组织缺氧加重。使用碳酸氢钠补液过程中要注意观察,防止漏出血管外导致组织坏死。

(2)加强并发症的观察:休克患者常死于并发症:休克肺、心功能衰竭与肾衰竭常是引起死亡的三大并发症,应密切观察,及早处理。

五、健康宣教

休克在临床上也是很常见的一种疾病,更是一种很常见的疾病并发症,在治疗一些可能发生休克并发症疾病的时候,一定要注意做好疾病的护理,以及对患者及其家属的健康宣教,避免这种现象的发生。

(1)根据不同原因引起的心源性休克患者予以相应的健康指导。如病毒性心肌炎引起的,最根本的是加强锻炼、增强体质,预防呼吸道、消化道等病毒感染,流行期少到公共场所,一旦发病及时就诊治疗。注意营养,严格按心功能状况保证休息。接受医务人员的康复指导,防止复发。

(2)合理调整饮食,适当控制进食量,禁忌刺激性食物及烟、酒,少吃动物脂肪及胆固醇较高食物。

(3)避免各种诱发因素,如紧张、劳累、情绪激动、便秘、感染等。

(4)心血管疾病患者按医嘱服药,随身常备硝酸甘油等扩张冠状动脉的药物,并定期随访。

(5)指导患者及家属当病情突然变化时应采取简易应急抢救措施。

第十六节　高血压危象

高血压危象包括高血压急症及亚急症。高血压急症是指原发性或继发性高血压患者疾病发展过程中,在一些诱因的作用下血压突然和显著升高,病情急剧恶化,同时伴有进行性心、脑、肾、视网膜等重要的靶器官功能不全的表现。

一、病因

(1)原发性高血压。

(2)继发性高血压见于肾实质病变中急性肾小球肾炎、慢性肾小球肾炎、肾盂肾炎、结缔组织病、中枢神经系统病变、心血管系统病变、肾血管病变和嗜铬细胞瘤等。

二、临床表现

1.血压
舒张压高于 130mmHg,血压突然升高。

2.眼底视网膜病变
出血、渗出或(和)视盘水肿。

3.神经系统表现
头痛、嗜睡、抽搐、昏迷。可有意识障碍、脑膜刺激征、视野改变及局部病理性体征等。

4.心脏
心脏增大,可出现急性左心衰竭。患者出现呼吸困难,肺部听诊可发现有肺水肿。心脏检查可发现心脏扩大、颈静脉怒张、双肺底湿啰音、病理性第三心音或奔马律。

5.肾脏
少尿、氮质血症、尿毒症的表现。腹部听诊可闻及肾动脉狭窄导致的杂音。

6.胃肠道
有恶心,呕吐。

三、急救措施

(1)稳定患者的情绪,避免患者躁动,避免一切不良刺激和不必要的活动。

(2)绝对卧床。保持安静,床头抬高 30°以利体位性降压。

(3)立即给患者氧气吸入,保持呼吸道的通畅。

(4)立即建立静脉通路,遵嘱应用硝普钠、利尿剂、脱水剂、镇静剂,并注意药物的疗效及不良反应,掌握好液体流速及用药注意事项。并严密观察血压的变化,注意降压不宜过低,以免造成脑供血不足和肾血流量下降,观察患者用药期间有无出汗、头痛、心悸、胸骨后疼痛等血管过度扩张的现象,及时报告医生,做好抢救准备。

四、护理要点

(一)病情评估

1.生命体征评估
持续动态监测血压,每 30～60min 测量血压 1 次,必要时持续监测动脉血压。

2.神经系统评估
有无精神疲倦、烦躁不安、嗜睡、表情淡漠、意识不清甚至昏迷,判断有无高血压脑病。

3.自主神经功能失调征象评估
发热,多汗,口干,寒战,手足震颤,心悸等。

4.靶器官急性损害的评估
如视物模糊,视力丧失,尿频,尿少,一过性感觉障碍,偏瘫等。

(二)常用护理诊断/问题及措施

1.头痛
头痛与血压升高有关。

(1)急性期应绝对卧床休息,协助生活护理。

(2)药物治疗降压,按医嘱使用硝普钠,使用微量注射泵,严格掌握其剂量、浓度,硝普钠应现配现用、避光,每 4～6h 更换液体 1 次,视血压情况调节其推注速度;最初 48h 内血压降低幅度,舒张压不低于 100mmHg,收缩压不低于 160mmHg,血压降到初步治疗目标后应维持数天,在以后 1～2 周内,再酌情将血压逐步降到正常。

(3)保持静脉通路的通畅,经常巡视,观察用药的不良反应,及时与医生联系。发现报警器报警时及时处理。β 受体阻滞剂可引起心动过缓、支气管痉挛及心肌收缩力减弱;钙通道阻滞剂可出现头晕、头痛及反射性心动过速;血管紧张素转换酶抑制剂可引起干咳、头晕、乏力。

(4)严密观察患者意识、瞳孔、血压、心率、心律、呼吸频率,连接好心电、血压监护,如发现血压急剧升高或骤然降低、昏厥、剧烈头痛、肢体乏力、恶心、呕吐、视力模糊、意识改变等情况应立即报告医生。

(5)为患者提供安静、温暖、舒适的环境,尽量减少探视。护理人员操作应相对集中,动作轻巧,防止过多干扰患者。

(6)嘱进食低盐、低脂、清淡、易消化饮食,少量多餐,保持大便通畅;保持情绪稳定,加强口腔、皮肤护理。

2.焦虑

焦虑与血压控制不满意,发生并发症有关。

(1)因起病急,病情重,给予患者心理疏导,减轻患者沮丧、焦虑、恐惧心理,保证充足睡眠。

(2)加强与患者及家属沟通,讲明该病的有关知识,病程及转归,健康宣教,同时也应尊重患者的知情同意权,每项护理均应告知患者,取得其同意或理解,使患者积极主动地配合治疗,树立战胜疾病的信心。

3.有受伤的危险

受伤与头晕、急性低血压反应、视力模糊及意识改变有关。

(1)定时测量患者血压并做好记录,患者有头晕、眼花、耳鸣、视力模糊等症状时,应嘱患者卧床休息。

(2)家属床旁看护,如厕或外出时有人陪伴,若头晕严重,应协助在床上大小便,避免屏气、用力呼气或用力排便。

(3)患者意识不清时应加床栏,防止坠床;当发生抽搐时用牙垫置于上、下磨牙间防止唇舌咬伤,躁动者应给予保护性约束,必要时给镇静剂。

(4)预防和处理直立性低血压:告诉患者直立性低血压的表现为乏力、头晕、心悸、出汗、恶心、呕吐等,在联合用药、服首剂药物或加量时应特别注意;指导患者预防直立性低血压的方法;避免长时间站立,尤其在服药后最初几个小时;改变姿势,特别是从卧、坐位起立时动作宜缓慢;服药时间可选在平时休息时,服药后继续休息一段时间再下床活动,如在睡前服药,夜间起床排尿时应注意。

4.潜在并发症

脑血管意外、心功能衰竭、肾衰竭。

(1)严密观察患者血压及生命体征变化,使用降压药初期可 10～15min 测量血压,相对稳定后可 30～60min 测量。极其不稳定患者可持续监测动脉血压。

（2）严密观察患者神志变化：有无嗜睡、倦怠、神志淡漠、意识不清、昏迷等，及时报告处理。

（3）严密观察患者有无发热，多汗，口干，寒战，手足震颤，心悸等神经功能失调征象。

（4）严密观察患者有无视物模糊、胸闷、心绞痛、呼吸困难、少尿等靶器官急性损害的表现。

（5）如发现血压急剧增高，伴有并发症症状，立即通知医生，准备快速降压药物。

5.知识缺乏

缺乏高血压危象的药物治疗相关知识。

（1）讲解高血压疾病知识，使患者了解高血压病因。

（2）讲解按时服用降压药物及饮食治疗的重要性，使患者做好长期自我监控血压，早发现、早治疗。

（3）杜绝不利于患者健康的行为，戒烟戒酒，控制饮食。

五、健康宣教

（一）疾病指导

使患者了解高血压病的致病因素，并加强预防。接受心理指导，训练自我控制情绪的能力。高血压急症病情稳定后寻找血压异常升高的可纠正原因或诱因是预防再次复发的关键。

（二）饮食指导

控制总热量，避免进食胆固醇含量较高食物，尽量使用植物油，适当控制钠盐摄入，禁忌吸烟，少饮酒。

（三）用药指导

患者使用降压药，避免自行调整药量；口服降压药禁止随意停药及减药或加量，如出现头晕、胸闷、血压控制不理想等情况应及时就诊。

（四）出院指导

告知患者调整生活方式来控制血压，如减肥、戒烟、戒酒、调整饮食结构等，控制情绪，消除心理紧张刺激，保持机体内环境的稳定，根据病情选择合适的运动。外出时要携带诊疗卡片，上面写明单位住址等，并随身携带药物。要避免乘坐对本病有危险的交通工具。

（五）定期复查

对于高血压急症患者，应定期评估靶器官，及早发现靶器官损害，并采取相关有效干预措施，避免靶器官进行性损害。

第十七节　肾上腺皮质功能危象

肾上腺皮质功能危象又称急性肾上腺皮质功能减退症，是由于各种原因引起的肾上腺皮质功能急性衰竭，皮质醇和醛固酮绝对缺乏所引起的一种临床综合征。肾上腺切除术后，肾上腺萎缩或可因术前、术中处理不周，或术后皮质激素替代治疗不够而导致危象发生，是一种非常险恶的情况，若不及时抢救，大多于 24～48h 内死亡。

一、病因

(1)慢性肾上腺功能减退。

(2)急性肾上腺皮质破坏。

1)垂体或双侧肾上腺切除,单侧肾上腺切除对侧功能不良。

2)重症感染致脓毒症。

3)流行性感冒、流行性出血热。

4)双侧肾上腺静脉栓塞或血栓形成。

5)出血性疾病或抗凝治疗致肾上腺出血。

6)手术过程中的灼伤。

(3)长期大剂量肾上腺皮质激素治疗过程中,骤然停药或减量过速。

(4)皮质醇增多症患者应用甲吡酮。

(5)先天性肾上腺转化酶缺乏症致肾上腺皮质激素合成障碍。

二、临床表现

(1)发热多见,可有高热达 40℃以上,有时体温可低于正常。

(2)循环系统:心率快,可达 160 次/分钟以上,心律失常,脉搏细弱,全身皮肤湿冷、四肢末梢发绀,血压下降,虚脱,休克。

(3)消化系统:食欲缺乏甚至厌食,恶心、呕吐,腹痛、腹泻、腹胀。部分病例的消化道症状特别明显,出现严重腹痛、腹肌紧张、反跳痛,酷似外科急腹症。

(4)神经系统:极度孱弱,萎靡不振,烦躁不安、谵妄,逐渐出现淡漠、嗜睡、神志模糊,严重者乃至昏迷。有低血糖者常有出汗、震颤、视力模糊、复视,严重者精神失常、抽搐。

(5)泌尿系统:因循环衰竭、血压下降,导致肾功能减退,血中尿素氮增高,出现少尿、无尿等。

(6)全身症状:极度乏力,严重脱水(细胞外液容量丧失约 1/5)。绝大多数有高热,亦可有体温低于正常者。最具特征性者为全身皮肤色素沉着加深,尤以暴露处、摩擦处、掌纹、乳晕、瘢痕等处为明显,黏膜色素沉着见于齿龈、舌部、颊黏膜等处,系垂体 ACTH、黑素细胞刺激素(MSH)分泌增多所致。

三、急救措施

治疗的根本目标是保持循环中有充足的糖皮质激素及补充钠和水的不足。治疗包括静脉输注大剂量糖皮质激素、纠正低血容量和电解质紊乱、去除诱因及全身支持治疗。

(1)建立静脉通道,最好是中心静脉通道,遵医嘱尽快补液,防止虚脱,纠正电解质。进行 CVP 监测以调整输液滴速。首先遵医嘱静脉输注 5%葡萄糖氯化钠注射液,并静脉推注糖皮质激素,多数患者于 24h 内病情得到控制。

(2)对于低血压、低钠患者,需要在持续心电监护下静脉补充大量等渗液或 5%右旋糖酐,第 1 个 24h 补充葡萄糖氯化钠注射液 2000～3000mL,多巴胺等收缩血管的药物可用于严重情况,辅助扩容。同时需调整电解质,注意预防、纠正低血糖发生。

(3)肾上腺危象患者常有感染、创伤等诱因存在,诱因未消除者病情难以控制,病程中应积极控制感染等诱因,同时给予全身支持治疗以度过危重阶段。

(4)对症治疗:包括使用各种镇静、止惊剂,但禁用吗啡、巴比妥类药物。

(5)保持环境安静,注意保暖,防止患者再次出现生理或精神上的刺激。稳定患者的情绪,避免患者躁动,避免一切不良刺激和不必要的活动。

四、护理要点

(一)病情评估

(1)评估生命体征变化,观察有无低血压、心动过速和呼吸急促。T、P、BP、意识、尿量、24h 出入量、CVP、血糖变化等都很重要。

(2)评估皮肤弹性、体重变化,口渴、恶心、腹痛、腹泻情况有无改善。

(3)评估精神状态,有无嗜睡、倦怠、神志淡漠,意识不清、昏迷等。

(4)术后评估:手术切口有无出血,手术创面、留置引流管周围有无分泌物及皮肤颜色情况;有无咳嗽咳痰及痰液性质;双下肢活动、皮温、动脉搏动有无异常情况、卧位、病情的动态变化。

(5)评估用药后反应及不良反应。

(二)常用护理诊断/问题及措施

1.疼痛

疼痛与手术创伤以及术后留置引流管有关。

(1)患者在术后麻醉尚未清醒时,给予静脉自控止痛泵,在用药过程中应密切观察心率和呼吸,如出现心率减慢和呼吸抑制,应立即停药,及时报告医生。

(2)患者有增加伤口张力的动作,如咳嗽翻身等均会增加伤口疼痛,应给予腹带保护或指导咳嗽时正确按压伤口,以减轻疼痛。

2.有出血的危险

出血与手术切口未完全愈合有关。

(1)患者术后留有伤口引流管及尿管,严密观察伤口渗出情况,渗出较多,应及时更换。

(2)发现引流管内引流量多,颜色鲜红,应注意有出血的可能,严密观察生命体征及引流量的变化,及时报告医师,可给予止血药,必要时输血补液。

(3)引流管要妥善固定,患者术后回房,护士应常规在引流管近端做一标记,并做好交班,以观察引流管有无脱出现象。术后初期每 30～60min 挤压引流管一次,以防阻塞,扭曲,折叠。

(4)指导患者卧位时引流管勿超过身体的高度,引流袋、引流瓶每日更换,引流量多时随时更换。伤口引流管术后 5～7 天,无引流液引出即可拔除。

3.有感染的危险

感染与手术创伤留置引流管有关。

(1)加强创面及引流口周围皮肤护理,按时换药,遵守无菌操作原则。

(2)基础护理,术后应鼓励患者咳痰,讲解其重要性,如呼吸道分泌物较多,痰液黏稠不易咳出时,可雾化吸入。禁食时每天进行口腔护理 2 次。

(3)留置尿管期间,做好尿道口护理,女患者予会阴冲洗,以防尿路感染。定时翻身按摩受压部位,保持床单整洁,干燥,避免发生压疮。

4. 有并发症的危险

下肢静脉血栓、坠积性肺炎的危险:与术后长期卧床有关。

(1) 教会和鼓励患者床上活动双下肢,避免长时间保持同样姿势。

(2) 加强协助患者翻身,进行下肢功能活动。

(3) 保持呼吸道通畅,及时清除呼吸道分泌物。教会患者在床上进行呼吸功能训练,卧床患者定时进行翻身轻扣背部,帮助排痰。

5. 知识缺乏

与缺乏疾病的相关知识有关。给慢性肾上腺皮质功能减退的患者讲解疾病知识。

6. 恐惧

恐惧与腹痛剧烈及病情进展急骤有关。

(1) 鼓励患者树立战胜疾病的信心,多与患者进行沟通,转移患者的注意力。

(2) 告知患者家属多与患者沟通,并关心患者。

(3) 举例告知患者配合治疗的重要性,告知治疗痊愈并出院患者的例子。

五、健康宣教

(1) 加强患者术前用药准备,术后观察。

(2) 教育慢性肾上腺皮质功能减退的患者了解疾病知识,坚持持续服用激素,不得任意间断停药。

(3) 心理指导:患者发病病情危重,症状突然,患者及家属心理负担大,再者由于病史长,反复发作,患者具有巨大的经济、精神、心理压力。患者长期应用激素,对激素产生依赖性,同时对激素的不良反应有所了解,医护人员需对患者的病情与心理积极疏导,增加患者信心,调动其内在因素,使患者主动配合治疗。

(4) 应避免一切应激因素的发生。且出现压力增加感染、外伤等情况,应增加服药剂量,身体不适时应尽早就医。

(5) 定期复查及体检:在使用升降压药期间,护士应严密观察患者的血压、脉搏、意识、精神、液体输入情况,防止药物渗出血管外,有情况应及时与医生沟通并处理。

(6) 出院指导

1) 指导家庭血压监测,如有不适,及时就诊。

2) 定期复查。

(7) 健康促进:当遇应激情况时,必须在医师的指导下增加剂量。如有上呼吸道感染,拔牙等小的应激,将激素量增加 1 倍,直至该病痊愈,一般 4~5 天即见控制。如有大的应激,如外科手术、心肌梗死、严重外伤和感染等,应给予氢化可的松至 200~300mg/d。在手术前数小时应增加激素用量。

第十八节　低血糖危象

低血糖危象是指血糖浓度≤2.8mmol/L(50mg/dL),接受药物治疗的糖尿病患者血糖≤3.9mmol/L(70mg/dL),出现交感神经兴奋和脑细胞缺糖的症状,持续严重的低血糖将导致低血糖昏迷,是糖尿病治疗过程中较常见、较重要的并发症之一。常因发现晚、就诊不及时而延误治疗,导致不可逆脑损伤,甚至死亡。

一、病因

低血糖是由于多种病因所致,具有临床共同特点的综合征。根据发作特点可分为空腹低血糖、餐后低血糖、药物低血糖三类。

(一)空腹低血糖

1.内分泌性

胰岛素或胰岛样物质增加,见于胰岛素瘤或胰外肿瘤。激素缺乏见于生长激素或肾上腺皮质激素缺乏症。

2.肝源性

因肝脏疾病使肝糖原合成及血糖分解障碍,如肝硬化。

3.营养障碍

婴儿酮症低血糖、严重营养不良、妊娠后期和尿毒症。

(二)餐后低血糖

1.特发性低血糖

临床上最常见,餐后2~4h发作,不需治疗可自行恢复。

2.早期糖尿病低血糖

糖尿病早期表现之一。

3.胃大部切除术后低血糖

4.半乳糖血症、遗传性果糖不耐受性

(三)药物低血糖

胰岛素应用不当,磺胺类、阿司匹林、乙醇等药物。

二、临床表现

低血糖危象临床表现多样,与血糖下降速度,程度和持续时间等有关。持续严重的低血糖可以导致患者脑细胞不可逆的损害,甚至死亡。

(一)自主(交感)神经兴奋症状

自主(交感)神经兴奋症状是由于低血糖激发交感神经系统释放肾上腺素、去甲肾上腺素和一些肽类物质,从而产生多汗、饥饿感和感觉异常、震颤、心悸、焦虑、紧张、面色苍白、软弱无力、心率加快、四肢冰凉、收缩压轻度增高等症状。

(二)中枢系统症状

中枢系统症状是中枢神经葡萄糖缺乏的结果,可轻可重,从神经活动的轻微损害到惊厥,昏迷甚至死亡。先是大脑皮层受抑制,继而皮层下中枢包括基底节、下丘脑及自主神经中枢相继累及,最后延髓活动受影响。

(1)大脑皮质功能受抑制:患者有意识模糊,定向力及识别力逐渐丧失,嗜睡,肌张力低下,多汗,震颤,精神失常等。

(2)皮质下中枢受抑制:患者躁动不安,痛觉过敏,可有痉挛性及舞蹈样动作或幼稚动作(吮吸、紧抓、鬼脸)等,强直性惊厥、椎体束征阳性、昏迷等。

(3)中脑受累时可有阵挛性及张力性痉挛、扭转痉挛、阵发性惊厥等。

(4)当波及延脑时进入严重昏迷阶段,可有去大脑性强直、各种反射消失、瞳孔缩小、肌张力降低、呼吸减弱、血压下降等。如历时太长,常不易逆转。

(三)确定低血糖危象

可依据 Whipple 三联征确定:低血糖症状、发作时血糖<2.8mmol/L、补充葡萄糖后低血糖症状迅速缓解。少数空腹血糖降低不明显或处于非发作期的患者,应多次检测有无空腹或吸收后低血糖,必要时采用 48～72h 禁食试验。

三、急救措施

救治原则为迅速升高血糖、去除病因和预防再发生低血糖。最重要的治疗原则是防重于治,提高警惕,及时发现,有效治疗。

(一)紧急复苏

遇有昏迷、呼吸衰竭、心率加快者立即采取复苏措施。立即抽血进行血糖测定和其他相关检查。

(二)升高葡萄糖

1.葡萄糖

葡萄糖是最为快速有效的药物。轻者口服葡萄糖水即可;严重者尤其意识改变者需要静脉注射 50% 葡萄糖注射液 40～60mL,必要时重复使用,直至患者清醒能够进食,而且常需继续静脉滴注 10% 葡萄糖注射液以维持血糖在 6～10mmol/L。糖尿病患者发生低血糖多数较轻,只需进食含糖类的食物(含糖饮料、饼干、面包、馒头等)即可纠正,同时服用糖苷抑制剂患者应进食单糖类食物以纠正低血糖。

2.胰高血糖素

可快速有效升高血糖,但维持时间较短。常用剂量为 0.5～1mg,可皮下、肌内或静脉给药。一般情况下 20min 内生效,但维持时间较短,可辅助葡萄糖治疗,适用于有足够肝糖原而无肝病的严重低血糖患者。

3.糖皮质激素

氢化可的松或地塞米松可促进肝糖异生和输出,使血糖浓度增加,对抗低血糖症起辅助作用。

4.防治脑水肿

血糖上升并维持在正常水平 10min 后,低血糖症状可缓解,若血糖恢复正常 30min 以上,昏迷仍持续存在者,应考虑脑水肿,可给予 20% 甘露醇 125～250mL 静脉滴注脱水治疗,同时注意水、电解质平衡。

5.病因治疗

及时寻找和确定病因,并针对病因进行治疗,可有效地解除低血糖症状和防止低血糖复发。

四、护理要点

(一)病情评估

(1)评估患者意识、瞳孔变化、肢体有无瘫痪、有无脑膜刺激征及抽搐等。

(2)评估入院前血糖波动情况及入院后使用胰岛素治疗时血糖情况。

(3)评估患者出入量,严密监测尿量。

(二)护理措施

(1)氧气吸入,保持呼吸道通畅,患者取平卧位,头偏向一侧,清除口鼻腔分泌物,防止误吸。床旁备吸引器,做好气管插管和使用呼吸机的准备。

(2)升高血糖:轻者立即口服适量糖水,重者遵医嘱静脉注射 50%葡萄糖注射液40～60mL。

(3)建立静脉通路:给予葡萄糖输入,依据病情遵医嘱给予糖皮质激素治疗;应用脱水药物控制脑水肿;抽搐患者除补糖外,可酌情应用适量镇静药物,并保护患者,防止外伤或自伤。

(4)严密观察病情,观察患者生命体征变化,持续动态监测血糖,观察尿量,记录尿糖的排出量。

(5)观察治疗效果,使用胰岛素治疗时,可有低血糖反应,为防止患者清醒后再度出现低血糖反应,需要观察 12～48h。

(6)口腔护理:去除义齿,每天清洁口腔 2 次;张口呼吸的患者,应将沾有水的纱布盖在口鼻上,吸痰时严格执行无菌操作。

(7)皮肤护理:保持床单元的清洁干燥,平整;尿失禁患者留置尿管,定期开放和更换,清醒后及时拔出尿管,保持会阴清洁,防止感染;大便失禁的患者,做好肛门及会阴部清洁,防止压疮的发生。

五、健康宣教

(1)加强对糖尿病患者预防低血糖的教育,指导糖尿病患者合理饮食、进餐和自我检测血糖的方法。

(2)让患者了解在皮下注射胰岛素和口服降糖药治疗过程中可能会发生低血糖,教会患者及家属识别低血糖早期表现和自救方法。

(3)合理使用胰岛素和口服降糖药。

(4)养成良好的生活习惯,坚持运动疗法,戒烟戒酒,饮食定时定量,保持每日基本稳定的摄入量。

(5)糖尿病患者外出时应随身携带:一是食物,如糖果、饼干等,以备发生低血糖时急用,及时纠正低血糖,避免导致严重低血糖;二是急救卡片(注明姓名、诊断、电话、用药等),它可以提供糖尿病急救有关的重要信息,在发生严重低血糖时,能最短时间得到诊断和治疗。

(6)平时要保持规律生活习惯、合理起居,注意锻炼,避免暴饮暴食。如果很难判断出糖尿病患者昏迷的原因时,不要盲目采取措施,因为高血糖与低血糖两种原因引起昏迷的治疗方法是相反的。

第六章　手术室护理

第一节　手术室护理人员的职责

现代科学技术的发展,对我们的护理职业提出了更高的要求。另外创新的许多科学仪器和新设备,扩大了手术配合工作范围同时也增加工作难度,因此手术室护士必须有热爱本职工作和广泛的知识与技术,才能高标准地完成各科日益复杂的手术配合任务。

一、手术室护士应具备的素质

护理人员在工作中应不断提高个人素质,加强对护理职业重要意义的认识,把护理工作看作是光荣的神圣的职业。因此,要努力做到以下几点:

(一)具有崇高的医德和奉献精神

一名护士的形象,通过它的精神面貌和行动表现出内在的事业品德素质,胜过一个护士的经验和业务水平所起的作用,也可能给患者带来希望、光明和再生。所以,护士要具备高尚的医德和崇高的思想,具有承受压力、吃苦耐劳、献身的精神,并有自尊、自爱、自强的思想品质。为护理科学事业的发展做出自己的贡献,无愧于白衣天使的光荣称号。

(二)树立全心全意为患者服务的高尚品德

手术室的工作和专业技术操作都具有独特性。要求手术室护士必须自觉地忠于职守、任劳任怨,无论工作忙闲、白班夜班都要把准备工作、无菌技术操作、贯彻各种规章制度等认真负责地做好。对患者要亲切、和蔼、诚恳,不怕脏,不怕累、不厌烦,使患者解除各种顾虑,树立信心,主动与医护人员配合,争取早日康复。

(三)要有熟练的技能和知识更新

随着医学科学的发展,特别是外科领域手术学的不断发展,新的仪器设备不断出现,因而护理工作范围也日益扩大,要求也越来越高。护理工作者如无广泛的有关学科的基本知识,对今天护理的工作复杂技能就不能理解和担当。所以今天作为一名有远大眼光的护士,必须熟悉各种有关护理技能的基本知识,才能达到最高的职业效果。护理学亦成为一门专业科学,因此,作为一名手术室护士,除了伦理道德修养外,还应有基础医学、临床医学和医学心理学等新知识。努力学习解剖学、生理学、微生物学、化学、物理学,以及各种疾病的诊断和治疗等知识,特别是外科学更应深入学习。此外,还要了解各种仪器的基本结构、使用方法,熟练掌握操作技能。只有这样,才能高质量完成护理任务。

二、手术室护士长应具备的条件

护理工作范围极广,有些工作简单、容易,有些工作却很复杂,需要有高度的判断力和精细的技术、熟练的技巧。今天的护理工作,一个人已不能独当重任,而需要既分工又协作来共同完成。因此,必须有一名护士长,把每个护理人员的思想和行为统一起来,才能使人的积极性、主动性和创造性得到充分发挥,团结互助,共同完成任务。护士长应具备的条件归纳如下。

(一)有一定的领导能力及管理意识

有一整套工作方法和决策能力。善于出主意想办法,提出方案,做出决定,推动下级共同完成,并具有发现问题、分析问题的能力,了解存在问题的因素,掌握本质,抓住关键,分清轻重缓急,提出中肯意见。

出现无法协商的问题时能当机立断,勇于负责。有创新的能力,对新事物敏感,思路开阔,能提出新的设想。要善于做思想工作。能否适时地掌握护士的心理动向,并进行针对性的思想教育,使之正确对待个人利益和整体利益的关系,不断提高思想水平,是提高积极性和加强凝聚力最根本的问题。

(二)有一定组织能力和领导艺术

管理是一门艺术,也是一门科学。首先处理好群体间人际关系。护士长需要具有丰富的才智和领导艺术,才能胜任手术室护士护理管理任务。具体要求如下。

(1)护士长首先应把自己置身于工作人员之中,经常想到自己与护士之间只是分工的不同,而无地位高低之分。要有民主作风,虚心听取护士的意见,甚至批评意见,认真分析,不埋怨,不沮丧,不迁怒于人,有助于建立自己的威信。

(2)护士长首先想到的是人,是护士和工作人员,而不是自己,不仅要关心任务完成情况,还要关心他们的生活、健康思想活动及学习情况等。使每个护士和工作人员都能亲身感到群体的温暖,对护士长产生亲切感。

(3)护士长要善于调动护士的积极性,培养集体荣誉感,善于抓典型,树标兵,运用先进榜样推动各项手术室工作,充分调动护士群体的积极性,护士长的领导作用才能得到体现。

(三)有较高的素质修养

手术室护士长应较护士具备更高的觉悟和更多的奉献精神。科里出现的问题应主动承担责任,实事求是向上级反映,不责怪下级。凡要求护士做到的,首先自己要做到,严格要求自己,树立模范行为,才能指挥别人。要注意廉洁,不要利用工作之便谋私,更不能要患者的礼物,注意自身形象。此外,要做到知识不断更新,经常注意护理方面的学术动态,接受新事物,在这方面应较护士略高一筹,使护士感到护士长是名副其实的护理业务带头人。

三、手术室护士的分工和职责

(一)洗手护士职责

(1)洗手护士必须有高度的责任心,对无菌技术有正确的概念。如有违反无菌操作要求者,应及时提出纠正。

(2)术前了解患者病情,具体手术配合,充分估计术中可能发生的意外,术中与术者密切配合,保证手术顺利完成。

(3)洗手护士应提前30min洗手,整理无菌器械台上所用的器械、敷料、物品是否完备,并与巡回护士共同准确清点器械、纱布、脱脂棉、缝针,核对数字后登记于手术记录单上。

(4)手术开始时,传递器械要主动、敏捷、准确。器械用过后,迅速收回,擦净血迹。保持手术野、器械台的整洁、干燥。器械及用物按次序排列整齐。术中可能有污染的器械和用物,按无菌技术及时更换处理,防止污染扩散。

(5)随时注意手术进行情况,术中若发生大出血、心搏骤停等意外情况,应沉着果断及时和巡回护士联系,尽早备好抢救器械及物品。

(6)切下的病理组织标本防止丢失,术后将标本放在10%甲醛溶液中固定保存。

(7)关闭胸腹腔前,再次与巡回护士共同清点纱布及器械数,防止遗留在体腔中。

(8)手术完毕后协助擦净伤口及引流管周围的血迹,协助包扎伤口。

(二)巡回护士职责

(1)在指定手术间配合手术,对患者的病情和手术名称应事先了解,做到心中有数,有计划地主动配合。

(2)检查手术间各种物品是否齐全、适用。根据当日手术需要落实补充、完善一切物品。

(3)患者接来后,按手术通知单核对姓名、性别、床号、年龄、住院号和所施麻醉等,特别注意核对手术部位(左侧或右侧),不发生差错。

(4)安慰患者,解除思想顾虑。检查手术区皮肤准备是否合乎要求,患者的假牙、发卡和贵重物品是否取下,将患者头发包好或戴帽子。

(5)全麻及神志不清的患者或儿童,应适当束缚在手术台上或由专人看护,防止发生坠床。根据手术需要固定好体位,使手术野暴露良好。注意患者舒适,避免受压部位损伤。用电刀时,负极板要放于臀部肌肉丰富的部位,防止灼伤。

(6)帮助手术人员穿好手术衣,安排各类手术人员就位,随时调整灯光,注意患者输液是否通畅。输血和用药时,根据医嘱仔细核对,避免差错。补充室内手术缺少的各种物品。

(7)手术开始前,与洗手护士共同清点器械、纱布、缝针及线卷等,准确地登记于专用登记本上并签名。在关闭体腔或手术结束前和洗手护士共同清点上述登记物品,以防遗留体腔或组织内。

(8)手术中要坚守工作岗位,不可擅自离开手术间,随时供给手术中所需一切物品,经常注意病情变化。重大手术充分估计术中可能发生的意外,做好应急准备工作,及时配合抢救。监督手术人员无菌技术操作,如有违犯,立即纠正。随时注意手术台一切情况,以免污染。保持室内清洁整齐、安静,注意室温调节。

(9)手术完毕后,协助术者包扎伤口,向护送人员清点患者携带物品。整理清洁手术间,一切物品归还原处,进行空气消毒,切断一切电源。

(10)若遇手术中途调换巡回护士,须做到现场详细交代,交清患者病情,医嘱执行情况,输液是否通畅,查对物品,在登记本上互相签名,必要时通知术者。

(三)夜班护士职责

(1)要独立处理夜间一切患者的抢救手术配合工作,必须沉着、果断、敏捷、细心地配合各种手术。

(2)要坚守工作岗位,负责手术室的安全,不得随意外出和会客。大门随时加锁,出入使用电铃。

(3)白班交接班时,如有手术必须现场交接,如患者手术进行情况和各种急症器械、物品、药品等。认真写好交接班本,当面和白班值班护士互相签名。

(4)接班后认真检查门窗、水电、氧气,注意安全。

(5)严格执行急症手术工作人员更衣制度和无菌技术操作规则。

(6)督促夜班工友清洁工作,保持室内清洁整齐,包括手术间、走廊、男女更衣室、值班室和办公室。

(7)凡本班职责范围内的工作一律在本班完成,未完不宜交班,特殊情况例外。

(8)早晨下班前,巡视各手术间、辅助间的清洁、整齐、安全情况。详细写好交接班报告,当面交班后签字方可离去。

(四)器械室护士职责

(1)负责手术科室常规和急症手术器械准备与料理工作,包括每日各科手术通知单上手术的准备供应,准确无误。

(2)保证各种急症抢救手术器械物品的供应。

(3)定期检查各类手术器械的性能是否良好,注意器械的关节是否灵活,有无锈蚀等,随时保养、补充、更新,做好管理工作,保证顺利使用。特殊精密仪器应专人保管,损坏或丢失时,及时督促寻找,并和护士长联系。

(4)严格执行借物制度,特殊精密仪器需取得护士长同意后,两人当面核对并签名后方能外借。

(5)保持室内清洁整齐,包括器械柜内外整齐排列,各科器械柜应贴有明显的标签。定期通风消毒。

(五)敷料室护士职责

(1)制定专人负责管理。严格按高压蒸汽消毒操作规程使用。定期监测灭菌效果。

(2)每天上午检查敷料柜1次,补充缺少的各种敷料。

(3)负责一切布类敷料的打包,按要求保证供应。

(六)技师职责

(1)负责对各种仪器使用前检查,使用时巡查,使用后再次检查其运转情况,以保证各种电器、精密仪器的正常运转。

(2)定期检查各种器械台、接送患者平车的零件和车轮是否运转正常,负责各种仪器的修理或送交技工室修理。

(3)坚守工作岗位,手术过程中主动巡视各手术间,了解电器使用情况。有问题时做到随叫随到随维修,协助器械组检查维修各种医疗器械。

(4)帮助护士学习掌握电的基本知识和各种精密仪器基本性能、使用方法与注意事项等。

第二节　手术室工作

一、常用的手术器械、敷料和巾单

(一)布类物品

布类物品包括手术衣、各种手术巾单及手术包的包布。手术衣分大、中、小三号,根据参与手术人不同的身材取用。经灭菌后,在手术中起主要的隔离作用,用于遮盖手术人员未经消毒的衣物和手臂。手术单包括大单、中单、手术巾、各种部位手术单、洞巾等。包布用来包裹手术用品及敷料,多为双层。

目前,应用一次性无纺布制作的,并经灭菌处理的手术衣帽、口罩、巾单等,可直接使用,免去了清洗、折叠、消毒所需的人力、物力和时间,但尚不能完全替代布类物品。

(二)手术敷料

其主要有纱布类和棉花类,常采用吸水性能强的脱脂纱布、脱脂棉花制作,用于术中止血、拭血、压迫及包扎等。纱布主要有纱布垫、纱布块、纱布球("花生米")及纱布条;棉花类敷料主要有棉垫、带线棉片、棉球及棉签等。

(三)手术器械

手术器械是手术操作的必备物品。

1.基本器械

(1)刀刃类:包括手术刀、手术剪、剥离器等,主要用于手术切开,组织的切割、分离等。手术刀一般由刀柄和刀片组成。另外,还有高频电刀等。手术剪一般分为组织剪和线剪两大类。组织剪有弯、直两种,特点是刃薄、锐利,主要用于剪组织;线剪多为钝头直剪,柄一般较短,用于剪线。

(2)夹持类:包括止血钳、镊子、钳子及持针器等,用于止血、分离组织、夹持物品等。

(3)拉钩类:包括各种拉钩、胸腹牵开器,用以暴露手术野,方便手术操作。

(4)探针类:包括各种探条、探子和探针等,用于探查及扩大腔隙等。

(5)吸引器:用于吸除积液、积脓,清理手术野。

2.专用器械

(1)内镜类:如膀胱镜、腹腔镜、胸腔镜、纤维支气管镜及关节镜等。

(2)吻合器:如食管、胃肠道、血管吻合器。

(3)其他精密及专科仪器:如高频电刀、激光刀、电钻、取皮机、手术显微镜、手术机器人等。各种器械均应专人保管、定位放置、定期检查、保养和维修。

3.缝针及缝线

(1)缝针:根据外形可分为圆针和三角针两种:a.圆针,对组织损伤小,用于缝合血管、神经器官、肌肉等软组织。b.三角针,前端有带三角的刃缘,较锋利,多用于缝合皮肤或韧带等坚韧组织。两类缝针均有弯、直两种,大小、粗细各异。根据手术需要进行选择,弯针最常用,需用持针器操作。

(2)缝线:用于缝合各类组织及器官,也用来结扎、缝合血管等。一般分为不可吸收缝线和可吸收缝线两类。不可吸收缝线有丝线、金属线、尼龙线等,黑色丝线是手术时最常用的缝线,其特点是组织反应小、质软不滑、拉力好、打结牢、价廉和易得。使用前,应先浸湿,以增加张力,且便于缝合。可吸收缝线包括天然和合成两类。天然可吸收缝线有肠线、胶原线。肠线又分普通肠线和铬制肠线两种。普通肠线一般6~12d即被吸收,而铬制肠线经过铬盐处理,经10~20d才逐渐被吸收。合成缝线有聚乳酸羟基乙酸线、聚二氯杂环己酮线等,比铬制肠线易吸收,组织反应小,但价格较昂贵。

4.引流材料

种类很多,应根据手术部位、引流液量及性质选用。常用的有引流管、"烟卷"、纱布条和皮片等。

二、手术期患者的护理及手术人员的准备

手术期是指患者从进入手术室到手术结束、麻醉恢复的一段时间。这段时间,主要在手术室为患者进行手术治疗,护理的重点是要保证手术顺利进行,确保患者手术安全。

(一)患者准备

手术患者应提前送至手术室,做好手术准备,包括一般准备、体位安置、手术区皮肤消毒及手术区铺单等。

1.一般准备

全身麻醉或椎管内麻醉的患者,应提前30~45min,低温麻醉的患者需提前1h接到手术室。手术室护士应根据手术安排,检查患者相关情况,并认真查对药品,做好三查七对和麻醉前的准备工作。

2.手术区皮肤消毒

范围与备皮范围基本相同,常用2.5%~3%碘酊涂擦患者手术区皮肤,待碘酊干后,用70%乙醇脱碘擦2~3遍。皮肤过敏者,黏膜、面部、会阴部、婴幼儿和植皮时供皮区的皮肤等禁用碘酊消毒。这些部位,可用氯己定(灭菌王)、碘伏等消毒剂涂擦2遍,进行消毒。消毒方法:左手持卵圆钳或大镊子,从盛放消毒纱球的瓷缸内夹出碘酊或其他消毒液纱球,右手持卵圆钳接过纱球,若为腹部手术,先滴数滴消毒液于脐孔内,然后以拟作切口处为中心向四周涂擦。按从上到下、从内到外,自清洁处逐渐向污染处的顺序涂擦皮肤。擦过外周的纱球不能再擦内部,若有空白处,则换取碘酊纱球再擦1遍。但感染伤口或肛门会阴部手术,消毒顺序则应由手术区外围逐渐向内涂擦。消毒的范围要超出切口边缘15cm以上。若估计术中有可能延长切口时,则应适当扩大消毒范围。消毒时,消毒区内不能留有空白,已接触污染部位的消毒纱球,不能再返擦清洁部位,更不能来回涂擦。

3.手术区铺巾(单)法

手术区,皮肤消毒后,即开始铺无菌巾(单),其目的是遮盖手术切口周围所不需要显露的

区域。若系小手术,盖 1 块有孔洞巾即可;若系较大手术的手术野,边缘至少要有 4 层巾或单,其他部位最少要有 2 层。

以腹部手术为例,通常由手术护士(又称器械护士或洗手护士)协助第一助手进行铺巾(单),一般铺以下三重单。

铺皮肤巾:又称切口巾,即用 4 块皮肤巾遮盖手术切口周围皮肤,由手术护士将每块皮肤巾的一边折叠 1/4,分次递给第一助手。铺巾的顺序一般有两种方法,若第一助手未穿无菌手术衣,先铺患者相对不干净的一侧,腹部手术一般先铺会阴侧,最后铺第一助手面前的一侧,4块皮肤巾均铺好后,用 4 把巾钳分别夹住皮肤巾的 4 个交角处,防止滑动。若第一助手已穿无菌手术衣,铺巾的方法则相反,即先铺第一助手面前的一侧,最后铺患者相对不干净的一侧。手术护士传递折叠 1/4 的皮肤巾时,应注意使第一助手铺巾时顺手。铺好后,不应再移动,若需调整,只允许自内向外移动。目前,临床上常在铺巾前,先用医用高分子材料(多为塑料)制成的外科手术薄膜黏贴在切口部位,薄膜连同皮肤一起被切开后,薄膜仍黏附在切口边缘及其周围,可防止患者皮肤上残存的细菌,在术中进入切口。铺好皮肤巾后,用乙醇、碘伏或氯己定纱球涂擦双手,穿无菌手术衣和戴无菌手套后,再铺中单和大孔单。若消毒过程中手及前臂被污染,需重新刷手和泡手。

铺中单:由手术护士和第一助手或其他医师共同完成,两人分立于患者两侧,手术护士将中单对折面翻开,将中单的一端递给医师,手术护士持另一端,将中单完全打开,一边平手术切口放下,另一边以中单角裹住自己的手,向外展开后松手,使中单自然下垂,铺头侧 1 块时,应盖住麻醉架。

铺大洞单:又称剖腹单。先将大洞单有标记的一端,即短端朝向患者头侧,开孔处对准切口部位,放于患者身上,翻开对折面,然后与穿好手术衣的医师一起,一手压住大洞单尾端即足端,另一手掀起头端展开,并盖过麻醉架松手,使之下垂,再压住已展开的大洞单上部,将其尾端铺向手术台尾,两侧和足端应下垂超过手术台边缘以下 30cm。

4.皮肤切开前消毒及切口缘保护

在皮肤切开前、延长切口及缝合前,均需用 70%乙醇再消毒切口周围皮肤 1 次,手术护士应及时供给所需器械及物品。如果手术野皮肤上未贴薄膜,皮肤切开后,递给大纱布垫或无菌巾,覆盖切口边缘,并用缝线或组织钳将其固定于皮下组织。布单一旦被浸湿,即失去无菌隔离的作用,应另加无菌单,覆盖保护无菌区。

(二)患者体位和变换

卧位就是患者卧床的姿势。临床上常根据患者的病情与治疗的需要为之调整相应的卧位,对减轻症状、治疗疾病、预防并发症,均能起到一定的作用。如妇科检查可采取截石位,灌肠时可采取侧卧位,呼吸困难时可采取半坐卧位等,护士应根据患者的病情需要,协助和指导患者采取正确卧位。正确卧位应符合人体生理解剖功能,如关节应维持轻度的弯曲,不过度伸张等,可使患者舒适、安静。

1.卧位的性质

(1)主动卧位:患者身体活动自如,体位可随意变动,称主动卧位。

（2）被动卧位：患者自身无变换体位能力，躺在被安置的体位，称被动卧位，如极度衰弱或意识丧失的患者。

（3）被迫卧位：患者意识存在，也有变换体位的能力，由于疾病的影响被迫采取的卧位，称为被迫卧位，如支气管哮喘发作时，由于呼吸困难而采取端坐卧位。

2.患者的各种体位

临床上为患者安置各种不同的体位是便于检查、治疗和护理。

（1）站立位：当患者站立时，重心高，支撑面小，身体稳定性差。故要求头部不可太向前，下颌收进不可上翘，胸部挺起，下腹部内收而平坦，脊柱保持其正常曲线。即颈椎前凸，胸椎后凸，腰椎前凸，骶椎后凸。而不宜加大或减小这些凸度，可适当地将两脚前后或左右分开，扩大支撑面，增加稳定度。

（2）仰卧位：仰卧位患者重心低，支撑面大，为稳定卧位。病床以板床加厚垫为宜，因仰卧位时，能保持腰椎生理前凸，侧位时不使之侧弯，故脊柱受的压力最小。软床垫虽能使身体表面的皮肤肌肉受力均匀，但因仰卧时，腰椎后凸增加，易使腰部劳损。采用仰卧位时应注意如下几点：①患者的头部不可垫得过高，在垫起头部时，要使肩部同时也垫起，以免发生头向前倾、胸部凹陷的不良姿势；大腿要加以支撑，避免外翻。②可在股骨大转子，大腿侧面以软枕支撑，小腿轻微弯曲，可在窝的上方垫一小枕，不宜直接垫于窝内以免影响血液循环、损伤神经。③仰卧位时，患者的脚会轻微地向足底弯曲，长期受压，可形成足下垂，可使用脚踏板，帮助患者维持足底向背侧弯曲，并解除了盖被的压力，同时鼓励患者做踝关节运动。④昏迷或全身麻醉的清醒患者，要采用去枕仰卧位应将患者头转向一侧，以免呕吐物吸入呼吸道。⑤脊髓麻醉或脊髓腔穿刺的患者，采用此卧位，是预防颅内压增高而致头痛。⑥休克采用仰卧中凹卧位，即抬高头部 10°～20°，下肢抬高 20°～30°，以利于增加肺活量，促进下肢静脉血液回流，保证重要器官的血液供应。

1）去枕仰卧位。

适应证：①昏迷或全身麻醉未清醒患者。采用此卧位可以防止呕吐物流入气管而引起窒息及肺部并发症。②施行脊椎麻醉或脊髓腔穿刺后的患者，采用此卧位 4～8h，可避免因术后脑压降低而引起的头痛及脑疝形成。

要求：去枕仰卧，头偏向一侧，两臂放在身体两侧，两腿自然放平。需要时将枕头横立置于床头。

2）休克卧位。

适应证：休克患者。抬高下肢有利于静脉血回流，抬高头胸部有利于呼吸。

要求：患者仰卧，抬高下肢 20°～30°，或抬高头胸部及下肢各 20°～30°。

3）屈膝仰卧位。

适应证：①胸腹部检查。放松腹肌，便于检查。②妇科检查或行导尿术。

要求：患者仰卧，头下放枕，两臂放于身体两侧，两腿屈曲或稍向外分开。

（3）侧卧位。

1)适应证:侧卧位常用于变换受压部位,或做肛门检查。

灌肠、肛门检查、臀部肌内注射、配合胃镜检查等。

侧卧位与仰卧位交替,以减轻尾骶部压力,便于擦洗和按摩受压部位,以预防压疮等。

对一侧肺部病变的患者,视病情而定患侧卧位或健侧卧位。患侧卧位可阻止患侧肺部的活动度,有利于止血和减轻疼痛。健侧卧位,可改善换气,对咳痰和引流有利。

2)要求:患者侧卧,头下放枕,臀部后移靠近床沿。两臂屈肘,分别放在前胸与枕旁。两腿屈髋屈膝,下面髋关节屈度较上面为小。头部垫高与躯干成一直线,并防止脊柱扭曲,上面的手臂用枕垫起,勿使其牵拉肩胛带或妨碍呼吸;上面的腿以枕垫起防止髋内收。这种卧位较仰卧位支撑面扩大,使患者感到舒适安全,对昏迷瘫痪的患者,背部应置一枕,以支撑背部。

(4)半坐卧位:半坐卧位也可称半坐位或半卧位。

1)适应证:①常用于心肺疾病所引起的呼吸困难,这种卧位,因重力作用,使膈肌下降,扩大胸腔容积,可减轻对心肺的压力。②对于腹部手术后有炎症的患者,可使渗出物流入盆腔,使感染局限化,同时可以防止感染向上蔓延而引起隔下脓肿,也可减轻腹部切口缝合处的张力,避免疼痛,有利于伤口愈合。③面部或颈部手术后,此卧位可减少局部出血。④恢复期体质虚弱患者,采用半坐卧位可使患者有一个逐渐适应站立起来的过程。

2)要求:将患者抬高30°~60°的斜坡位,扶患者坐起,使两腿自然弯曲,上肩垫软枕。抬高床头后,患者卧于倾斜的床面上,这时,上身的重力在平行于斜面的方向有一个分力,使患者沿斜面下滑,因此须将患者由双膝所产生的力来抵抗下滑力。根据平行四边形法则,这种姿势便于形成一近乎垂直向下的合力。这样下滑力较小,比较稳定,患者感到舒适省力。

(5)坐位:坐位又名端坐位。

1)适应证:适用于心力衰竭、心包积液、支气管哮喘发作,以及急性左心衰竭患者。

2)要求:扶起患者坐起,床上放一跨床桌上放软枕,患者可伏桌休息;若用床头支架或靠背架,将床头抬高,患者背部也能向后倚靠,适用于心力衰竭、心包积液、支气管哮喘发作患者。当用于急性左心衰竭患者时,患者两腿向一侧床沿下垂,由于重力作用,使重返心脏的回流血量有所减少,出现呼吸困难时患者身体靠于床上小桌,用枕头支撑,借助压迫胸壁而呼吸。

(6)俯卧位。

1)适应证:①腰背部检查或配合胰、胆管造影检查时。②脊椎手术后或腰背、臀部有伤口,不能平卧或侧卧的患者。③胃肠胀气引起腹痛的患者。

2)要求:患者腹部着床,头及肩下垫一小枕,枕头不宜过高,以免患者头部过度伸张,头偏向一侧,两臂弯曲,放于头旁,腹下以枕头支撑,维持腰椎正常曲度及减除女患者乳房受压。小腿下垫枕,以抬高双足,使其不接触床,避免足下垂,并可维持膝关节的弯曲。俯卧位时,膝关节承受了大部分的压力,故宜在大腿或膝关节下垫一小软枕,以减轻压力。

(7)膝胸卧位。

1)适应证:常用于肛门、直肠、乙状结肠镜检查,以及矫正子宫后倾及胎位不正等。

2)要求:患者跪卧,两小腿平放于床上,大腿与床面垂直,两腿稍分开,胸及膝着床,头转向一侧,临床上常用于肛门、直肠.乙状结肠镜检查,因为臀部抬起,腹部悬空,由于重力作用,使腹腔脏器前倾,故用在矫正子宫后倾及胎位不正等。采用这种卧位时,要注意患者的保暖及预防患者不安的心理。

(8)膀胱截石位。

1)适应证:此卧位常用于肛门、会阴与阴道手术检查和治疗时,也用于膀胱镜检查女性患者导尿及接生。

2)要求:患者仰卧于检查台上,两腿分开,放于检查台支架上,支架应垫软垫,以防压伤腓总神经。女性导尿时,则髋与膝关节弯曲,腿外展,露出会阴与阴道,以便插入导尿管。这种卧位会使患者感到不安,在耐心解释疏导的同时,适当地遮盖患者,尽量减少暴露患者身体,并注意保暖。

(9)头低脚高位。

1)适应证:①肺部分泌物引流,使痰易于咳出。②十二指肠引流术,有利于胆汁引流。③跟骨牵引或胫骨结节牵引时,利用人体重力作为反牵引力,预防上下滑。④产妇胎膜早破及下肢牵引,可防止脐带脱垂。

2)要求:患者平卧,头偏向一侧,枕头横立于床头,以免碰伤头部,床尾垫高 15～30cm。如做十二指肠引流者,可采用右侧头低脚高位。这种体位使患者感到不适,因此不可长期使用,颅内压高者禁用。

(10)头高脚低位。

1)适应证:①颈椎骨折时,利用人体重力做颅骨牵引的反牵引力。②预防脑水肿,减轻颅内压。③开颅手术后,也常用此卧位。

2)要求:患者仰卧,床头用支撑物垫高 15～30cm。

3.体位的变换

(1)翻身侧卧:患者体弱无力,不能自行变换卧位时,需要护士协助。

1)目的:①协助不能起床的患者变换卧位,使患者感到舒适。②减轻局部组织长期受压,预防压疮。③减少并发症,如坠积性肺炎。④适应治疗和护理的需要。

2)操作步骤:

一人扶助患者翻身法:①放平靠背架,取下枕头放于椅上,使患者仰卧,双手放于腹部,屈曲双膝。②护士先将患者下肢移向近侧床缘,再将患者肩部移向近侧床缘。③一手扶肩、一手扶膝.轻轻将患者推转对侧,使患者背向护士,然后按侧卧位法用枕头将患者的背部和肢体垫好。这一方法适用于体重较轻的患者。

两人扶助患者翻身法:①患者仰卧,两手放于腹部,两腿屈曲。②护士两人站在床的同一侧。一人托住患者的颈肩部和腰部,另一人托住臀部和腘窝部,两人同时将患者抬起移近自己,然后分别扶托肩、背、腰、膝部位,轻推,使患者转向对侧。③按侧卧位法用枕头将患者的背部和肢体垫好,使患者舒适。

(2)移向床头法。

1)目的:协助已滑向床尾而不能自己移动的患者移向床头,使患者感到舒适。

2)操作步骤:

一人扶助患者移向床头法:①放平靠背架。取下枕头放于椅上,使患者仰卧,屈曲双膝。②护士一手伸入患者腰下,另一手放在患者大腿后面,在抬起的同时,嘱患者双手握住床头栏杆,双脚蹬床面,协助患者移向床头。③放回枕头,根据病情再支起靠背架,使患者卧位舒适。

两人扶助患者移向床头法:①护士两人站立于床的两侧。②使患者仰卧屈膝,让患者双臂分别勾在两护士的肩部。③护士对称地托起患者的肩部和臀部,两人同时行动,协调地将患者抬起移向床头。也可以一人托住肩部及腰部,另一个人托住背及臀部,同时抬起患者移向床头。④放回枕头,整理床单,协助患者取舒适的卧位。

3)注意事项:①翻身间隔时间,根据患者病情及局部皮肤受压情况而定。②变换卧位时,务必将患者稍抬起后再行翻转或移动,决不可拖、拉、推,以免损伤患者的皮肤,同时应注意保暖和安全,防止着凉或坠床。③变换卧位的同时需注意患者的病情变化及受压部位的皮肤情况,根据需要进行相应的处理。④患者身上带有多种导管时,应先将导管安置妥当,防止变换卧位后脱落或扭曲受压。

(三)手术人员的无菌准备

其主要是避免手术人员身体上的细菌污染患者手术区。位居皮肤上的细菌包括暂住细菌和常住细菌两大类,暂住细菌分布于皮肤表面,易被清除,常住细菌则深居毛囊、汗腺及皮脂腺等处,不易清除,且可在手术过程中逐渐移至皮肤表面,故手臂洗刷消毒后,还需穿无菌手术衣,戴无菌手套。

1.术前一般准备

手术人员进入手术室,应先在非限制区更换手术室专用的清洁鞋子,穿洗手裤、褂,袖口卷起至肘上10cm以上,下摆扎收于裤腰之内;剪短指甲;戴好手术室准备的清洁帽子、口罩,帽子要盖住全部头发,口罩要盖住口和鼻孔。检查有无皮肤感染及破损,之后方可进入限制区。

2.手及臂的洗刷和消毒

(1)肥皂水刷手法。

清洁:按普通洗手方法,用肥皂将双侧手及臂清洗一遍,需超过肘上10cm,再用清水洗净肥皂沫。

刷手:用消毒毛刷蘸取煮好的液体肥皂,刷洗双侧手和臂。按顺序两侧依次交替从指尖刷至肘上10cm,不能漏刷,不能逆向刷洗,应特别注意指甲、甲沟、指蹼、肘后等部位的刷洗。刷洗时,可将手和臂分成三部分:手为第一部分;前臂为第二部分;肘部至肘上10cm为第三部分。两侧第一部分都刷好后,才能刷第二部分,即两侧交替逐渐向上刷。刷完一遍后,手向上,肘部位于最低位,用流动清水冲净手及臂上的肥皂沫,冲下的水从肘部滴落,目的是保持手部相对最清洁。将肥皂冲干净后,重新取一个消毒毛刷重复进行第二、第三遍刷洗,三遍共约10min。

擦干手和臂:刷手完毕,取灭菌小毛巾1块,先擦干两手,然后由前臂顺序擦至肘上。注意擦前臂至肘上时,用折叠成三角形的小毛巾的两面,分别各擦一侧,将手和臂上的水擦干,不能逆向擦,以免手部被污染。

浸泡消毒:将双手及前臂浸泡在70%乙醇桶内至肘上6cm,浸泡5min,也可在0.02%氯己定(氯己定)或0.1%苯扎溴铵(新苯扎氯铵)等泡手桶内浸泡3～5min。每桶0.1%苯扎溴铵溶液只能浸泡40人次,达40人次后即应重新配制。

浸泡消毒达到时间要求后,抬起手和臂,使消毒液从肘部滴落,并保持拱手姿势,待干。

(2)碘伏刷手法。

清洁:用以上清洁法或用肥皂水刷手法,清洗手臂一遍,并用无菌小毛巾擦干。用浸透0.5%碘伏的纱球或海绵,按顺序两侧依次交替从指尖向上涂擦至肘上6cm左右处,更换浸透0.5%碘伏的纱球或海绵,再擦一遍。然后,保持拱手姿势,让药液自然干燥。

氯己定或其他消毒液刷手法:用普通肥皂洗一遍手和臂,用消毒毛刷或海绵蘸取消毒液,按顺序两侧依次交替从指尖开始向上刷洗双手、前臂至肘上10cm,刷洗一遍约3min,用流动清水冲净,再用无菌小毛巾擦干。用浸透消毒液的纱布或海绵,按顺序两侧依次交替从指尖向上涂擦至肘上6cm左右处,完整涂擦一遍,保持拱手姿势,让药液自然干燥。

3.穿普通无菌手术衣

在手术间内,将折叠好的无菌手术衣拿起,认清衣服的上下和前后,至较空旷处,将手术衣的内面朝向自己,双手拎起手术衣领两角轻轻抖开,使手术衣自然下垂;将手术衣轻轻向上抛起,双手顺势插入袖筒,双臂前伸,请巡回护士帮助拉紧衣角,系好系带;双臂交叉,稍弯腰,用手指夹起腰带递向后方,由巡回护士在背后系好。穿好手术衣后,双手保持在腰以上、胸前、视线范围内。

4.穿全遮盖式手术衣

目前,许多大医院已使用全遮盖式手术衣(又称遮背式手术衣),宽大的手术衣背部也能包裹手术者背后。

5.戴无菌手套

(1)戴干手套法:其是最常用的方法,先从手套袋中取出滑石粉涂抹双手,使之光滑;再捏住手套的翻折部,取出手套,分清左、右侧,并使两只手套的掌面对合,用一只手捏住手套翻折部里(内)面,另一只手插入手套内,然后将戴上手套手的2～5指插入空手套翻折内,协助另一只手戴上手套。应注意,未戴手套的手只能接触手套里面,不能接触手套外面;而戴好手套的手只能接触手套外面,不能接触手套里面。两个手都戴上手套后,将手套翻折部翻下,罩在手术衣的袖口上。上台前,由手术护士用无菌水帮助冲去手套外面的滑石粉。

(2)戴湿手套法:应先戴手套,后穿手术衣。将用消毒液浸泡后的手套放入盛有无菌清水的盆内,手套内灌满无菌水,手插入手套内;戴好手套后,手向上举起,并活动手指,使手套内的水从肘部淌下。再穿手术衣,衣袖压在手套外面,用无菌布带系好固定。

6.连台手术更衣法

本台手术结束后,需连续进行另一台手术时,若手套未曾破损,可按下列顺序更换手套和手术衣：洗净手套上的血渍，解开手术衣各系带，先将手术衣向前翻转脱下，后脱手套。注意手臂不能与手术衣及手套外面接触；以流动清水冲去手上的滑石粉，用无菌小毛巾擦干，在泡手液中浸泡5min(也可用氯己定液或其他消毒液涂擦)；重新穿无菌手术衣，戴无菌手套，冲去手套上的滑石粉，即可参加另一台手术。但应注意，若先做的是感染手术，又必须参加连台手术时，应按常规重新刷洗手。

三、手术室护士主要岗位与配合

手术是由手术医师、麻醉师和护士共同完成的，需要医护人员的密切配合，直接上手术台参与手术的护士，称器械护士，又称手术护士或洗手护士；不上手术台的护士，在固定的手术间内配合器械护士、手术医师和麻醉师做台下配合及巡视的护理工作，故又称巡回护士。

(一)器械护士和巡回护士的职责

1.器械护士的职责

器械护士主要职责是负责手术全过程中所需器械、物品和敷料的供给，主动配合手术医师完成手术。手术中，其工作范围只限于无菌区内。其他还包括术前访视和术前准备等。具体工作包括如下。

(1)手术前1天探视患者，了解手术方式，手术医师的习惯等，准备手术所需物品，如器械、敷料等。

(2)术前提前15～20min洗手、穿无菌手术衣，戴无菌手套，铺无菌器械台，与巡回护士一起清点器械、敷料等。如有缺漏，及时补充。

(3)手术开始前，协助医师做好皮肤消毒、铺巾；术中与手术医师默契配合，传递用物要做到及时、准确、平稳，传递锐利器械时，要防止误伤；关注手术进展，若术中发生意外，则需积极配合抢救。

(4)随时整理用物，保持无菌区的整齐、干燥、无菌。

(5)关闭体腔前与巡回护士再次清点核对物品，防止将物品遗留于患者体腔内，同时妥善保存术中切取的标本，备术后送检。

(6)手术后协助医师包扎伤口，固定引流物；处理手术器械，并协助整理手术间。

2.巡回护士的职责

主要职责是在手术台下负责手术全过程中物品、器械、布类和敷料的准备和供给，主动配合手术和麻醉，根据手术需要，协助完成输液，输血和手术台上特殊物品、药品的供给。其工作范围是在无菌区以外，在患者、手术人员、麻醉师以及其他人员之间巡回。具体工作包括如下。

(1)手术前，应检查手术间的清洁与消毒是否合格，用物是否备齐，调试设备，创造适宜的手术环境。

(2)热情接待并检查患者，按手术通知单核对患者姓名、年龄、性别、医疗诊断、手术时间、部位、名称、麻醉方式等。详细清点病房送来的物品(病历、X线片、药物等)是否齐备。

(3)按手术要求，安置患者体位。

(4)协助麻醉医师进行麻醉；协助器械护士及手术者穿无菌手术衣；配合手术区皮肤消毒；

协助器械护士铺无菌桌、清点用物,并记录。

(5)术中,关注手术进展,供应术中用物,随时调整灯光;保持手术间清洁、安静,随时补充用物;保证输血、输液通畅;监督手术人员遵守无菌原则;并负责外部联络。

(6)关闭体腔前,再次与器械护士清点、核对物品,记录并签名;术后协助医师包扎切口、固定引流管;与护送患者的人员仔细交接。

(7)术后整理手术间,并清洁消毒。

(二)器械台的管理工作

1.器械台(无菌桌)的要求

用于手术中放置各种无菌物品及器械。要求结构简单、坚固、轻便、可推动,易于清洁,且车轮可以制动,台面四周有栏边,栏高4~5cm,以防器械滑下。器械台分为大、小两种,应根据手术的性质、范围,进行选择不同规格的器械台。

2.铺无菌台步骤

(1)术晨,由巡回护士准备合适的器械台,并保持清洁、干燥。

(2)将手术包放置器械台上,用手打开包布的外层,再用无菌钳打开第二层包布。

(3)第三层包布由器械护士刷手后用手打开,注意无菌单下垂至少30cm。

(4)器械护士穿好无菌手术衣,并戴无菌手套后,将器械分类、按使用先后次序摆放,排列整齐,置于器械台上。

3.器械托盘的使用

托盘是器械台的补充,摆放的是反复使用或即将使用的物品,按手术的要求和步骤,要求经常更换,不宜堆积。托盘为可调高低的长方形盘,盘面48cm×33cm,横置于患者适当部位上,按手术需要放1~2个。手术区铺单时,用双层手术单包裹,并在其上再铺手术巾。

(三)手术过程中的无菌原则

(1)手术人员一旦进行外科洗手,手及前臂即不能接触有菌物品。穿上无菌手术衣及戴好无菌手套后,其肩部以上、腰部以下和背部,手术台边缘以下,无菌桌桌缘平面以下,均视为有菌区。

(2)手术开始前,由手术护士和巡回护士共同清点器械及其他手术所用的各种物品,并记录,术中若有增减也应及时记录。凡跌落或下坠超过手术台边缘以下的器械、物品,应视为被污染,必须重新消毒或灭菌后,才能使用。手术接近结束时,核对器械、物品无误后,方可关闭胸、腹腔或其他部位切口。

(3)切开皮肤或缝合皮肤之前,常规用70%乙醇棉球再消毒切口处皮肤1次。切开皮肤和皮下组织后,切缘应以纱布垫或手术巾遮盖,并固定,仅显露手术切口。凡与皮肤接触的刀片及器械,可能被污染,不应再使用。手术因故暂停时,手术野用无菌湿纱垫覆盖和保护。

(4)手术台上使用的器械物品,只能在手术人员前面传递,不能在手术人员的肩部以上、腰部以下和背后传递。

(5)手术人员的手套一旦破损,应及时更换;前臂或肘部不慎碰触有菌区,应立即更换手术衣或加戴无菌袖套。

(6)切开空腔器官前,应取湿纱垫将空腔器官与周围组织隔开,以减少对周围组织的污染,并准备好吸引器,随时吸除外流的内容物;切开后,应用消毒液将空腔器官切开处进行消毒;被污染的器械物品,放置另一个容器内,与清洁器械严格分开;全部沾染步骤完成后,手术人员即应用无菌流动水洗手或更换无菌手套,尽量减少污染。

(7)在术中,同侧手术人员若需调换位置,其中一人应先退后一步,与另一人背对背地换位,然后再面对手术台;如与对侧手术人员调换位置,则应面向手术台绕到对侧;当经过未穿无菌手术衣人员面前时,应互相让开,避免碰触,以防污染。

(8)手术过程中尽量保持安静,不要高声说话或嬉笑,避免不必要的谈话。如要咳嗽、打喷嚏时,应将头转离手术台。当手术人员面部汗水较多时,可请其他人帮助擦汗,但头应转向一侧。

(9)若有人参观手术,每个手术间参观人数最好不要超过 2 个,参观者不能过于靠近手术人员或站得过高,尽量避免在手术间内频繁走动。

(10)用持物钳从无菌容器或无菌包内夹取物品时,其身体应与无菌物和无菌区保持一定的距离;无菌容器打开取物后,应及时盖好,避免长时间暴露。无菌包中的物品,一次未取完时,应及时包好,并在规定的时间内使用,否则应重新灭菌后才能使用。无菌物品一旦被取出,虽未被使用,也不能再放回无菌包(或缸内)内保存。

(四)污染手术的隔离技术

进行胃肠道、泌尿生殖道等空腔器官手术时,在切开空腔器官之前,应先用纱布垫保护周围组织,并随时吸除外流的内容物。切开空腔器官时,被污染的器械和其他物品,应放在污染盘内,污染的缝合针和持针器(钳),应随时在等渗盐水中刷洗。全部污染步骤结束后,手术人员应用无菌等渗盐水冲洗或更换手套,以减少污染。

(五)手术室的清洁与消毒

手术室不可避免地会受到人员活动的影响,以及在手术时引流物、分泌物等不同程度的污染。为保证手术时的无菌环境,必须建立一套完整的卫生、消毒工作制度。

1.日常清洁消毒工作

(1)每天手术结束后,应做的工作如下。

1)每次手术结束后或每天工作结束后,先打开门窗通风,清除手术间内的污物和杂物。

2)手术间内桌面、手术台及其他设备等,均用消毒液进行湿式清洁处理,再用清水清洗,并擦干,地面和墙壁用消毒液喷洒,并拖洗和擦拭。

3)经短时通风后,关闭门窗,可选用以下方法进行空气清洁杀菌处理:首先,循环风、紫外线空气消毒器,能有效滤除空气中的尘粒,并可将随空气进入消毒器中的微生物杀死。开机 30min 可达清洁空气和杀菌的目的。此设备可连续反复工作,即每隔 15min 开机 1 次,持续 15～30min,室内有人活动时,仍可使用。其次,静电吸附式空气消毒器,能过滤和吸附空气中的尘粒及微生物,一般工作 30min,可达消毒标准的要求,也可在室内有人的情况下使用。再次,紫外线灯照射杀菌,按每平方米地面面积,约用紫外线灯管功率 2W 进行计算,选择合适的紫外线灯管。照射有效距离一般不超过 2m,照射时间一般为 2h。最后,电子灭菌灯照射杀菌,要关闭门窗,以确保消毒效果。

(2)每周大清洁和消毒工作:每周定期大扫除 1 次,清洁通风后,关闭门窗,用消毒液熏蒸法或其他方法进行手术间消毒。乳酸熏蒸法,按手术间空间大小,以 0.12mL/m³ 计算,应用 80％乳酸的用量,加等量的水,放置于酒精灯上加热,直至乳酸蒸发完毕,手术间继续关闭 30min,后再开窗通风。也可用中药苍术的酒精浸剂,替代乳酸熏蒸消毒。苍术按 1g/m³ 空间计算,加乙醇 2mL,浸泡 24h 后,放置于酒精灯上加热蒸发,维持 4h 后再开窗通风。苍术在熏蒸时,有一种清香味,且无腐蚀性。甲醛熏蒸法,按 2mL/m³ 空间,以 40％甲醛加高锰酸钾 1g 计算,将甲醛溶液倒入高锰酸钾溶液中,即产生蒸气,12h 后再开窗通风。甲醛杀菌效果好,但易污染环境,并有一定的毒性,不提倡应用。目前,主要用于严重感染手术后手术间的消毒灭菌。过氧乙酸熏蒸法,按 1g/m³ 空间计算过氧乙酸用量,加水稀释成 0.5％～1％浓度,加热使其蒸发,维持 2h 左右。

(3)为了保持手术室内空气清洁,应做到如下。

1)手术室的门应保持关闭状态,尽量减少人员走动,窗户应有合适的防护。

2)手术室内不宜使用有粉尘的物品,清洁工作应采用湿式操作,拖把、抹布等应保持清洁,定期用消毒液浸泡消毒。

3)手术室内要定期进行空气细菌培养及其他监测,必须符合国家规定的卫生标准。

(4)目前,对手术室内空气和物品消毒的观念正在发生变化,逐渐趋向于彻底清洁、干燥以及环境、空气的自然通风,而不强调采用消毒方法。

2.严重感染手术后的消毒方法

(1)破伤风、气性坏疽等特殊患者手术后:

1)手术间清理后,立即进行空气熏蒸消毒,可选用甲醛或过氧乙酸熏蒸,药液蒸发完后,继续关闭手术间维持 2h 左右。

2)消毒结束后,开窗通风,彻底清扫,用消毒液擦拭手术间内各种物体表面,并喷洒地面、墙壁及手术台,30～60min 后拖洗和擦拭。

3)用紫外线照射或电子灭菌灯照射杀菌后,开窗通风。

4)必要时,可再次进行空气熏蒸消毒。

5)手术间内物体表面和空气监测,常用细菌培养的方法进行监测,应符合消毒灭菌的标准要求。

6)手术所用的器械,应进行"消毒—清洗—灭菌"的方法处理,手术尽量使用一次性物品,术后集中焚毁。

(2)肝炎、结核、铜绿假单胞菌(绿脓杆菌)感染等患者手术后:

1)手术间清理后,立即用消毒液熏蒸,药液蒸发完毕后,继续维持 2h 左右。

2)用消毒液擦洗手术间内各种物体表面,并喷洒地面、墙壁及手术台,维持 30～60min 后拖洗和擦拭。

3)然后开窗通风。

4)手术所用的器械也应进行"消毒—清洗—灭菌"的方法处理,手术也应尽量使用一次性物品。

第三节　手术前患者的护理

从患者确定进行手术治疗,到进入手术室时的一段时间,称手术前期,这一时期对患者的护理称手术前患者的护理。

一、护理评估

(一)健康史

1.一般情况

注意了解患者的年龄、性别、职业、文化程度和家庭情况等;对手术有无思想准备、有无顾虑和思想负担等。

2.现病史

评估患者本次疾病发病原因和诱因;入院前后临床表现、诊断及处理过程。重点评估疾病对机体各系统功能的影响。

3.既往史

(1)了解患者的个人史、宗教史和生活习惯等情况。

(2)详细询问患者有无心脏病、高血压、糖尿病、哮喘、慢性支气管炎、结核、肝炎、肝硬化、肾炎和贫血等病史,以及既往对疾病的治疗和用药等。

(3)注意既往是否有手术史,有无药物过敏史。

(二)身体状况

1.重要器官功能状况

如心血管功能、肺功能、肾功能、肝功能、血液造血功能、内分泌功能和胃肠道功能状况。

2.体液平衡状况

手术前,了解脱水性质、程度.类型、电解质代谢和酸碱失衡程度,并加以纠正,可以提高手术的安全性。

3.营养状况

手术前,若有严重营养不良,术后容易发生切口延迟愈合、术后感染等并发症。应注意患者有无贫血、水肿,可对患者进行身高、体重、血浆蛋白测定,肱三头肌皮褶厚度、氮平衡试验等检测,并综合分析,以判断营养状况。

(三)辅助检查

1.实验室检查

(1)常规检查:血常规检查应注意有无红细胞、血红蛋白、白细胞和血小板计数异常等现象;尿常规检查应注意尿液颜色、比重,尿中有无红、白细胞;大便常规检查应注意粪便颜色、性状、有无出血及隐血等。

(2)凝血功能检查:包括测定出凝血时间、血小板计数和凝血酶原时间等。

(3)血液生化检查:包括电解质检查、肝功能检查、肾功能检查和血糖检测等。

2.影像学检查

查看 X 线、CT、MR、B 超等检查结果,评估病变部位、大小、范围及性质,有助于评估器官状态和手术耐受力。

3.心电图检查

查看心电图检查结果,了解心功能。

(四)心理－社会状况

术前,应对患者的个人心理和家庭社会心理充分了解,患者大多于手术前会产生不同程度的心理压力,出现焦虑、恐惧、忧郁等反应,表现为烦躁、失眠、多梦、食欲下降和角色依赖等。

二、护理诊断及合作性问题

(一)焦虑和恐惧

其与罹患疾病、接受麻醉和手术、担心预后及住院费用等有关。

(二)知识缺乏

如缺乏有关手术治疗、麻醉方法和术前配合等知识。

(三)营养失调/低于机体需要量

其与原发疾病造成营养物质摄入不足或消耗过多有关。

(四)睡眠形态紊乱

疾病导致不适、住院环境陌生、担心手术安全性及预后等有关。

(五)潜在并发症

如感染等。

三、护理措施

(一)非急症手术患者的术前护理

1.心理护理

(1)向患者及其亲属介绍医院环境;主管医师、责任护士情况;病房环境、同室病友和规章制度,帮助患者尽快适应环境。

(2)工作态度:态度和蔼,关心、同情、热心接待患者及其家属,赢得患者的信任,使患者有安全感。

(3)术前宣教:可根据患者的不同情况,给患者讲解有关疾病及手术的知识。对于手术后会有身体形象改变者,应选择合适的方式,将这一情况告知患者,并做好解释工作。

(4)加强沟通:鼓励患者说出心理感受,也可邀请同病房或做过同类手术的患者,介绍他们的经历及体会,以增强心理支持的力度。

(5)必要时,遵医嘱给予适当的镇静药和安眠药,以保证患者充足的睡眠。

2.饮食护理

(1)饮食:根据治疗需要,按医嘱决定患者的饮食,帮助能进食的患者制订饮食计划包括饮食种类、性状、烹调方法、量和进食次数、时间等。

(2)营养:向患者讲解营养不良对术后组织修复、抗感染方面的影响以及营养过剩、脂肪过多,给手术带来的影响。根据手术需要及患者的营养状况,鼓励和指导患者合理进食。

3.呼吸道准备

(1)吸烟者:术前需戒烟 2 周以上,减少呼吸道的分泌物。

(2)有肺部感染者:术前遵医嘱使用抗菌药物治疗肺部感染,痰液黏稠者,给予超声雾化吸入,每天 2 次,使痰液稀释,易于排出。

(3)指导患者做深呼吸和有效的咳嗽排痰练习。

4.胃肠道准备

(1)饮食准备:胃肠道手术患者,入院后即给予低渣饮食,术前 1～2d,进流质饮食。其他手术,按医嘱进食。为防止麻醉和手术过程中的呕吐,引起窒息或吸入性肺炎,常规于手术前 12h 禁食,禁饮 4h。

(2)留置胃管:消化道手术患者,术前应常规放置胃管,减少手术后胃潴留引起的腹胀。幽门梗阻患者术前 3 天每晚以温高渗盐水洗胃,以减轻胃黏膜充血水肿。

(3)灌肠:择期手术患者,术前一天,可用 0.1%～0.2%肥皂水灌肠,以防麻醉后肛门括约肌松弛,术中排出粪便增加感染机会。急症手术不给予灌肠。

(4)其他:结肠或直肠手术患者,手术前 3 天,遵医嘱给予口服抗菌药物(如甲硝唑、新霉素等),减少术后感染的机会。

5.手术区皮肤准备

(1)手术区皮肤准备简称备皮,包括手术区皮肤的清洁、皮肤上毛发的剃除,其目的是防止术后切口感染。

1)颅脑手术:整个头部及颈部。

2)颈部手术:由下唇至乳头连线,两侧至斜方肌前缘。

3)乳房及前胸手术:上至锁骨上部,下至脐水平,两侧至腋中线,并包括同侧上臂上 1/3 和腋窝。

4)胸部后外侧切口:上至锁骨上及肩上,下至肋缘下,前后胸都超过中线 5cm 以上。

5)上腹部手术:上起乳头水平,下至耻骨联合,两侧至腋中线,包括脐部清洁。

6)下腹部手术:上自剑突水平,下至大腿上 1/3 前、内侧及外阴部,两侧至腋中线,包括脐部清洁。

7)肾区手术:上起乳头水平,下至耻骨联合,前后均过正中线。

8)腹股沟手术:上起脐部水平,下至大腿上 1/3 内侧,两侧到腋中线,包括会阴部。

9)会阴部和肛门手术:自髂前上棘连线至大腿上 1/3 前、内和后侧,包括会阴部、臀部、腹股沟部。

10)四肢手术:以切口为中心,上下方20cm以上,一般多为整个肢体备皮,修剪指(趾)甲。

(2)特殊部位的皮肤准备要求。

1)颅脑手术:术前3天剪短毛发,每天洗头,术前3h再剃头1次,清洗后戴上清洁帽子。

2)骨科无菌手术:术前3天开始准备,用肥皂水洗净,并用70%乙醇消毒;用无菌巾包扎;手术前一天剃去毛发,70%乙醇消毒后,无菌巾包扎。手术日早晨重新消毒后,用无菌巾包扎。

3)面部手术:清洁面部皮肤,尽可能保留眉毛,作为手术标志。

4)阴囊和阴茎部手术:入院后,每天用温水浸泡,并用肥皂水洗净,术前一天备皮,范围同会阴部手术,剃去阴毛。

5)小儿皮肤准备:一般不剃毛,只做清洁处理。

(3)操作方法。

1)先向患者讲解皮肤准备的目的和意义,以取得理解和配合。

2)将患者接到换药室或者处置室,若在病室内备皮,应用屏风遮挡,注意保暖及照明。

3)铺橡胶单及治疗巾,暴露备皮部位。

4)用持物钳夹取肥皂液棉球,涂擦备皮区域,一手绷紧皮肤,一手持剃毛刀,分区剃净毛发,注意避免皮肤损伤。

5)清洗该区域皮肤,若脐部用棉签清除污垢。

6.其他准备

(1)做好药物过敏试验。根据手术大小,必要时备血。

(2)填写手术协议书,让患者及其家属全面了解手术过程、存在的危险性、可能出现的并发症等。

7.手术日晨护理

(1)测量生命体征:若发现发热或其他生命体征波动明显,如女患者月经来潮,应报告医师是否延期手术或进行其他处理。

(2)逐一检查手术前各项准备工作是否完善,如皮肤准备、禁食、禁饮;特殊准备是否完善。

(3)遵医嘱灌肠,置胃肠减压管,排空膀胱或留置导尿管,术前半小时给予术前药等。

(4)帮助患者取下义牙、发夹、首饰、手表和眼镜等,将其贵重物品及钱物妥善保管。

(5)准备手术室中需要的物品,如病历、X线片、CT和MRI片、引流瓶、药品等。在用平车护送患者时,一并带至手术室。

(6)与手术室进行交接,必须按照床号、姓名、性别、住院号、手术名称等交接清楚。

(7)做好术后病房的准备,必要时,安排好监护室。

8.健康指导

应注意向患者及其家属介绍疾病及手术的有关知识,如术前用药、准备、麻醉及术后恢复的相关知识;指导患者进行体位训练、深呼吸练习、排痰方法、床上排便练习,以及床上活动等,有利于减少术后并发症的发生,促进机体尽快恢复。

(二)急症手术患者的术前护理

急诊手术是指病情危急,需在最短时间内迅速进行的手术。术前准备须争分夺秒,争取在短时间内,做好手术前必要的辅助检查。嘱患者禁食禁饮;迅速做好备皮、备血、药物过敏试验;完成输液、应用抗菌药物、术前用药等必要准备。在可能的情况下,向患者家属简要介绍病情及治疗方案。

第四节　手术中患者的监测

一、基本监测技术

(一)心电监护

心电监测是临床上应用最为广泛的病情监测参数,是指用心电监护仪对被监护者进行持续不间断的心电功能监测,通过心电监护仪反映心肌电活动的变化。早期,为了连续监测患者的心电,出现了由心电示波、心率计和心电记录器构成的最基本的心电监护仪。随着医学的发展,急危重症患者的监护水平不断提高,加之电子及计算机技术等在医疗仪器设备中的应用,又产生了多导心电、呼吸、温度、血压以及血氧饱和度等多参数的监护仪。目前,心电监测普遍采用了床旁监护仪发送的心电波形和数字形式获取相关信息。床旁监护系统是通过导联线与机体相关部位的电极片连接获取心电信号,再经电模块将其进行放大及有关处理。除心电信号外,床旁监护系统可配备其他模块,获取多种监测信息。

1.心电导联的连接

心电电极多采用一次性液柱型电极(银－氯化银电极嵌入含浸渍导电糊泡沫塑料的杯形合成树脂),于丙苯酮或乙醚混合液清洁皮肤后,贴于相应位置。目前,基本上采用5个电极,具体放置如下。

(1)右上为红色(RA):胸骨右缘锁骨中线第1肋间。

(2)右下为黑色(RL):右锁骨中线剑突水平处。

(3)中间为褐色(C):胸骨左缘第4肋间。

(4)左上为黄色(LA):胸骨左缘锁骨中线第1肋间。

(5)左下为白色(LL):左锁骨中线剑突水平处。通过电极放置的位置可模拟心电图导联检查效果,以便对监测结果进行合理分析。如两侧锁骨下与两侧锁骨中线第7肋间可模拟标准导联;两侧锁骨下和胸骨中侧第4肋间可模拟V导联;两侧锁骨下和左锁骨中线第5肋间可模拟V导联。此外,临床上可根据不同情况只放置3个电极也可达到监测目的,如只放置RA、RL、LA电极。

2.心电监护指标及目的

心电监测的主要指标包括:心率和心律、QRS波形、有无P波与P波形态、振幅及间期、P-R间期、Q-T间期、R-R间期、T波形态以及有无异常波形出现等。通过对上述指标的监测,要达到及时发现致命性与潜在致命性心律失常、可能影响血流动力学的过缓或心动过速以及心肌缺血的 ST 段和 T 波的改变的目的。致命性快速心律失常包括心室颤动、心室扑动、持续性室性心动过速，以及心房颤动且心室率超过 220 次/分者等，其常见病因包括呼吸疾病并发急性心肌梗死、冠心病心肌缺血急性发作及其他严重心脏病。致命性心律失常包括长时间心脏停顿或心室停顿及高血钾所致的严重缓慢心律失常等，其常见呼吸系统疾病的病因有呼吸衰竭、气道梗阻、肺动脉栓塞，以及其他心脏病患者如急性心肌梗死、心肌炎及心包压塞等。心肌缺血的监测常需要将心电电极模拟 V5 导联位置，而无关电极分别放置于胸骨柄和右腋前线第 5 肋间。心肌缺血监测的目的为发现无症状性心肌缺血与确诊有症状的心肌缺血发作；监测持续心肌缺血状态发展动向；心肌缺血治疗效果监测等。

3.监测的原理

心电监护的基本过程是在导联线电极上获取的心电信息经心电模块将其放大及有关处理。心电模块主要包括导联选择、生物放大器、心率计、信号处理等部分组成。心电信号通过导联线上的电极获取。导联选择不同电极间的电位进行测量。而人体体表的心电信号幅度只有 1mV 左右，必须将其放大 1000 倍以上才能通过监视器显示和记录器记录出来，因此，心电放大器是一个高增益、高输入阻抗的放大器。

4.护理

(1)操作程序：使用心电监护仪必须掌握正确的操作流程，以确保监护仪的正常运转和使用寿命。目前临床上使用的综合心电监护仪的操作程序基本相似。具体要求如下。

1)准备物品：主要有心电监护仪机器及其配件，如导联线、血氧监测线与探头、电极贴、生理盐水棉球、配套血压测量袖带等。

2)患者准备：将患者取舒适体位，如平卧或半卧位，解释监护的需要与目的。擦拭清洁导联粘贴部位。

3)接通心电监护仪：连接电源，打开主机，等待机器自检结束后，调试仪器至功能监测状态并根据需要调试报警范围。

4)连接电极：贴电极片，连接心电导联线，如电极与导线连接为按扣式，应先将电极与导线连接后贴于相应部位。

5)连接袖带：将袖带绑至肘窝上 3~6cm 处，松紧以插入两手指为宜。连接测量血压的导线。

6)监测指标并记录。

(2)注意事项。

1)心电监测的效果受多种因素的影响，其中最重要的是电极粘贴是否稳妥。为保证监测质量，对胸部皮肤须进行剃毛处理或用细砂纸轻轻摩擦皮肤，再放置电极。一般 60~72h 更换电极片。

2)监测时要注意患者体位改变或活动会对监测结果的影响，心电示波可出现不规则曲线，呈现出伪心率或心律。因此，对监测结果要进行综合分析，必要时，听诊心音进行对比，以确定监测结果的真伪。

3)使用胸前心电监护导联时,若存在规则的心房活动,则应选择 P 波显示较好的导联。QRS 振幅应＞0.5mV,以便能触发心率计数。如除颤时放置电极板,必须暴露出患者的心前区。心电监护只是为了监测心率、心律变化,若需分析 ST 段异常或更详细地观察心电图变化,应做常规 12 导联心电图。

(二)动脉血压监护

1.基本概念

(1)血压:血管内血液对血管壁的侧压力为血压。测压时是以大气压为准,用血压高于大气压的数值表示血压的高度,通常用 mmHg、kPa 为单位来表示。产生血压的重要因素是心血管系统内有血液充盈和心脏的射血力量。

(2)动脉压:动脉压是器官组织灌注的一个极好的生理和临床指标,适度有效的器官组织灌注对生存必不可少。动脉压取决于心排量和血管阻力。其相互间的关系可用公式表达:平均动脉压－中心静脉压＝心排量×外周血管阻力。动脉压在一个心动周期中可能随着心室的收缩与舒张而发生规律性的波动。心室收缩时,动脉压升高,当达到最高值时称为收缩压;心室舒张时,动脉压下降,当降至最低时,为舒张压;收缩压与舒张压的差值称为脉压;一个心动周期中每一瞬间动脉血压的平均值,被称为平均动脉压。但须注意平均动脉压不是收缩压与舒张压之和的一半,而是更接近于舒张压。

(3)正常值:正常人血压会受多方面因素的影响。WHO 将血压分为"理想血压""正常血压""正常高压"等。血压的数值可随年龄、性别及其他生理情况而变化。年龄增高,动脉血压逐年增高,收缩压的升高比舒张压的升高明显。男性比女性高,女性在更年期以后有明显的升高。体力劳动或情绪激动时血压可暂时升高。

(4)动脉压波形:正常血压波形可分为二相,即收缩相和舒张相。收缩相是指主动脉瓣开放和快速射血到主动脉时所形成的波形,此动脉波形为急剧上升至顶峰,随后血流经主动脉到周围动脉,压力下降,主动脉瓣关闭,在动脉波下降支斜坡上出现切迹,称为重搏切迹。舒张相是从主动脉瓣关闭直至下一次收缩开始。动脉压波形逐渐下降至基线。舒张相最低点是舒张压。

2.监测方法与原理

目前,临床常用的监测血压方法有两大类。一类是无创测量法,即指袖带式自动间接动脉血压监测。其原理来自于传统的人工听诊气袖法,所不同的是在判别收缩压和舒张压时是通过检测气带内气压的搏动实现的。另一类是有创测量法,即指在动脉内置管进行动脉血压连续监测的直接动脉血压监测法,其原理是使用一般的弹簧压表,但仅能测出平均动脉压,而使用电子压力换能器监测仪,则可测出动脉收缩压、舒张压,还可测得压力波形,且记录一次心动周期的压力波形的变化。两类监测血压法各有其优点和不足。直接动脉压监测的主要优点如下。

(1)可连续监测收缩压、舒张压和平均动脉压,并将其数值及波形实时显示在监护仪荧光屏上,及时准确地反映患者血压动态变化。

(2)有助于根据动脉血压的变化判断体内血容量、心肌收缩力、外周阻力以及有无心脏压塞等病情变化。

(3)可以弥补由于袖带监测血压而导致血压测不出或测量不准确的弊端,直接反映动脉血压的实际水平。

(4)可通过动脉置管采集各种动脉血标本,以免除因反复动脉穿刺给患者带来的痛苦。无创血压监测法操作较有创监测法安全、简单、易于操作,可直接避免有创监测时置管所出现的血栓形成或感染等危险。一般来说,在危重症患者的急救过程中多采用有创监测法,但随病情缓解应尽早改为无创监测法,以减少各种并发症的发生。

3.影响因素

影响动脉血压的因素很多,如每搏输出量、心率、外周阻力、动脉管壁的弹性及循环血量等。这些因素相互关联、相互影响,如心率影响心室充盈和每搏输出量的某些变化,心排出量的改变必伴有血流速度和外周阻力的变化。另外,神经体液因素调节下的心排出量的变化往往会引起外周阻力的变化。临床实际中,遇到具体情况,必须结合患者的血流动力学指标的改变,综合各种因素全面分析和判断。

4.临床意义

动脉血压是衡量机体生理功能的一项重要指标,无论动脉血压过低或过高都可对机体各脏器功能的相对稳定产生十分不利的影响。通过对动脉血压的监测可推算其他心血管参数,如每搏输出量、心肌收缩力、全身循环阻力等。观察血压波形还可对患者的循环状况进行粗略估计。波形高尖见于高血压、动脉硬化及应用升压药和增强心肌收缩力的药物。波形低钝见于低心排综合征、低血压休克和心律失常以及药物影响等情况。

5.护理

无创血压监测法的护理较为简单,按常规血压测量法护理要求进行。下面重点对有创血压监测方法的护理加以论述。

(1)保持测压管通畅,防止血栓形成。

1)定时监测血压通畅情况,随时注意通路、连接管等各个环节是否折曲、受压,定时冲洗管路。

2)保持三通管正确的方向,测量时开通三通管,并以肝素盐水持续冲洗测压管。

3)抽取动脉血后或闭管前必须立即用肝素盐水进行快速正压封管,以防凝血阻管。

4)管路中如有阻塞,应及时抽出血凝块,切勿将血块推入,以防发生动脉血栓形成。

5)在病情平稳后应及时考虑拔出置管,改为无创血压监测,以防并发症出现。

6)保持各接头连接紧密,防止渗漏。

(2)防止感染。

1)严格无菌操作,每天消毒穿刺部位,并至少每24h更换一次透明贴膜。

2)每次经测压管抽取动脉血标本时,均应以碘酒、乙醇消毒接头处。

3)各接头及整个管路应保持严格封闭及无菌状态。

（3）防止空气栓塞：在操作过程中，严格控制空气进入管路，防止空气栓塞。

（4）预防并发症：常见并发症可有远端肢体缺血、出血、感染和测压管脱出，具体护理如下：

1）远端肢体缺血：引起远端肢体缺血的主要原因是血栓形成、血管痉挛及局部长时间包扎过紧等。预防办法有：①置管前要判断肢端动脉是否有缺血症状。②穿刺血管时，动作要轻柔稳准，穿刺针选择要粗细得当，避免反复穿刺损伤血管。③固定肢体勿过紧，防止影响血液循环。

2）局部出血血肿：穿刺后要密切观察局部出血情况，对应用抗凝药或有出血倾向者要增加压迫止血的时间，至少 5min 以上。穿刺局部应用宽胶布加压覆盖，必要时加沙袋压迫止血。如有血液渗出要及时清除，以免影响对再次出血情况的观察。

3）感染：动脉置管可发生局部或全身感染。一旦发生全身感染多由血源性感染所致，后果严重。因此，置管期间严密观察体温变化，如出现高热、寒战，应及时查找原因；如发现穿刺部位出现红、肿或有分泌物形成，应加强换药，并取分泌物进行细菌培养，以协助诊断，合理选择抗生素。置管期间一旦发生感染应立即拔管，并将测压管末端无菌封闭做细菌培养。

4）测压管脱出：置管期间，穿刺针及管路要固定稳妥，防止翻身等操作时将管拉出。对躁动患者要采取好保护措施，必要时将患者手包紧，防止患者不慎将管拔出，一旦发生管路脱出，切忌将管送回，以防感染。

（三）血氧饱和度监护

血氧饱和度（SaO_2）是指血氧含量与血红蛋白完全氧合的氧容量之比。即 SaO_2＝动脉血实际结合氧/动脉血氧结合饱和时含氧量×100%。临床上常用的 SaO_2 监测仪，是通过无创的红外线探头监测患者指（趾）端小动脉搏动时的氧合血红蛋白的百分数而获得经皮 SaO_2。SaO_2 正常范围为 94%～100%。

1.测定方法

经皮血氧饱和度的探头有两种。一种是指夹式，探头由夹子式构成，一面发射红光，一面接收。适用于成人及儿童。另一种是粘贴式，由两个薄片构成，可分别粘在患者指或趾两侧，适用于新生儿和早产儿，因儿童的指或趾较小且细嫩，用指夹式探头夹不住，即便夹住也容易压伤指或趾。

2.测定原理

（1）分光光度测定法：将红外线探头放置于患者指（趾）端等适当的位置，根据血红蛋白和氧合血红蛋白对光吸收特性不同的特点，利用发光二极管发射出红外光和红外线穿过身体适当部位的性质，用可以穿透血液的红光（波长 $660\mu m$）和红外线（$940\mu m$）分别照射组织（指或趾），并以光敏二极管接受照射后的光信号，为了排除动脉血以外其他组织的影响，只取搏动的信号，经计算机采样分析处理氧合血红蛋白占总血红蛋白的百分数，最终显示在监视器上。但如果无脉搏，则不能进行测量。

（2）容积测定法：正常生理情况下，毛细血管和静脉均无搏动，仅有小动脉有搏动。入射光线通过手指时，在心脏收缩期，手指血容量增多，光吸收量最大；反之，在心脏舒张期，光吸收量最小。因此,光吸收量的变化反映了组织血容量的变化。此种方法只测定搏动性血容量,而不受毛细血管和静脉影响,也与肤色和皮肤张力无关。

3.临床意义

(1)提供低氧血症的监测指标,指导氧疗:监测指尖 SpO_2 方法简单、便捷、安全,通过监测所得的 SpO_2 指标,可以及时发现危重症患者的低氧血症及其程度,指导选择和调节合理氧疗方式,改善低氧血症,避免或减少氧中毒的发生。

(2)提供应用机械通气治疗的依据,指导通气参数的调整:监测能帮助确定危重症患者实施机械通气治疗的时机,并在机械通气过程中,与其他指标相结合,对机械通气选择的通气模式、给氧浓度等参数进行调整,还可为撤机和拔除气管插管提供参考依据。

(3)提供心率监测:有些监护仪在测量血氧饱和度的同时还可以通过其血氧饱和度模块获取心率参数,其原理是通过末梢血管的脉动波计算出心率。此优点是保证了心电图受干扰时心率测量的准确性,临床上应用较为方便。

4.影响因素

血氧饱和度的监测结果会受很多因素影响,如患者脉搏的强弱、血红蛋白的质和量、皮肤和指甲状态、患者血流动力学变化等。患者烦躁不安会导致测量结果不准,在使用时应固定好探头,尽量使患者安静,以免报警及不显示结果。因探头为红线及红外线,所以照蓝光的新生儿应将探头覆盖,避免直接照射,损伤探头。严重低血压、休克、体温过低或使用血管活性药物,以及血红蛋白水平较高时均可影响测量结果,应结合患者病情综合判断指标的准确性,防止影响病情的治疗和诊断。在极高的环境光照情况下也会影响测量结果,使用时,应尽量避免。有研究表明,对于那些存在外周血管痉挛或因外界寒冷刺激诱导的外周低灌流时,采取额贴监测血氧饱和度比指尖的监测更有优势。

5.护理

(1)血氧饱和度的监测应排除各种干扰因素,尤其应注意人为因素的干扰,如探头放置位置、吸痰后的影响、肢端的温度等。

(2)要对监测探头进行维护和保养并防止导线断折。

(3)监测时,探头红外线射出面应直对手指(趾)甲床侧,指尖放置深度合适,以防检测结果不准确。

(4)发现监测结果持续下降低于94%时,应及时查找分析原因,排除非病情变化因素后,仍不缓解,应立即采取措施。不宜在测血压侧指尖监测血氧饱和度,以免影响监测结果。

(5)通过血氧饱和度监测结果可以粗略评估动脉血氧分压水平,以便及时判断病情变化,即当 $SaO_2 > 90\%$ 时,相当于 $PaO_2 > 7.98kPa(60mmHg)$;当 SaO_2 为 $80\% \sim 90\%$ 时,相当于 $PaO_2\ 5.32 \sim 7.98kPa(40 \sim 60mmHg)$;当 $SaO_2 < 80\%$ 时,相当于 $PaO_2 < 5.32kPa(40mmHg)$。

二、特殊监测技术

(一)中心静脉压监护

中心静脉压(CVP)是指右心房、上下腔静脉近右心房处的压力,主要反映右心的前负荷,

正常值为 $4\sim12cmH_2O$。通过对中心静脉压的变化进行监测,有助于判断体内血容量、静脉回心血量、右心室充盈压或心功能状态,对指导临床静脉补液及利尿药的应用有着极其重要的意义,是重危患者的重要监测指标。

1.测量方法

CVP 测量通常采用开放式测量方法。此法通过颈外静脉、颈内静脉或锁骨下动脉至上腔静脉,或者通过股静脉至下腔静脉,其中上腔静脉较下腔静脉测量准确。测量时,将测压管的一端保持与大气相通的状态。另外,还有一种方法为闭合式测量,即整个测量过程保持闭合状态,不与大气相通,而通过压力传感器与压力监测仪相连接测得。右心漂浮导管也可直接测得中心静脉压。开放式测压的具体要求如下。

(1)物品准备:监护仪、监测 CVP 的测压管件一套、三通管、刻度尺、肝素盐水、延长管以及无菌消毒用物。

(2)患者准备:向患者做好解释,以取得配合;取平卧位,上腔静脉测压时要将上肢外展 $30°\sim45°$,定位零点为基准点,即平卧时,右心房在腋下的水平投影平面,一般定为平腋中线第 4 肋间处。

(3)监测压力:CVP 监测分连续监测和间断监测。连续测量时需备综合监护仪与中心静脉压测压管一套。间断测量为每次连接测量后取下测压管。CVP 监测有两种方法,一种是间断手动人工测量法,另一种是连续仪器测量方法。具体操作方法如下。

1)间断手动人工测量方法:①将生理盐水冲入一次性延长管,三通管与接中心静脉置管的输液器相连,排尽管道内气体后备用。②将三通管开向一次性延长管侧,开放一次性延长管远端,保持垂直位,观察延长管内生理盐水下降幅度,当水柱保持不动时,从基点起测量水柱高度,即为中心静脉压测量值。③测量后关闭三通管与延长管的连接,开放输液器端。

2)连续仪器测量方法:①经锁骨下静脉或颈内静脉将中心静脉导管置入上腔静脉靠近右心房处。②导管末端通过延长管接三通接头,与测压鼓、压力换能器和监护仪相连,三通接头的另一端开口连接输液器。③测压时,使压力换能器与患者的右心房同一水平(平卧位时,平腋中线水平),压力换能器校零。④关闭输液器,使中心静脉导管与压力换能器相通;监护仪上可自动显示压力波形和数值。⑤测压结束时:将压力的换能器端关闭,输液器端与中心静脉导管连通,开始输液。

2.影响因素与临床意义

中心静脉压力来源于以下压力成分。

(1)静脉毛细血管压。

(2)右心房充盈压。

(3)作用静脉外壁的压力,即静脉收缩压和张力。

(4)静脉内壁压,即静脉内血容量。

因此,中心静脉压的高低与血容量、静脉张力和右心功能有关。中心静脉压升高,见于右心及全心功能衰竭、房颤、肺栓塞、气管痉挛、输血补液过量纵隔压迫、张力性气胸、各种慢性肺疾病、心脏压塞、血胸、应用血管收缩药物和患者躁动等情况时。中心静脉压下降常见于失血或脱水引起的血容量不足;也可见于周围血管扩张,如应用扩张血管药物及麻醉过深等。机械通气的患者也可影响中心静脉压,但不同的通气模式对 CVP 的影响程度不同。平均气道压越高,对循环的影响越大,两者呈正相关。

近年来,相关研究已显示 PEEP、PEEP＋PSV、SIMV、IPPV 等通气模式对 CVP 影响较大,尤其是在低血容量时影响更为显著。

3.护理

(1)防止测压管阻塞:测压通路需持续静脉滴注生理盐水,或测压后用肝素盐水正压封管。如停止生理连续点滴应定时进行常规封管,每天 3 次。发现测压通路内冲入较多血液,应随时进行再次封管,以防有血凝块阻塞。

(2)保持测压准确性:每次测压前均要重新校对测量零点,因患者可能随时发生体位的变动。测压时,应先排尽测压管中的气泡,防止气体进入静脉造成气栓或影响测量的准确性。测压应在患者平静状态下进行,患者咳嗽、腹胀、烦躁或机械通气应用 PEEP 均可影响测量结果的准确性。

因此,如有上述症状,可先给予处理,待平静 10～15min 后再行测压。如应用呼吸机治疗时,当测压管中水柱下降至基本静止状态时,可暂时断开气管插管与呼吸机的连接,观察水柱再次静止时,即为静脉压。但对于无自主呼吸的患者要慎重行事。

(3)排除干扰因素:测压过程中,测压管中的液面波动最初可快速下降,当接近静脉压时,水柱液面可随呼吸上下波动,且越来越微弱,下降速度也会越来越缓慢,直到静止不动即为静脉压高度。但须注意此时应首先排除测压管阻塞或不够通畅因素,原因可能为静脉导管堵塞、受压或尖端顶于血管壁或管道漏液等,应给予及时处理,以排除干扰。测压时,应禁止同时输入药物,特别是血管活性药物,防止药液输入快,发生意外。

(4)严格无菌操作:每天消毒穿刺点、更换透明敷贴,每天更换输液管和测压管。测压或换管时必须严格消毒各个连接部位。一旦发现感染征象或排除其他原因的高热不退,应及时拔出导管,并剪下导管近心端 2～3cm,行细菌培养。如穿刺部位出现发红等感染情况,应禁止用透明胶布,改用棉质纱布,以透气、干燥创面,并增加换药次数。

(5)按需测量:测量中心静脉压的频次应随病情而定,切忌过于频繁。测量后准确记录,异常改变要随时报告医生给予处理。

(6)确保机械通气状态下测量数值的准确性:在机械通气过程中,为避免气道压力、循环血容量、通气模式及测量过程脱机等因素对 CVP 的影响,可对机械通气时需测量 CVP 的患者应用回归方程进行计算,所测得的值与患者实际 CVP 无显著差异,且方法安全、简便。但对肺顺应性差的患者,在用此回归方程时所得脱机后的 CVP 值比实际脱机所测的 CVP 稍低。其回归方程为 $y=0.98x-1.27$ 和 $y=0.86x-1.33$(y 和 x 分别为脱机前后的 CVP 值),只要将测得的患者上机时的 CVP 代入上述回归方程,即可计算出脱机后的 CVP 值。

(7)妥善固定管道:除静脉穿刺点及管道须用透明胶布固定外,还应在距穿刺点 5cm 处,加固胶布。固定部位应避免关节及凹陷处。对清醒患者做好解释,取得配合;对躁动患者应给予适当束缚,防止牵拉或误拔导管。在保证测压管道系统密闭及通畅的同时,还应防止管道受压、扭曲,接头松动或脱落。

(二)肺循环血流动力学监护

肺循环指血液由右心室开始,经肺动脉、肺毛细血管、肺静脉,最终到达左心房的循环过程。肺循环血流动力学是研究肺循环的压力、流量、阻力及其他相关问题,是了解肺循环功能的重要方法。许多呼吸系统疾病均直接导致肺循环的异常,因此,监测肺循环功能的变化对呼吸系统疾病的诊治具有十分重要的意义。目前,肺循环血流动力学的监测方法已广泛应用于临床,尤其是应用于危重患者的救治中。

1.肺循环压力测定

肺循环压力的测定技术分为创伤性和无创性两类。前者主要为右心漂浮导管检查技术,后者包括超声法、胸部 X 线检查技术、肺阻抗血流图技术、磁共振成像技术、血气分析、心电图技术等。创伤性技术测定结果虽然准确,但对患者具有一定的损伤,检查所需的费用较为昂贵,检查所用的仪器设备较为复杂,在临床应用也较为局限,且不宜于重复随诊检查,患者多难以接受。无创检查方便、无创伤、价格便宜,适用于多次反复检查,但检查的准确性与有创检查相比不够确切。

目前,肺循环压力测定最直接的检查方法为右心漂浮导管检查测压法。此法被认为是评价各种无创检查性测压法准确性的“金标准”。右心漂浮导管检查除了可获取肺动脉压(PAP)、肺毛细血管楔压(PAWP)、右心房压力(CVP)的参数外,还可进行心排出量的测定,并可采取混合静脉血标本以测定混合静脉血血气指标。检查所用的主要设备与仪器包括右心漂浮导管(Swan-Ganz 导管)或血流引导管(flow-dirted catheter)、压力传感器、生理记录仪、穿刺针、扩张套管等其他无菌手术器材与敷料等。检查时需在严格无菌条件下,经肘前静脉、锁骨下静脉、颈静脉或股静脉穿刺插入漂浮导管进行测定。其原理是通过导管腔内的盐水柱将血管或心腔内压力信号传递到压力换能器上,同步连续示波显示压力曲线及测定的数据,并记录下曲线图形。操作者可以通过压力曲线形态判断导管前端所处的具体位置。

测定肺动脉压力时,应注意以下各点以确保测量的准确性。

(1)先调定零点,然后使换能器上与大气相通的三通口与患者心房呈同一水平,再校正监护仪零点。

(2)挤压注水器冲洗肺动脉管腔,确认其通畅。

(3)将换能器与通向肺动脉管腔相通测得肺动脉压力。

(4)记录呼气末肺动脉压值,但需注意肺动脉压力可能受其他因素的影响,如呼吸和应用机械通气的患者。

有自主呼吸时,吸气相胸腔呈负压,肺动脉压会明显高于呼气相的压力。相反,间歇正压机械通气时,吸气相呈正压,此时的肺动脉压会明显低于呼气相时的压力。因此,无论何种状态,肺动脉压均应以呼气末数值为准。肺动脉嵌顿压的测定与测定肺动脉压的方法基本相似,不同的是要在测定肺动脉压基础上,使导管气囊充气,导管漂入肺毛细血管测得的结果同样应以呼气末时的压力为准。

测量各种压力时,应确保导管气囊嵌顿的满意效果。具体方法为:先用0.01%肝素生理盐水冲洗肺动脉管腔,以排除因血块阻塞造成的假性肺动脉楔压,缓慢充气1～1.5mL至肺动脉波形变化为相当于或低于肺动脉舒张压的细小波形,放气后出现典型的肺动脉波形,即为导管气囊嵌顿满意,也是导管的满意位置。如有测不到肺动脉楔压的情况,应考虑可能为导管退出肺动脉或气囊破裂。如需拔出右心漂浮导管时,应先核实气囊确实已放气,再缓慢地将漂浮导管拔出,扩张导管外管后应压迫止血至穿刺部位不再渗血为止。右心漂浮导管持续应用时间过长可出现多种并发症,需要密切观察相关的症状和体征。常见并发症有心律失常、感染、肺栓塞及肺动脉破裂、导管气囊破裂、血栓形成与栓塞、导管在心房或心室内扭曲或打结等,更严重时,可以出现导管折于静脉内,甚至于心搏骤停。

2.心排出量测定

心排出量又称心排血量。它反映整个循环状态,受静脉回流量、外周血管阻力、外周组织需氧量、血容量、体位、呼吸、心率和心肌收缩力的影响。目前,临床上常用Fick法(包括直接与间接Fick法)和热稀释法(亦为间接Fick法),其中后者方法较为简单,应用较为普遍。另外,还有一种方法为心阻抗图,是20世纪60年代起出现的应用生物电阻抗原理以测定心排出量的技术。此种技术具有无创伤、价廉、检查迅速等优点,已为学术界所重视。

(1)Fick法测定:心排出量(L/min)=耗氧率(mL/min)/[动脉－混合血静脉血氧含量差(mL/dL)×10]。其中氧耗量可直接测得。动静脉血管含量差测定可分别抽取动脉血和混合静脉血(经右心管抽取),经血气分析仪直接测得。但是由于此法中混合动脉血采集较为困难,因此其在临床上的应用受到限制。

(2)热稀释法:将0℃的冷生理盐水作为指示剂,经Swan－Ganz导管注入右心房,随血液进入肺动脉,由温度传感器连续测定流过指示剂在右心房和肺动脉内的温度变化,并记录温度/时间稀释曲线。经心排出量时计算仪描记曲线的面积,按公式算出心排出量,并显示、记录其值。此法的优点是指示剂无害,可多次测量,无须抽血检验,机器可自动计算出结果,且测量时无须穿刺动脉。

(3)心阻抗图:应用生物电阻抗原理,通过测定心动周期中胸腔生物电阻抗的变化,间接推算心搏量(SV),再乘以心率即得心排出量CO。其公式为$SV=\rho\times(L/Z_0)^2\times B-X$间期$\times C$。式中:SV为心搏量(mL);$\rho$为血液电阻率,为常数135;L为两电极之间的距离(cm);Z_0为胸腔基础阻抗(Ω);B－X间期为心阻抗血流图的微力图上由B点至X点的时间间期(s);C为心阻抗血流图的微分图上收缩波的最大波幅(Ω/s)。

影响测定准确性的因素很多。心排出量过低时,心肌等组织与血液间的热交换可使测得值高于实际值。心排出量过高(>10L/min)时测定结果亦不准确。其他如血液温度在呼吸和循环周期中的波动、呼吸不规则、低温液体在进入心室前温度升高等因素均可影响测量结果。在临床实际中,心排出量测定通过心排出量测定仪计算,能迅速显示数据。

3.护理

导管的正确使用及有效的护理对血流动力学监测数值的准确性具有重要意义。

(1)测量准备。

1)患者准备:操作前要向患者介绍有关检查的重要性和必要性,消除患者紧张情绪,取得患者配合。体位既要适合监测的需要,又要保持患者舒适。尤其是枕头的位置非常重要,其摆放一定要使患者满意。

2)呼吸道准备:术前尽量清除呼吸道痰液,给予及时的翻身、叩背,刺激咳嗽,必要时给予吸痰。手术当日,给予支气管扩张剂扩张支气管,减轻气道反应性,避免术中咳嗽影响检查结果。

(2)掌握操作要点:护士应熟悉导管的放置和测量操作程序,熟悉导管所在部位的压力及正常值,了解并发症及预防措施。置管时要密切观察屏幕上压力波形及心率和心律的变化。放置导管的位置不一,如肘正中静脉、右锁骨下静脉、股静脉、左锁骨下静脉和右颈内静脉。所有这些穿刺点都有优缺点。穿刺部位一般选择右侧颈内静脉,这是漂浮导管操作的最佳途径,导管可以直达右心房,从皮肤到右心房的距离最短,并发症少,容易成功。而经锁骨下静脉穿刺固定稳妥、便于护理。经股静脉插入导管达右心房的距离较远,经导管感染的机会多。置管前,导管的肺 A 腔及右房腔以肝素盐水溶液冲洗,并检查气囊有无漏气。患者取 10°~20°体位,头转向左侧远离穿刺点,要严格执行无菌操作。密切观察心电监测,注意患者的生命体征变化,认真记录,发现异常及时报告处理。通过监视器上典型压力波形的变化就可知导管在心腔中的位置。

导管放置成功后准确记录导管位于穿刺点的刻度,测量时换能器应置于心脏水平,每次测量前应调整到零点,特别是体位变动后更要注意,否则所测压力值不准。重新校对零点,确定侧压部位后再进行测量并记录。

中心静脉导管做输液通路时,不要输入血液制品、清蛋白、脂肪乳液、高渗液体,因其容易堵塞和污染液体。气囊要用气体充气,而不能用液体,因为液体不能压缩,容易对心脏或肺动脉内膜造成损伤。用空气充气时如气囊破裂容易造成空气栓塞。利用漂浮导管进行血流动力学监测是危重症监测室的一个重要监护技术。

(3)避免和及时纠正影响压力测定的因素:检测压力最好选在患者平静呼吸的呼气末,且避免测压时患者产生剧烈咳嗽。如患者接受机械通气治疗,测量肺毛细血管楔压时,必须暂停呼吸机通气,否则测量结果为肺泡内压。测压系统中大气泡未排净,可使测压衰减,压力值偏低。导管检查过程中如有微小的气泡不会引起严重的后果,但进入较多气泡时,则情况较严重,文献报道病死率为 50%。防止气泡进入监测系统,发现气泡要用注射器及时抽出。测压系统中有小气泡,压力值偏高。测量时换能器应置于心脏水平,每次测量前应调整零点,特别是体位变动后,要重新校对零点,因此,测压时,应排除上述原因,才能准确评估血流动力学,估计左心功能。总之,当出现问题时,要观察屏幕正上方的提示。

(4)并发症的预防与护理。

1)测压管道堵塞:管道堵塞时,压力波形消失或波形低钝,用生理盐水 500mL 加入 3200U 肝素以 3mL/h 的速率泵入测压管内或以 2～3mL/h(4～6U/mL)间断推注以防止堵塞。留管时间稍长后会出现压力波形低钝、脉压变小,但冲洗回抽均通畅,考虑为导管顶端有活瓣样的血栓形成所致。护士要注意肺动脉压力值及波形的变化。一旦管腔堵塞,无回血,不宜勉强向里推注。

2)气囊破裂、空气栓塞:气囊充气最好用 CO_2 气充,充气速度不宜过快,充气量不超过 1.5mL,气囊充气时间不可过长,一般为 10～30 个心动周期(10～20 秒),获得肺动脉楔压波形后,立即放气。PCWP 不能连续监测,最多不超过 20 秒,监测中要高度警惕导管气囊破裂,如发现导管气囊破裂,应立即抽出气体,做好标记并交班,以免引起气栓。气囊充气测肺楔压是将针筒与导管充气口保持锁定状态,放气时针芯自动回弹,容积与先前充气体积相等,否则说明气囊已破裂,勿再充气测肺楔压,并尽早拔管防止气囊碎片脱落。PCWP 测定后要放松气囊并退出部分导管,防止肺栓塞和肺破裂。尽量排尽测压管和压力传感器内的气泡。

3)血栓形成和肺栓塞:导管留置时间过长使血中的纤维蛋白黏附于导管周围,导管尖端位置过深近于嵌入状态时血流减慢,管腔长时间不冲洗以及休克和低血压患者处于高凝状态等情况,均易形成血栓。血栓形成后出现静脉堵塞症状如上肢水肿、颈部疼痛、静脉扩张。

4)肺动脉破裂和肺出血:肺动脉破裂和肺出血是最严重的并发症,Paulson 等统计 19 例肺动脉破裂患者,11 例发生死亡。肺动脉破裂的发生率占 0.2%。常见于气囊充气过快或导管长期压迫肺动脉分支。肺出血临床可表现为突发的咳嗽、咯血、呼吸困难,甚至休克,双肺可闻及水泡音。肺小动脉破裂的症状为胸痛、咯血、气急;发生肺动脉破裂时,病情迅速恶化,应使患肺保持低位(一般为右肺),必要时行纤维支气管镜检查或手术治疗。多见于老年患者,肺动脉高压和心脏瓣膜病。

5)导管扭曲、打结、折断:出现导管扭曲应退出和调换。退管困难时注入冷生理盐水 10mL。打结时可在 X 线透视下,放松气囊后退出。导管在心内打结多发生于右室,由于导管软、管腔较小,插入过快或用力过大,可使导管扭曲打结;测压时可见导管从右房或右室推进 15cm 后仍只记录到右室或肺动脉压,X 线片即可证实。此时应将导管退出,重新插入。

6)心律失常:严密监测变化,心律失常以房性和室性期前收缩最常见,也有束支传导阻滞,测压时导管经三尖瓣入右心室及导管顶端触及室壁时极易诱发室性期前收缩。如发现室性期前收缩、阵发性室速要及时报告医生。一般停止前送导管,期前收缩即可消失,或静脉注射利多卡因控制。测压时要熟练掌握操作技术,减少导管对室壁的刺激。严重的室速、室颤立即报告医生,并及时除颤。

7)缩短置管时间预防感染:留置导管一般在 3～5d,不超过 7d 为宜,穿刺部位每天消毒后用透明膜覆盖,便于观察有无渗血,保持清洁、干燥,如患者出现高热、寒战等症为感染所致,应立即拔管。感染可发生在局部穿刺点和切口处,也能引起细菌性心内膜炎。怀疑感染的病例应做导管尖端细菌培养,同时应用有效的抗生素。在血流动力学稳定后拔除导管,拔管时须按压穿刺点防止局部出血。

(三)血气监护

血液气体和酸碱平衡正常是体液内环境稳定、机体赖以健康生存的一个重要方面。

1.血气分析指标

(1)动脉血氧分压(PaO_2):PaO_2是血液中物理溶解的氧分子所产生的压力。PaO_2正常范围为10.67~13.3kPa(80~100mmHg),正常值随年龄增加而下降,PaO_2的年龄预计值=[13.75kPa－年龄(岁)×0.057]±0.53kPa 或[13.5mmHg－年龄(岁)×0.42]±4mmHg,PaO_2低于同龄人正常范围下限者,称为低氧血症。PaO_2降至8.0kPa(60mmHg)以下时,是诊断呼吸衰竭的标准。

(2)动脉血氧饱和度(SaO_2):SaO_2指血红蛋白实际结合的氧含量与全部血红蛋白能够结合的氧含量比值的百分率。其计算公式:SaO_2＝氧合血红蛋白/全部血红蛋白×100%,正常范围为95%~98%。动脉血氧分压与SaO_2的关系是氧离曲线。

(3)氧合指数:氧合指数＝PaO_2/FiO_2,正常值为53.13~66.67kPa(400~500mmHg)。ALI时存在严重肺内分流,PaO_2降低明显,提示高吸氧浓度并不能提高PaO_2或提高PaO_2不明显,故氧合指数常<40kPa(300mmHg)。

(4)肺泡－动脉血氧分压差[$P(A-a)O_2$]:在正常生理情况下,吸入空气时$P(A-a)O_2$为1.33kPa(10mmHg)左右。吸纯氧时$P(A-a)O_2$正常不超过8kPa(60mmHg),ARDS时$P(A-a)O_2$增大,吸空气时常可增至6kPa(50mmHg);而吸纯氧时$P(A-a)O_2$常可超过13.3kPa(100mmHg)。但该指标为计算值,结果仅供临床参考。

(5)肺内分流量(Qs/Qt):正常人可存在小量解剖分流,一般不大于3%。ARDS时,由于V/Q严重降低,Qs/Qt可明显增加,达10%以上,严重者可高达20%~30%。

以上5个指标常作为临床判断低氧血症的参数。

(6)动脉血二氧化碳分压($PaCO_2$):$PaCO_2$是动脉血中物理溶解的CO_2分子所产生的压力。正常范围为4.67~6.0kPa(35~45mmHg)。测定$PaCO_2$是结合PaO_2判断呼吸衰竭的类型与程度,是反映酸碱平衡呼吸因素的唯一指标。当$PaCO_2$>45mmHg(6.0kPa)时,应考虑为呼吸性酸中毒或代谢性碱中毒的呼吸代偿,当$PaCO_2$<35mmHg(4.67kPa)时,应考虑为呼吸性碱中毒或代谢性酸中毒的呼吸代偿。

1)PaO_2<8.0kPa(60mmHg)、$PaCO_2$<6.67kPa(50mmHg)或在正常范围,为Ⅰ型呼吸衰竭。

2)PaO_2<8.0kPa(60mmHg)、$PaCO_2$>6.67kPa(50mmHg),为Ⅱ型呼吸衰竭。

3)肺性脑病时,$PaCO_2$一般应>9.33kPa(70mmHg);当PaO_2<5.33kPa(40mmHg)时,$PaCO_2$在急性病>8.0kPa(60mmHg),慢性病例>10.67kPa(80mmHg),且有明显的临床症状时提示病情严重。

4)吸氧条件下,计算氧合指数<300mmHg(40kPa),提示呼吸衰竭。

(7)碳酸氢盐(HCO_3^-):HCO_3^-是反映机体酸碱代谢状况的指标。HCO_3^-包括实际碳酸氢盐(AB)和标准碳酸氢盐(SB)。SB和AB的正常范围均为22~27mmol/L,平均为24mmol/L。AB是指隔离空气的血液标本在实验条件下所测得的血浆HCO_3^-值,是反映酸碱平衡代谢因素的指标,当<22mmol/L时,可见于代谢性酸中毒或呼吸性碱中毒代偿;大于27mmol/L时,可见于代谢性碱中毒或呼吸性酸中毒代偿。SB是指在标准条件下[即$PaCO_2=40mmHg(5.33kPa)$、Hb完全饱和、温度37℃]测得的HCO_3^-值。它是反映酸碱平衡代谢因素的指标。正常情况下,AB=SB;AB↑>SB↑见于代谢性碱中毒或呼吸性酸中毒代偿;AB↓<SB↓见于代谢性酸中毒或呼吸性碱中毒代偿。

(8)pH:pH是表示体液氢离子浓度的指标或酸碱度,由于细胞内和与细胞直接接触的内环境的pH测定技术上的困难,故常由血液pH测定来间接了解$pH=1/H^+$,它是反映体液总酸度的指标,受呼吸和代谢因素的影响。正常范围:动脉血为7.35~7.45;混合静脉血比动脉血低0.03~0.05。pH<7.35为失代偿的酸中毒[呼吸性和(或)代谢性],pH>7.45为失代偿的碱中毒[呼吸性和(或)代谢性]。

(9)缓冲碱(BB):BB是血液(全血或血浆)中一切具有缓冲作用的碱(负离子)的总和,包括HCO_3^-、血红蛋白、血浆蛋白和HPO_4^-,正常范围为45~55mmol/L,平均为50mmol/L。仅BB一项降低时,应考虑为贫血。

(10)剩余碱(BE):BE是在38℃、$PaCO_2$ 5.33kPa(40mmHg)、SaO_2 100%条件下,将血液标本滴定至pH 7.40时所消耗酸或碱的量,表示全血或血浆中碱储备增加或减少的情况。正常范围为±3mmol/L,平均为0。其正值时表示缓冲碱量增加;负值时表示缓冲碱减少或缺失。

(11)总CO_2量(TCO_2):它反映化学结合的CO_2量(24mmol/L)和物理溶解的O_2量(1.2mmol/L)。正常值=24+1.2=25.2mmol/L。

(12)CO_2-CP:CO_2-CP是血浆中呈化合状态的CO_2量,理论上应与HCO_3^-大致相同,但因有$NaHCO_3^-$等因素干扰,比HCO_3^-偏高。

2.酸碱平衡的调节

人的酸碱平衡是由3套完整调节系统进行调节的,即缓冲系统、肺和肾的调节。人体正是由于有了这些完善的酸碱平衡调节机制,才确保了机体处于一个稳定的内环境的平衡状态。机体每天产生固定酸120~160mmol(60~80mEq)和挥发酸15000mmol(15000mEq),但体液能允许的H^+浓度变动范围很小,正常时pH在7.35~7.45内波动,以保证人体组织细胞赖以生存的内环境稳定。这正是由于体内有一系列复杂的酸碱平衡调节。

(1)缓冲系统:人体缓冲系统主要有4组缓冲对,即碳酸-碳酸氢盐($H_2CO_3-HCO_3^-$)、磷酸二氢钠磷酸氢二钠系统($NaH_2PO_4-Na_2HPO_4$)、血浆蛋白系统和血红蛋白系统。这4组缓冲对构成了人体对酸碱失衡的第一道防线,它能使强酸变成弱酸,强碱变成弱碱,或变成中性盐。但是,由于缓冲系统容量有限,缓冲系统调节酸碱失衡的作用也是有限的。碳酸-碳酸氢盐是人体中缓冲容量最大的缓冲对,在细胞内外液中起重要作用,占全血缓冲能力的53%,其中血浆占35%,红细胞占18%。磷酸二氢钠-磷酸氢二钠在细胞外液中含量不多,缓冲作用小,只占全血缓冲能力的3%,主要在肾脏排H^+过程中起较大的作用。血浆蛋白系统主要在血液中起缓冲作用,占全血缓冲能力的7%,血红蛋白系统可分为氧合血红蛋白缓冲对

$(HHbO_2 - HbO_2)$和还原血红蛋白缓冲对$(HHb - Hb^-)$,占全血缓冲能力的 35%。

(2)肺的调节:肺在酸碱平衡中的作用是通过增加或减少肺泡通气量、控制排出 CO_2 量使血浆中 HCO_3^-/H_2CO_3 比值维持在 $20:1$ 水平。正常情况下,当体内产生酸增加,H^+ 升高,肺代偿性过度通气,CO_2 排出增多,使 pH 维持在正常范围;当体内碱过多时,H^+ 降低,则呼吸浅慢,CO_2 排出减少,使 pH 维持在正常范围。但是当增高 $>80mmHg(10.67kPa)$ 时,呼吸中枢反而受到抑制,这是由呼吸中枢产生 CO_2 麻醉状态而造成的结果。肺脏调节的特点是作用发生快,但调节的范围小,当机体出现代谢性酸碱失衡时,肺在数分钟内即可代偿性增快或减慢呼吸频率或幅度,以增加或减少 CO_2 排出。

(3)肾脏调节:肾脏在酸碱平衡调节中是通过改变排酸或保碱量来发挥作用的。

其主要调节方式是排出 H^+ 和重吸收肾小球滤出液中的 HCO_3^-,以维持血浆中 HCO_3^- 浓度在正常范围内,使血浆中的 pH 保持不变。肾脏排 H^+ 保 HCO_3^- 的途径有 3 条,即 HCO_3^- 重吸收、尿液酸化和远端肾小管泌氨与 NH^+ 生成。与肺脏的调节方式相比,肾脏的调节酸碱平衡的特点首先是功能完善但作用缓慢,常需 72h 才能完成;其次是肾调节酸的能力大于调节碱的能力。

3.血气监护

血气监护是利用血气监护仪,即一种将传感器放置在患者血管内或血管外不伴液体损失的仪器,间断或连续监测 pH、PCO_2、PO_2。目前市售的血气监护仪一般包括传感器、显示器、定标器三大部分。血管内与血管外血气监护仪的差别在于血管内血气监护仪的传感器置于动脉导管内的光缆顶端,而血管外血气监护仪的传感器则置于便携式传感器盒内,这标志着血气监护技术的新进展。

总之,无论选择哪种方式进行血气分析或血气监护,护士均需从以下几个方面加强护理。

(1)熟练掌握动脉采血方法或血气监护仪:操作规程(参照生产厂家仪器使用说明)临床上,凡是需要连续观察血气及酸碱变化的患者均可进行血气监护。但要求每天须进行 $4\sim6$ 次以上者,方可考虑应用血气监护仪进行连续监护。

(2)严格掌握动脉采血或血气监护时机:一般情况下,需在患者平静状态下采集动脉血标本。当患者吸氧或机械通气时,需标明吸入氧浓度、吸氧或机械通气时间、监护仪显示的指尖脉氧值和患者体温。尽量避免在患者剧烈咳嗽、躁动不安,或翻身、叩背、吸痰等强刺激后进行血气分析。

(3)耐心做好解释:动脉采血不同于静脉采血,较为少见,患者易产生恐惧和紧张的心理。操作前护士需向患者详细说明采血意义、方法和注意事项,使患者有充分的心理准备,密切配合,增加一次采血成功率。

(4)避免影响因素:可能影响血气分析结果的常见因素包括如下。

1)肝素浓度不当,一般肝素浓度应为 $1000U/mL$。

2)采血时肝素湿润注射器管壁未排尽,剩余过量可造成 pH 下降和 PO_2 升高。

3)标本放置过久,可导致 PO_2 和 pH 下降。

4）未对体温进行校正,pH 与温度呈负相关,PCO_2 和 PO_2 与温度呈正相关。

5）标本中进入气泡,抽取标本时未排尽标本中的气泡,对低氧血症者影响较大。

6）误抽静脉血,一旦误抽静脉血,须及时发现,正确判断,以免影响医生对检查结果的判定。对上述影响因素,要尽量避免,如选择一次性血气分析专用注射器,标本现抽现送,立即检查。

第五节　手术后患者的护理

从患者手术结束返回病房到基本康复出院阶段的护理,称手术后护理。

一、护理评估

(一)手术及麻醉情况

了解手术和麻醉的种类与性质、手术时间及过程;查阅麻醉及手术记录,了解术中出血、输血、输液的情况,手术中病情变化和引流管放置情况。

(二)身体状况

1.生命体征

局部麻醉或小手术术后,可每 4h 测量并记录 1 次。有影响机体生理功能的疾病、麻醉、手术等因素存在时,应密切观察。每 15～30min 测量并记录 1 次,病情平稳后,每 1～2h 记录 1 次,或遵医嘱执行。

(1)体温:术后,由于机体对手术后组织损伤的分解产物和渗血、渗液的吸收,可引起低热或中度热,一般在 38℃,临床上称外科手术热(吸收热),于术后 2～3d 逐渐恢复正常,不需要特殊处理。若体温升高幅度过大、时间超过 3d 或体温恢复后又再次升高,应注意监测体温,并寻找发热原因。

(2)血压:连续测量血压,若较长时间患者的收缩压<80mmHg(10.67kPa)或患者的血压持续下降 5～10mmHg(0.67～1.33kPa)时,表示有异常情况,应通知医师,并分析原因,遵医嘱及时处理。

(3)脉搏:术后脉搏可稍快于正常,一般在 90 次/分以内。若脉搏过慢或过快,均不正常,应及时告知医师,协作处理。

(4)呼吸:术后,可能由于舌后坠、痰液黏稠等原因,引起呼吸不畅;也可因麻醉、休克、酸中毒等原因,出现呼吸节律异常。

2.意识

及时评估患者术后意识情况,并根据患者意识恢复的状况安排体位、陪护和其他护理工作。

3.记录液体出入量

术后,护士应观察并记录液体出入量,重点估计失血量、尿量和各种引流量,进而推算出入量是否平衡。

4.切口及引流情况

（1）切口情况：应注意切口有无出血、渗血、渗液、感染、敷料脱落及切口愈合等情况。

（2）引流情况：观察并记录引流液的性状、量和颜色；注意引流管是否通畅，有无扭曲、折叠和脱落等。

5.营养状况

术后，机体处于高代谢状态，且部分患者又需要禁食，应重点评估患者营养摄入，是否能够满足术后的需要，以便进行适当的营养支持，促进患者尽快痊愈和康复。

（三）心理－社会状况

手术结束、麻醉作用消失，度过危险期后，患者心理上有一定程度焦虑或解脱感。随后又可出现较多的心理反应，如术后不适或并发症的发生，可引起患者焦虑、不安等不良心理反应；若手术导致功能障碍或身体形象的改变，患者可能产生自我形象紊乱的问题；家属的态度及家庭经济情况，也可影响患者的心理。

二、护理诊断及合作性问题

（一）疼痛

疼痛与手术切口、创伤有关。

（二）体液不足

其与术中出血、失液或术后禁食、呕吐、引流和发热等有关。

（三）营养失调/低于机体需要量

其与分解代谢增高，禁食有关。

（四）生活处理能力低下

与手术创伤、术后强迫体位、切口疼痛有关。

（五）知识缺乏

常缺乏有关康复锻炼的知识。

（六）舒适的改变

其与术后疼痛、腹胀、便秘和尿潴留等有关。

（七）潜在并发症

如出血、感染、切口裂开和深静脉血栓形成等。

三、护理措施

（一）一般护理

1.体位

应根据麻醉情况、术式和疾病性质等安置患者体位。

（1）全麻手术：麻醉未清醒者，采取去枕平卧位，头偏向一侧，防止口腔分泌物或呕吐物误吸；麻醉清醒后，可根据情况调整体位。

（2）蛛网膜下隙麻醉术：去枕平卧6～8h，防止术后头痛。

（3）硬膜外麻醉术：应平卧 4～6h。

（4）按手术部位不同安置体位：颅脑手术后，若无休克或昏迷，可取 15°～30°头高足低斜坡卧位；颈、胸部手术后多取高半坐卧位，以利于血液循环，增加肺通气量；腹部手术后，多取低半坐卧位或斜坡卧位，以利于引流，防止发生膈下脓肿，并降低腹壁张力，减轻疼痛；脊柱或臀部手术后，可取俯卧或仰卧位。

2.饮食

术后饮食应按医嘱执行，开始进食的时间与麻醉方式、手术范围及是否涉及胃肠道有关。能正常饮食的患者进食后，应鼓励患者进食高蛋白、高热量和高维生素饮食；禁食患者暂采取胃肠外营养支持。

（1）非消化道手术：局麻或小手术后，饮食不必严格限制；椎管内麻醉术后，若无恶心、呕吐，4～6h 给饮水或少量流质，以后酌情给半流或普食；全身麻醉术后可于次日给予流质饮食，以后逐渐给半流质或普通饮食。

（2）消化道手术：一般在术后 2～3d 内禁食，待肠道功能恢复、肛门排气后开始进流质饮食，应少食多餐，后逐渐给半流质及普通饮食。开始进食时，早期应避免食用牛奶、豆类等产气食物。

3.切口护理

术后常规换药，一般隔天一次，感染或污染严重的切口应每天一次。若敷料被渗湿、脱落或被大小便污染，应及时更换；若无菌切口出现明显疼痛，且有感染迹象，应及时通知医师，尽早处理。

4.引流护理

术后有效的引流，是防止术后发生感染的重要措施。应注意如下。

（1）正确接管、妥善固定，防止松脱。

（2）保持引流通畅，避免引流管扭曲、受压和阻塞。

（3）观察并记录引流液的量、性状和颜色。

（4）更换引流袋或引流瓶时，应注意无菌操作。

（5）掌握各类引流管的拔管指征。拔除引流管时间：较浅表部位的乳胶引流片，一般于术后 1～2d 拔除；单腔或双腔引流管，多用于渗液、脓液较多的患者，多于术后 2～3d 拔除；胃肠减压管一般在肠道功能恢复、肛门排气后拔除；导尿管可留置 1～2d。具体拔管时间应遵医嘱执行。

5.术后活动

指导患者尽可能地进行早期活动。

（1）术后早期活动的意义。

1）增加肺活量，有利于肺的扩张和分泌物的排出，预防肺部并发症。

2）促进血液循环，有利于切口愈合，预防压疮和下肢静脉血栓形成。

3）促进胃肠道蠕动，防止腹胀、便秘和肠粘连。

4)促进膀胱功能恢复,防止尿潴留。

(2)活动方法:一般手术无禁忌的患者,当天麻醉作用消失后即可鼓励患者在床上活动,包括深呼吸、活动四肢及翻身;术后 1～2d 可试行离床活动,先让患者坐于床沿,双腿下垂,然后让其下床站立,稍做走动,以后可根据患者的情况、能力,逐渐增加活动范围和时间;病情危重、体质衰弱的患者,如休克、内出血、剖胸手术后、颅脑手术后,仅协助患者做双上、下肢活动,促进肢体血液循环;限制活动的患者如脊柱手术、疝修补术、四肢关节手术后,活动范围受到限制,协助患者进行局部肢体被动活动。

(3)注意事项:在患者活动时,应注意随时观察患者,不可随便离开患者;活动时,注意保暖;每次活动不能过量;患者活动时,若出现心悸、脉速、出冷汗等,应立即扶助患者平卧休息。

(二)心理护理

患者术后往往有自我形象紊乱、担心预后等心理顾虑,应根据具体情况做好心理护理工作。为患者创造良好的环境,避免各种不良的刺激。

(三)术后常见不适的护理

1.发热

手术热一般不超过 38.5℃,可暂不作处理;若体温升高幅度过大、时间超过 3d,或体温恢复后又再次升高,应注意监测体温,并寻找原因。若体温超过 39℃者,可给予物理降温,如冰袋降温,乙醇擦浴等。必要时,可应用解热镇痛药物。发热期间应注意维护正常体液平衡,及时更换潮湿的床单或衣裤,以防感冒。

2.切口疼痛

麻醉作用消失后,可出现切口疼痛。一般术后 24h 内疼痛较为剧烈,2～3d 后逐渐缓解。护士应明确疼痛原因,并对症护理:引流管移动所致的切口牵拉痛,应妥善固定引流管;切口张力增加或震动引起的疼痛,应在患者翻身、深呼吸、咳嗽时,用手保护切口部位;较大创面的换药前,适量应用止痛剂;大手术后 24h 内的切口疼痛,遵医嘱肌内注射阿片类镇痛剂。必要时,可 4～6h 重复使用或术后使用镇痛泵。

3.恶心、呕吐

多为麻醉后的胃肠道功能紊乱的反应,一般于麻醉作用消失后自然消失。腹部手术后频繁呕吐,应考虑急性胃扩张或肠梗阻。护士应观察并记录恶心、呕吐发生的时间及呕吐物的量、颜色和性质;协助其取合适体位,头偏向一侧,防止发生误吸。吐后,给予口腔清洁护理及整理床单。可遵医嘱使用镇吐药物。

4.腹胀

术后因胃肠道功能未恢复,肠腔内积气过多,可引起腹胀,多于术后 2～3d,胃肠蠕动功能恢复、肛门排气后自行缓解,无须特殊处理。严重腹胀需要及时处理:

(1)遵医嘱禁食、持续性胃肠减压或肛管排气。

(2)鼓励患者早期下床活动。

(3)针刺足三里、气海、天枢等穴位;非胃肠道手术的患者,可口服促进胃肠道蠕动的中药,肠梗阻、低血钾、腹膜炎等原因引起腹胀的患者,应及时遵医嘱给予相应处理。

5.呃逆

神经中枢或膈肌受刺激时,可出现呃逆,多为暂时性的。术后早期发生暂时性呃逆者,可经压迫眶上缘、短时间吸入二氧化碳、抽吸胃内积气和积液、给予镇静或解痉药物等处理后缓解。若上腹部手术后出现顽固性呃逆,应警惕膈下感染,及时告知医师处理。

6.尿潴留

多发生在腹部和肛门、会阴部手术后,主要由于麻醉后排尿反射受抑制、膀胱和后尿道括约肌反射性痉挛以及患者不适应床上排尿等引起。若患者术后6~8h尚未排尿或虽有排尿但尿量少,应做耻骨上区叩诊。若叩诊有浊音区,应考虑尿潴留,对尿潴留者应及时采取有效措施,缓解症状。护士应稳定患者的情绪;在无禁忌证的情况下,可协助其坐于床沿或站立排尿;诱导患者建立排尿反射,如听流水声、下腹部热敷、按摩;应用镇静或止痛药,解除疼痛或用氯贝胆碱等药物刺激膀胱逼尿肌收缩;若上述措施均无效,可在严格无菌技术下导尿。若导尿量超过500mL或有骶前神经损伤、前列腺增生,应留置导尿。留置导尿期间,应注意导尿管护理及膀胱功能训练。

(四)并发症的观察及处理

1.出血

(1)病情观察:一般在术后24h内发生。出血量小,仅有切口敷料浸血,或引流管内有少量出血;若出血量大,则术后早期即出现失血性休克。特别是在输给足够液体和血液后,休克征象或实验室指标未得到改善,甚至加重或一度好转后又恶化,都提示有术后活动性出血。

(2)预防及处理:术后出血,应以预防为主,包括手术时,严密止血,切口关闭前严格检查有无出血点;有凝血机制障碍者,应在术前纠正凝血障碍;出血量小(切口内少量出血)的患者,更换切口敷料,加压包扎;遵医嘱应用止血药物止血;出血量大或有活动性出血的患者,应迅速加快输液、输血,以补充血容量,并迅速查明出血原因,及时通知医师,完善术前准备,准备行手术止血。

2.切口感染

(1)病情观察:指清洁切口和沾染切口并发感染,常发生于术后3~4d。表现为切口疼痛加重或减轻后又加重,局部常有红、肿、热、痛或触及波动感,甚至出现脓性分泌物,全身表现有体温升高、脉搏加速、血白细胞计数和中性粒细胞比例增高等。

(2)预防及处理

1)严格遵守无菌技术原则。

2)注意手术操作技巧,防止残留无效腔、血肿,切口内余留的线过多、过长等。

3)加强手术前后处理。术前做好皮肤准备,术后保持切口敷料的清洁、干燥和无污染。

4)改善患者营养状况,增强抗感染能力。一旦发现切口感染,早期应勤换敷料、局部理疗、遵医嘱使用抗菌药物。若已形成脓肿,应拆除部分缝线,敞开切口,通畅引流,创面清洁后,考虑做二期缝合,以缩短愈合时间。

3.切口裂开

(1)病情观察:多见于腹部手术后,时间上多在术后1周左右。主要原因常有营养不良、缝合技术存在缺点、腹腔内压力突然增高和切口感染等。一种是完全裂开,一种是不完全裂开。完全裂开往往发生在腹内压突然增加时,患者自觉切口剧疼和突然松开,有大量淡红色液体自切口溢出,可有肠管和网膜脱出;不完全性切口裂开,是指除皮肤缝线完整,深层组织裂开,线结处有血性液体渗出。

(2)预防。

1)手术前纠正营养不良状况。

2)手术时,避免强行缝合,采用减张缝合,术后适当延缓拆线时间。

3)手术后切口处用腹带包扎。

4)咳嗽时,注意保护切口,并积极处理其他原因引起的腹内压增高。

5)预防切口感染。

(3)处理:一旦发现切口裂开,应及时处理。

1)完全性切口裂开:应立即安慰患者,消除恐惧情绪,让患者平卧,立即用无菌等渗盐水纱布覆盖切口,并用腹带包扎,通知医师,护送患者进手术室重新缝合;若有内脏脱出,切忌在床旁还纳内脏,以免造成腹腔内感染。

2)切口部分裂开或裂开较小时,可暂不手术,待病情好转后择期行切口疝修补术。

4.肺不张及肺部感染

(1)病情观察:常发生在胸、腹部大手术后,多见于慢性肺气肿或肺纤维化的患者,长期吸烟更易发生。这些患者因肺弹性减弱,术后呼吸活动受限,分泌物不易咳出,易堵塞支气管,造成肺部感染及肺不张。开始表现为发热、呼吸和心率加快;持续时间长,可出现呼吸困难和呼吸抑制。体检时,肺不张部位叩诊呈浊音或实音,听诊呼吸音减弱、消失或为管样呼吸音。血气分析示 PaO_2 下降和 $PaCO_2$ 升高,继发感染时,血白细胞计数和中性粒细胞比例增加。

(2)预防。

1)术前做好呼吸锻炼,胸部手术者加强腹式深呼吸训练,腹部手术者加强胸式深呼吸训练。

2)手术前2周停止吸烟。

3)有呼吸道感染、口腔炎症等情况者,待炎症控制后再手术。

4)全麻手术拔管前,吸净气管内分泌物。

5)术后鼓励患者深呼吸、有效咳嗽,同时可应用体位引流或给予雾化吸入。

(3)处理:若发生肺不张,做如下处理。

1)遵医嘱给予有效抗菌药物预防和控制炎症。

2)应鼓励患者深吸气,有效咳嗽、咳痰。帮助患者翻身拍背,协助痰液排出。

3)无力咳嗽排痰的患者,用导管插入气管或支气管吸痰,痰液黏稠应用雾化吸入稀释。

4)有呼吸道梗阻症状、神志不清、呼吸困难者,做气管切开。

5.尿路感染

(1)病情观察:手术后尿路感染与导尿管的插入和留置密切相关,尿潴留是基本原因。尿路感染分为下尿路和上尿路感染。下尿路感染主要是急性膀胱炎,常伴尿道炎和前列腺炎,主要表现为尿频、尿急、尿痛和排尿困难,一般无全身症状,尿常规检查有较多红细胞和脓细胞;上尿路感染主要是肾盂肾炎,多见于女性,主要表现为畏寒、发热和肾区疼痛,血常规检查白细胞计数增高。中段尿镜检有大量白细胞和脓细胞,做尿液培养可明确菌种,为选择抗菌药物提供依据。

(2)预防与处理:及时处理尿潴留,是预防尿路感染的主要措施。

1)鼓励患者多饮水,保持每天尿量在 1500mL 以上,并保持排尿通畅。

2)根据细菌培养和药敏实验选择有效抗菌药物治疗。

3)残余尿在 50mL 以上者,应留置导尿,放置导尿管时,应严格遵守无菌操作原则。

4)遵医嘱给患者服用碳酸氢钠,以碱化尿液,减轻膀胱刺激症状。

6.深静脉血栓形成和血栓性静脉炎

(1)病情观察:多发生于术后长期卧床、活动少或肥胖患者,以下肢多见。患者感觉小腿疼痛;检查肢体肿胀、充血,有时可触及索状物,继之可出现凹陷性水肿;腓肠肌挤压试验或足背屈曲试验阳性;常伴体温升高。

(2)预防与处理:强调早期起床活动。若不能起床活动的患者,指导患者学会做踝关节伸屈活动的方法;或采用电刺激、充气袖带挤压腓肠肌以及被动按摩腿部肌肉等方法,加速静脉血回流。术前,可使用小剂量肝素皮下注射,连续使用 5~7d,有效防止血液高凝状态。一旦发生深静脉血栓或血栓性静脉炎,应抬高、制动患肢,严禁局部按摩及经患肢输液,同时遵医嘱使用抗凝剂、溶栓剂或复方丹参液滴注。必要时,手术取出血栓。

(五)健康指导

(1)心理保健:某些患者因手术致残,形象改变,从而使心态也发生改变,要指导患者学会自我调节、自我控制,提高心理适应能力和社会活动能力。

(2)康复知识:指导患者进行术后功能锻炼,教会患者自我保护、保健知识,教会患者缓解不适及预防术后并发症的简单方法。

(3)营养与饮食:指导患者建立良好的饮食卫生习惯,合理的营养摄入,促进康复。

(4)合理用药:指导患者按医师开具的出院带药,按时按量服用,讲解服药后的毒副反应及特殊用药的注意事项。

(5)按时随访。

第六节　洁净手术部的感染控制

一、清洁、消毒与隔离

(一)清洁制度

(1)手术室卫生工作应采用湿式清扫。

（2）手术间地面、墙面及各种物品，应随时保持清洁整齐，每日手术前用清洁湿布、湿拖擦拭手术间无影灯、壁柜、器械车、手术床、托盘、地面及走廊等。

（3）每台手术后应立即清除污液、敷料和杂物，污染手术后，室内物品及地面应彻底清洁与消毒。每日术毕再彻底擦拭手术间地面、墙面及物表，特殊感染手术，按要求对手术间进行特殊消毒处理。

（4）每日清洁内外走廊。

（5）每日用消毒液浸泡清洗隔离鞋，每周擦拭鞋柜，外出更换外出服、外出鞋。

（6）每日注意清洁交换车，并及时更换床单、被服。

（7）所有进入手术区的物品、设备，应拆除外包装、擦拭干净方可推入。

（8）每周擦拭、清洗回风口过滤网，定期检查及更换过滤器。

（9）手术当日需提前1h完成手术间物表清洁，并打开空气净化开关。

（10）严格分离洁、污流线，避免交叉感染。

（11）进入手术室必须更换手术室专用口罩、帽子、衣裤、鞋，患者应穿病员服进入手术间。

（12）每月进行医院感染监测。

（二）洁净手术间的清洁、消毒与保养

1.吊塔的清洁、消毒与保养

（1）进行消毒时，选用以醇类、季铵化合物为基础的溶剂。

（2）不可选用能含卤素族、强有机酸、能释放氧的复合物为基础的消毒剂。

（3）擦拭消毒时，宜先用湿软布擦去大块污渍，再使用消毒剂擦拭，不能让液体进入到终端单元内。

（4）必须将光学传感器上的窗口擦拭干净。

2.手术灯

（1）进行消毒时，选用以酒精、季铵化合物为基础的消毒剂。

（2）不可选用以含苯酚、卤素族的复合物、强有机酸、能释放氧的复合物为基础的消毒剂。

（3）擦拭消毒时，宜用湿布擦除机械杂质粗粒。

1）可控中心灯柄的消毒、清洗：每次手术后用软布擦拭；灯柄在最高达134℃的蒸汽中灭菌，在灭菌过程中不得使可变中心柄受到机械载荷，否则可能会永久变形。

2）灯罩的消毒、清洗：每次手术后对盖进行擦拭消毒，不必卸下灯罩。

3.手术床

（1）清洗手术台及其附件，使用不含氯或氯成分的常用多功能除垢剂，清洗后用软布彻底擦干。

（2）切勿使手术床垫与油性物质接触，需要清洗床垫时先正确卸下垫子，使用肥皂水清洗，然后擦干。

（3）如果需要消毒，不能使用可燃制品，金属部分不能使用腐蚀性强的消毒剂。

4.地面及墙面

（1）每天以中性清洁剂、清水拖抹。

（2）地面每半年彻底清洁打蜡一次，每月抛光维护。

5.电动感应门

（1）一般污染和用手造成的污垢时，先用软布浸中性清洁剂擦拭，然后用干布将水分擦干。难以去除的污物或油性污染时先使用酒精擦拭，然后用干布将水分擦干。

（2）附着尘埃时立即用洁净的干布擦净。

（3）不锈钢门框部分注意定期抛光上油。

6.情报多功能控制面板

（1）手触摸造成污染时，必须切断电源后，以湿软布擦拭，再用干布擦干。

（2）开关、按钮若有松动，须切断电源后重新固定。

7.嵌入式不锈钢药品器械柜、传递柜

（1）湿软布擦拭，干布擦干。

（2）污迹可用酒精擦拭。

8.刷手池

（1）感应器表面脏污时，用软布蘸酒精擦净。

（2）不锈钢刷手池每天以中性清洗剂和水软布擦拭。

9.墙面、台面等手术间物表

无明显污染的情况下，采用湿式擦拭。

二、特殊感染手术的处理

（一）特异性感染手术

破伤风、气性坏疽，属于厌氧杆菌芽孢，应实行严密隔离。

1.术前准备

（1）选择负压手术间，并挂上严密隔离标志，注明隔离时间，并保留3d。

（2）手术时全部使用一次性敷料，隔离衣可用一次性衣服代替。

（3）术前将手术间内能移动的用物搬到室外，不能移动的仪器、用物用一次性大单遮盖。

（4）备齐手术必需用物，准备手消毒及擦拭物品的有效氯含量为1000mg/L的含氯制剂溶液两桶。

（5）接、送患者的推车不得推出手术间，需进行消毒处理后方可使用。

2.术中配合要点

（1）接触切口的敷料投入黄色医疗垃圾袋内。

（2）由室外专人供应物品，内外人员、用物严格区分，不能相混，以免交叉感染。室内工作人员戴手套、穿隔离衣，手术人员可戴双层手套操作。

（3）手术结束后，所有室内工作人员应更换鞋套、拖鞋、手消毒后才能出手术间，经沐浴更衣后，方可参加其他工作。

（4）由室外人员穿隔离衣、戴手套护送患者回病房。

3.术后处理

（1）手术间空气：启动净化系统，持续消毒3d，做空气培养阴性后方能使用。

（2）布敷料：用清洁大单包好，高压灭菌后送洗。

（3）物体表面（包括墙面、地面）：用0.1%含氯制剂溶液擦拭、拖地，拖布使用后应在0.1%含氯制剂溶液中浸泡30min。

（4）器械：用2000mg/L含氯制剂溶液浸泡消毒60min后清洗。

（5）其他：一次性用物、纱布、垃圾、标本等，术后必须使用双层包装后及时送焚烧处理。

（6）污水：用1000mg/L的比例加入含氯制剂2h后排放。

（二）呼吸道传染疾病

如活动性结核、儿科中的流感嗜血杆菌、脑膜炎双球菌、肺炎双球菌、百日咳杆菌等。

1.操作方法

（1）术前在负压手术间悬挂隔离标志。准备擦拭物品的1000mg/L含氯制剂溶液。

（2）注意关闭房门，工作人员戴专用口罩。

（3）工作人员在操作前后均应严格洗手，尤其在接触其他患者之前。

（4）接触切口的一次性敷料投入焚烧垃圾袋内。

2.术后处理

（1）空气：持续消毒1d。

（2）布敷料：用清洁大单包好，高压灭菌后送洗。

（3）墙面、地面：用0.1%含氯制剂溶液拖地、擦拭。

（4）器械：用2000mg/L含氯制剂浸泡20min。

（5）其他：纱布等小敷料及标本可送焚烧。

（三）传染性疾病

传染性疾病含肝炎、HIV、绿脓杆菌。

1.操作方法

（1）术前在手术间悬挂隔离标志。准备擦拭物品的1000mg/L含氯制剂溶液。

（2）工作人员在操作前后均应严格洗手，尤其在接触其他患者之前。在接触患者体液物质时，可戴手套进行操作。

（3）手术人员可戴双层手套进行手术。

（4）接触伤口的敷料应放入有特殊标记的污物袋内。

2.术后处理

（1）空气：必要时消毒。

（2）布类敷料：放入污衣袋，并贴上污染标志。

（3）墙面、地面：用0.1%含氯制剂溶液擦拭，拖地。

（4）物品表面：用0.1%含氯制剂溶液擦拭。

（5）器械：用0.1%含氯制剂溶液浸泡后、清洗、干燥、上油、打包、压力灭菌。

（6）吸引管、瓶：吸入0.1%含氯制剂溶液后，将引流袋、吸引管放入焚烧垃圾袋。

（7）污物：接触到患者体液的垃圾放入焚烧垃圾袋。污水桶内的污水用0.1%含氯制剂溶液处理。

(四)一般化脓性感染手术

1.操作方法

(1)准备擦拭物品的1000mg/L含氯制剂溶液一桶。

(2)工作人员在操作前后均应严格洗手,尤其在接触其他患者之前。在接触患者体液物质时,可戴手套进行操作。

(3)接触切口的敷料应放入有特殊标记的污物袋。

2.术后处理

(1)敷料:用清洁大单包好,压力灭菌后送洗。

(2)其他:纱布等小敷料及标本可送去焚烧。

三、医院感染的监测

(一)标本采样要点

(1)采样的时间够长,面积够宽,选样和方法要正确。

(2)原则:采样后必须尽快对样品进行相应指标的检测,送检时间不得超过6h;若样品保存于0~4℃条件时,送检时间不得超过24h。

(二)标本采样方法

1.空气采样

(1)采样时间:选择消毒处理后或医疗护理活动前进行采样。

(2)采样方法:使用平皿沉降法进行空气消毒效果监测。室内面积<30m²,设一条对角线上取3点,周边区设对角线取3点。室内面积≥30m²,手术区取3点,周边区设四角及中央共5点。采样高度为距地面1.5m,除中点外距门窗、墙壁1m,采样时将平皿盖轻轻扣放于平皿旁,暴露30min后盖好,将平皿放于37℃温箱中培养24h,计算平均菌落数。

(3)标准:细菌数≤10cfU/m²。

2.无菌物品的微生物监测

(1)采样时间:在消毒灭菌处理后,存放的有效时间内采样。

(2)采样方法:用无菌方法将拟检测的物品分别投入5mL的无菌生理盐水中,大件物品用无菌生理盐水的棉拭子反复涂擦采样,面积不低于为25cm²,并将棉拭子投入5mL无菌生理盐水中送检。

3.物体表面的监测

(1)采样时间:选择消毒处理后4h内进行。

(2)采样面积:被采样面积不少于25cm。

(3)采样方法:用5cm×5cm的标准灭菌规格板,放在被检物体表面,用浸有无菌生理盐水采样液的棉拭子1支,在规格板内横竖往返各涂5次,连续采样1~4个规格板,剪去手接触部分,装入无菌管内送检,门把手等小型物体则采用棉拭子直接涂抹被检物体。

(4)标准:细菌总数≤5cfU/cm²。

4.医务人员手采样

(1)采样时间:在接触患者从事医疗护理活动之前进行采样。

(2)采样方法:被采人 5 指并拢,将浸有无菌生理盐水的棉拭子 1 支在手指曲面从指根到指端来回涂擦 2 次(一只手的面积大约 25cm²),随之转动采样棉拭子,剪去手接触部分,放入无菌试管。

(3)标准:细菌总数≤5cfU/cm²。

5.便携式压力灭菌锅效果的监测

(1)工艺监测:主要项目有物品的包装,装放,排气情况,灭菌的温度,压力及时间等。

(2)化学指示剂监测:有指示卡、指示胶带等。指示卡主要用于各种包装中心的监测,指示胶带主要用于包装的表面。

(3)生物指示剂监测:最可靠的方法是对热耐受较强的嗜热脂肪芽孢杆菌的死亡情况来判断灭菌是否成功。

6.消毒液的监测

(1)监测时间:更换前使用中的消毒液。

(2)监测方法:被检消毒液,用无菌吸管取 1mL 加到 9mL 的无菌中和剂中,于 1h 内送检。指示纸:戊二醛试纸,含氯制剂试纸,对照标准色块,检验浓度是否达标。

第七章　护理教育

第一节　概述

一、护理教育学的基本概念

(一)教育

自人类社会产生教育以来,人们对教育就有各种不同的解释和说明。我国古代就有"修道之谓教"(《中庸》),"以善先者谓之教"(《荀子》),"教,上所施,下所效也;育,养子使作善也"(许慎《说文解字》),他们主要是指以当时好的社会道德去培养下一代。在西方,"education"一词源于拉丁文"educare",原意是导出,也即是对人进行某种引导,最大限度地发挥学生的潜力,而不是将知识灌输给学生。美国实用主义教育家杜威认为"教育就是经验的不断改造""教育即生活""教育即生长";英国教育家斯宾塞说:"教育是自我发展""教育是完备生活之预备"。上述对教育概念的表述虽然存在差异,但它们都有一个共同的认识基础,即把教育看做是社会培养人、促进人身心发展的一种活动。这种共同的认识正确地反映了古今中外一切教育所具有的共同属性:只要社会存在,教育培养人的属性是不会改变的。

教育作为一个特定的科学概念,有广义和狭义之分。

广义的教育泛指自有人类社会以来,就存在于各种生产、生活活动中的以影响人们知识、技能、身心健康和思想品德形成与发展的社会活动。

狭义的教育是人类社会发展到一定历史阶段的产物,主要指学校教育,即由专职人员和专门机构承担的,有目的、有系统、有组织的,以影响入学者的身心发展为直接目标的社会活动。

(二)教育学

"教育学"一词源于希腊语"教仆",按其语源,教育学就是照管儿童的学问,后引申为应用于教育方面的艺术。随着社会生活中对教育的需求日益增加和人们主观因素的影响范围不断扩大,教育学已成为研究对各年龄段的人施加教育影响的一门科学,教育的对象已不限于青少年、儿童,而是包括各个年龄段的人。教育学是研究教育现象和教育问题,揭示教育规律的一门科学。它自产生以来,经历了三个发展阶段。

第一阶段,教育学萌芽阶段。

自奴隶社会,学校已经产生,教育实践有了初步发展,人们开始对教育实践中积累的经验进行概括和总结,这些反映在古代一部分思想家的言论与著作中。例如,我国的孔子、孟子、荀子及朱熹,西方的柏拉图、亚里士多德和昆体良等人都对大量的教育问题进行了探讨,提出了许多有重要价值的教育观点和教育主张,为人类积累了丰富的教育遗产。我国古代的《学记》是世界上最早的一部教育专著。它高度概括了我国古代教育思想和教育经验,其中,有的已达到了规律性的认识,至今仍具有普遍的指导意义。但是,由于历史条件的限制,教育尚未形成独立的、完整的体系,只能与政治、哲学、伦理、文化及宗教等交织在一起。

第二阶段,教育学体系形成阶段。

从欧洲文艺复兴时期开始,教育学进入一个新的发展阶段。它从哲学中分化出来,逐渐形成独立的教育学理论体系。在这个发展过程中,捷克教育家夸美纽斯和德国教育家赫尔巴特做出了卓越的贡献。夸美纽斯在 1632 年完成的《大教学论》中建立了适合学生年龄特征的学校教育制度,全面系统阐述了教学的基本原则与方法,确立了班级授课制。赫尔巴特进一步使教育科学化,他在 1806 年出版了《普通教育学》。这本书以心理学、伦理学为基础,全面阐述了教育、教学问题,提出了教学的教育性原则和教学阶段理论,具有完整的理论体系,标志着教育学成为一门独立的学科。

第三阶段,科学教育学的建立阶段。

马克思主义诞生之后对教育学中的一些根本问题,诸如教育的社会性质与作用、教育与人的发展及教育与其他社会现象的关系等,做出了科学的回答,使教育学真正成为一门科学。第二次世界大战后,科学技术发展呈现出高度分化、整体化、综合化的新趋势,教育学在社会生产和社会发展中的作用更加明显,与心理学、社会学、经济学等学科的联系日益密切,因此应运而生了许多新的交叉学科与分支学科。现代教育学的发展已形成了立体、交叉的学科网络结构和多元化的研究和发展的格局。

(三)护理教育学

由于现代科学整体化、综合化的趋势和大科学观的深刻影响,护理学学者和研究人员的思维方式与认识方法发生了重大变化,对护理学理论与实践的研究呈现出一种跨学科性,这种认识方法、思维方式变革和跨学科研究的结晶就是一批护理交叉学科的诞生,护理教育学就是其中之一。

护理教育学是护理学与教育学相结合而形成的一门交叉学科,是一门研究护理领域内教育活动及其规律的应用学科。它根据卫生事业和护理科学的发展规律与特点,运用科学的教育理论和方法,研究护理教育的规律、理论和方法。教育学的研究刚刚起步,与护理管理学、护理心理学等其他护理交叉学科相比,显得更为年轻、稚嫩。这也赋予护理教育学更为广阔的研究领域、更为美好的发展前景。

二、护理教育学的任务

护理教育学的根本任务是在马克思主义思想指导下,以科学的观点与方法,认真总结中国的护理教育实践经验与教训,对国内外护理教育理论的历史与现状进行研究,探讨更多的护理教育方面的教学方法和策略;借鉴教育科学、护理科学及其社会科学、自然科学领域里已取得的研究成果,去认识、研究护理教育现象的发展、变化及特有规律;进一步研究护理教育工作的组织及管理问题,以指导护理教育实践,积极影响护理教育事业的发展与护理教育质量的提高,为社会主义卫生保健事业的现代化建设输送高质量的护理人才。

三、护理教育学与其他学科的关系

(一)护理教育学与教育学的关系

教育学研究的是教育活动的一般规律,对教育实践具有普遍的指导意义。护理教育学是以护理教育现象与活动为研究对象,揭示护理教育的特殊规律,研究护理教育中的特殊问题,因此教育学与护理教育学的关系,是一般与特殊的关系。我们在研究护理领域中的教育活动及其规律时,必须以教育学的基本原理为指导,结合护理教育活动的特点,研究护理教育事业与社会发展、人类自身发展的关系。

(二)护理教育学与护理学的关系

护理学与护理教育学的关系是母学科与子学科的关系。研究表明,护理教育学的形成是护理学在其发展过程中,与教育学发生互动、互补关系,继而形成了护理教育学。护理学是研究促进正常人健康,减轻患者痛苦,保护危重患者生命的护理理论、技术及其发展规律的应用科学。护理教育学研究的是护理学实践领域中一类特殊的现象和活动。这种研究,一方面进一步丰富了护理科学的理论体系,拓宽了护理学研究领域;另一方面大大推动了护理教育从经验教学转向在现代系统科学、教育学及心理学理论指导下科学化教学的进程。

(三)护理教育学与心理学的关系

护理教育是以人为对象的,因此,它既要分析人的社会属性,也要深刻认识人作为生物实体的自然属性。心理学是人类了解自身的一门科学,主要是研究和探索人脑的奥秘和人的行为规律的科学,它为教育人、培养人的工作提供依据。尤其是教育心理学,直接研究了教育情境中,教与学双方的基本心理活动规律,它的许多研究成果、研究方法都有助于我们科学地认识和解决护理教育实践中的一些问题。由此可见,心理学是护理教育学的重要科学基础,它在解决护理教育问题,解释、说明护理教育现象,预测、控制护理教育效果等方面发挥着重要作用。

四、学习护理教育学的意义与方法

(一)学习护理教育学的意义

1.认识护理教育的客观规律,指导护理教育实践

护理教育学是护理教育实践经验的高度概括与科学抽象,是对护理教育实践深刻的、正确的、完整的反映,因而能指导护理教育实践。

众所周知,任何缺乏理论指导的实践,都只能是盲目的实践,护理教育实践也不例外。随着护理教育实践的发展,护理教育理论的指导作用愈来愈重要。在古代、近代,护理活动较简单,护理教育相对也较简单,人们可凭着临床经验直接从事护理教学工作。但是到了现代,特别是 20 世纪 50 年代后,护理教育规模越来越大,护理教育中包含的因素与矛盾日趋复杂,没有科学的护理教育理论指导,要驾驭这种矛盾运动及其发展规律是不可能的。因此,重视和加强护理教育理论学习与研究,自觉按教育规律办事,是当代护理教育发展的必然趋势。

2.培养从事护理教育工作的实际技能

护理教育工作是培养专业人才的工作。要把学生培养成热爱护理事业,具有扎实的护理理论知识基础和熟练的护理技能的护理工作者,关键在教师。学习护理教育学,可以帮助护理教育工作者正确认识教育工作的作用和意义,正确运用教育的科学原理,规范护理教育实践中的一切行为,掌握从事教育工作必须具有的教学技能,大大提高教育效率,使护理教育过程真正成为科学的过程。

对患者及其家属实施健康教育是临床护理重要的工作内容。学习护理教育学,可帮助护理人员选用适当的教育方法与手段,对不同年龄、不同社会背景、不同文化层次和不同身心状态的患者实施针对性强、耗时少及效果佳的健康教育,满足人们在疾病状态下的认识需求,进而调动他们参与对自身护理活动的积极性,提高护理效果。

3.打好从事研究性、创造性活动的基础

学习护理教育学理论,还将使我们逐步学会对护理教育领域中各种矛盾现象作出正确的解释与科学的分析,学会把护理教育的实际经验上升到应有的理论高度,为进一步发展、完善适合我国国情的护理教育学,从事创造性护理教育研究活动做好必要而充分的准备。

(二)学习护理教育学的方法

1.坚持以马克思主义为指导

马克思主义是护理教育学的理论基础与方法论基础。只有运用马克思主义的立场、观点、方法学习护理教育学,才能正确吸收中外护理教育史上优秀的遗产,实事求是地分析国内外护理教育现状,总结我国护理教育实践中正、反两方面的经验教训,正确认识掌握护理教育现象及其发展规律。

2.坚持理论联系实际

学习护理教育学,应着重理论方面的提高,把主要精力放在认真钻研护理教育理论上。在认真学习理论的同时,还应根据学习需要,适当参加一些护理教育实践活动,以加深对理论知识的领会,提高自己运用理论解决护理教育实际问题的能力。

3.重视相关学科知识的学习

护理教育现象本身与其他各种社会的、自然的现象形成密切的关系。反映护理教育现象的护理教育学也必然与其他学科知识发生联系,并且护理教育学自身也是在不断综合其他学科知识的过程中发展起来。例如,马克思主义哲学、系统科学为护理教育学提供了科学方法论基础;生理学、心理学是了解护理教育对象不可缺少的必要知识。因此,努力掌握有关学科的知识已成为学好护理教育学的客观要求。

4.坚持学习与思考结合

"学而不思则罔,思而不学则殆。"目前,我国护理教育学尚处于初创阶段,学习与思考结合更显其重要性。一方面,要认真读书,努力汲取前人所取得的护理教育科学成就;另一方面,要充分发挥自己的主动性、积极性,进行独立思考,培养自己创造性思维能力和分析问题、解决问题的能力,不为传统观念与现成结论所有,勇于探索本学科的各种新问题,为发展、完善护理教育学理论体系作出努力。

第二节　护理教育的性质、任务与特点

一、护理教育的性质

就社会系统而言,护理教育的性质与教育的性质是一致的,属于社会意识的传递系统。就整个教育系统而言,护理教育是一种培养护理人才的专业教育活动。学生接受这种教育的直接目的是为今后从事护理工作做好准备。护理教育系统包含了中等护理教育、护理专科教育、护理本科教育及护理研究生教育。护理教育是具有很强实践性的教育,是一种护理院校与医院临床密切结合共同完成的教育。

二、护理教育的任务

(一)培养合格的护理人才

护理教育担负着为国家、为社会培养各层次合格的护理人才的重要使命,这是护理教育的基本任务。当前,面临着世界高科技的挑战,护理院校应认真考虑如何提高护理人才培养的质量和规格,使未来的护理工作者有开阔的视野,能够尽快地掌握先进的科学技术和科学方法,加速护理事业发展,并为我国赶超世界护理先进水平创造条件。护理院校培养人才的出发点,不仅要适应现代化需要,而且要放眼世界,面向未来。

护理教育必须把主要力量放在使学生掌握护理学基础理论、基本技能和发展智力与能力上。只有具备宽厚而扎实的知识基础,才能较好地适应现代化科学技术的发展。为了推动现代化护理的发展,护理教育的内容必须反映现代科学、现代医学和现代护理学方面的最新成就,引导学生接近护理学发展前沿。为了使护理教育面向世界,就必须加强国际信息交流,了解世界护理发展趋势,并据此采取对策,及时调整、改革培养护理人才的方法与措施,以培养学生具有国际意识和国际竞争能力。为了使护理教育面向未来,就必须培养学生主动、独立获取知识的能力,培养学生自我教育的能力,特别是培养学生勇于探索,不断创新的精神,以适应时代的飞速发展与科学的日新月异。

此外培养护理人才时,还必须重视政治思想教育和职业道德品质教育,要注重培养学生敬业、爱业精神,树立全心全意为广大伤、病员服务的奉献精神及加强身心的锻炼,使未来的护理工作者自身首先是身心健康,社会适应良好,能为护理事业奋斗几十年的人。

(二)开展护理科学研究和护理教育研究

护理院校是护理研究的重要力量。因为,护理院校集中了具有较高专业水平的教师、科研人员,护理专业较齐全,实验设备条件较好,各种信息较集中,而且交流较快,学术活动容易开展,同时又有大量本科生、研究生等科研所需的人力保证。因此,有条件的护理院校应建成教学与科研两个中心。这不仅有益于更新教学内容,提高教育质量,培养护理人才的科学研究能力,而且对于开发护理学理论与技术,促进护理事业的发展都有着十分重要而深远的意义。

(三)发展社会服务的项目

这里所涉及的社会服务是专指护理院校除教学、科研以外的面向社会的服务活动。例如,开展各种护理咨询活动、护理科研成果的推广与应用、举办护理技能培训班、卫生保健知识讲座,为社会承担健康教育、预防保健的任务等。

护理院校为社会服务,不仅有助于增进人们健康保健意识,促进社会物质文明和精神文明的发展,而且加强了护理教育与社会的联系,理论与实际的联系,帮助护理院校不断根据社会需要改进教育、教学和科研工作,提高培养护理人才的社会适应性。

以上三项任务中,教学是基础,科研是提高,社会服务是实践,三者之间相互联系、相互支持、相互促进。

三、护理教育的基本特点

护理教育是建立在普通教育基础上,以培养护理人才为目标的专业教育。一方面,护理教育与普通教育一样,都具有教育的基本属性;另一方面,由于专业性质不同和教育对象的特殊性,使得护理教育又具有区别于普通教育及其他专业教育的固有特点。

(一)专业性质、任务的特点

护理教育是以培养各层次护理专门人才为目标的,是为国家医药卫生事业发展服务的。因此,护理教育的规模、结构、层次乃至教学内容等受到社会政治、经济、文化和科学发展水平的影响,是根据国家卫生保健事业发展的需要而确定的。近年来,随着社会对高级护理人才的需求及社区保健意识的增强,高等护理教育与社区保健教育已开始在护理教育中占据重要地位。

(二)教育对象的特点

由于高等护理教育在中华人民共和国成立后曾中断一个时期,直至 20 世纪 80 年代才逐步恢复,因此,护理教育对象中,有相当一部分是处于成年期的学生。他们大多来自不同的护理工作岗位,身心发展已基本成熟,对社会、人生及职业有较为稳定的观点。他们学习目的明确,有较强的责任心与独立性。但由于他们在承担学生角色的同时还承担了妻子、母亲、护士等社会角色,担负着这些角色的责任与义务,因此,在学习过程中,感受到的紧张与压力比一般的青年学生要大。

(三)教育内容的特点

护理教育的内容具有综合性、整体性的特点。随着医学模式的转变和整体护理思想的确立,护理的目标已指向使护理对象不仅在身体方面,而且在心理、社会方面都达到健康完好状态。要实现这一目标,护理工作者就必须具备多方面的知识。这就要求护理教育的内容比医学教育的内容更为广泛、丰富,除了必须掌握医学基础知识、护理专业知识外,还必须学习心理学、管理学、教育学、社会学、伦理学及美学等社会、人文科学知识。

(四)教学组织与方法的特点

护理工作的对象是人,护理学是关于人类生命与健康的科学。在教学过程中,许多护理知识与技能的学习必须通过对患者的直接护理行为来体现。限于目前我国科学技术发展水平,其中除一部分可用模型替代外,还有一部分只能在学习者自身上进行练习。另外,还有相当部分教学内容须通过临床见习、实习,方能获得感性认识,达到掌握水平。这就给教学的组织安排,教学方法的选用与改革提出了特殊的要求。

(五)教育管理的特点

护理教育的实践性特点,决定了护理教育不可能在课堂上、学校里全部完成。护理教育有赖于教学医院的支持,社区各部门的支持。因此,护理教育管理具有层次多、部门多、参与管理的人员多的特点,这就需要参与护理教育的各部门、各层次机构要理顺关系,保持畅通联系、相互支持、密切配合。

第三节 护理教育的结构

依据系统论的观点,将护理教育作为系统来考察,不难发现护理教育具有它自己特定的结构,而正是这种反映了护理教育内部各因素间相互关系与相互作用方式的结构,决定了护理教育的特定功能和发展规律。

一、护理教育的层次结构

我国现行的护理教育系统的层次结构,按培养护理人才的等级高低可以分为中等护理教育、护理专科教育、护理本科教育和护理研究生教育四个层次。

(一)中等护理教育

中等护理教育的任务是培养中级护理人员。招生对象为初中毕业生或具有高中文化程度的青年。报考学生必须通过国家统一命题的入学考试,由学校根据考生的德、智、体三方面,全面衡量结果,择优录取。学习年限一般为3年或4年,依不同学校而异。通过学习,学生应掌握中等教育所必需的文化基础,本专业必需的医学基础知识,掌握护理理论及实际技能,熟悉病房一般管理,具有对常见病、多发病及急危重患者的观察、应急处理和身心护理能力,具有基本的社会保健知识,毕业后能在各级医院独立从事临床护理、健康教育和疾病防治工作。中等护理教育由国家卫生部制订护理专业的教学计划,编印出版各门课程的教学大纲和教材,供各校师生参考使用。学生按教学计划修完全部课程,考试及格,准予毕业,发给毕业证书。据统计:1997年全国提供中等护理教育的学校有530所。由于科学技术的突飞猛进,目前国内外均出现减少中等护理教育、大力发展高等护理教育为护理改革趋势。

(二)护理专科教育

护理专科教育的任务是培养具有实际工作能力的高级护理人才。高等护理专科教育的办学形式多样,可由普通医科大学或学院开办,也可由专科学校独立设置,还可以由职工大学、函授大学等开办。招生对象为高中毕业或具有同等学力的男女青年,或中专毕业工作两年以上的护士。学习年限一般为3年。职工大学、函授大学多数为3年;而招收医疗单位在职职工、干部的专修科,因入学前已有一定的专业基础,学习期限多为2年。通过学习,使学生在掌握本专业基础理论、基本知识和技能的基础上,提高专科护理理论和技能水平,掌握本专业的新知识、新技术,具有一定的护理管理、预防保健及护理教学的能力,初步掌握科研知识及具有护理科研能力。护理专科教育的教学计划、教学大纲及教材均由学校自己编写或校际协作编写。学生学业期满,考试及格,准予毕业,发给专科毕业证书。根据1997年教育部统计,提供高等护理专科教育的学校有37所。

(三)护理本科教育

护理本科教育任务是培养既有临床实际工作管理能力、教学能力,又有一定科学研究能力的护理师。实施护理本科教育的主要机构是各医科大学。学生入学文化程度应具有高中毕业水平,学习年限为4~5年。通过学习,使学生掌握基础医学、临床医学的基本知识及护理学的基本理论知识与技能;具有常见病多发病的诊治知识和急危重症护理、专科护理及重症监护的技能;具有护理管理、教学及科研的初步能力,毕业后能从事高级临床护理工作和护理教学、科研工作。卫生部制订护理本科教育教学计划,编印出版各门课程的教学大纲和教材,供各院校师生参考使用。学生按教学计划规定修完全部课程,考试和考查全部合格,选修课达到要求学分者,准予毕业,发给毕业证书,按国家颁布的学位条例规定授予医学学士学位并由国家安排工作,主要分配去向是省、市级专科或综合医院、高等医学院校、中级护士学校。自 1983 年天津医学院率先恢复开办五年制护理本科专业以来,到 1999 年全国有 67 所医学院校设立了护理本科专业,并设学位制。

(四)护理研究生教育

这一层次护理教育又分为两个层次,即护理硕士研究生教育和博士研究生教育。

1.护理硕士研究生教育

护理硕士研究生教育任务是培养具有从事科学研究、教学工作或独立担负专门技术工作能力的高级护理人才。目前我国实施护理硕士研究生教育的机构主要是各高等医科大学护理学院或护理系,招生对象是高等医学院校或其他高等学校有关专业毕业或具有同等学力的男女青年,经过国家考试,择优录取,学习年限一般为 3 年。学习期间,由研究生的指导教师按照专业培养目标的要求,会同有关教研室,制订每个研究生的培养计划。该计划对研究生的研究方向、学习课程、时间安排、指导方式、考核期、学位论文和培养方法等都有具体的规定,研究生各门课程经考试和考查成绩合格,论文通过答辩,并经国家授权的硕士学位评定委员会批准,可授予硕士学位及硕士学历毕业证书。据统计,1994 年 7 月第二军医大学护理系率先有两名护理硕士研究生毕业,结束了我国有史以来不能依靠自己力量培养护理硕士研究生的局面,至1999 年全国已有 15 所医科大学招收护理硕士研究生。

2.护理博士研究生教育

护理博士研究生教育任务是培养具有独立从事科学研究和教学工作能力,能够在科学和专门技术领域内作出创造性成果的高级护理人才。入学对象是已经获得硕士学位或具有相当水平的护理人才。护理博士研究生的学习年限一般为 2～3 年。入学后必须在导师指导下,按照培养计划学习规定的课程,通过考试,并在导师指导下完成科研课题,写出论文,通过答辩方能毕业。凡符合《中华人民共和国学位条例》规定要求者,授予博士学位。自 20 世纪 60 年代美国开展护理博士生教育以来,英国、加拿大等国先后开展护理博士生教育,对促进护理学科的发展,培养护理人才,提高教育质量,起到了重要的作用。

二、护理教育的形式结构

护理教育系统的形式结构,是根据教育对象、办学形式和教育时间的不同等因素所形成的教育结构。

(一)根据教育对象分类

1.基础护理学教育

基础护理学教育过去称护理职业前教育,是建立在普通教育基础上的护理专业教育,根据教育目标目前在两种水平上实施:即中等护理学教育和高等护理学教育。高等护理学教育含护理大专教育和护理本科教育，其目的是为毕业后从事临床、社区护理或进入后续教育做准备。

2.毕业后护理学教育

毕业后护理学教育又称基础后护理学教育，是指在完成基础护理学教育，并在取得注册护士后所实施的教育培训。其目的是：

(1)岗前培训——进入医院工作前的培训，了解医院规章制度，学习护理工作组织、规章制度、操作常规及护理标准设备的使用和管理及计算机护理联网程序等；

(2)在职结合临床病例学习，提高护理质量；

(3)学习现代知识，了解护理专业的最新发展；

(4)培训提供专科护理的高职护理人才。根据我国和世界大多数国家现行的护理教育制度，毕业后护理教育采取两种方式进行，即注册后护理学教育和研究生教育。研究生教育是护理教育中最高层次的专业教育。美国的护理研究生教育起始于20世纪50年代，其目标是培养具有硕士或更高学位的护理专业人才，如护理管理、护理教育、护理研究及临床护理专家。视学位的要求，硕士学位学制2年，博士研究生学位4年左右。我国护理研究生教育起始于20世纪90年代，硕士学位学制3年，预计以后开展的博士学位学制也将为3年。

3.继续护理学教育

继续护理学教育是对正在从事实际工作的护理人员提供的教育，是以学习新理论、新知识、新技术和新方法为目标的持续终身的在职教育。自20世纪50年代以后，随着医学科学的迅速发展和卫生服务的需求改变，以及社会经济的发展，对护理教育提出了新的要求，如何使从事实际工作的护士能跟上科技进步，提供优质护理服务，这就成为继续护理学教育的迫切任务。为此，经过多年的讨论，1970年美国护理学会正式成立了继续教育委员会。随后全世界各国都相继成立了继续护理教育委员会，颁布了一系列有关护理学继续教育的规章制度和认可继续护理学教育项目的标准，认为继续护理学教育是保持护士个人工作能力，促进个人成长和业务水平提高的基本途径。接受继续护理教育是护士的一种权利，也是一种义务。比如美国50个州大部分已决定护士必须定期参加继续护理学教育，并以此作为重新注册的依据。对完成继续护理学教育的标准各州不尽相同，以每2年5学分到30学分不等。1997年4月我国中华护理学会在无锡召开了全国继续护理学教育的会议，对继续护理学教育的定义、对象及试行办法等给予了具体规定，并规定护士每2年注册一次，并以继续教育学分作为注册的依据(每年25学分)，这些规定已在全国大部分省市开展。我国的继续护理学教育已向制度化、规范化方面发展，对促进护士个人成长和业务水平的提高起到了积极的作用。

(二)根据教育时间分类

1.全日制护理教育

全日制护理教育是指除节假日和寒暑假外全日进行的护理教育。护理教育系统中属于此类结构的有医学院校护理系、护士学校、中等卫生学校中的护士专业及全脱产的专业班次，部分医院职工大学也有全日制的护理专业班次。

2.业余护理教育

业余护理教育是利用业余时间进行的各种教育。目前，我国属于这一类型的护理教育结构有医学院校护理夜大学、护理函授大学自学辅导站。

（三）根据办学形式与教育方法分类

1.护理函授教育

护理函授教育是运用通信方式进行的远距离护理教育，实施机构为具有各类函授资格的医学院校或大学的函授部。学生以自学函授教材为主，并由函授学校给予书面辅导或必要的面授。函授教育源于19世纪60年代的美国大学，后逐渐推广。80年代各资本主义国家始设函授学校。中国商务印书馆曾于1914年创办函授学社。目前，我国护理教育的函授系统有高等护理教育自学考试、大专升本科高等护理教育等。

2.临床护理进修教育

临床护理进修教育是各级护理人员通过到条件较好的预防、护理、科研、教学单位进行有目的、有计划的学习，以提高业务能力的一种教育形式。由于护理科学实践性很强，此类教育一般以实践为主。进修单位定期组织一定的理论教学，进修人员在水平较高的指导教师指导下从事实际的护理、教学、科研活动，此类进修教育和各种专门进修班的区别是后者组织规模较大，系统性比较强，理论教学的比重较大，进修班修业期满，经考试或考核合格者，由办班单位发给进修结业证书。前者一般由选送单位向进修单位提出申请，填写进修人员登记表，写明进修目的和要求，经进修单位审查认可，即可按期进修，一般进修期间无严格的考试，仅在进修结束时，由进修单位对进修人员进修期内的表现作出评语和鉴定，寄往选送单位，通常不发结业证书。

3.护理短期培训

护理短期培训，多作为继续护理学教育的一种形势，学习时间较短，为数天至数周不等。每一个短期培训班主要讲习一个护理专题及相关知识，多为新理论、新知识、新技术和新方法的知识更新培训，既可以是提高性质的，也可以是普及性质的，内容深浅幅度差别很大，一般学术讲座也属于此类教育。这种类型的教育活动通常不发给学历证明，但发给继续护理学教育学分证明，以保证教学质量。

总之，在统一的护理教育目的、教育方针指导下，有领导、有计划地采用多种办学途径，多层次、多形式兴办护理教育，已经是护理教育结构改革的大趋势，合理的护理教育体系应是一个上尖下宽的多层次、多规格及多类型的结构系统。它既是社会发展对护理人才需求的体现，也是人们智力发展不平衡规律的反映。我们应该积极稳安地改革现有的护理教育结构，并随着社会的进步，科技水平的发展，护理科学和卫生保健事业的发展，不断调整、优化护理教育结构，使之日趋合理、科学。

第四节　护理教育目的

一、教育目的的概念

教育目的是由国家根据社会的政治、经济、文化、科学技术发展的要求和受教育者身心发展的状况确定的,是社会对教育所要造就的人才质量与规格的总体设想或规划。包含两个方面的内容结构。一是通过教育将受教育者培养成具有何种功能的社会成员,即培养什么样的专业人才;二是教育要培养的人应该具有什么样的素质,包括德、智、体、美等方面的发展。

二、确定教育目的的依据

(一)客观依据

1.社会发展的客观需要

教育是发展人的一种特殊活动,离开促进人的发展,教育就无从反映和促进社会发展。但是个人的生存、发展离不开社会,无论是教育者还是受教育者都是一定社会现实的人,他们只能在现实社会生活条件的基础上与社会交互作用,在现实社会生活条件下获得发展或促进受教育者的发展。由此可见,个人的发展是以社会的发展为基础,受社会发展的制约,服从社会发展的需要,这就决定了教育的目的必然为社会所制约,为社会历史发展的客观进程所制约。

(1)生产力发展水平制约教育目的:生产力是人类征服和改造自然,获取物质资料的能力。生产力发展水平体现人类已有的发展程度,又对人的进一步发展提供可能和提出要求,生产力和科学技术的发展以及产业结构的变化就成为制定学校教育目的的重要依据。

(2)生产关系制约教育目的:从社会发展的根本原因看,生产力起最终的决定作用,但无论是资本主义社会,还是社会主义社会,直接决定教育目的的是生产关系。生产力的要求只能通过生产关系的中介作用,在教育目的上反映出来。因此,在阶级社会中,教育目的总是带有鲜明的阶级性,反映了统治阶级的政治经济利益。

2.人的身心发展规律

在肯定教育目的的社会制约性时,并不意味着提出教育目的时,无须考虑受教育者的特点。事实上,对受教育者特点的认识是提出教育目的的必要条件。

第一,教育目的直接指向的对象是受教育者。人们提出教育目的是期望引起受教育者的身心发生预期的变化,使之成长为具有一定个性的社会个体。这是以承认受教育者有接受教育、获得发展的潜能为前提的。第二,人们既然希望将所提出的教育目的转化为受教育者的个性,就不能不考虑受教育者的认识发展、心理发展和生理发展的规律和进程。教育目的所勾勒的受教育者所要形成的素质结构,是社会规定性在受教育者个体身上的体现,同时也包含着个体的生理、心理特征,是这两个方面的统一。第三,教育目的主要是通过各级各类学校的教育活动实现的,在把教育目的具体化成各级各类学校的培养目标的同时,还应注意受教育者身心发展水平和经验储备。第四,受教育者在教育活动中不仅是教育的对象,而且也是教育活动的主体,这是教育活动对象区别于其他活动对象的显著特点。教育目的的提出必须考虑这个特点,为受教育者能动性地发挥与发展留下充分的空间。从这个意义上说,教育目的的制定,还要受到受教育者身心发展水平的制约,要适应个体身心发展的规律与特点。

(二)理论依据

制定教育目的的理论依据反映的是教育目的的提出者对教育、个体、社会三者之间关系的认识,反映了其对教育目的的价值取向。

1.个人本位论

主张教育目的应根据人的发展需要来制定。18-19世纪上半叶,卢梭、洛克、裴斯泰洛奇、福禄贝尔等持这种教育目的理论的教育家与哲学家主张教育目的应依据个人需要来确定，个人价值高于社会价值，排斥社会对教育的制约。在他们看来，教育的职能就在于使这种本能不受影响地得到发展。这种把人的需要作为制定教育目的的理论依据，重视教育对象的自然素质和自身的需要、兴趣等积极因素与发展状况，强调教育个性化，是有积极意义的。但是，教育目的取决于人的天性的观点是片面的，他们没有把人看成是现实的社会的人，没有看到人的社会制约性，没有认识到个人的个性化过程同时也是个人的社会化过程，因而不可能科学地阐明人的本质和教育的价值。

2.社会本位论

主张教育目的应根据社会需要来确定。代表人物有19世纪下半叶的孔德、涂尔干、赫尔巴特，他们主张教育目的应根据社会需要来确定，教育的一切活动都应服从和服务于社会需要，完全否认了教育目的的个体制约性。在他们看来，社会的价值高于个人的价值，个人只是教育加工的原料，个人的存在与发展依赖并从属于社会。教育的职能在于把受教育者培养成符合社会准则的公民，使受教育者社会化，保证社会生活的稳定与延续。评价教育的价值只能以其对社会的效益来衡量。社会本位论的产生同样有其社会根源。

社会本位论强调社会的价值，重视社会的稳定性和个体的社会化，强调人的发展和教育对社会的依赖性，主张教育应使个人认同社会，与社会合作，为社会服务，有一定的道理。但他们忽视个人发展的需要，把个人与社会完全等同一致，无视个人的价值，看不到社会还有待变革，看不到个人能动性在社会变革和发展中的巨大作用，就失之偏颇了。

3.马克思主义关于个人全面发展的学说

马克思在对个人发展与社会发展及其关系作了哲学、经济学、社会学考察后，提出了关于个人全面发展的学说，为社会主义教育目的的确立奠定了科学的理论基础和方法论指导。其基本观点包括以下几个方面内容：

（1）人的全面发展的含义：马克思主义认为人的全面发展包括两个方面的有机联系，即体力和智力、道德和审美的统一发展。人的体力和智力是构成人的劳动能力的两个对立统一的因素。人的体力指的是"人体所有的自然力"，人的智力指的是"精神方面的生产能力"，包括科学文化知识、劳动能力和生产经验；而人的道德和审美能力是个人全面发展不可缺少的条件。人作为社会关系的总和，必然是一定道德和美感的主体。人不仅是物质财富和精神财富的创造者，同时也是物质财富与精神财富的享受者。人的个性得到充分、自由的发展，他们的道德和审美的情趣、审美能力也必然得到高度发展。

综上所述，马克思主义的人的全面发展是指智力和体力、个性和社会性、道德和审美情趣的高度统一的发展。

（2）个人的全面发展与社会生产的发展相一致：马克思认为在规定个人的发展时，不能脱离具体的历史条件，停留在抽象的"人"上，而必须"从人们现有的社会关系，从那些使人们成为现在这种样子的周围生活条件来观察人们"。基于这一历史唯物主义的基本立场，马克思详尽考察了资本主义生产方式，提出社会分工带来了社会的进步，也造成了人的片面发展；资本主义大工业生产为人的全面发展提供了客观的物质基础的科学结论。

（3）社会制约着个人全面发展实现的可能性：尽管资本主义大工业生产对个人全面发展提供了客观要求和实现的物质基础，但由于资本主义生产社会化和生产资料私人占有的基本矛盾以及旧的分工制度，个人全面发展不可能得到真正实现。只有根除造成劳动者片面发展的社会根源与阶级根源，劳动者成为社会和生产的主人，并能充分享受全面发展的教育，个人全面发展才有可能转变成现实。

（4）教育与生产劳动相结合是造就全面发展的人的唯一方法：教育与生产劳动相结合是大工业生产发展提出的客观要求，是教育与生产劳动从分离走向结合的必然趋势，是不以人的意志为转移的客观规律。但由于资本主义社会存在种种不可克服的矛盾，教育与生产相结合很难完全实现。只有在社会主义社会，才可能最终实现全体社会成员的普遍教育与普遍生产劳动相结合，从而造就一代全面发展的新型劳动者。

三、我国的教育目的及基本精神

我国的教育目的是在马克思主义关于个人全面发展理论指导下，党和国家根据我国社会主义的政治、经济、文化、科学技术和生产力发展的需要而制定的。

（一）我国教育目的提出的历史发展过程

中华人民共和国成立以来，我国教育目的的论述经过多次变动，关键的几次有：1957年，在生产资料所有制的社会主义改造基本完成后，毛泽东同志在最高国务会议上提出"我们的教育方针，应该使受教育者在德育、智育、体育几方面都得到发展，成为有社会主义觉悟的有文化的劳动者"。它在当时对我国教育事业的发展和人才培养起到了非常有力的指导作用，并对以后的教育目的影响很大。

1982年，第五届全国人民代表大会第五次会议通过的《中华人民共和国宪法》中规定："中华人民共和国公民有受教育的权利和义务。国家培养青年、少年、儿童在品德、智力、体质等方面全面发展。"

1990年，在《中共中央关于制定国民经济和社会发展十年规划和"八五"规划的建议》中将教育方针和教育目的明确表述为："教育必须为社会主义现代化建设服务，必须与生产劳动相结合，培养德、智、体全面发展的建设者和接班人。"

1995年，《中华人民共和国教育法》规定："教育必须为社会主义现代化建设服务，必须与生产劳动相结合，培养德、智、体等方面全面发展的社会主义事业的建设者和接班人。"

1999年，中共中央、国务院颁布《关于深化教育改革全面推进素质教育的决定》提出"以提高国民素质为根本宗旨，以培养学生创新精神和实践能力为重点，造就有理想、有道德、有文化、有纪律的德智体美等全面发展的社会主义事业建设者和接班人。"

2010年7月，中共中央、国务院颁布《国家中长期教育改革和发展规划纲要（2010－2020年）》，进一步强调"促进德育、智育、体育、美育有机融合，提高学生综合素质，使学生成为德智体美全面发展的社会主义建设者和接班人"，并提出高等教育阶段要"着力培养信念执着、品德优良、知识丰富、本领过硬的高素质专门人才和拔尖创新人才"。

从以上表述中不难看出，我国教育目的的表达虽几经变换，但基本精神是一致的，都要求受教育者在德育、智育、体育、美育、劳动技能几方面得到全面的发展，成为有独立个性的社会主义建设的合格人才。

（二）我国的教育目的的基本精神

我国社会主义教育目的是马克思主义关于人的全面发展学说在我国的具体运用，它要求受教育者在德育、智育、体育、美育几方面都得到全面的发展，成为有独立个性的社会主义建设的合格人才。它包含了教育目的内容结构的两个方面：“成为有独立个性的社会主义建设的合格人才”是培养什么人的问题；“在德育、智育、体育、美育几方面都得到全面的发展”是培养的人应该具有的素质。

1. 德育

德育是全面发展教育的方向，是通过社会主义政治思想教育及道德品质教育，提高受教育者的社会主义觉悟，培养其良好的道德品质，使其逐渐形成科学的世界观和为民族振兴、国家富强、人民富裕而艰苦创业、努力工作的品德。

2. 智育

智育是社会主义全面发展教育的核心，是授予学生系统的文化科学知识及基本技能，发展学生的智力、培养能力的教育。

3. 体育

它是指在学校中通过体育课及各种体育活动，卫生保健措施，使学生全面发展身体，增强身体素质，提高健康水平的教育。

4. 美育

美育是美学教育或审美教育，是学校通过有关艺术课程、艺术活动或其他方法，培养学生对自然美、社会生活美、文学艺术美的感受、鉴赏和创造能力，及正确的审美观点，使学生具有辨别美的能力。从而陶冶学生的情操，净化学生的思想，养成学生的文明行为。

5. 劳动技术教育

劳动技术教育一般是通过劳动及技术两个方面的教育进行的。劳动教育的任务是培养学生正确的劳动观，养成正确的劳动态度及习惯；技术教育的任务是使学生掌握现代生产技术的基本知识及技能。德育、智育、体育、美育、劳动技术教育是组成全面发展教育的主要内容，各有其独特的任务及作用。同时又相互依存、相互渗透、相互制约，形成全面发展教育的统一的整体。

（三）正确处理我国教育目的中的一些关系与问题

1. 正确处理德、智、体、美之间的关系

在实现我国教育目的的整个护理教育过程中，德、智、体、美四育是相辅相成，缺一不可的。任何一育都有自己的独特任务，在培养人的过程中起着其他各育不可替代的作用。但是各育又相互依存、相互联系和相互渗透，形成全面发展教育的统一整体。

首先，要处理好德育和智育的关系。德育对智育起着指明方向和保持学习动力的作用。受教育者思想觉悟越高，越热爱护理工作，就越能为建设社会主义，发展护理事业而刻苦学习科学文化知识，并树立远大理想，克服困难，攀登科学高峰。智育是德育的基础，辩证唯物主义世界观是建立在对科学真理的认识上，共产主义道德品质也要求以科学的理论为依据。

其次,要处理好德、智、体的关系。在人的发展中,体育能够提供物质前提,使学生有强健的体魄、充沛的精力及顽强的意志,顺利、有效地学习掌握知识与技能。德育、智育对体育也有促进作用。学生思想觉悟越高,为护理事业锻炼身体的自觉性就越高,学生的科学文化知识水平越高,对卫生保健和身体健康的要求也越高,越能自觉运用科学方法锻炼身体,预防疾病。德育、智育、体育和美育也有密切关系。美的观点、情趣属于德育范畴。美的感受、理解、创造与智育关系密切。对人体美的理论与要求,对环境美及卫生习惯养成又与体育密切相关。德、智、体、美四育是有机结合的整体,既相对独立,又辩证统一。关系处理得当,则相互促进,相得益彰;处理不当,则相互干扰,一败俱伤。因此,护理教育者必须全面理解各育之间对立统一的辩证关系,统筹安排,四育并举,才能发挥护理教育整体功能,实现全面发展的教育目的。

2.正确处理教育与生产劳动的关系

教育与生产劳动相结合是指现代科学技术与现代护理实践的有机结合。护理教育是培养护理人员的社会活动,护理教育最终是要提高受教育者的体力、智力和从事护理工作的能力,从而保护和促进社会生产力发展,护理教育也才能真正发挥应有的作用。现代化护理不能依赖增加投入的护理劳动量,而要靠提高护理劳动效率。这就需要通过教育、科研,提高护理人才的专业素质,运用科学技术新成就,改进护理仪器、设备,改进护理工作方法与过程来实现。所以护理教育必须是教育、生产、科研三者紧密结合的教育。

护理卫生保健服务是护理人员最主要的生产方式。护理教育与生产劳动相结合就是使护理教育与护理实践、卫生保健紧密结合,这也是理论与实践相结合的最好形式。护理教育具有很强的实践性,一方面可帮助学生彻底理解、掌握教育内容,有利于培养他们独立分析、解决问题的能力。另一方面也有利于培养学生全心全意为人民服务的精神和高尚的职业道德。

3.正确处理全面发展与独立个性的关系

从唯物主义辩证法来看,全面发展与独立个性的关系是对立统一的关系。全面发展是以每个人的自由发展为条件,包含着个性的多样性与丰富性。由于受教育者生活在不同的社会环境中,有不同的经历和体验,不同的智力品质、兴趣爱好,全面发展在不同受教育者身上必然形成不同的组合,因此全面发展的过程也是个人的个性形成过程。教育目的作为社会对其成员质量规格需求的反映,无疑要有统一标准,但统一性不排斥个性的自由发展。我们的教育要促进受教育者的社会化,为社会主义事业作贡献,但社会化也不排斥个性化。教育改革要解决的重要课题就是培养受教育者的独立个性,使受教育者个性自由发展,增强受教育者主体意识,形成受教育者开拓精神、创造才能,提高受教育者的个人价值。

必须指出,我们所说的个性化、自由发展是与社会同向的个性化、自由发展。我们反对与社会利益、社会秩序背道而驰,为所欲为的个性。

4.正确处理当前发展和可持续发展的关系

学校的教育目的是使受教育者从潜社会人成为真社会人。学科的知识体系、对人才的素质要求等都是相对稳定的动态因素,是在不断发展变化的。任何学校的教育都只能在一定程度上满足社会的需求。学校教育所提供的仅是基础,个体走出校门进入社会后,还必须不断充实自己,更新自己的素质结构,才能适应社会的需求。尤其在当代,知识增长和更新的惊人速度使得任何一流学校和优秀的教师都不可能使学生在校学习期间学到其终身够用的知识。因此,学校教育必须坚持把实现学生的当前发展和可持续发展有机统一起来,把形成学生自我发展能力,增强学生的自我意识、发展意识和创造意识及相应的能力作为学校教育教学的重要任务和教育质量评价的重要标准。

四、教育目的的作用

教育目的是对一定教育价值和思想观念的选择与体现,是规定教育的方向性总目标或总要求,是一切教育活动的起点与归宿。

(一)规定教育对象的发展方向

教育是一项周期长且复杂的活动,明确了教育目的,教育活动才能有计划、有组织、有系统地向着预定的方向发展。要求教育工作者及社会通力配合,共同为实现教育目的而努力。

(二)指导及衡量教育实践活动

教育目的是一切教育活动的出发点及依据。教育制度、政策、内容及教育的组织形式,都是为了达到教育目的。教育目的是教育活动的归宿,是评价教育活动的主要客观依据,衡量教育质量高低的标准,检验教育措施是否恰当的准绳。

(三)促进教育管理系统化

教育目的不是盲目提出的,它以未来为导向,是教育活动预定的指标。因此,教育目的使教育活动的人力、物力、财力、时间、信息等资源得到合理利用,防止教育活动的盲目性及偶然性,促进了教育管理的科学。

(四)教学改革的依据

教育目的是培养人才的规格及标准,是进行教育改革的依据。一切教育改革方案与措施,都必须紧紧围绕教育目的进行,才不会偏离方向。

第五节　护理教育的培养目标

一、护理教育的目标体系

国家提出的教育目的是各级各类学校要实现的人才培养规格的总要求,不能代替各级各类学校对所培养人才的特殊要求。因此在总的教育目的的指导下,护理教育还需确定更为专门的、具体的培养目标,而教育目的和培养目标又可细化为一系列更为具体的课程目标和教学目标。教育目的与护理学专业培养目标之间的关系是普遍与特殊的关系,而课程目标与教育目的和培养目标之间的关系是具体与抽象的关系,而教学目标是对课程目标的进一步具体化和可操作化。教育目的和护理学专业培养目标落实在一系列实现课程目标和教学目标的行动中,而所有的课程目标和教学目标都运行在通向教育目的和培养目标的轨道上,有次序地、积累地、渐进地向教育目的和培养目标接近。这样就保证了每一项教育活动都是指向教育目的过程的一部分。

二、护理教育培养目标的概念

护理教育的培养目标是指护理院校培养人才的具体质量规格与培养要求。护理教育的根本任务是专业技术教育方面,要求必须符合我国的国情,适应社会主义现代化建设及科技、卫生事业发展的需要,体现医学及护理模式的转变及现代科学技术发展对护理教育提出的新要求,重视发展学生的智力,培养学生的能力。

培养目标是教育目的在各级、各类教育机构中的具体化。是各级各类教育机构培养人才的具体规格标准与培养要求。教育目的是各级各类学校培养学生的共同准则。培养目标则是根据特定的社会领域(如教育工作领域、化学工业生产领域和医疗卫生工作领域等)和特定的社会层次(如技术工人、管理人员、高级行政人员和专家等)的需要制定的,并随受教育者所处学校的级别而变化,是针对特定对象提出的。没有总的培养目标,制定具体的培养目标就会失去方向。没有具体的培养目标,总的目标也无法在各级各类学校中落实。教育目的决定着教育目标的状态、内容和方向。换句话来说,培养目标是教育目的在各级、各类教育机构中的具体化,是各级各类教育结构培养人才的具体规格标准。

护理教育的培养目标是指护理院校培养人才的具体质量规格与培养要求。护理教育培养的总目标是必须以我国社会主义教育目的及专业教育的培养目标为依据,在政治思想方面,要求坚持社会主义方向,加强护理职业道德教育,将学生培养成为德、智、体、美全面发展的人才。护理教育的培养目标一经确定,护理院校的各项工作就要紧紧围绕这一目标而展开。同时,要验证护理院校教育工作成效,最根本的应视其是否实现培养目标的要求。

三、护理教育培养目标的制定原则

(一)必须全面贯彻党的教育方针

党的教育方针是国家根据社会政治、经济发展的要求,为实现教育目的所规定的教育工作总方向,是教育政策的总概括。内容包括教育的指导思想、培养人才的基本规格及实现教育目的的基本途径。因此,在制定培养目标时,就必须全面贯彻、落实党的教育方针,以保证具体培养目标的方向性,避免发生各种偏差。

(二)必须有明确的专业定向和人才层次规定

在培养目标中,应有明确的专业定向,应反映不同层次护理人才的具体培养规格和要求。这样有利于护理院校有针对性地实施教育培养计划,有利于教师按目标明确地组织教学,有利于学生确定努力方向,有利于对护理教育质量进行检查,也有利于用人单位合理使用人才。

(三)必须符合人才培养的规格

在制定护理培养目标时,要正确评估不同层次学生入校时的知识水平,实事求是地衡量学生在校期间教与学所能达到的最大限度,充分考虑学生毕业时应具备的基础理论和基本技能。护理人才的培养不是"一次教育"所能完成的,把培养目标定得过高或过低,要求与规格相脱离,都会给实施培养计划带来困难,达不到预期的效果。

四、护理教育培养目标的内涵

我国现行的护理教育基本可以分为两个等级四个层次。两个等级是高等护理教育及中等护理教育,四个层次是研究生护理教育、本科护理教育、专科护理教育和中专护理教育。我国护理专业的培养层次目前正处于调整阶段,以发展高等护理教育,逐步压缩中等专科护理教育为方向。不同层次护理的培养目标仍然处于调整及完善阶段。

(一)高等护理教育的培养目标

高等护理教育包括护理学研究生教育、护理学本科教育和护理学专科教育三个层次。

1.护理学研究生教育的培养目标

包括两个层次,护理学硕士研究生和护理学博士研究生。2010 年国务院学位办颁发《关于印发金融硕士等 19 种专业学位设置方案的通知》,护理学硕士专业学位设置方案获得批准。至此,我国护理学硕士研究生的教育包含科学学位和专业学位两个培养类型。

教育部依据《中华人民共和国教育法》《中华人民共和国高等教育法》和《中华人民共和国学位条例》制定的《2010 年全国招收攻读博士学位研究生工作管理办法》和《2012 年招收攻读硕士学位研究生管理规定》中明确规定了高等学校和科研机构招收博士研究生的培养目标是具有比较广泛的社会、人文科学知识,比较深厚的基础医学及护理学理论知识;熟练掌握一门外语,有听说读写能力,并用外语撰写学位论文摘要;有较强的独立学习能力和发现问题、综合分析、解决问题的能力;熟悉科学研究的基本程序,掌握常用的科研方法,初步具有完成本专业方向的研究课题和撰写有新观点的学位论文的能力;熟练运用计算机,掌握文献检索技术。

2.护理学本科教育的培养目标

21 世纪后高等护理教育进入加速发展时期,特别是随着硕士研究生教育规模的扩大和博士研究生教育的开展,产生了调整护理本科生的培养目标的需求。在教育部高教司指导下,由教育部高等学校护理学专业教学指导委员组织了专题研究组,制定了《本科医学教育标准——护理学专业(初稿)》,提出护理学专业本科教育的培养目标是:"培养适应我国社会主义现代化建设和卫生保健事业发展需要的德智体美全面发展,比较系统地掌握护理学基础理论、基本知识和基本技能,具有基本的临床护理工作能力,初步的教学能力、管理能力及科研能力,能在各类医疗卫生、保健机构从事护理和预防保健工作的专业人才。"并在总的培养目标下,设立了思想品德与职业态度、知识、技能三类具体目标。

3.专科护理教育的培养目标

2003 年教育部和卫生部共同颁布的《三年制高等职业教育护理学专业领域技能型紧缺人才培养指导方案》中规定:三年制高等职业护理学专业人才培养目标是:培养拥护党的基本路线,德智体美全面发展,具有良好的职业道德,掌握护理学专业必需的基本理论知识和专业技能,能在医疗卫生保健和服务机构从事临床护理、社区护理和健康保健的高等技术应用型护理专门人才。在培养目标下,设立了 10 项岗位能力。

(二)中等护理教育的培养目标

教育部颁布的《中等职业学校专业目录》明确规定中等护理教育培养目标是:培养从事临床护理、社区护理和健康保健的专业人员。以上概述了我国护理学专业各层次教育的培养目标。从中可以看出,目前我国各层次护理人才的培养目标等级区别还不够明确,这也表明在一定程度上,各层次课程设置、教学内容体系等方面也存在不明确、不清晰的问题。在护理学成为一级学科后,这些问题都需要通过研究予以区分、理顺、体系化。

第六节　护理教学目标

护理教学目标是指通过护理教学活动预期达到的结果或标准,它具体体现为护理教育活动结束时,学生在护理专业知识、技能和态度等方面所取得的变化。教育目的和护理教育培养目标是通过一系列具体的教学目标落实到教学活动中去的。教学目标总是以一定的课程内容为媒介,它的确定与课程内容的选择和组织紧密联系,并和具体的教学内容一起呈现给教师和学生。对教师而言,它是教授的目标。对学生而言,它是学习的目标。但由于教学目标主要是由教师制定的,它更多地体现了教师的个人意志,而对学生来说,要使教学目标成为自己的学习行为,则还有一个内化的过程。内化得好,就可以使它成为学生个人内心的要求,否则就成了教师强加于他们的外在物。理想的教学目标应该是教授目标和学习目标的统一体。

一、教学目标分类理论

20 世纪下半叶以来,世界各国的一些心理学家对教学目标曾提出各种不同的分类法,其中影响最大的是布鲁姆的教育目标分类理论,布鲁姆和他的同事们将教学目标分为三大领域,即认知领域、情感领域和动作技能领域。

(一)认知领域

涉及的是一些心理及智力方面的能力和运算。按认知技能从简单到复杂的顺序排列,分为六个层次:

1.知识指记忆所学的材料

包括特定事物的知识、专门术语的知识、特定事实的知识、处理问题的方法和手段的知识、常规和标准的知识、分类和范畴的知识、某一学科领域中理论和应用的知识等。知识水平的目标要求学生记住和回忆所学的知识。

2.领会指领悟学习材料的意义

可借助三种形式表明,即转化、解释和推断。领会水平的目标要求学生不仅要记忆知识,而且能理解、解释知识。

3.应用指将所学知识运用于新的情境

包括规则、方法和概念等的应用。应用水平的目标要求学生会应用所学的知识。

4.分析指将所学整体材料分解成构成成分

了解各部分之间的联系,包括要素、关系、结构原理的分析。分析水平的目标要求,学生能够对事实、观点、假设或判断进行分析,从而进行比较和对比。

5.综合指将所学的知识综合起来,使之成为新的整体

包括归纳个人所要表达的见解、拟订计划或实现计划、引出一套抽象关系等。综合水平的目标要求学生能融会贯通地掌握知识,并能超越给定的信息,独立解决新问题。

6.评价指对学习材料做出价值判断

包括依据内在证据的评价和依据外部标准的评价。

评价水平的目标居于认知技能的最高层次,包含了以上五种能力要素,要求学生创造性地

对客观事物进行判断、权衡、检验和分析。

(二)情感领域

情感领域的教学目标以克拉斯沃尔为首,于 1964 年提出,分为五个层次:

1.接受指注意特定的事件、现象或活动

可分为发现、接受的意愿、受控制和有选择地注意三个亚层次。

2.反应指参与或主动参与某事或某活动

可分为默认(如阅读指定的教材)、愿意反应(如自愿阅读未指定的教材)和反应中的满足(如为满足兴趣而阅读)三个亚层次。

3.形成价值观念

指认识到某一事物行为的价值,在行为上可表现出一定的坚定性。可分为领会一种价值、选择一种价值及确信一种价值三个亚层次。

4.组织价值观念系统

指将不同的价值标准组合、比较,确定各种价值观的相互关系,克服它们之间的矛盾,形成一致的价值观念体系。可分为价值的概念化、价值系统的组织化两个亚层次。

5.价值体系个性化

指个人的价值观、信念及态度等应该形成和谐的系统,内化为个性的一部分。可分为组合化(一般态度的建立)和性格化(形成价值观、世界观)两个亚层次。

(三)动作技能领域

布鲁姆在创立教育目标分类时仅意识到这一领域的存在,未制定出具体目标层次。1972年辛普森提出动作技能领域教学目标分七个层次:

1.知觉

知觉指运用感官能领会操作信息、指导动作。可分为感觉刺激、线索选择、转化三个亚层次。

2.定势

定势指为适应某种动作技能的学习做好准备。包括三个方面:心理定势、生理定势和情绪定势。

3.指导下的反应

指导下的反应指能在教师指导下完成有关动作行为。

4.机械动作

机械动作指学习者能按程序步骤完成动作操作,不需要指导。

5.复杂的外显反应

复杂的外显反应指能熟练地完成全套动作技能。操作熟练性以迅速、连贯、精确和轻松为标志。该层次有两个亚层次:消除不确定性和自动化操作。

6.适应

适应指技能达到高度发展水平,具有应变性,以适应具体环境、条件及要求等方面的变化。

7.创新

创新指能创造新的动作模式以满足具体环境、条件等的需要。

二、护理教学目标的功能与局限性

(一)护理教学目标的功能

1.定向作用

教学目标是教学活动的预期结果,对教学活动起指引作用,制约着教学设计的方向。

2.调控作用

教学目标是设计、实施及评价教学活动的依据。

3.评价作用

目标是衡量和评价教学结果的根本依据和标准。

4.激励作用

目标是动机(目标管理)。

(二)教学目标的局限性

1.具有一定的适用范围

并不是所有学习结果或能力都可以通过行为清楚地表现出来。

2.影响教学的整体构思

由于教学目标按行为结果分类,层次多、分类细,会导致教师过分注意易于说明的低水平的目标,而忽视较难严谨表达、把握的目标,使目标间内在联系难以充分表现。

3.单方面强调教学目标

可能导致僵化、机械的教学模式。

三、护理教学目标的编制技术

(一)基本要求

1.必须与总体目标相结合

教学目标必须以护理教学计划所规定的总体目标为指导,对学科更具体的分类目标作出规定,使具体目标与总体目标相互联系,相互支持。

2.必须包含本学科课程全部重要成果

教师必须认真分析教材,找出那些具有一定稳定性,对学生从事护理工作最有用、最重要的知识和技能作为教学目标。

3.必须符合教育心理学原则

护理教学目标的制定,必须符合教育心理学原则,如准备性原则、动机性原则和保持性原则等。

4.必须具有可行性

教学目标的制定必须考虑护理师资的经验能力,学生的知识背景与能力水平以及可利用的教学时间与设备条件等实际情况。过高或过低的教学目标都会挫伤教与学双方的积极性,浪费宝贵的时间与精力。

5.必须具有可测性

在描述教学目标时,应将可随意推论的动词如熟悉、了解等转换为可测量的行为动词,如写出、复述等。

6.必须与非目标教学结合

再具体、再完整的教学目标,也不可能包括护理教学活动可能达到的所有成果。要注重教师自身思想情感、人格魅力对学生思想品德、态度情感的非目标教学作用。

(二)护理教学目标编制的标准与步骤

1.确定教学目标等级层次

根据护理教学特点,可将教学目标分为三个层次水平:识记、理解及运用。识记,要求的是记忆能力,学生要回答"是什么"的问题。理解,要求学生掌握教材的内在联系和新旧知识的联系,能回答"为什么"的问题。运用,包含两种水平:①直接应用,要求学生将习得的护理学知识应用于与教学情境相似的情境中,要求学生具有水平迁移的能力;②综合运用,要求学生能将习得的护理学知识应用到与原先教学情境不同的新情境中,要求学生具备在不同水平上进行纵向迁移的能力。

2.分析教材

分析教材的目的是找出学科知识点及知识点之间的相互联系,确定每个知识点在学科教学中占据的相对重要程度以及学生的接受能力,对号列入相应的目标层次。

3.描述教学目标

一个表述得好的教学目标应具有三个基本要素并符合三条标准:三个基本要素是:①提供构成目标的具体条件;②规定学生实现目标的行为方式;③规定学生完成任务的合格标准。三条标准是:①陈述的是学生学习的结果,而非教师做了些什么;②明确、具体,避免应用含糊和不可测量的词语;③反映出学生习得知识的水平层次。

4.各领域教学目标

(1)认知领域:认知领域的知识是事实之知,包括从完成简单的记忆工作,到新旧知识的融合,和将已学习的知识综合并应用的过程。包括知识、理解、应用、分析、综合和评价六个层次。①知识指经过教学后学生凭记忆所记住的知识,包括三种情况:对特定事物的记忆、对处理事物方法程序的记忆、对概念规则的记忆。②理解是指领会事实和概念的能力,有三种方式:一是转换,即用不同的词汇或方法来表达对所学知识的理解。二是解释,能按自己的理解对事物的意义做出解释。三是推论,能对事物间的关系进行推理,或用所学的知识估计将来的趋势或推断预测后果。③运用是指把学到的知识应用于具体的情境。它包括概念、原理、原则、理论、方法和公式,以解决实际问题。运用的能力以知道和领会为基础,是较高水平的理解。④分析是指把复杂的知识整体分解为组成部分并理解各部分之间联系的能力。分析表现的表现包括:要素分析,关系分析,组织原理分析。⑤综合是指将所学知识的各部分重新组合,形成一个新的知识整体。表现三方面的能力(强调创造能力):交流能力、处事能力、推导抽象能力。⑥评价是指学生在学习后能对素材(如论文、观点、研究报告等)作价值判断的能力。它包括对材料的内在标准(如组织结构)或外在的标准(如某种学术观点)进行价值判断。

(2)动作技能领域:包括领悟或知觉、心向或准备、模仿、操作、熟练、创造几个方面。

(3)情感领域:由于情感的学习过程较知识和技能的学习复杂得多,而且学生外显的行为动作往往与其内在的真实情感不相符合,这就使得情感领域教学目标的描述常带有一定的模糊性,也给情感、态度学习结果的准确测评带来很大困难。我国教育专家将情感领域的教学目标分为四个层次,可作为我们制定情感领域教学目标的参照。①接受:指学生在学习时或学习后对所从事的学习活动自愿接受并加以注意,是情感领域的最低阶段。②反应:指积极注意某种现象和刺激并做出应答的行为。也就是指将意念或动机表现在行为之上,表示出积极参加学习活动的态度。③价值判断:指学生认定某一现象或行为的价值所在。包括接受价值观、偏爱价值观、坚定价值观。④价值的组织:指学生将许多不同的价值标准组合在一起,克服它们之间的矛盾及冲突,并开始构成自己内在一致的价值体系。⑤价值的定型:指学生通过学习,经由接受、反应、评价、组织等内化程序,将所学的知识观念综合成统一的价值观,并融入性格结构中,形成性格化的价值体系。

第七节　课程的基本理论

一、课程的基本理论与发展趋势

(一)课程的概念

课程就是课堂教学、课外学习以及自学活动的内容纲要和目标体系,是教学和学生各种学习活动的总体规划和过程。课程是一个发展的概念,最早出现在英国教育家斯宾塞《什么知识最有价值》一文中,并被界定为"教学内容的系统组织"。教育家们倾向于依据个人的哲学信念和重点领域定义课程,但通常包括以下要素:①预期达到的目标或结果;②精选的学习内容及顺序;③促进学生学习的过程和经历;④使用的资源;⑤教师和学生在学习活动中的责任范畴;⑥学习的方式和地点。

1.广义的课程

除了学校课程表所呈现的正式课程外,还包括学生的课外活动和对学生具有潜移默化影响的校园文化——隐性课程。显性课程亦称为"正式课程",是在计划和教材中明确陈述的,并要考试、测验、考核的正规教学内容和教育教学目标;隐性课程,亦称为"隐蔽课程""潜在课程"等。隐性课程是指那些难以预期的、伴随着正规教学内容而随机出现的、对学生起到潜移默化教育影响,计划和教材以外的内容。它通常体现在学校情景中,包括学校的制度、组织、校园文化、师生交互、人际关系和宗教信仰等。

2.狭义的课程概念

课程是为实现各级各类学校的教育目标而规定的教学科目及它的目的、内容、范围、分量和进程等的总和,主要体现在课程计划、课程标准和教科书中。

课程的完整概念理应包括学校课程与社会课程。即课程＝显性课程＋隐性课程＋社会课程。这就意味着,只有显性课程与潜性课程处于协调状态时课程实施才能收到最佳结果。

(二)课程的功能

课程的本质是社会对未来人才培养要求的体现,它在整个教育体系中居于中心地位,其功能可以概括为以下 5 个方面:

1.课程是学校培养人才规格的具体表现

培养人才是学校的首要任务,因此学校必须制定人才培养的质量规格,而课程是人才规格的具体表现,是实现教育目的和培养目标的基础。学生通过学习课程获得必备的知识、相应的技能和思想态度,成为社会或国家所需要的人才。

2.课程是师生开展教学活动的基本依据

课程主要体现在课程计划、课程标准和教材上,它们是课程的具体化。在教学过程中,师生必须根据课程标准和教材的要求,确定教学活动的基本内容、教学方法和手段。

3.课程是学生汲取知识的主要来源

虽然随着现代传播文化的媒体多样化发展,在校学生可通过多种渠道获取知识,但课程仍然是学生获取知识的主渠道。因为课程是学校根据培养人才的实际需要,将人类数千年来已认识的知识进行加工、改造、浓缩和结晶后,以教材的形式呈现给学生,并通过精心设计的教学活动,使学生能将间接知识和直接知识结合起来去认识世界,从而能较顺利和较快捷地掌握这些知识。

4.合理设置课程对学生的全面发展起到决定性作用

《中华人民共和国教育法》明确规定我国的教育是培养德、智、体等方面全面发展的社会主义事业的建设者和接班人。由于学校教学是培养人才的主要途径,而课程设置在教学过程中又居于核心地位,因此,合理地规划、设置课程将对学生身心的全面发展起到决定性的作用。

5.课程是评估教学质量的主要依据和标准

教学质量的评估是教学过程的有机组成部分。教学质量的评估可从多方位进行,但其中最主要的指标是学生的学业成绩。而对于学生学业成绩测评的主要依据和标准是所开设的课程,从命题到评分都必须体现各门课程既定的教学目标,以客观地测量出学生的知识和能力水平。因此,课程是评估教学质量的重要内容。

(三)课程的组成部分

在我国,课程主要由课程计划、学科课程标准及教材三个部分组成。在这种情况下,课程更侧重于指宏观的课程设置和课程标准,而教材则指教科书或特定的教学内容。

1.课程计划

又称为教学计划,是课程的总体规划。一般分为两种,一是根据教育目的和不同类型学校的教育任务,由国家教育主管部门所制定的有关教学和教育工作的指导性文件,即指导性教学计划,它具体规定了学校应该设置的学科、各学科的教学顺序及各学年的教学时数,并全面安排学校的各种活动。二是各学校根据国家指导性计划,结合自身情况再制订的教学计划,即实施性教学计划。

2.学科课程标准

又称为教学大纲,是根据不同层次的教学计划,以纲要的形式编写的有关各学科教学内容的指导性文件,对各学科或课程的教学目的、任务、内容、教学进度及教学方法等提出具体的规定,体现教学主管部门对教材及教学的基本要求。护理教学大纲是护理教学的行动指南,是编写护理教科书的依据。

3.教科书

是教师和学生的教学用书,是教师备课、上课、布置作业和检查学生知识掌握情况的基本材料,是学生获得知识的主要来源,也是顺利完成教学任务的基本条件。教科书是教材的主体部分,教科书详细阐述了教学大纲规定的知识体系,是教学大纲的具体化。

二、护理学课程的目标

(一)课程目标的概念

课程目标即对所设置课程的目标要求,是学校教育目标在具体学科教学中的体现。学校教育目标的实现有赖于所有课程目标的连续达成。其表述包括对象、行为、内容和程度。课程目标具有 5 个方面的规定性:

1.时限性

即课程目标须与特定的教育阶段相联系,不是对所有教育阶段预期结果的笼统规定。

2.具体性

须详细描述学生身心发展的预期结果,明确学生要达到的发展水平。

3.预测性

所描述的结果是预期性的,是学生发展状态的理想性规划。

4.操作性

是明确的,可付诸实现的。

5.指导性

课程是教育培养规格的具体化,有较强的实用价值和指导作用。

(二)制定护理学课程目标的依据

1.对护理学专业学生的了解

任何课程设置的最终目标都应是指向学生的身心发展,因此促进护理学专业学生全面发展是护理学课程的基本职能,护理学课程目标的确定必须将护理学专业学生的需求作为重要的依据。

2.对社会需求的研究

护理学专业学生毕业后要担负促进社会卫生保健事业的发展,提高人民健康水平的职责。因此护理学课程目标应及时反映社会健康保健方面的需求和发展变化趋势,以保证培养的各级护理人才能够适应社会的需要。

3.对护理学科的研究

护理学科的知识体系及其发展也是确定护理学课程目标的重要依据。学科知识具有自身的逻辑体系,包含着学科的基本概念、原理、方法、发展方向等。由于不同的护理学科专家熟悉其学科的理论体系和发展趋势,因此课程目标的确定,应认真听取他们的建议。

三、护理学课程的结构与类型

课程的结构与类型是课程设置应首先明确的问题。合理的课程类型与结构,有利于促进护理教育改革和发展,有利于实现专业培养目标,造就符合时代需要的护理人才。

(一)课程结构

课程结构是指构成课程的各个要素的组织形式,主要包括各类科目课程的数量、相互关系、顺序、配合和比例。课程结构的研究主要探讨课程各组成部分是如何有机地联系在一起，科学的符合专业教学指导思想及富有专业特色的课程结构是培养优秀专业人才的基础。

课程结构要解决的主要问题是根据培养目标设置哪些课程，如何设置这些课程，各种内容、类型、形态课程的相互组合如何达到整体优化的效应。要形成整体优化的课程结构，必须解决好以下几个方面的问题：

1.在课程内容上，要解决好德、智、体、美、劳等方面课程的课时分量和相互关系。

2.在课程范围上，要解决好课堂教学与课外活动、社会实践活动的比例及相互关系。

3.在课程设置的形式上，要解决好必修课与选修课程的比例及相互关系。

4.在课程类型上，要解决好学科课程与综合课程、核心课程与活动课程等比例关系。

(二)课程类型

长期以来，我国护理课程结构的突出问题之一是单一化的专业课程，多数院校都是以学科为中心的形式设置的课程，为解决好此类问题，有必要了解学校课程中的一些主要课程类型。

1.学科课程与综合课程

根据课程的表现形态，可以分为学科课程与综合课程。

(1)学科课程：通常又被称为分科课程，是根据各级各类学校培养目标和科学发展水平，从各门科学中选择出适合一定年龄阶段学生发展水平的知识，设计成不同的学校课程。各学科具有各自特定的内容、一定的学习时数和学习期限。

(2)综合课程：又称广域课程，它是打破学科逻辑组织的界限，从知识的整体性角度组织起来的课程。一般采用合并相邻领域学科的办法，以减少教学科目，把几门学科的教材组织在一门综合的学科中。综合课程除了具有减少分科的优点外，还比较容易结合实际生活。

虽然采用综合课程的结构，减少了课程设置中的分科数目，使教给学生的知识不致过于零碎。但是，同时也存在着以下困难：一是教科书的编写，如何将各学科的知识综合在一起，这是需要认真研究的；二是师资问题，过去培养的师资，由于专业划分过细，所以不能胜任综合课程的教学，需要重新培训师资。

2.必修课程和选修课程

从课程对某一专业的适应性和相关性的形式划分，可分为必修课程和选修课程。

(1)必修课程：是指学生必须修读的课程。为了保证学校的教育质量，必须设定一定数量的必修课。必修课主要包括基本理论、知识和技能类方面的课程。

(2)选修课程：是指允许学生在一定范围内可以因人而异自由选择的课程。选修课是为了适应学生兴趣爱好和劳动就业需要而开设的，这类课程用以扩大和加深学生的科学理论或应用知识，发展学生在某一方面的兴趣与专长。其内容既可以是有关知识方面的，也可以是有关技艺或职业技术方面的。选修课又可分为两种：①限定性选修课，又叫指定选修课，即规定学生必须从所提供的选修课中选修其中的一组课程或是从指定的各组中选修几门课程。②非限定性选修课，又叫任意选修课，主要是一些深入研究类课程和扩大知识视野类的课程，可以由学生根据自己的志趣和需要任意选修的课程。

3.核心课程与外围课程

从分科型或综合型的观点来分类，可分为核心课程和外围课程。

(1)核心课程:是以社会基本需求和活动为核心,将若干重要学科结合起来,构成一个范围广阔的科目,并与其他学科相配合,成为每个学生所必修的课程。核心课程倾向于打破学科间的界限,以学生的活动作为教学的形式,但活动内容不由学生自己决定,而是由教师按照社会需要来决定。

(2)外围课程:是从学生的差异出发,为不同的学生所准备,以满足个体差异的需要。注重系统知识的传授,以一门学科为中心;有时还从必修课程中选择那些重要的课程作为主干课程。

此外,还有其他的分类方法,如按课程的侧重点的不同,可将课程分为"学科课程"和"经验课程"。前者的重点是传授系统的文化知识;而后者则注重认识学生的经验和需要。

从层次构成上看,可将课程分为公共基础课程、专业基础课程以及专业课程。根据课程规模大小可将课程分为大、中、小、微型课程。根据课程传授内容,又可将课程分为理论型课程和实践型课程。此外,还有学问中心课程与人本主义课程,先行课程与后继课程,收束型课程与统合型课程以及相关课程等。

四、常见的护理课程结构类型

(一)以学科为基础的护理课程

以学科为基础的护理课程是护理教育中传统的课程模式,即全部课程按学科分设。尽管各护理院校的课程计划不甚相同,但从总体结构上来看,基本是由普通教育、基础医学、护理学三大领域的课程组成。通常以疾病为中心,从病理学、病原学、治疗学和护理学等方面进行讲述,按系统划分疾病,包括核心课程和选修课程两大类型,并不断引进护理科学的新知识和新技能。

(二)综合性护理课程

综合性护理课程是 20 世纪 50 年代后在医学教育改革中采用的一种新的课程结构。一般按照问题或人体系统进行学科内容组合,从而形成了一种跨学科的综合课程模式。课程的综合一般采用以下三种方法:

1.论证法

按照护理理论或其他相关学科的理论作为课程结构框架设置课程,如 20 世纪 70 年代早期产生了"以患者为中心"的课程设置模式。80 年代初,美国北卡罗来纳大学护校创立了"以健康问题为中心"的课程模式。有些学校通过论证人体发育和衰老的过程,把从出生到死亡的概念作为组织课程的基础。课程始终以人为中心,把各部分知识综合成较大的整体。按照这种课程结构,学生首先学习正常的生长发育,婴儿或成人的护理,预防医学和社区卫生,然后再学习疾病从加重到危重以及死亡的发展,目的是强调把患者作为整体,进行身心两方面的护理。

2.操作法

根据学生的需要组织教学,由学生根据自己的情况,选择适合于本人需求的活动。这种课程没有固定的结构,先让学生在医院观察,再决定他们需要学习的技能,然后再让他们进行以专题为中心的学习。

3.以问题为中心的综合性课程

这种课程结构是根据护理实践中的各种问题组织教学,这些问题经过护理专家的审定,通过系统地向学生提出问题和解决问题的过程,使学生学到解决各种护理问题所需的知识和技能。

综合性护理课程的特点在于课程结构是由学生的需要和兴趣来决定,重点放在学习解决问题的过程。学生在追求兴趣的过程中会碰到某些必须加以克服的困难和障碍。这些困难则构成了学生学习过程中想要解决的问题,成为学习的动力。

同时,综合性护理课程也存在着一些缺点。比如内部缺乏被确定的水平结构,不能充分体现课程设置的组织原则,同时也缺乏内部连续性。课程设置的顺序由多种因素决定,除学生的兴趣外,还有成熟性、经验背景、既往的学习经历、效果和难度等因素,但是综合性护理课程不能充分体现这些相关因素。

(三)以能力为基础的护理课程

以能力为基础的护理课程特点是根据国家卫生事业的目标和服务的需要,以及发展卫生服务的策略来确定护理人员的预期能力。每门课程所规定的应是解决护理问题所必需的知识、技能和态度。全部课程组合达到发展学生所必需的护理能力及解决问题的能力。

五、护理学课程设置的基本原则

护理学课程的设置、演变和改革,受专业内外部多种因素的制约和影响。护理学课程设置应遵循以下基本原则:

(一)遵循培养目标的原则

护理院校的培养目标是国家总的教育目的的具体反映,是护理学课程设置的根本依据。研究生、本科、专科、中专四个层次培养目标不同,教学内容和要求也不同。例如,专科:掌握"三基""必需、够用"为度。护理学课程设置必须与培养目标规定的学制相一致。

(二)突出护理专业的原则

随着科学技术的发展,社会生产力和人民生活水平的提高,人们对医疗护理服务的要求也随之提高。人们不仅要求防病、治病,而且希望优生、优育、健康、长寿。这就要求护理学从更广泛的范围研究提高正常人的健康水平,以整体护理观为指导。强调以人为中心,以护理为主线、兼顾医院与社区;教学内容以解决健康为主线,护理程序为框架,等等。

(三)体现全面发展和适应未来发展的原则

体现德智体美全面发展。培养学习能力和开拓创新的能力。例如,护理学课程的设置必须跟上科学发展的步伐,适应社会对护理人才培养的需要,同时,又要有利于护理教学的正常进行,这就需要认真处理好科学文化知识的无限性和护理学课程的有限性的矛盾。也就是既要考虑符合科学性与思想性相结合的教学原则,又要考虑量力性的原则。

第八节　护理学教学计划

一、教学计划的概念

教学计划又称课程计划,是根据培养目标制定的指导学校教育教学工作的指导性文件,是学校组织教学管理教学的主要依据。护理学课程计划是根据护理学专业的培养要求制订的,它既体现护理人才的培养规格,又反映护理学专业的特点和护理教学的规律。

二、护理学教学计划的基本结构

教学计划的基本结构包括:前言、专业培养目标和业务培养要求、修业年限、主干学科和主干课程、课程设置、教学安排和学时分配、成绩考核及学位授予、教学进程表和其他说明等。

(一)前言

前言是对制订课程计划的依据、设置本专业的目的和意义的说明及本专业的总体培养目标。前言要求言简意赅,具有高度的概括性。

(二)专业培养目标和培养要求

专业培养目标说明所培养的护理学专业人才在专业上可以从事的工作领域及达到的程度。培养要求是指达到专业培养目标后应具有的知识和能力。二者均是课程设置的主要依据,也是检验护理学专业学生是否达到培养要求的主要指标,所以应要求明确,内容具体,表述动词能客观衡量,具有可操作性。

(三)修业年限(或称学制)

修业年限是指学生在校学习时间的长短,又称学制。修业年限与学生的入学水平和规定达到的学历规格密切相关。学位授予是对学生在修业年限内学习结果的认可和颁发的证明凭据。所以该项内容应包括:①学生的入学程度;②修业的年限;③达到的学历规格;④授予的学位类型。

(四)主干学科和主干课程

主干学科是根据培养目标所确定的本专业所必须具备的专业理论与技能体系。主干课程是为实现培养目标和达到知识与能力结构必须开设的有关课程。主干学科和主干课程在教育部制定的专业基本规范中有明文规定。主干课程全部列为必修课,不得任意删减。

(五)课程设置

课程设置是根据专业培养目标和业务培养要求而规定的课程门类(必修课和选修课),包括课程名称和学时分配。课程设置是课程计划的核心内容。

(六)教学安排和学时分配

教学安排和学时分配是对学生在修业年限内所有教学活动项目的总体设计和各种教学活动项目的时间规定。它包括以下主要内容:①学生在校学习的总的时间安排和学年、学期、每周学时安排,以及学年、学期划分;②各种主要教学活动项目安排和时间规定,如临床实习、毕业论文、社会实践、运动会和军事训练等。

(七)成绩考核及学位授予

教学计划中的成绩考核主要对课程设置的考核范围和方法做原则性规定。包括：①考试、考查的课程及其按学期的大致比例和时间安排；②毕业考试的内容和方式等，如理论考试、综合能力测试、论文答辩等。按照规定的学制达到教学计划规定的课程及其他教学活动的全部要求的学生成绩考核合格后，可授予相应的学位。

(八)教学进程表

教学进程表是将开设的课程根据教学总体安排和时间分配以表格的形式进行设计，形成合理的课程结构。教学进程表的主要内容有：①开设课程的类型、门数，具体科目的时间安排；②每门课程在整个教学周期内的位置和开设的先后顺序；③总学时数和周学时数；④考试、考查的安排等。教学进程表的设计是否合理，取决于其中的课程结构是否科学，是否达到最优组合。

目前对于这个非常复杂的问题，尚无可靠的衡量标准，但可以根据以下原则进行检验：①是否体现本专业培养目标和专业特点；②是否体现了专业知识体系的系统性、科学性和完整性；③课程设置、教学安排和时间分配是否符合国家有关规定和达到了规定的学历规格；④课程结构是否遵循了循序渐进的教学原则。

(九)其他说明

说明是教学计划的补充和完善，使教学计划内容更加完整并符合一定的文体规定，如：①注明标题；②注明教学计划的类型，是讨论稿、试行稿还是修改稿；③注明使用的起止时间；④注明制定的单位和完成的时间等。

在护理学课教学计划中，培养目标是制订课程计划的依据，教学体系是课程计划的核心，各门课程学时分配和各教学环节安排是课程计划的表现形式。因此，为了实现专业培养目标，教学计划的主要任务就是对课程进行最优化的组合和设计。

三、编制护理学教学计划的原则

(一)必须符合国家教育方针和护理学专业培养目标

根据《国家中长期教育改革和发展规划纲要》确立的教育方针"优先发展、育人为本、改革创新、促进公平、提高质量"，结合护理学专业特点和培养目标制订护理学专业各层次课程计划。在编制护理学课程计划时，应处理好四个关系：①在重视学生专业学习的同时，加强学生思想品德教育和培养学生良好的护理职业道德以及强健的体魄。开设政治思想道德教育的相关课程，体育课以及人文学科的课程，体现素质教育的理念。②遵循理论和实践相结合的原则，正确处理理论教学和实践教学的关系，注重培养学生的能力。③恰当地规定学习的科目和每学期教学课程的门数及时间，使学生既掌握护理学专业人才所必需的理论知识技能，又不至于负担过重。④体现"专而不窄""宽而有用"的原则，做到宽窄适度，确保实现护理学专业培养目标和基本规格。

(二)必须反映科学技术发展和社会进步对护理人才的需求

21世纪以来，科学技术迅猛发展，社会不断进步，培养适应现代科技发展和社会需要的护理人才是高等护理院校的目标。因此，在制订课程计划时，课程设置要不断更新，增加新的课程，删除过时、陈旧的教学内容或课程，及时地将科技新理论、新技术、新成果反映在课程计划和教学内容中,培养具有一定应用和发展高新技术知识能力的护理人才。此外,为适应学科高度分化、高度综合的发展趋势,在课程计划中增设综合课程、交叉课程和边缘课程,有利于创新型人才的培养。

(三)保证教学内容的完整性、系统性

护理学课程计划应当构成一个具有内在联系的有机整体。在编制课程计划时,各门课程之间要注意纵向顺序和横向联系。在纵向顺序方面,要处理好先行课和后续课的关系,体现循序渐进的原则。一般按公共基础课、专业基础课、护理学专业课和临床实习的顺序安排教学进度,并在各个阶段合理地安排选修课。各学校也可根据自己的教学资源和师资条件,适当调整课程顺序,安排学生早期去临床见习,培养学生对护理工作的感性认识。在横向联系方面,注重各门课程在内容上的有机衔接,互相配合,避免重复或脱节。在课程计划中,每门课程都有其一定的地位和作用,都为实现专业培养目标服务,因而每门课程在完成其特殊教学任务的同时,应考虑如何发挥其整体效应。

(四)合理分配课程门数和教学时数

为了保证教学任务的完成和学生的学习效果,在编制课程计划时,必须合理地安排每学期课程的门数和教学的时数,以及各种教学形式所占的比例。通常护理学专业(本科)每学期安排课程5～10门,主干课程3门左右。学时较多的课程,必须跨学期安排,因此合理地安排周学时,是确保学生适量学习的重要途径。一般每周安排22～26学时,如果过多则会影响学生学习的深度或造成学生学习负担过重。每门课程的教学时数,可根据该课程对实现专业培养目标的意义、课程内容的分量、难易程度和教学法的特点等综合考虑、合理分配。

(五)课程计划必须具有统一性、稳定性和一定的灵活性

护理学课程计划是护理教学工作的指导性文件,其基本内容应当具有统一性,以保证人才培养的质量规格,如公共基础课、专业基础课、护理学专业课、临床实习四大块以及必修课的设置比例、各教学环节的配置比例、教学工作与其他教育活动的安排及比例等,都应结构合理,基本统一,不能任意删减。课程计划一经确定,应坚决执行,并具有一定的稳定期,不要随易变动。课程计划一般要经过数年的教学实践之后,再认真总结经验和存在的问题,并据其进行修改。此外课程计划也要有一定的灵活性,各护理院校所处地区不同,历史文化、师资力量、学生水平和图书设备等均有所差异,可在保证质量的前提下根据各校实际情况做适当调整。因而课程计划在统一性、稳定性的原则下,还需要兼顾一定的灵活性。

四、学年制与学分制

学年制与学分制都属于课程和教学管理制度,其主要不同是对学生的学习量采用不同的计算方式,两者在教育理念、培养模式和教学管理等方面有较大不同,课程计划的结构和功能也各具特点。

(一)学年制

学年制是学年学时制的简称,是按学年或学期安排固定的课程进度组织教学,学生读满规定的学年、规定的科目和学时数,且考试合格达到既定标准,方可毕业并获得证书的一种课程与教学管理制度。

学年制是一种刚性课程管理制度,课程规划严密,能保证各个专业具有一定的教学质量。

学年制历史悠久,捷克夸美纽斯的学习阶段论即为学年制的萌芽和开端,12—13世纪,大学初建阶段就实行学年制和分科教学制度,发展至今,在教学过程、课程结构、考核标准、教学方法等方面日趋完备。我国自1952年院系调整,改为苏联模式后,停用学分制,采用学年制。学年制规定,所有学生上课按年级及专业统一分班,课程基本按学年安排。同一年级、同一专业所学课程除少量选修课外,专业课程全部相同。学生学习量以修习课程时数为计算单位,学籍处理以"年"为单位。

学年制的优点是:具有较严格的课程规划,计划性强。全国有较统一的课程计划,各课程有较统一的课程标准和教材,还有一套较具体的规章制度,便于学校的教学管理。另外,同一年级的学生统一入学,达到要求,同时毕业,有利于稳定教学秩序和保证教学质量。

学年制的缺点是:统一要求,缺乏灵活性,所有学生使用一张课表,一份课程计划,学生学习的自主性和主动性难以发挥,不利于真正实现"因材施教"。另外,由于学年制是以年为单位处理学籍,所以学生中允许升级者,其不及格课程难以安排重修;应当留级者,除成绩达到"良好"以上的课程外,已及格课程还要重修,必须延期一年才能毕业;跳级者,也需跨越整整一年,易造成学生时间和精力的浪费。

(二)学分制

学分是成功完成某项科目所获得的分值单位,用于表明学生获得某种证书、文凭或达到某个级别学历所需要接受科目教学的总量。学分制是一种把学分作为计算学生学习量的单位,以修满所规定的最低学分数作为学生获得毕业资格的基本条件的课程与教学管理制度。学分制比学年制更有弹性,学生在一定范围内可以根据自己的兴趣自由选课,只要修满规定的学分,可以提前毕业,具有较大的灵活性。

学分制广泛流行于美国,随后一些欧洲国家和日本也相继施行。现在世界上大多数高校都采用学分制。我国早在1917年由蔡元培先生在北京大学率先实行"选科制"和"学分制",1952年后采用学年制。1983年《中共中央关于教育体制改革的决定》,明确指出要针对现存弊端,积极实行诸如"学分制"等各种教学管理制度的改革。1994年国务院关于《中国教育改革和发展纲要》的实施意见中,再次提出"逐步实行学分制"的要求,目前国内许多高校采取的是学年学分制。

学分计算的原则是以课程为单位,把每门课各种教学形式所需要的课内外学习时间合并计算,再折算为学分。最常用的计算方法是:以某门课程的学时数为依据,学生每学满理论课18学时,并经考试及格者计1学分。实验(实习)课,每36学时计1学分。临床实习、入学教育及社会实践等,每周计1学分。毕业学分的最低限制视各专业而定。每学期学分一般控制在20学分之内,学习有余力者允许多修(加修学分)、学习有困难者则允许少修(限修学分)。

学分表示的仅是学生学习的数量,至于学生学习的质量可用绩点来表示。一般按百分制划分为优、良、中、及格和不及格五个等级,并折合成相应的绩点。

平均学分绩点的精确度常达到小数点后1～2位,如3.2,3.75。平均学分绩点反映了学生学习成绩的优劣,是衡量学生学习的总体平均成绩的一个指标。学生修完规定的总学分可以毕业,但要获得学位,平均学分绩点还必须达到一定标准。

学分制的优点主要有以下3个方面:①有助于因材施教:学分制实行弹性学制和自由选

课。学生在达到培养规格的基础上,学有余力者可多修某些课程、提前实习和毕业,学有困难者可缓修、少修某些课程或推迟毕业。学生还可根据个人爱好和特长,跨系、跨校选修课程,有利于培养学生的个性和自主性。②有利于激发教与学的积极性:由于学分制允许学生自主选择课程和教师,因此对教师提出了更高的要求,有利于激发教师从教的积极性。教师必须及时更新教学内容,不断改进教学方法,以便使所开设课程能够反映学科和社会前沿,满足学生的学习需求。另外,学分制可调动学生学习的主动性和积极性,尤其是可使优秀学生的学习潜能得到充分发挥。③有助于学生适应人才市场的需求:在市场经济环境下,社会对专业人才的知识和能力结构提出了新要求,学分制有利于高校形成办学特色,拓宽学生的知识面,形成合理的知识和能力结构,成为一专多能的复合型人才。

学分制的缺点主要包括:①学生自由选课要求学校开设更多的课程,需要更多的教师,更多的教室、设备和资金,对学校条件要求高,教学管理难度大。②由于选课的盲目性,容易造成学生知识零散,基础不扎实,影响学生知识的系统性。③个别自主能力较差的学生,可能无法有效安排学习,为了凑够学分,单纯追求学分数量,不顾社会需求和专业培养要求,因而难以保证每位学生的学习质量。

因此,在实行学分制的同时,必须吸收学年制的优点,制订合理的学分制课程计划和管理方案,以培养社会需要的护理人才。目前我国许多护理院校尝试学年学分制取得了良好效果。

第九节　学习理论

教育心理学是心理学的又一分支,主要研究教育过程中各种心理现象及其发生发展的规律。它研究受教育者在教育者的影响下形成道德品质、掌握知识及技能、发展智力和个性的心理规律;研究教育、教学过程中教师心理活动的规律,教师的教育与教学设计及模式,学生的个别差异以及与之相适应的教育,并阐明教育与心理发展的相互关系以及教育过程中的其他心理问题。

多年来,众多心理学家从不同的角度,运用各种方法对学习过程进行了很多实验,并对实验做出了种种不同的解释,在探索中逐渐形成了多种各具特色的学习理论。本节着重阐述行为主义学习理论、认知学习理论、社会学习理论、人本主义学习理论和建构主义学习理论,并探讨这些理论在护理教育中的应用。

一、行为主义学习理论及护理教学启示

行为主义心理学是 20 世纪初产生于美国的一个心理学派别。行为主义理论的目标在于预测和控制行为。行为学习理论的主要观点有两点,一是将学习解释为条件作用,即学习是个体处于某种条件限制下所产生的反应,因此行为学习理论又成为刺激—反应学习理论;二是将个体学习到的行为称为刺激—反应联结,即某一刺激原本不能引起个体某种固定反应,但经过条件作用后,就会在该刺激出现时作出该固定反应,因此又称为联结理论。行为主义心理学的创始人及代表人是美国心理学家华生。行为主义理论主要包括巴甫洛夫的条件反射学说、斯

金纳的操作条件作用学说、桑代克试误学说。

(一)巴甫洛夫条件作用学习理论

俄国著名生理学家巴甫洛夫(PavlovI)在研究消化现象时,观察了狗的唾液分泌,发现引起动物唾液分泌活动的刺激有两类。一类是动物胃内或嘴里的食物,这种反应是本能固有的。巴甫洛夫把食物称为无条件刺激(UCS),把所引起的反射性唾液分泌称为无条件反射(UCR)。

另一类是伴随食物同时呈现的其他事物。巴甫洛夫将铃声、灯光等与食物配对,经过多次配对尝试后,发现单独呈现灯光或铃声而不提供食物,也能引起狗的唾液分泌。在这种情况下,铃声或灯光就成了条件刺激(CS),由条件刺激引发的唾液分泌就是条件反射(CR)。由此可见,条件反射仅仅是由于条件刺激与无条件刺激配对呈现的结果。根据他的实验,可以概括出以下学习律:

1.习得律

指条件刺激和无条件刺激配对呈现,可建立条件反射。

2.消退律

指条件刺激多次重复出现而不伴随无条件刺激,条件反射会逐渐减弱以致消失。但这种消失并非永久性的,它只是一种习惯的钝化,过段时间后会自发恢复。只有当几次自发恢复都没有得到无条件刺激的强化时,条件反射才会真正消退。

3.泛化律

指某一种条件反射一旦建立,也可由其他类似原来条件刺激的刺激引发。一般而言,刺激与原条件刺激越相似,引发条件反射的可能性越大,发生的条件反射的强度越强。

4.辨别律

指提供辨别学习后,有机体可有选择地对某些刺激做出反应,而不对其他刺激做出反应。辨别是与泛化相反的过程。巴甫洛夫把比较精确和客观的方法引入动物学习的研究,把心理与生理统一起来,从而对高级心理活动的研究产生了巨大影响。

(二)斯金纳的操作条件作用学习理论

斯金纳是美国著名的心理学家。他改进了桑代克的实验研究,发明了"斯金纳箱"进行了关于操作条件作用的实验。箱内装一与提供食丸装置相连的操纵杆,把饥饿的白鼠置于箱内,白鼠偶然踏上操纵杆,供丸装置会自动落下一粒食丸。白鼠经过几尝试,学会按压杠杆以取得食物的反应,形成操作条件反射。斯金纳认为食物在这里的作用是行为的强化剂。其主要理论观点有二:一是操作性条件作用,二是强化理论。

1.两种类型的学习

斯金纳认为经典条件作用只是解释了有限的行为,个体的行为分为两类:应答性行为和操作性行为。前者是由刺激引发的,是有机体对环境的被动反应,具有不随意性;而后者是自发产生的,是有机体主动作用于环境习得的反应。人类大多数行为是操作性的,由此可将学习分为两类模式:刺激类条件作用学习和强化类条件作用学习。斯金纳认为,可安排各种强化,使有机体习得行为。

2.强化理论

强化理论是斯金纳学习理论的精华所在。斯金纳认为通过不同的强化类型和强化程序可影响行为的学习。

(1)强化的类型：强化指提高有机体反应概率的任何事件。强化可分为两类：正强化和负强化。正强化是通过呈现某种刺激增强反应的概率，负强化是通过中止某种刺激增强反应概率。负强化与惩罚有本质的区别。惩罚是通过给予某种不愉快的刺激以抑制反应发生的概率。惩罚在改变行为方面有时是一种有效的方法，但它会导致一些负效应，应尽量少用。

(2)强化程序：强化程序有两类：连续强化和间歇强化。连续强化指在每一次正确反应之后都给予强化。间歇强化则不是每一次正确反应之后都给予强化。间歇强化又可分为比例强化和间隔强化。比例强化和间隔强化还可进一步分为固定比例或固定间隔强化和变化比例或变化间隔强化。每一种强化程序都产生相应的反应模式：连续强化比间歇强化习得速度快，消退速度也快些，因此在教新行为时最为有效；间歇强化的反应率高于连续强化而消退率却低于连续强化；比例强化比间隔强化反应速度快；变化的强化程序比固定的强化程序反应速度快；固定强化比变化强化习得速度快，不给强化时消退速度也快。

(3)行为塑造与渐退：塑造和消退是斯金纳根据强化相倚关系设计的促使个体行为变化所采用的两种技术。塑造是指通过安排特定的强化相倚关系可使个体习得他们行为库中没有的新行为。在教育中，可以通过塑造技术教会个体从事某种行为反应。渐退是指通过有差别的强化使个体学会对类似的刺激做出辨别反应。

(三)桑代克试误学习理论

美国心理学家桑代克是心理学史上第一个用动物实验研究学习的人。他创造了迷箱作为实验工具将饥猫关进迷箱，箱外的食物(鱼)可见不可及，迷箱设有开启门闩的装置，饥猫通过抓、咬、钻、挤等各种方式想逃出迷箱，经过多次尝试与错误，无效动作逐渐减少，终于辨别出开门的装置，建立了打开门闩与开门取得食物的联系，逃出迷箱。桑代克根据这些实验得出结论：个体的学习是一种渐进的、反复试误的过程，使刺激情境与正确反应之间形成联结，并提出了学习的三条定律：

1.准备律

准备律指学习者在学习开始时的预备定势，包括三种状态：学习者有准备而又给以活动时就感到满意，有准备而未给以活动则感到烦恼，无准备而强制以活动也感到烦恼。

2.练习律

练习律由应用律和失用律组成。指一个习得的刺激与反应的联结如加以应用，这个联结就牢固，反之联结的力量就会减弱。

3.效果律

效果律指刺激—反应联结受反应结果影响。如果反应导致满意的结果，联结可增强；如果反应导致烦恼的结果，联结会削弱。

桑代克的学习理论指导了大量的教育实践，如效果律指导人们使用一些具体奖励，鼓励学生学习；练习律指导人们通过重复性练习，巩固学习成果。

(四)行为主义心理学的护理教学启示

行为主义理论注重可观察的行为,强调刺激、反应和强化等在人们行为中的作用,在很大程度上揭示了人类学习的一些规律,对护理教学具有较大的启示意义,其中提出的一些原理经过不断的检验与修改,被一些教育家和心理学家所认可。在护理教育中,行为主义的学习理论可用于以下方面:

1.合理运用程序教学原理

程序教学是斯金纳的操作条件反射学说在教学中的运用,是将学科知识或操作技能按其中的逻辑关系分解为一系列知识项目,然后按照一定的顺序逐个地进行学习直至达到预定的教学目的。

程序教学中,应遵循以下五个原则:小的步子;积极反应;及时反馈;低错误率;自定步调。护理教学过程中,基础知识的理论学习和临床操作的技能学习,都应将高深和复杂的知识与技能通过科学、合理的分解、划分,不断探索、及时反馈、及时强化,并尊重学生的自我水平,达到预期目标。

2.正确使用正强化

理论可应于护理教育的许多方面。护理教学中,教师应及时使用正强化方式促进学习效率,如通过对学生良好的学习行为给予表扬、奖励等正强化,使学生继续保持该行为;临床教学中,学生面对陌生的患者易产生紧张情绪,教师应用正强化给予适当的鼓励和引导,便可缓解学生的心理压力。实践证明,正强化可以维持学生的自尊,培养学生的自信心,使学生乐于学习并享受其中的快乐。因此,在护理教学过程中,应尽量使用正强化,适当使用消退原则,谨慎使用惩罚措施。

二、认知学习理论及在护理教育中的应用

认知理论强调有学习者自身的能动作用,认为学习过程是个体内部的认知变化,其理论强调认知结构及规律,影响较大的三个认知学习理论:布鲁纳的认知结构学习理论、奥苏贝尔的认知同化学习理论和信息加工学习理论。

(一)布鲁纳的认知结构学习理论

1.认知生长和表征理论

美国著名认知心理学家布鲁纳认为,学习是通过主动发现而形成认知结构的过程。护理教师的任务是充分调动学生的积极主动性,最大限度地促进学生主动的形成认知结构,提高认知能力。

布鲁纳认为在人类认知生长过程中,经历了三种表征系统的阶段:

(1)动作表征:在这个阶段,幼儿靠动作来认识了解周围世界,亦即是通过对事物的直接感知来认识事物。对人类而言,动作表征是求知的基础,虽然最早出现在幼儿期,但却使用终生。

(2)映像表征:又称肖像表征。指儿童开始形成图像或表象来表现他们知觉和发现的事物。这种表征很像照片和现实,是完全相似的。对人类而言,该求知方式的形成,标志着抽象思维的开始。

(3)符号表征:又称象征表征,此时儿童能够运用符号表现他们认识的世界。这里最重要的是语言。和映像表征不同,这种表征是以任意性为特征的,认知发展至此已趋于成熟,可直

接从事抽象思维。布鲁纳认为人类认知发展是沿着这三种表征系统的阶段顺序前进的,但并不是学习每一事物都必须从动作表征入手,依次经历这三个阶段。教学活动如何进行取决于学生的认知发展水平和已有的知识。比如学生已经具有这方面的动作经验,就可以从唤起学生的视觉映像开始;如果学生已具备动作表征和肖像表征的经验,就可以直接从形成符号表征开始,三种不同的方式可以灵活运用,以达到促进学生认知发展的目的。

2.学科结构

布鲁纳认为学习就是掌握事物的结构,是学习事物是怎样相互联系的。在教学中,务必使学生了解各门学科的基本结构,掌握基本的原理和概念。他从四个方面论述了学习学科基本结构的必要性:①懂得基本原理有助于学生更容易理解学科知识;②学习普遍的或基本的原理有助于学生记忆知识;③领会基本原理和概念,有助于学生将所学知识迁移,解决在课外所遇到的问题和事件;④理解学科的基本原理有助于学生将学科学习不断地深入下去。

3.类目与编码系统类目

类目与编码系统类目指有关的对象或事件。它可以是一个概念,也可以是一条规则。例如,家禽是一个类目,在该类目代表若干性质相似的物体或事件的意义上说,家禽是一个概念,它代表那些家养的有双腿和嘴的动物,因而作出都是家禽的推论。布鲁纳进一步认为,人们如果要超越直接的感觉材料,仅仅把感觉材料归类是不够的,还必须将类目加以推理、概括,构成编码系统。所谓编码系统,就是人们对环境信息加以分组和组合的方式。在布鲁纳看来,学习就是类目及其编码系统的形成。是个体能够把同类事物联系起来,并把它们连接成有意义的结构,从而使学生的学习能够超越给定的信息,取得举一反三的效果,同时也有利于学生提取信息。

4.发现学习论

发现学习指学生在学习情景中,经由自己的探索和寻找获取问题答案的一种学习方式。布鲁纳认为学生在掌握学科的基本结构的同时,还要掌握学习该学科的基本方法,其中发现的方法和发现的态度是最重要的。所谓发现,并不是局限于发现人类未知的事物,还包括用自己的头脑亲自获取知识的一切形式。布鲁纳发现学习的特征是:①强调学习过程的探究性:人类认知是一个过程,而不是一种产品。学习的主要目的不是要记住教师讲的或教科书的内容,而是要学生参与建立该学科知识体系的过程。②强调直觉思维,认为直觉思维是发现学习的前奏,对科学发现活动极为重要。③强调内在动机在学习中的重要性。④强调学习记忆的首要任务不是贮存而是提取。

(1)布鲁纳认为:敢于从事直觉思维者,其心智运作一定较为活跃。他主张学生根据自己的知识和经验,对问题情景先作一番直觉思维,一旦发现解决问题的线索,直觉思维就变成了发现学习的前奏。

(2)学习情景的结构性是有效学习的必要条件:布鲁纳指出:结构是知识构成的基本架构,包含彼此关联的概念。发现学习只有在具有结构性的情景下才会产生。具有结构性的教材,才会使学生理解,才会学后长期保持,不容易遗忘。学生从结构中学到的原理、原则,将有助于以后在类似的情景中,产生正向的学习迁移;从结构性知识中学到原理、原则后,可以培养学生求知时执简御繁的能力,获取高层次知识。

（3）探索中发现的正误答案同具回馈价值：与行为学习论强调强化是构成学习的主要条件相反，布鲁纳认为，学生经过探索性学习后，是否立即获得强化性的回馈，并不十分重要。学生探究问题答案时，从错误调整到正确的认知历程，才是最重要的。学生发现错误而自行改正后，所产生的回馈作用，远比外在的奖励更有价值。对有效学习而言，"发现自己的错误"与"发现正确答案"同等重要。

（二）奥苏贝尔的认知同化学习理论

奥苏贝尔是认知学派的另一位著名代表。他的学习理论的核心是有意义学习和同化理论。

1.有意义学习

有意义学习是指符号所代表的新知识与学习者认知结构中已有的先备知识和观念建立起实质性联系的过程。奥苏贝尔认为，学习要有价值，就尽可能要有意义。为此，他区分了接受学习和发现学习、机械学习和有意义学习之间的关系。接受学习是指老师将学习的主要内容以定论的形式传授给学生，学生只需对所学内容加以内化，以便将来再现和应用。发现学习是指学习的主要内容不是现成地给予学生，而是由学生自己去发现这些知识，然后才是把发现的知识内化、运用。奥苏贝尔认为，接受学习未必是机械的，教师讲授得法，并不一定会导致学生机械地接受学习；而发现学习也未必都是有意义的。有意义学习必须具备两个先决条件：一是学习者必须具备有意义学习的心向；二是学习内容对学习者具有潜在意义，能够与学生已有的认知结构联系。

2.同化理论

同化指新知识被认知结构中的原有的适当观念吸收，新暗观念发生相互作用，新知识获得心理意义并使原有认知结构发生变化的过程。奥苏贝尔认为同化是有意义学习的心理机制。学生习得新知识主要依赖于认知结构中的先备知识。有意义学习通过新旧知识的相互作用与同化得以发生。新旧知识相互作用的同化模式有以下几种：

（1）下位学习：指新的学习内容类属于学生认知结构中已有的、包摄面较广的观念，有两种形式：一种是派生下位，指新的学习内容仅仅是学生已有的、包摄面较广的命题中的一个例证，或能从已有的命题中直接派生出来；另一种是相关下位，指新的学习内容属于原有的具有较高概括性的命题中，但可使原有命题得到扩展、精确化或获得新的意义。

（2）上位学习：当学生学习一种包摄性更广，可以把一系列已有的观念从属于其下的新知识时，新知识便与学生认知结构中已有的观念产生这种上位关系。

（3）组合学习：当学习内容与认知结构中已有的概念和知识既不产生下位关系，又不产生上位关系时，就产生组合学习。在组合学习中，由于只能利用一般的内容起固定作用，因此对于它们的学习和记忆都较困难。

（三）信息加工学习理论

信息加工学习理论始于 20 世纪 50 年代初，其核心思想是将学习看成是对信息的加工、储存和需要时提取加以运用的过程。

1.记忆信息加工模式

许多心理学家从各个角度研究了人类的记忆信息加工过程，其中阿特金森－希弗林的信息加工模式近年来广受关注。该模式由三个主要部分构成:感觉登记、短时记忆和长时记忆。

(1)感觉登记:又称感觉记忆或瞬间记忆,是信息加工的第一步,系个体通过视、听、触、嗅等感觉器官感应到外界刺激时所引起的瞬间记忆,保留 0.25~2 秒。一般而言,感觉器官感应到的各种信息都获得感觉登记,但并非全部登记的信息都得到进一步加工。注意负责信息的筛选,将无用的信息过滤遗忘;将被注意到的信息辨认,形成知觉经验,传入短时记忆。

(2)短时记忆:短时记忆是一种工作记忆,指经过感觉登记后再经注意而在时间上延续到 1 分钟以内的记忆。短时记忆保存时间短暂,信息容量很小,具有运作性。运作性指短时记忆能对来自感觉登记和长时记忆中选择出来的信息进行有意加工:一方面它通过注意接受从感觉记忆接受的信息,为当前的认知服务;另一方面它又根据当前认知活动的需要,从长时记忆中提取储存的信息进行操作。因此,短时记忆又称运作记忆。

(3)长时记忆:长时记忆是保持信息长久不忘的永久性记忆。特点是:①保留信息的时间长,1 分钟以上,甚至终生;②容量极大,包括个人的全部知识;③信息来源为经过短时记忆加工后的内容;④主要功能是备用,需要时被提取到短时记忆中处理。

2.记忆过程

记忆是指个体能较迅速地再认或回想已习得的信息的心理过程。信息加工理论把记忆分为信息的编码、贮存和提取三个阶段。

(1)编码:编码是人脑将感官所接收的信息转换为神经系统能传递、贮存的代码的过程,如把视觉信息转换为言语代码,把听觉信息转换为语义代码等。

(2)贮存:贮存指信息编码后,一直保持到提取的过程。短时记忆系统处理信息的能力是有限的,为长期保持信息,必须把信息转换到长时记忆中去。

(3)提取:提取指在需要某信息时,从长时记忆中检索该信息的过程。主要取决于两个因素:一是记忆痕迹的强度,记忆痕迹强度大的信息容易提取。换句话说,熟悉的信息容易提取。二是与提示线索的关系,提示线索与记忆痕迹越接近,提取越有效。

3.遗忘及其原因

(1)短时记忆遗忘特征及原因:如果没有复述或重复,短时记忆以迅速遗忘为特征。首先,短时记忆系统容量很小,当新信息进入短时记忆系统时,就将原有的信息挤出去了。因此信息替换是短时记忆遗忘的主要原因。其次,记忆痕迹衰退也可能是短时记忆遗忘的原因,因为借助简单重复可以阻止短时记忆的遗忘。

(2)长时记忆遗忘特征及原因:①长时记忆的特征:一般来说,机械学习的材料表现为迅速遗忘,发现学习、有意义学习的材料则不易遗忘。德国心理学家艾宾浩斯以无意义音节为识记材料进行遗忘的实验研究,并根据实验结果绘制了人类历史上第一条遗忘曲线,表明了遗忘的规律:遗忘的速度是先快后慢,遗忘的内容是先多后少。在此之后,许多心理学家的研究不仅证实了艾宾浩斯的研究结果,并进一步表明知识的保持还要受到识记材料的性质、数量、学习方法、理解程度以及识记时主观状态等因素的影响。里德的研究结果表明,在一周之内,学习过的概念基本未遗忘,经过六周遗忘很少,这与无意义识记材料的大量、迅速遗忘形成鲜明的对照。②长时记忆遗忘的原因:解释遗忘的学说主要有四种:

a.消退学说:这是一种对遗忘原因最古老的解释。认为学习时,信息在人的神经系统内留下痕迹,这些痕迹将随着时间的推移而衰退,最终完全消失。

b.干扰学说:该理论认为,时间不是导致遗忘的原因,而是由于其他信息进入记忆系统,干扰原有信息,造成提取失败。干扰有两类:先前学习内容对后继学习的干扰,称前摄干扰或前摄抑制;后继学习内容对先前学习内容的干扰,称后摄干扰或后摄抑制。不论哪种情况,先后学习的内容越相似,干扰的程度就越大。目前,多数心理学家认为,信息相互干扰是导致长时记忆遗忘的最重要原因。

c.同化学说:奥苏贝尔认为干扰理论只能解释机械学习的保持和遗忘。他通过大量实验证明,在真正的有意义学习中,前后相继的学习是相互促进的,后继学习是建立在先前学习的基础上,对先前学习的补充、扩展,在这个过程中,遗忘同样是存在的,但这时的遗忘是人脑为减轻记忆负担,对知识加以组织简化的过程中,用概括水平高的概念代替概括水平低的概念。这是遗忘的积极一面,因为它提高了知识的概括性和适用性。但如果原有的知识不巩固或新旧知识辨析不清,新知识会向原有的具体、稳定的知识还原。导致知识的真正丧失。

d.动机遗忘学说:这种学说认为,动机因素决定人们将记住什么,遗忘什么。个体认为重要的信息,常被牢记;被认为无意义的信息,则容易遗忘。

(四)认知学习理论在护理教育中的应用

1.布鲁纳的学习理论在护理教育中的应用

(1)重视学习的过程,而不是学习的结果:任何教师都不会对学习的结果抱漠然的态度,但是取得优良成绩的方法对学生的心智成长十分重要。好的护理教育应重视教学过程的设计,使学生充分发挥智慧潜能,在学习学科知识的过程中掌握学习方法,学会自己发现知识。

(2)重视学习基本的原理,而不是具体的知识:护理教师应认识到帮助学生掌握具体的护理学知识并不是护理教学的最终目的,而仅仅是一种手段。使学生通过学习具体知识把握护理学科的基本原理和学科框架,从而将所学的护理学原理有效地运用于各种护理实践,才是现代护理教学的根本目的。

(3)重视学习的内部动机,而不是外部动机:护理教师应注意培养学生对学习护理学知识的兴趣,通过发现学习的方法,挖掘学生的智慧潜力,帮助学生建立新发现的自信心,激发学习的内部动机,使之主动参与探究学习活动,培养学生独立学习和工作的能力,使他们在离开学校后,仍保持旺盛的求知欲与不懈的探究精神。

2.奥苏贝尔的学习理论

在护理教育中的应用按奥苏贝尔学习理论要求,只有学习材料能配合学生既有的认知结构时,学习才会有意义,而有意义的学习才是有效的学习。鉴于此,护理教学过程中,应按照学科逻辑结构编制课程,重视对教学内容的组织与呈现方式,遵循逐渐分化和整合协调的原则,尽量展现教学内容的内在逻辑性和相互关联性。要正确评估学生已有的知识水平,建立新旧知识结合的桥梁,促进新旧知识的相互同化,促使学生的认知结构逐渐分化,提高知识的保持率。

3.信息加工学习理论

在护理教育中的应用根据信息加工学习理论,注意、发展记忆策略精细复述可帮助学生从感觉登记转入短时记忆,再进入长时记忆。因此,护理教学过程中,应采用有效的教学策略,如生动的临床案例、富有感染力的讲解、直观鲜明的教具和教学媒体等,吸引保持学生的注意力。并应教授学生一些诸如"信息组块"技术,帮助学生寻求和发展最适合他自己的记忆策略。另外,由于短时记忆加工、保持信息的能力有限,因而不能一味要求学生短期掌握大量信息,而应留给他们时间和精力思考、加工信息,促使信息转换;配以定期强化复习帮助学生巩固、记忆知识。

三、社会学习理论及在护理教育中的应用

社会学习又称观察学习或替代性学习,是指通过观察环境中他人的行为以及行为结果来进行学习。美国心理学家班杜拉是这一理论的创始人。他通过一系列对儿童社会性行为和学习活动的观察与研究后指出,人的思想、情感和行为,不仅受直接经验影响,而且还通过观察别人的行为表现及其后果进行学习。班杜拉社会学习理论的核心内容包括两部分:交互决定论和观察学习理论。

(一)交互决定论

在心理学发展史上,关于人类行为的形成主要有两种观点:一是心理动因学的内因决定论,二是行为主义的外因决定论。两派各执其词,直到 20 世纪 60 年代以后,有人在两派学说的基础上,提出人的行为是三元交互作用形成的交互决定论。认为行为既不单由内部因素决定,也不单由外部因素控制。一方面,个体的预期与价值观等主体因素影响或决定他的行为方式;另一方面,行为的内部反馈和外部结果反过来又影响他的预期与价值观等个人因素。简言之,人的行为是由行为、内部因素(认知、情感等)与环境交互作用所决定的。

(二)观察学习理论

1.观察学习的特点

班杜拉的一个典型试验是让儿童观看成人对玩具娃娃又打又踢的影片之后,他们单独玩同一玩偶时,表现出比没有看过上述影片的儿童更多的虐待玩偶的攻击性行为。据此,班杜拉总结出观察学习的四个特点:

(1)观察学习不一定具有外显行为反应:学习者可以通过观察他人的示范行为,学会被示范的行为。

(2)观察学习不依赖直接强化:观察者观察别人行为就能学习到相应行为,无须亲自体验强化。

(3)观察学习具有认知性:个体通过观察他人行为就能学到复杂的反应,这种学习无疑具有认知性,是认知过程。

(4)观察学习不同于模仿:模仿仅是学习者对他人行为的简单复制。而观察学习时,学习者从他人的行为及其后果中获得信息后,可经过自我矫正的调整,抽象出超越所观察到行为之上的规则,并通过对这些规则的组合,创造全新的行为。

由上述特点中,可以归纳出观察学习的三种基本类型:直接观察学习、抽象性观察学习和创造性观察学习。

2.观察学习过程

班杜拉将观察学习划分为注意、保持、动作再现和动机四个过程。

(1)注意过程:是对榜样的知觉过程,决定了学习者在大量的示范事件面前观察什么、知觉

什么和选取什么。它调节着观察者对示范活动的探索和知觉。影响学习者注意的因素可分为两大类:示范事件的特性和观察者自身的特点。

(2)保持过程:是对示范信息的储存过程。此阶段,学习者把观察到的榜样行为转换成表征性映像或表征性的言语符号保持在记忆中,形成示范事件的内部形象,这些记忆代码在日后就能指导操作。演练是示范行为长久保持的重要方式。

(3)动作复现过程:即观察者把表征化的示范信息转化成自己行为的过程。这一过程以内部形象为指导,把原有的行为成分组合成新的反应模式。观察者要重现示范动作,形成熟练的运动技能,必须通过练习和自我观察、自我矫正。

(4)动机过程:该过程决定了哪一种观察而习得的反应得以表现。观察者是否表现观察习得的行为,受个体动机变量的控制。个体呈现习得行为的动机受三种强化影响:一是外部强化,即榜样行为是否导致有价值的结果,如物质奖励、精神奖励等;二是替代性强化,即看到他人表现示范行为后获得积极效果;三是自我强化,即学习者根据自己的标准,通过自我反省、自我奖惩等形式调节自己的行为。

3.观察学习的影响因素

(1)榜样特点:①相似性:在性别、年龄、价值观、文化背景等方面,榜样与观察者越相似,观察者越容易学习榜样的行为,触发仿效动机;②地位与声誉:榜样的地位越高,声誉越好,越具有权威性,越能引起观察者注意并保持这些榜样的行为;③能力水平:榜样所表现的能力水平要接近观察者,太低对观察者没有吸引力,太高又可能使观察者望而却步;④人格魅力:观察者更愿意模仿具有人格魅力的榜样行为,榜样热情的态度,沉稳的举止,对于吸引观察者的注意有重要影响。

(2)观察者特点:对自己的行为反应恰当与否不确定的观察者,依赖性较强的观察者更会注意、模仿榜样的示范行为。观察学习也受观察者的动机影响,与观察者自我判断相符合的行为容易被模仿。

(3)榜样显示的特点:①真实的示范:真实榜样的行为操作,更生动有趣,更容易引起并保持观察者的注意,并可通过行为简化和重复示范突出重要部分;②符号性示范:指通过传媒如图片、幻灯、电影、录像等显示榜样。该类榜样可供观察时反复使用,但生动性欠佳;③内隐的示范:指要求学习者想象某种榜样行为进行观察学习;④创造性示范:指人们把不同榜样的各个方面组合成一个新的示范榜样,观察者可通过示范学到带有创新性的行为模式。

(三)社会学习理论在护理教育中的应用

社会学习理论可用于指导护理专业的各种示范教学,如操作示教、观摩教学等。更重要的是,该学习理论启示我们:在帮助学生形成积极的学科态度、高尚的职业情操、娴熟的专业技能方面,观察学习具有独到的功能价值。无论是在学校教育中,还是在临床见习、实习过程中,护理教师都自然而然地成为学生观察、学习的主要专业角色榜样。护理教育工作者应充分意识到这一点,明确自己的角色定位,运用观察学习理论,为学生创造优良的观察学习环境。

四、人本主义学习理论及在护理教育中的应用

人本主义心理学是 20 世纪 60 年代兴起的一个心理学流派。与行为主义心理学和认知心理学相比,人本主义学习理论有两点独特之处:其一,它不是从验证性研究中得到原则后形成

的推论,而多半是根据经验原则所提出的观点与建议;其二,它不是限于对片段行为的解释,而是扩展到对学习者整个成长经历的解释。该流派学习理论的核心代表人物是罗杰斯。

(一)以学生为中心的教育理念

罗杰斯以学生为中心的教育理念源于他的从医生涯。作为一名心理咨询医生,在长期的医疗实践中,罗杰斯创立了以患者为中心的心理治疗法,并在此基础上提出了以学生为中心的教育理念。他认为,学生是教育的中心,学校为学生而设立,教师为学生而教学;并强调学生是学习活动的主体,要求教师必须尊重学生,重视学生的意愿、情感、需要和价值观,相信每个学生都能自己教育自己,具有自我发展、自我实现的潜能。教育的根本目的在于调动学生的主观能动性,充分挖掘其发展潜能。

(二)自由为基础的学习

罗杰斯在《自由学习》一书中提出了自由学习的十大原则:

1.人类具有天赋的学习潜能,每个人都具有学习、发现知识和经验的潜能和愿望。只要建立起良好的师生关系,形成情感融洽、气氛和谐的学习情景,这些潜能和愿望就能释放出来。

2.学习内容有意义且符合学生学习目的和发展需求,才会产生有效学习。学习内容是否有意义,不在于学习内容本身,而在于学生对学习内容的知觉(看法)。当学生认识到学习内容与自己的人生追求有关,能满足他的好奇心,提高他的自尊感,他自然乐于学习,且学习效率会提高,学习效果得到保障。

3.涉及改变自我的学习具有威胁性,容易受到抵制。当学生认为学习威胁到他的自我概念和他个人所持的价值观时,常会采取防御态势。

4.当外部威胁降到最低限度时,学生比较容易同化威胁。自我的学习内容学习氛围对学生的学习有很大影响。当具有某种学习能力缺陷的学生处于一种相互理解、相互支持、相互尊重,没有压力和威胁的环境中,才会愿意接受提高这种学习能力的训练,从而逐步提高该学习能力。

5.当对自我威胁很小时,学生会用一种辨别的方式来学习。当学生处于有安全感的环境中,他就能以一种辨别的方式去学习相似而根本不同的事物,发现它们之间的差异,从而获得学习的进展。

6.大多数有意义的学习是从做中学。促进学习的较有效方式之一就是让学生直面和体验各种实际问题,在做中学。

7.当学生负责任地参与学习过程时,就会促进学习。当学生自己选择学习方向,参与发现自己的学习资源,决定自己的行动路线,自己承担选择的后果时,就会积极主动从事有意义学习。

8.涉及学习者整个人的自我发起的学习,是最持久、最深刻的。罗杰斯反复强调,学习不应该只发生在"颈部以上",而应全身心地投入(包括情感与理智),才会对学生发生深刻的影响,才会产生创造性学习和坚持持久性学习。

9.当学生以自我批判与自我评价为主要依据,就会促进独立性、创造性和自主性学习,创造性才能只有在自由的氛围中才会生长。如果要想让学生成为独立自主的人,就要为他们提供自我判断、自我评价的机会,让他们得出自己的结论,选择适合自己的准则。

10.在现代社会中最有用的学习是了解学习过程,对经验始终持开放的态度,并把它们结合进自己的变化过程中去。静止地学习信息在以往的时代可能是合适的,但要在现代不断变化的社会中生存下去,个体就必须顺应变化,采用新的、富有挑战性的学习方式。学校也应根据社会的变化调整教育方向,除教给学生知识外,应尽量使学校教育社会化,使学生在自由学习活动中充分认识自我,了解社会,多方面发展兴趣和能力,为适应未来社会做好准备。

根据以上原则,罗杰斯提出了若干促进学生自由学习的方法,如构建真实问题情境、提供学习资源、使用合约、同伴教学、小组教学、探究训练、程序教学和自我评价等。

(三)人本主义学习理论在护理教育中的应用

人本主义学习理论观点与当今提出的素质教育、创新教育是不谋而合的。首先,该理论可以帮助护理专业教师发展以学生为中心的现代教育观念:认识到不管我们怎样教学生,都是"人"在学习,是具有独特个性的人在学习。护理教育者应视学生为学习的主体,尊重他们的意愿、情感、需要和价值观;相信他们都能自己教育自己,发展自己的潜能,并最终达到"自我实现"。在日常教育教学工作中,扮演好学习的促进者、鼓励者、指导者角色,要为学生提供各种学习资源,在师生之间建立良好的交往关系,创建情感融洽、气氛和谐的学习氛围,帮助学生学会学习,引导学生从事创造性学习活动。人本主义学习理论的另一特殊用途是使用学习合同和开展以问题为基础的教学,为学生提供主动探索、对自己学习负责的机会。

五、建构主义学习理论及在护理教育中的应用

建构主义是学习理论继行为主义到认知主义以后的进一步发展。20世纪对建构主义思想发展做出重要贡献并应用于课堂和学习的当首推杜威、皮亚杰和维果茨基。建构主义学习理论认为学习是学习者主动建构内部心理表征的过程,它不仅包括结构性的知识,也包括非结构性的经验背景。学习的过程包含两方面的建构:对新信息的意义的建构和对原有经验的改造与重组。学习者以自己的方式建构对事物的理解,从而不同的人看到的是事物的不同的方面,不存在唯一的、标准的理解。因此合作学习可丰富学习者的视角,使对事物的理解更加丰富和全面。

(一)建构主义学习的核心特征

根据建构主义者对学习的基本解释,将各派有关建构主义学习的研究加以概括,可得出建构主义学习的核心特征:

1.积极学习

学习应该是积极的,因为当学生为了用有意义的方式学习教材而对输入的信息进行加工时,他们必须主动参与、努力思考,调动学习的主观能动性。

2.建构性学习

学习是建构性的,因为在学习过程中,学习者必须对新信息进行加工并将其与其他信息关联,以便在保持简单信息的同时,理解复杂信息。

3.累积性学习

学习是累积性的,因为建构性学习中一切新的学习都是以决定学什么、学多少和怎样学的方式建立在先前学习的基础上;或在某种程度上利用以往的学习,但这不是知识简单的叠加,而是对原有知识的深化、突破、超越或质变。

4.目标指引的学习

建构主义学习是目标定向的,因为只有学习者清晰地认识到自己的学习目标并形成与获得所希望的成果相应的预期时,学习才可能成功。而真正的学习目标产生于学习过程的内部,产生于学习者与教师、教学内容、学习环境的相互作用之中。而且,在学习进程中,学习者可以从学习需要出发,对初始目标进行分解或转换为其他目标。

5.诊断性学习和反思性学习

在建构主义学习中,学习者必须自我监控、自我测试,以诊断和判断自己在学习中所追求的是否是自己设置的目标,这种建构主义学习评价的目的在于更好地根据学习者的需要和不断变化的情况修改、提炼学习策略,使学习者不断朝着专家方向进步。

以上是建构主义学习的核心特征,但建构主义学习并不一定同时具备以上所有特征。此外一个学习者也不可能自始至终都在进行建构,他们有时也需要关注一些具体问题的细节,做些整理知识的工作。

(二)建构主义学习环境的特征

建构主义者认为,学习环境是学习者可以自由探索和自主学习的场所,是支持和促进学习者学习的场所。德里斯克提出建构主义学习环境应该是:

1.提供并入真实活动的复杂学习环境

即教师应在教学中创设尽可能接近真实的任务,发展学生解决真实环境中实际问题的技能。

2.提供社会协商作为学习不可分割的组成部分

即支持学习中的合作与交往,而不是竞争。学习中的合作与交往有助于学生多角度看待知识和信息,促进学习的广泛迁移。

3.并置教学内容,使学习者多角度探究学习

即强调为学生创设丰富信息和多重观点的学习环境,给学生留出广阔的建构空间,让他们针对具体情境采用适当策略探索和整合知识,以形成自己对意义的建构。

4.以学生为中心的教学

建构主义者认为学生是知识的积极探求者和建构者,因此教学应以学生为中心,让学生积极参与决定学习的需要和实现学习需要的方式,而教师的作用应从信息的提供者变为指导者和学习任务或问题的展现者。

(三)建构主义学习理论在护理教育中的应用

建构主义学习理论对建构性学习核心特征的剖析,可帮助护理专业教师发展新型学习观和形成以学生为中心的教育观,立足于促进学生建构能力的发展,重视师生之间、学生之间的相互作用;并通过优化教学设计,努力为学生创设建构性学习环境,促使学生从事建构性学习与评价活动,帮助护理专业学生不断开发自身学习潜能,获得持续发展。总之,建构主义学习理论给我们最大的启示是:护理教学不仅要教会学生具体的学习方法,更要教会学生探索、认识、发现世界的方式,这是护理教学应矢志追求的理想目标。

第十节 学习的分类与教学

学习是一种极为复杂的现象,人类在其一生中要学习许多不同的东西,而学习的结果差异巨大。能否在大量不同的学习例证中找到某些共同的基础,从而归纳出不同的学习规律,以作为教师制定教学目标,分析教学策略,选择教学方法的依据,使得学有规律,教有定则,这就是西方许多教育心理学家进行学习分类研究的动因。

一、学习的分类

心理学家们根据不同目的和标准对学习进行了分类。其中以著名的教育心理学家加涅的学习分类理论应用最为广泛。20世纪60年代,加涅开始了对学习分类的研究,在他的研究成果《学习的条件和教学论》一书中,他根据学习结果将学习分为五类:言语信息、智慧技能、认知策略、动作技能和态度。

(一)言语信息

言语信息指能用言语(或语言)表达的知识,是回答世界是什么的知识。其中又分三小类:①符号记忆,如人名、地名、外语单词,如知道 O2 代表氧气;②事实的知识,如知道"现代护理学的创始人是南丁格尔";③有组织的整体知识,言语信息学习对学生的能力要求主要是记忆。在护理教学中应注意研究如何使学生获得大量言语信息,如何牢固保持这些信息,防止遗忘。

(二)智慧技能

智慧技能又称理智技能,是指人们运用概念和规则办事的能力。智慧技能又分5种类型:辨别、具体概念、定义性概念、规则和高级规则。它们是护理院校最基本、最普遍的教育内容。对学生的能力要求是理解和运用规则的能力。

(三)认知策略

认知策略是指运用一些学习、记忆、思维的规则来调节和控制人的认知行为和认知过程,并提高认知效率的能力。包括对自己的注意、学习、记忆和思维方式的选择与修正。比如学生采用了一种新的读书方法,提高了阅读的效果。认知策略和智慧技能往往是同一学习过程的两个方面,学生在学习智慧技能的同时,也形成了自己特有的认知策略。

(四)动作技能

动作技能是指通过练习所习得的、按一定规则协调自己身体运动的能力。它的显著特征是只有经过长期不断地学习,才能日益精确和连贯;只有当学生不仅能够完成某种规定的动作,而且这些动作已组合成为一个连贯、精确,并在限定时间内完成的完整动作时,才可以说他已获得这种技能。

(五)态度

态度是指通过学习形成的影响个体对人、物或事,以特定方式进行反应的心理倾向。比如学校通过举办民族音乐节,使一些原先只喜欢听摇滚乐的同学开始喜欢欣赏民乐了。态度是通过与外界的人、物、事相互作用的一系列结果习得的,而且往往是非计划地附带习得的。态度一般需经过相当长时期才能逐步形成或改变。

二、言语信息的教学

(一)言语信息学习的条件

1.内部条件

(1)已有的有组织的知识:在学习新的言语信息时,学习者头脑中必须具备一些早已习得的、以某种方式相互联系的信息,即认知结构图式。它可为新信息的学习提供联结点,使之较容易地被纳入学习者的认知结构中。

(2)编码策略:信息编码一旦完成,其实质就是孤立的信息在学生头脑中形成了有一定组织结构的网络形式的知识,其最重要功能是使习得的新信息容易记忆,容易提取,并可迁移到学习者以后所遇到的各种情境中。

2.外部条件

(1)提供有意义的情境:将新学习的言语信息置于有意义的情境中是最适宜言语信息学习的条件。例如,利用先行组织者或在信息呈现前后引入问题,可将学习者的注意引入要学习的信息类型上,并与学习者已有的知识相联系。

(2)增加线索的区别性:言语信息的学习有时会被后来学习的其他新信息所干扰。因此在学习两组相似的学习材料时,应注意尽可能地提高可引起学习者回忆知识的线索的区别性,比如可以将要习得的信息采取对比表格或图解的形式来组织,也可采取不同色彩、形状、式样等物理线索,以增加信息的区别。

(3)重复:言语信息项目的练习可构成对已习得和贮存的信息的复习,为学习者今后的提取提供清晰的线索。

(二)言语信息的保持策略

由言语信息学习的内、外部条件可知,言语信息学习的难点不在于理解而在于保持。也就是说,它们的遗忘速度快,而且遗忘率高。在这类知识的教学中,教师指导学生的学习与记忆的策略或方法,培养学生良好的学习、记忆习惯十分重要。

1.改进教学的策略

(1)明确识记目的和任务:研究资料表明,有意识记的保持优于无意识记,而进行有意识记的前提条件是确定识记的目的、任务。目的与任务越明确、具体,学生越能将注意力集中于应识记的内容上,记忆效果也就越好。因此,护理教师在教学中,应向学生提出具体的识记任务与要求。

(2)复述要记忆的材料:复述是为了保持信息而对信息进行多次重复的过程。要达到提高记忆效率的目的,宜采用复述与结果检验相结合的方法,在复述的同时,做摘要、画线,也有助于学生思考信息的内容。

(3)记学习笔记:研究表明,笔记有助于指引学习者的注意,发现知识的内在联系和建立新旧知识的连接。为培养学生记笔记的良好习惯,教师讲课时应注意:①讲课速度不宜过快;②重复比较复杂的材料;③把重点写在黑板上;④为学生提供一套完整和便于复习的笔记;⑤为学生记笔记提供结构上的帮助,如列出标题、表明知识的层次。

(4)适量有效地组织学习材料:研究表明,在一般情况下,学习材料的数量与保持的百分率成反比。所以学习材料的量应适当,应在原有的知识较为巩固后,再引入新知识。信息量过大,不仅使记忆的困难程度剧增,而且会引发学习者的消极态度。

从学习材料的意义性看,有意义材料比无意义材料容易记忆,保持也持久。因此,护理教师在教学时,要认真分析学习材料,从意义上、结构上给予组织、加工。例如,加强新旧知识的连接,赋予抽象符号以具体的感性知识经验;将信息归类,使之系统化;对要记忆的材料补充细节或例子,为学生提取信息提供线索;归纳出相似性知识的特征性区别线索,以避免信息之间的相互干扰等。

(5)促使学生积极、独立地进行学习活动:实验研究表明,与机械记住答案的被试相比,通过自己发现和习得的内容保持时间长,且易迁移。这是因为,如果一种事物成为智力活动的直接对象,人们就更容易清晰地感知它、理解它,使它与已有的经验联系起来,从而较好地识记。因此,在护理教学中,教师要努力创造条件,给学生积极、独立地参与教学活动的机会,以获取良好的识记效果。

(6)适当的过度学习:过度学习又称过量学习,指达到掌握标准以后的继续学习。研究表明,如果学习某些需要长期保持的材料,适当的过度学习是必要的。过度学习的量应是达到掌握标准学习量,再增加 50% 为宜。量不足,不足以阻止遗忘,而太过量又可能引起厌烦情绪。青少年学生一般不懂这个道理,他们往往刚达到掌握标准就停止学习,再增加学习时间就会感到厌烦。护理教师应根据学生这一特点,采取多种学习形式,做到既保证适量过度学习,又不使学生感到单调、厌烦。

(7)运用记忆术:记忆术是指给本来无意义的材料人为地赋予某种意义或利用谐音等以帮助记忆的方法。这类方法在机械性程度较高的言语信息的学习中是很有效的。

2.合理安排复习的策略

在获取新的言语信息后和在它被遗忘前,安排适当的练习和复习是必不可少的。有效的复习不仅可以防止记忆痕迹消退而产生的遗忘,并能使已有的知识不断分化和综合贯通,从而延长保持期。

(1)及时复习:对机械性程度较高的学习材料,学习后应及时复习,可收到事半功倍的效果。但复习不是一次就一劳永逸的,要经常进行复习、巩固工作。复习时间分布应合理,一般初次复习时间多于以后各次复习时间,两次复习时间的间隔可逐渐延长。

(2)循序复习:应根据学习材料的内容及排列顺序安排复习。但应注意,两种相似的学习材料尽量不要安排在一起复习,对较长的学习材料进行复习时,要考虑前摄干扰与后摄干扰的影响,对中间部分应给予重点注意。

(3)多样化复习:护理教师应根据复习材料内在的联系,采取归类、概括、编制提纲、列出图表等多种形式进行复习,使学生在复习时将看、写、记配合起来,以提高知识的保持效果。在复习时间上多采用分散复习,既可避免学生疲劳,又可减少前摄抑制与后摄抑制。

3.正确检查知识

促进学生进行有意义学习,检查知识应能促进学生进行有意义学习,包括加强学生有意义学习的心向和运用有意义学习的方法,因此,护理教师在测验命题时,应着重测量学生融会贯通地理解与运用教材知识体系的能力。

4.培养学生良好的记忆品质

优良的记忆品质包括识记的敏捷性、记忆的持久性、精确性及准备性,这些对学生从事学习活动和未来的护理职业活动都是具有重要意义的。护理教师应指导学生根据护理职业的具体要求发展记忆力;根据记忆规律,指导学生运用科学的记忆方法,学会有效记忆;指导学生养成对学习材料概括加工,使之系统化、概括化的良好习惯;鼓励学生参加护理实践活动,在活动中应用所学知识。

三、智慧技能的教学

智慧技能的教学可以概括为概念、规则的获得及在新情境中的运用,后者是智慧技能的最高习得水平。由于概念、规则也可以看成是广义的知识,因此,智慧技能的形成也就是知识的掌握。

(一)概念和规则的界说

1.概念

奥苏贝尔把概念定义为:符号所代表的具有共同标准属性的对象、事件、情境或性质。概念一般用词来表示,由四方面组成:

(1)概念名称:如休克、灭菌等。

(2)概念属性:指概念的关键特征、本质属性。例如,"传染病"这个概念的本质属性是具有传染性和流行性等。

(3)概念定义:是对概念所代表的同类事物本质属性的概括。比如"发热"的定义是:体温上升超过正常值的 0.5℃时,称发热。

(4)概念例证:即概念所代表的同类事物。例如,"肠道传染病"这个概念的例证是伤寒、痢疾等。凡符合概念关键特征的例子,称概念的正例;凡不符合概念关键特征的例子,称概念的反例。

2.规则

规则是公式、定律、法则和原理的总称,一般用句子来表达,如"进行无菌操作前要洗手"表达了一条灭菌技术规则。规则也有例证,但不是一类事物的例证,而是几类事物的关系的例证。掌握规则实质上就是能用大量例证说明规则所反映的关系,或者能运用规则在其适用的不同情境中办事。

(二)概念和规则的教学形式

1.概念的教学形式

(1)概念形成:概念形成即通过辨别正反例子的特征,提出假设并通过教师的肯定或否定,归纳出一类事物的共同属性,从而获得概念的方式。概念形成的心理过程是:辨别—抽象—分化—提出假设—检验假设—概括。

(2)概念同化:概念同化是指通过直接下定义的方式来揭示某类事物的本质特征。学生将把所学的概念与认知结构中原有的适当观念相联系,构成派生、相关、总括等相互关系,同时新概念与认知结构中原有的有关观念进一步分化或融会贯通。概念同化的心理过程是辨别联系—精确分化—形成层次、网络系统。

2.规则教学的形式

(1)例规法:例规法指先呈现规则的若干例证,让学生从例证中概括出一般规则的教学方法。

(2)规例法:规例法指先呈现要学习的规则,然后用实例说明规则的教学方法。这种教学方法的最重要条件是学生已经掌握了构成规则的概念。

(三)影响概念和规则教学的因素

1.学生的年龄、经验和智力

大量的研究表明:学生获得概念和规则的能力是随着年龄和经验的增长而提高的。皮亚杰把儿童的认知发展分为四个阶段:感觉运动阶段、前运算阶段、具体运算阶段和形式运算阶段。奥苏贝尔认为,只有到了形式运算阶段,学生才具有掌握纯抽象的概念与规则的能力。有人也曾经分析了学习概念的分数与经验和智力的相关,发现经验与概念测分的相关高于智力与概念测分的相关。这说明学生若缺乏相应的实际生活经验,则不易理解概念。

2.认知策略

心理学研究表明,在概念形成过程中,学习者所采取的认知策略对发现概念的关键特征十分重要。

3.学习内容的难度

实验研究表明:具体概念比抽象概念容易学;特征明显、易下定义的概念比特征不明显、难下定义的概念容易学;新学的概念规则与学习者认知结构中原有的概念规则是类属关系的容易学,而呈并列关系的较难学。

(四)概念和规则的有效教学策略

1.突出有关特征,控制无关特征

大量实验研究和教学实践经验表明,概念的关键特征越明显,学习越容易;无关特征越多,越明显,学习越困难。护理概念教学中应注意运用直观手段,突出所教内容的关键特征。

2.运用正例与反例

概念和规则的正例传递了最符合概念定义的特征、最能概括规则信息的例子。在护理概念、规则的教学中,最好同时呈现若干正例,以使学生真正掌握概念或规则;另外,也应举些反例,反例对加深概念与规划的本质认识起着重要作用。比如在讲昏迷概念时,可用晕厥做反例。

3.运用变式

变式指概念的正例在无关特征方面的变化。例如,在讲解正常心电图这一概念所涵盖的范围时,有许多无关特征方面变异的变式。通过变式,可使学生获得的概念更精确、稳定、易于迁移。

4.揭示概念间的相互关系

任何学科理论都是一本概念与规则的体系,学科之间也有许多相关概念。护理教师要善于把相关的概念、规则归纳出来,引导学生横向比较、新旧知识衔接、不同学科知识融会贯通。

5.给学生反应与运用的机会

在教学中,请学生提供有关概念与规则的例证,是一种有效的方法,既可以了解学生掌握概念和规则的水平，又提供给学生应用概念、规则的机会。

四、认知策略的教学

护理教学不仅要使学生获取知识，形成智慧技能，而且还要培养学生解决问题和创造的能力。学会如何学习、解决问题和创造能力的核心就是认知策略的获得与改进。

(一)认知策略教学的特殊性

1.学习的内隐性

认知策略是对内调控的技能，无法从外部直接观察到。因而难以通过直观演示的方法教给学生。

2.学习的概括性

认知策略涉及的概念、规则概括性高，应用时有很大的灵活性，因而不可能通过短时期的教学与训练就能收到显效，必须经过长期、反复的练习与运用。

3.学习的制约性

认知策略的学习和应用受到个体认知发展水平的制约。例如，当儿童尚未形成事物类别的概念，他们就不可能用将事物分类这种策略来帮助记忆。

认知策略的学习和运用还受到个体自我认知发展水平的制约。人的认知发展的自然顺序是先认识外部世界，再认识自身。这种个体对自己认知过程与结果的意识称反省认知或称元认知。反省认知是认知策略中的重要成分。策略性知识学习的最高水平，是学习者不仅能在训练过的情境中应用某种认知策略，而且能把习得的策略应用于未训练过的情境中。这就决定了认知策略的习得不仅包括具体的方法和技术，还要学会监控自己的策略执行情况，了解不同策略适用的条件或情境。

(二)认知策略的种类

1.注意中的认知策略

在教学过程中，学生的注意是学习与记忆产生的前提。心理学家通过在学习材料中附加问题，以激发学生注意的实验研究表明，从问题的位置对学习效果来看，先提出问题而后学习材料组，有意学习成绩好；先学习材料而后提出问题组，偶然学习成绩好。这说明，学习前提出问题使学习者的注意局限于与问题有关的内容。从问题的类别对学习效果影响看，问题涉及学习材料的基本结构，学习者就注意材料的主要内容；若问题涉及材料的细节，则学习者就注意材料中的细节。

2.编码中的认知策略

学生获取的知识信息要在记忆中保持，最重要的策略是对信息进行编码。在概念学习中，学习者通常采用的编码策略主要有两种：集中策略和审视策略，集中策略是将最初识别为某个概念的正例的整套特征作为提示，在其后的概念学习和记忆中，会与这个正例的特征进行对照，寻找相同的特征，而忽略不同的特征。审视策略是选择概念正例中有关特征，作为要寻找概念的特征，当遇到否定例证时，通过改变其提示而选择另一不同的特征，同时学习者记住了正例的其他一些特征，形成新的提示。研究发现，当学习者受到时间限制时，运用集中策略比审视策略更易获得成功。通过这些策略可将各部分孤立的知识联系起来，形成有内在联系的结构性知识。

3.提取中的认知策略

提取中的认知策略是有助于记忆知识的一些策略和方法,包括使用类目归类的方法记住特定的信息、运用复述和对遗漏项目的有意重新学习,以及各种类型的记忆术等。

4.问题解决中的认知策略

(1)解决问题的主要方式:学习者解决问题的方式主要有两种:尝试错误和(或)顿悟式。尝试错误式解决问题是进行无走向的尝试,重复无效动作,不断纠正错误,直至最后成功地解决问题。顿悟式解决问题则是具有一定"心向",努力发现手段与目标之间有意义的联系,而这种联系正是问题赖以解决的基础,表现为突然发现解决问题的规则。在学习没有或辨不清意义联系方式的问题时,尝试错误式学习是不可避免的,而顿悟式解决问题是一种有意义的发现学习。要解决的问题的条件与想要达到的目标已与学习者认知结构形成实质性的意义联系。

(2)解决问题的过程:许多心理学家从不同角度,用不同方法探索解决问题的过程模式。1910年杜威曾提出解决问题的五步模式,依次为:暗示—问题—假设—判断推理—试证。在现实中,不少问题的解决都表现出上述的五步。奥苏贝尔等人于1969年提出的模式,是呈现问题情境命题—明确问题的目标与条件—填补空隙过程—解答之后的检验。这一模式表述了解决问题的一般阶段,并提出原有认知结构中各种成分在过程中的不同作用,为培养解决问题的能力指明了方向。

1985年斯里夫和库克两位心理学家根据差生解决问题的困难及其克服的研究提出解决问题的模式为:认清问题—分析问题—考虑选择不同答案—选择最佳答案—评价结果。他们认为在有效解决大部分问题时,每个人都需要经过这些步骤,因此该模式具有普遍性意义。

(3)问题解决的一般策略:心理学家怀特和维特罗克在进行问题解决的认知策略研究时,发现存在一些可用于多种问题解决的一般性策略:①探寻深层含义的策略,避免受问题表层意义的误导;②采取局部目标的策略,即将问题分解为若干部分,使用逐步"爬山式"的方法;③灵活探索的策略,即转换多种方法解决同一问题;④部分综合的策略,即问题解决者须将各个问题部分最后综合成一个整体。

5.思维认知策略

事实上当学生学习解决新问题时,他的学习不仅是学习应用于解决问题的规则,而且是学习完成问题解决的一般方法,即训练控制自身思维过程的方法,包括如何寻找问题的有关特征,怎样将先前尝试过的方法保持在头脑中,怎样权衡其假设的可能性等。这些自我控制能力就是思维认知策略。

美国心理学家克拉奇菲尔德、科温特及其同事研究了思维技巧和认知策略的发展,并应用了一种称作"创造性思维计划"的系统教学计划。在这个计划中运用的思维策略包括:①生产新的与众不同的观点(发散思维);②避免过早判断;③打破心理定势,以不同的方式看问题;④阐明问题的实质;⑤注意有关的事实及问题的条件。

(三)认知策略学习的条件

1.原有的知识背景

个体在某一领域的知识越丰富,就越能应用适当的认知策略。

2.反省认知发展水平

反省认知成分的掌握情况主要取决于个体自我意识发展水平的高低,并且反省认知能力随个体学习经验的增长而逐渐发展起来。

3.动机水平

研究表明,学生的动机决定他们选择什么策略,并决定他们使用这些策略的效果。外部动机的学生选择使用机械学习的策略,内部动机的学生倾向于有意义学习的策略;动机强的学生倾向于经常使用习得的策略,动机弱的学生对策略使用不敏感。

4.训练方法

心理学研究表明,与教材内容学习密切结合的具体策略的学习效果较好;通过不同类型的事例、设置问题情境等训练思维技能的教学效果较好。

5.变式和练习

与智慧技能类似,认知策略的最重要的教学条件是在相似或不同的情境中的练习,此外练习还必须有变化,以促使认知策略的迁移。

6.有外显的可操作的训练技术

如果能将认知策略转化为一套具体可操作的技术来控制学习者的认知行为,就有可能培养学生良好的认知和学习的习惯。

(四)认知策略的有效教学策略

1.结合学科教学,进行解决问题能力的训练

课堂外的思维能力、解决问题能力的训练活动,有助于培养学生的认知策略和创造能力,但不应干扰或取代培养认知策略的主要途径:课堂教学。护理教师在教学中应采用主动接受学习的方式,辅以有指导的方法学习,有分析、有批判地进行特定学科教学。应帮助学生熟悉本学科的基本理论、认识论与方法论方面的特点,掌握学科独特的认知策略,把训练的重点放在学科的问题解决的逻辑推理与策略上和有效解决问题的一般原则上。这将大大提高学生解决该学科问题的能力。

2.培养学生评判性思维的能力与习惯

护理教师在教学中应注意通过提问、讨论、辩论和撰写研究报告等各种形式培养学生形成准确使用自己的语言阐释解决问题过程的习惯和对任何事物都具有不断发现问题、提出疑义的能力与态度。

3.为学生创造适当课堂气氛

宽松、和谐的课堂教学氛围可使学生产生安全感,有助于激发学生思考,大胆发表自己的观点,开展有价值的辩论,分享智力资源。

五、动作技能的教学

护理工作者不仅需具备丰富的专业知识、高度发展的智慧技能,而且还必须掌握熟练的专业技能,既善于动脑,又善于动手,才能适应护理专业的需要。因此,护理教师必须懂得动作技能形成的一般过程与特点,以便有效地指导学生的专业技能学习。

（一）动作技能的构成与学习过程

1.动作技能的构成

心理学家费茨经过一项调查研究得出结论,动作技能具有四种成分:

（1）认知成分:即学习者对动作技能训练项目的理解水平。

（2）知觉因素:即学习者能准确、敏锐地辨别需做出反应的线索。

（3）协调能力:即对自身平衡、稳定等方面的调控。

（4）个性与气质特征:如冷静、松弛等。

2.动作技能的学习过程

费茨等将动作技能的学习过程分为三个阶段:

（1）认知阶段:在学习一种新的动作技能的初期,学习者可通过指导者的言语讲解、动作示范来理解学习的任务与要求并做初步尝试。此阶段,学习者常会出现注意范围狭窄、动作不连贯及不协调,多余动作多,难以发现错误等问题。此阶段的主要学习任务是领会技能的基本要求,掌握技能的基本动作。教学重点是给学习者提供反应线索。

（2）联系形成阶段:经过一段时间练习,学习者掌握了一系列局部动作,并开始将它们联系起来,形成一个连续的整体。但是各个动作结合不够紧密,转换动作时不连贯。在这个阶段,学习者对动作技能的视觉控制作用逐渐减弱,反应时间缩短,控制感增强,肌肉神经紧张程度下降,多余动作减少,而且排除过去的经验和习惯的干扰。练习及其分配方式对此阶段学习十分重要。

（3）自动化阶段:此阶段,一系列动作形成有机联系的整体并巩固下来,各个动作相互协调,似乎是自动流出的,无须特殊注意与纠正。技能逐步由脑的低级中枢控制,紧张状态与多余动作消除,注意范围扩大。学习者能根据情况的变化,灵活、迅速而准确地完成动作,能自动地完成一个接一个的动作,几乎不需要有意识的控制。

3.熟练操作的特征

①立即反应代替了笨拙的尝试;②利用微弱线索;③错误被排除在发生之前;④局部动作综合成大的连锁,受内部程序的控制;⑤在不利的条件下能维持正常操作水平。

4.动作技能的保持

动作技能一经学会后便不易遗忘。心理学实验揭示了其中的原因主要有以下三方面:①动作技能是通过大量练习获得的,其中有大量的过度学习,经过过度学习的动作技能不易遗忘;②许多动作技能是以连续任务形式出现的,连续任务相对简单,故不易遗忘;③动作技能保持主要依赖小脑及脑低级中枢,这些部位记忆能量可能较大。

（二）影响动作技能学习的因素

1.成熟与经验

研究表明,学习者掌握动作技能的能力是随着年龄和经验的增加而提高的,尤其是简单技能,如三查七对。

2.动机

动机强烈的学习者,动作技能学习的效果较好。

3.个性

良好的个性品质,如忍耐力、控制力、抗挫折力、自信及大胆等品质对动作技能的掌握起促进作用。

4.言语指导和示范

动作技能的复杂性增高,认知学习的成分就增加。言语指导可以提供运动本身有用的信息,如应当采取怎样的站立姿势,应当看什么、听什么、做什么;而且言语指导可以提醒学习者识别自己错误的方法,如"按压时,检查自己的手臂是否伸直";可以告诉学习者不该干什么,如"手臂不能跨过无菌区"等。

研究表明,通过观察,学习者可以习得运动策略。而且完美的示范可以为学习者提供学习的榜样。不同的指导与示范方法,对动作技能的学习效果有很大差别。

5.练习

练习是影响动作技能学习的最重要的因素。任何新的、比较复杂的动作技能学习都要经过一定量的练习,并且不同的练习形式对动作技能的学习也会产生不同的影响。

6.反馈

心理学研究表明,在学习者练习过程中,给予适当的反馈信息是提高学习效率的有效方法。而且许多研究者认为,反馈是仅次于练习的影响动作技能学习的最重要因素。反馈可分为内部反馈和外部反馈。内部反馈是学习者通过自身各种感觉通路,获得对自己练习效果的信息,如在练习小儿头皮静脉穿刺时,练习者感觉到针头斜面完全进入血管并无落空感。外部反馈是指由教师或某些自动化的记录装置提供给学习者的信息。

7.动作技能的性质

复杂的动作技能的学习,困难而费时,简单的动作技能的学习,容易而省时。笼统的整套动作技能比分解的动作技能难学习。

(三)动作技能的有效教学策略

1.有效的指导与示范

(1)促使学生注意示范者演示:心理学实验表明,在动作技能学习的认知阶段,通过要求学生说出示范者演示的动作、步骤,以集中注意的方法,比静默观看演示的学习效果好。因为它有助于学生正确理解、记忆动作技能。

(2)防止信息负担过重:在动作技能学习的初期阶段,要使示范有效,示范动作必须慢速,甚至分解进行。否则初学者会因新的信息量过多而发生信息超载,导致学习终止。

(3)采用互教互练方法:这种方法可弥补班级授课条件下,学生无法全部理解教师的讲解、示范的缺陷,并易于发现学习者个人的错误和相互交流各自所掌握的动作要领。

(4)利用视听手段:录像、电影等手段可呈现动作技能学习全过程,便于学习者反复观察完整的操作过程和复杂的局部动作,从而促进技能学习。

2.有效的练习

(1)了解练习曲线:练习曲线是描述动作技能随练习时间或次数的变化而变化的图形。不同个体的练习曲线有显著差异,但仍有些共同的特点:①开始进步快;②中间有明显停顿期,称高原现象;③后期进步慢;④有暂时退步,总趋势表现为进步。教师了解练习曲线,有助于合理解释技能训练中出现的问题,增强学习者信心。

(2)练习的分布要适当:练习的次数与时间并不是越多越好,如一段时间内练习次数太多,易使练习者产生疲劳、厌倦,练习效果下降。因此护理教师应考虑练习的分布。练习的分布通常有两种形式:集中练习,是指连续练习一项任务,直至掌握,中间无休息。分散练习,是指把练习分若干阶段,中间插入一定的休息。分散练习的效果通常优于集中练习,但仍需根据练习的内容及性质、学生的年龄和技能掌握程度而定。

(3)变换练习的形式:心理学研究发现,相对于不变的练习条件,在多种情境下进行练习,能更好地促进动作技能的学习。因此教师应设计各种动作技能练习的变式,以保持练习者的兴趣,提高练习的效果。

(4)分解与综合练习并用:复杂的动作技能,可按动作先后顺序,分解为较简单的局部技能进行练习,再将局部综合起来练习。

(5)利用心理练习:身体实际进行活动的练习形式,称身体练习。仅在头脑内反复思考动作技能进行过程的练习形式,称心理练习。心理练习不受时间、地点、器械的限制,而且身体几乎不产生疲劳。因此在不可能进行身体练习的情况下,可以利用心理练习促进动作技能学习。

(6)先求精确,后求速率:一般来说,在练习的开始阶段,速度应适当放慢,以保证练习动作的准确性,及时发现和纠正错误动作。在达到一定掌握程度时,再提出速度方面的要求。

3.提供适当反馈信息

在动作技能学习中,反馈可以让学生及时了解练习的结果并进行分析,以使正确的动作得以强化,而错误的动作得以纠正。但反馈的形式和提供反馈的时机对练习的效果有很大不同。研究表明,在练习的起始阶段要经常提供外部反馈,因为此时练习者难以形成和觉察自身反馈。而在接近动作技能练习的尾声时,要逐渐减少外部反馈的呈现,目的是让练习者学会依赖内部反馈,逐步获得独立觉察自己错误的能力。

此外,研究表明,练习后立即给予反馈,会使练习者过分依赖这种信息,而失去学习在没有外部反馈的情况下一些十分重要的信息加工活动的心向。所以教师也可以通过延迟给予外部反馈,或在给予练习者外部反馈前,先让练习者自己估计自己的错误等方法,帮助练习者获得内部反馈和习得错误能力。

六、态度的教学

有些学生愿意学医学,而不愿学护理学,这并不意味着这些学生没有能力学习护理学,只意味某些原因使他们产生偏向医学的态度。一个人的情感、态度会影响他做出行为上的选择。因此,护理教师应充分重视态度的教学,努力培养学生形成对护理学科的兴趣和积极、热爱的态度。

(一)态度的构成成分和形成过程

1.态度的构成成分

态度一般包括以下三个成分:

(1)认知成分:指个体对态度对象所具有的带有评价意义的观念和信念。这些观念和信念通过赞成或反对的方式表现出来,是由许多观点构成的认知体系。

(2)情感成分:指伴随态度认知成分而产生的对态度对象喜爱或厌恶的情感体验,是态度的核心成分。

(3)行为倾向成分:指个体对态度对象企图表现出来的行为意向,即准备对态度对象做出某种反应。但行为倾向不等于行为本身,有行为倾向未必一定发生实际的行为。

通常,态度的三种成分是协调的,但也会出现不协调的情况。研究表明,态度的情感成分与行为成分之间相关性较高,而认知成分、情感成分和行为倾向成分之间的相关性较低。因此态度学习中容易出现学习者口头表示的态度却不付诸行动的现象。

2.态度的形成过程

著名的社会心理学家凯尔曼通过研究,将态度的形成过程描述为三个阶段:

(1)顺从:表现为表面上接受他人的意见或观点,在外显行为方面也与他人相一致,但在认知与情感上与他人并不一致。在这种情况下,个人态度的改变往往是由于外在的压力造成的。

(2)认同:表现为在思想、感情上认为他人的意见是正确的,主动接受他人影响,改变自己的态度,不受外在压力影响。

(3)内化:表现为从内心深处相信和接受他人的观点,并将自己所认同的思想和自己原有的思想、信念及价值观融为一体,形成和谐统一的价值体系。此时的态度已成为个体个性的一部分,具有稳定、持久、不易改变的特征。

(二)态度学习的条件

1.内部条件

(1)对态度对象的认识:态度学习之初,学习者头脑里必须具有那种新态度所指向的事物、事件或人的观念。

(2)认知失调:许多态度学习的理论都假定,人类具有一种"一致性需要",即力求自己的思想、态度及行为方面保持一致。如果发生不协调时,就要力求一致,在这个过程中,个体的态度就可能发生变化。

(3)个体要求形成或改变态度的心向:在学习者已具备上述两个条件时,也未必改变态度。这往往是由于缺乏形成或改变态度的心向。影响个体态度学习心向的因素有形成或改变态度是否影响各方面的适应,改变态度所获得的强化程度和不改变态度所受到的损失或惩罚程度之间的比较等。

2.外部条件

(1)强化:心理学实验表明,凡是受到强化的行为,以后出现的可能性会增加;凡是未受到强化或受到惩罚的行为,以后出现的可能性会减少。

(2)环境的影响:青年学生的态度很容易受到周围环境、社会风气的影响。

(3)同伴群体的影响:个人的态度在很大程度上受他所处的同伴群体的行为准则的影响,社会心理学家称之为从众现象。

(三)态度的有效教学策略

1.条件反射法

条件反射法是根据经典条件反应和操作条件反应原理进行的。经典条件反应法是通过给予一些条件刺激,使学生逐渐形成教育者所需要的态度的方法。操作条件反应法,则是当学习者做出某些态度反应时,给予一定的刺激,以强化这种态度或消除这种态度。

2.提供榜样法

许多态度是通过模仿他人的行为而习得的。在态度学习中,应注意为学生提供可信的、有影响力的榜样。

3.言语沟通法

在实际教育情境中,用言语说服学生,帮助他们形成或改变某种态度是很常用的方法。言语沟通时要注意沟通的有效性,它受到沟通者、沟通过程和被沟通者三方面特点的影响。

教师在运用言语沟通法时,还要注意根据不同的学习对象,不同的学习情境,不同的学习内容,采取有效的说服技巧。例如,说服低年级学生,主要应提供正面论据,多采用以情动人的技巧;说服高年级学生,则可以考虑提供正反两方面论据,并多采用以理服人的技巧。当教师提出自己的观点后,学生没有产生相反的观点时,教师可以只提供正面观点和材料,以避免在这种情况下提供反面观点和材料,引起学生对反面材料的兴趣,干扰了积极态度的形成;而当学生本来就有反面观点时,就应主动提出正反两方面的观点和材料,并用充分的论据证明反面观点和材料的错误。这会使学生感到教师的态度是公正的,容易改变态度,并增强对错误观点的免疫力。

4.角色模拟法

在护理教学中,角色模拟是十分重要的态度学习方法。一方面可使学生主动参与教学过程;另一方面可使学习者获得特定角色心理需求及其满足的移情理解,从而形成或改变某种态度。

5.隐蔽教学法

隐蔽教学法是指通过发挥护理院校内良好的物质情境、文化情境和人际情境等的教育作用,使之对学生的态度、信念及行为产生积极的正向引寻。教学实践证明,这种方法对于学生的态度学习十分有效。

第十一节　影响学习的内部因素

个体的学习会受到许多因素影响,本节着重介绍影响个体学习的内部因素,包括学习动机、认知结构、学习迁移能力和个体的人格因素。

一、学习动机

(一)概念与分类

学习动机指激发和维持个体学习活动,并指使学习活动朝向一定学习目标的心理倾向。

根据动力来源,学习动机可分为内部和外部学习动机。内部学习动机是指个体对学习活动本身感兴趣所引起的动机,以获得知识为满足。外部学习动机是指由学习活动以外的诱惑所引起的动机,动机的满足在活动之外。内部动机对学习活动影响强烈、持久,因此教育者应十分重视内部学习动机的形成,使学生对获取知识本身感兴趣。

(二)构成成分

许多心理学家的研究表明,学习动机由期待因素、价值因素和情感因素三个心理成分构成。学习期待是学生基于过去经验和当前刺激而对未来学习事件的预料或预想,是导致个体希望某种学习出现的一种内部状态,要回答的是"我能否完成这个学习任务?"的问题。学习动机的价值因素指学生对要达到的学习目标和要完成的学习任务的重要性判断,要回答的是"我为何要完成这个学习任务?"的问题。学生对目标重要性的认识越清楚,学习自觉性就越高,学习动机就越强烈。学习动机的情感因素是学生对学习过程及其结果的情感情绪反应,要回答的是"我对这项学习任务体验如何?"的问题。伴随学习过程产生的轻松愉快,或紧张焦虑、愧疚不安等情绪体验,会对学习起促进或干扰作用。

(三)功能

学习动机的功能主要表现在四个方面:

1.唤起功能

唤起功能即唤起学习者对学习的准备状态,增强观察力、记忆力、思维力、想象力等智力因素和集中注意、坚持不懈、忍受挫折等非智力因素来促进学习。

2.指向功能

指向功能即促使学习者的学习行为指向学习客体,促使学习活动朝向某一目标,有选择地进行。

3.强化功能

强化功能指可促使学习者在学习活动中更具有主动性和积极性。

4.维持功能

维持功能即促使学习者保持学习行为的适当强度,直至完成学习活动。

(四)学习动机的激发与维持

1.激发和维持学习动机的一般原则

(1)激发学生对学习的需要之前,必须先满足低层次需要:根据美国心理学家马斯洛的需要层次论,当个体的生理、安全、爱等低层次需要尚未满足之前,则不可能产生强烈的高层次需要,全力以赴投入学习。在教学活动中,教师首先应给予学生归属感、安全感和自尊感,这是调动学生积极学习的前提。

(2)激发内部动机为主,外部动机为辅:内部学习动机是一种稳定的动机,它可以使学生在学习活动结束后,仍能自觉努力地提高自己,进而形成个体积极进取的人格特征,但也不排斥外部学习动机所具有的作用。

(3)学习动机的激发必须适当:不少心理学家认为个体的学习动机并不是越高越好。过高的学习动机会造成学习者过分紧张、焦虑,从而影响学习效果。

2.激发与维持学习动机的措施

(1)帮助学生认识学习材料的意义:护理教师应使学生明了所学习材料与其将要从事的专业之间的关系及其意义。

(2)提出明确、适度的期望和要求:一些心理学研究表明,学生从事某项学习任务之所以失败,是由于不清楚究竟要他们做些什么。因此,在护理教学之初,就应向学生提出具体及适当的学习目标,并始终对学生抱以成功的期望,给予积极的评价。这种期望与评价有助于激发学生产生较强烈的学习动机。

（3）创设问题情境：在教学过程中，通过提问、设疑，可造成教材内容与学生求知心理间的"不协调"，激发学生的探究欲望，产生良好的动机效果。

（4）采用灵活多样的教学方法：内部学习动机可通过变换不同的教学方法而得到增强，但应注意结合教学内容的特点，精心设计、计划，以保证学生的注意力集中于教学内容上。

（5）给予成功的满足与失败的威胁：在教学过程中，让学生不断获得某些成功的体验，可使其原有的学习动机得到强化，并产生进一步努力，争取更好成绩的愿望。在教学过程中，给予学生适度的失败威胁也是需要的，因为与失败相联系的可能是自尊的丧失。这种威胁同样可促使学生在学业上做出长期艰苦的努力。

（6）给予明确、及时和恰当的反馈：学生在完成学习任务的过程中，如能及时得到明确反馈，可明显激发学习动机，调动学习积极性。

（7）恰当运用评价：对学生学习的肯定性与否定性评价对激发学习动机有不同的作用，适当的肯定性评价具有正强化作用，能激励学生产生再接再厉、积极向上的力量；适当的否定性评价能使学生看到自己的缺点和不足，树立克服缺点、弥补不足的决心。因此，教师对学生的评价要客观、公正、恰到好处。

（8）发挥教师自身言行的激励作用：在学习活动中，对学生较富激励作用的因素之一是好的教师。教师的人品师德、个性魅力及在教学中所表现出的对所教内容的高度热情和高超的教学技巧都会深深打动学生心灵，激发学生学习的热情和对教师所教学科的热爱。

二、认知结构

认知结构是人内在的心理结构，有广义和狭义之分。广义的认知结构是指个体原有知识（或观念）的全部内容和组织；狭义的认知结构是指个体在某一特殊领域内的知识（或）观念的内容与组织。每个人的认知结构各有其特点，良好的认知结构有助于学习的迁移。

（一）认知结构变量

奥苏贝尔将个人认知结构在内容与组织方面的特征，称为认知结构变量。他提出了三个影响学生对新的学习和保持影响的主要认知结构变量：

1.可利用性

可利用性指认知结构中是否具有恰当的起固定作用的观念可被利用。认知结构中原有观念的抽象和概括水平越高，可利用性越高，也就越适合同化新知识。

2.稳定性

稳定性指原有起固定作用的观念的巩固程度。认知结构中原有观念越清晰、稳定，越有助于同化新知识，促进学习的保持和迁移。

3.可辨别性

可辨别性指新的学习内容与同化它的原有观念的分化程度。新旧观念的可辨别性越高，越能防止新旧知识间的干扰，有助于知识的保持和迁移。

（二）建构良好认知结构的方法

1.改革教材结构，促进学习迁移

奥苏贝尔认为，学生的认知结构是由教材的认知结构转化而来的。好的教材结构必须适合学习者的能力，必须包含学科中具有高度概括性、包摄性和强有力解释效应的基本概念和原理。好的教材结构既可简化知识,又有助于产生新知识,有利于知识的运用。

2.同类归纳,提高知识的系统性

在教学中,护理教师应注意将同类概念、原理加以归纳,以形成认知结构的层次序列化,提高稳定性与组织性。

3.综合贯通,促进知识横向联系

在教学中,护理教师还应注意加强不同概念、原理及定律间的意义联系,引导学生探讨它们之间的关系,辨别它们之间的异同,使学生融会贯通地掌握知识,运用知识。

三、学习迁移

学习迁移是一种学习对另一种学习的影响。包括积极的促进作用和消极的干扰作用。

(一)分类

1.顺向迁移和逆向迁移

按迁移顺序划分,学习迁移可分为顺向迁移和逆向迁移。先前学习对后继学习的影响,称顺向迁移;后继学习对先前学习的影响,称逆向迁移。不论顺向迁移还是逆向迁移,其作用都有正负之分。

2.正迁移和负迁移

按迁移的效果,学习迁移可分为正迁移和负迁移。一种学习对另一种学习起促进作用,称正迁移;一种学习对另一种学习起阻碍作用,称负迁移;正向迁移又可分为纵向迁移和横向迁移。横向迁移是指个体把已学到的经验推广应用到其他内容和难度上类似的新情境中。纵向迁移是一种已有的较容易的学习对难度较高的另一种学习的影响。

将以上两个分类结合起来,可形成顺向正迁移和顺向负迁移,逆向正迁移和逆向负迁移四种形式。教育者所期望的是正迁移。正迁移量越大,说明学生通过学习发展的适应新情境、解决新问题的能力越强,教学效果越好。

(二)影响因素

影响学习迁移的主要因素可归纳为两个方面:

1.个体因素

主要指学习者的特征,如学习者的智力水平、年龄、认知结构特征、对学习的态度与信念等。一般说来,智力水平越高,认知结构中起固定作用的观念越稳定、清晰,可利用性越强,新旧观念的可辨别性越高,对所学知识意义认识越清楚,越容易发生迁移。此外,学习定势也可影响迁移。定势也称心向,它是指先于一定活动而指向活动对象的一种心理准备状态,它可以由近期经验产生,也可由过去的习惯激活而产生。学习定势被认为是学习迁移的内在心理机制之一,其对于知识迁移的影响有积极和消极两方面。因此,在护理教育实践中,教师既要培养学生解决类似问题的心向,又要引导学生在遇到习惯方法难以解决的问题时积极从其他角度来思考。只有这样,才能充分利用定势作用,提高迁移效果。

2.客观因素

(1)学习材料的特征:所学知识与技能之间有无共同的要素和成分,是影响学习迁移是否发生的重要因素之一。在有意义的学习中,学习材料的相似性可包含许多层次,可以是表面内容、形式上的相似,也可以是深层结构、原理、应用价值上的相似。研究表明,表面内容和形式相同时,只有原理相似,才有可能促进正迁移产生;否则,可能对学习者产生干扰,导致负迁移。

(2)学习情景的相似性:学习情景如学习场所、环境的布置、教学或检测人员等条件的相似性,能不同程度地提供学生有关的原有学习线索,促进学习或解决问题中迁移的出现。

(3)教师的指导:教师在教学过程中,有意识地引导学生发现不同的知识之间或情景之间的共同点,启发学生去概括总结,指导学生运用已学的原理知识去解决具体问题,要求学生将所学的知识举一反三,指导学生学习方法等,都有利于促进积极迁移的发生。

(三)促进学习迁移的策略

迁移不可能自动产生,个体所获得的知识、技能并不意味在新的学习和解决问题中一定有较大的迁移。因此,护理教育者应努力为学生创造条件,促进学习迁移发生。

1.合理整合教学内容和组织教学序列

要注意把各独立的教学内容整合起来,即要注意各门学科的横向联系,要鼓励学生把在某一学科学到的知识运用到其他学科中去,融会贯通地掌握知识。

2.建立新旧知识技能和简单与复杂知识技能联系的桥梁

教师要促进学生将已学过的内容迁移到新的学习内容中去。可通过提问和提示,帮助学生利用已有的知识,从而较容易地掌握新的、比较复杂的内容。

3.注重学习原理、规则、模式等方面内容的重要性

因为这些内容有助于学生超越仅仅简单累积事实性知识的范围,发挥正向迁移的作用。

4.帮助学生掌握认知策略

包括注意策略、记忆策略和解决问题的策略等。学生一旦掌握了这些策略,就能较好地应对各类学习任务,就能在各种情境中有效地运用这些策略解决问题。

5.培养学习者良好的心理准备状态和积极的学习态度

除了要结合学生的特点,营造良好的学习氛围外,教师还可通过积极反馈和正确引导等方式帮助学生树立学习的自信心,形成积极的学习态度,在每次学习前要注意帮助学生形成良好的心理准备状态,避免不良情绪、反应定势等消极心态产生的负迁移。

四、人格因素

人格通常指一个人所具有的独特的、稳定的心理特征的综合。人格以素质为基础,通过与环境的相互作用而形成。人格作为个体的一种"格式",赋予人的行为以特色,使一个人有别于其他人成为独特的个体。个体的人格特征制约其在社会情景中的行为模式,进而对学习产生影响。人格因素涵盖面较广,此处仅重点介绍对学生学习活动影响较大的两种人格因素,即心理控制点和焦虑。

(一)心理控制点

1.控制点的概念和类型

控制点是指人们对影响自己生活与事业的那些力量的看法,可分为两种类型:内部控制型与外部控制型。具有内部控制特征的人相信,自己所从事的活动和活动结果是由自身所具有的因素决定的,如个人的能力,做出的努力等。具有外部控制特征的人认为,自己所从事的活动和活动结果是由外部力量所决定的,如运气、机遇及他人的帮助。在现实中,极端的内部控制者与外部控制者是不多见的。

2.心理控制点对学习的影响

学生的主体作用反映在心理控制点。心理控制点作为一种影响学生学业的人格特征,主要是通过影响学生成就动机、投入学习任务的精力、对待学习的态度与行为方式、对奖励与惩罚的敏感性、责任心等一系列变量影响学生学习。

一般说来,内控型者具有较高的成就动机。他们把学业的成功归结于能力和勤奋,把失败归结为努力不够。对他们来说,成功是鼓励,而失败则是需要付出更大努力的标志。这样,他们对困难的学习任务的态度是积极的,在挫折面前能坚持。他们常选择适合自己能力的困难适度的学习任务。外控型者则把学习成功或失败归结于外因,如把成功归结于如运气好、猜中题目等,把失败归结于他人或题目太难等。这样,他们对学习缺乏必要的兴趣,常从保险角度选择过于容易的学习任务或太难、不现实的学习任务。

3.帮助学生建立平衡的控制点

把学习的成功与失败全部归因于外部因素固然是错误的,但全部归因于自己的努力也是不现实的。科学、正确的观点能帮助学生发展平衡的控制结构。护理教师应在观察学生日常行为的基础上,经常指导和鼓励学生进行适当归因,对其准确归因给予强化,对那些能实事求是阐述、承认责任的学生给予表扬,逐渐使学生掌握合理的自我责任标准,建立平衡的心理控制点。

(二)焦虑与学习

1.焦虑的概念

焦虑是指当前或预计的对自尊心有潜在威胁的任何情境具有一种担忧的反应倾向。焦虑不同于通常所说的担忧,担忧表示一种心理状态,焦虑表示的是一种人格特征。焦虑分正常焦虑和神经过敏性焦虑。由客观情境引起的焦虑称正常焦虑,如预料到失败、感到自尊受到威胁等。在这种情境中,焦虑反应与个人自尊面临的客观危险程度是相符合并成正比的。由于自尊心受到伤害而引起的焦虑称神经过敏性焦虑。此时对自尊的威胁不直接来自客观情境,而源于已受伤害的自尊心本身。其焦虑反应与个人自尊面临的客观危险程度是不相符合的。

2.焦虑对学习的影响

研究表明,一定程度的焦虑对学习是必需的,但两者之间的关系是复杂的。焦虑对学习是促进还是抑制,是由多方面的因素决定的,如原有的焦虑水平的差异、学习材料的难易程度以及学习者的能力水平等。许多心理学家指出,高度的焦虑只有同高能力相结合才能促进学习。如果高度焦虑同低能力或一般能力相结合,则往往会抑制学习。因高度焦虑会使个体丧失适应新情境的能力,造成反应迟缓或反应不当,影响对学习对象的注意与感知,破坏短时记忆过程。焦虑水平过低,会使学生学习时过分松弛,注意力不集中。焦虑程度与学习效率之间的关系,可以描绘成一条"倒转的 U 形曲线"。取得最佳学习效率的焦虑水平应是中等的。

3.协助学生维持适度的焦虑水平

在护理教学中,教师应灵活采取各种有效的教学方法,如适当地组织学习竞赛性活动、调整考试考查的频率和正确运用奖励与惩罚手段等,把学生的焦虑水平控制在中等程度,使之利于一般能力者的学习,激发学生有效的学习行为。同时,要通过各种形式的教学活动提高学生的学习能力。随着学生学习能力的提高,焦虑对学习的消极影响就会日益减少。

第十二节 影响学习的外部因素

学习除受个体内部因素影响外，还受许多外部因素制约。本节着重讨论教材的组织与呈现、课堂群体动力以及课堂纪律管理等影响学习的常见外部因素。

一、教材的组织与呈现

教材是学生获取知识的主要来源和教师教学的主要依据，也是影响学生的思维方式、学习方法和认知结构的重要的外部因素。改进教材的组织与呈现，可促进学生对教材知识的理解水平。

(一)设计先行组织者，促进知识的保持与迁移

先行组织者简称组织者，是由奥苏贝尔提出的概念，指在先予学习材料之前呈现的一个引导性材料。它可以是一条定义、一个规则或一段概括性的说明文字等。它的概括性和包容水平高于要学习的新材料，为在它后面呈现的学习材料提供学习引导，是新旧知识连接的桥梁，但是以学生易理解的语言呈现的。大量研究表明，组织者是一种有效的教学工具，它可以从外部影响学生的认知结构，加强学生认知结构的可利用性、稳定性，使之便于同化新材料，促进新知识有意义获得和保持。

组织者的设计必须根据学习材料的特点：对于难度较大、以解决问题为主的学习任务，组织者的作用明显；而对于机械的学习材料，组织者的作用不大。

(二)设计符号标志，使教材结构鲜明

在教材中使用符号标志的形式很多，如使用不同字体，用序列数字指明内容要点，在重要文字下加着重号等。这些符号标志虽没给学习材料增加实际内容，但却强调了教材的概念体系，使学习材料结构更加清晰，便于学习者理解材料，选择适当信息，组织成一个相对于整个学习材料而言最基本的概念框架，促进选择性的保持与迁移。

在使用符号标志时，应注意：①注意标识方式的一致性，教材内容结构标志应使用相同或相似的用语、标签、组织形式和顺序进行标识。②注意标识方式的层次性，有助于呈现学习材料本身具有的逻辑联系。

(三)设计附加问题，控制学生注意

设计附加问题的目的在于从外部控制学生。问题在学习材料呈现前提出，会影响学生的选择性注意，对知觉产生顺向影响；问题在学习材料呈现之后提出，则学生会回过头重新感知问题中提到的信息，对知觉产生逆向影响，它影响学生对问题中提到的信息的注意量。护理教学中运用此项技术时，应注意针对学科的教学特点与教学目标，设计恰当的问题。

二、课堂群体动力

课堂里的学生不是孤立存在的个体。学生之间、师生之间必然会发生多方面的相互作用和影响。这种课堂上人际间的相互作用与影响，称为课堂群体动力。

(一)教师的领导方式与课堂气氛

课堂气氛是指课堂里某种占优势的态度和情感的综合状态。教学过程中，这种综合的群

体心理状态,会受到教师、学生、教学内容等诸多因素的影响,其中,教师的领导方式是重要影响因素之一。教师的领导方式是指教师行使权力与发挥领导作用的行为方式,分三种类型:专制型、民主型、放任自流型。心理学实验表明,各种类型的领导方式对课堂气氛和学生学习的影响如下:

1.专制型

会使学生产生较高水平的挫折感,并对教师产生一定程度的反感。教师在场,纪律较好,活动性较高;教师不在场,则纪律涣散,学习气氛低落。

2.放任自流型

可导致学生情绪不稳定,纪律松弛,学习效率极低。

3.民主型

领导学生心情舒畅,表现出较高的独立性,学习效率高。

因此,护理教师应以民主型领导方式组织教学活动,妥善处理学生的各种问题行为,促进师生之间情感的双向交流,营造良好的课堂气氛,唤起学生的学习兴趣和热情,挖掘学生学习潜能,培养学生热爱学习的内在动机。

(二)学生间的相互作用

课堂上学生间相互作用可从两个方面进行分析,一是个人学习和集体学习;二是合作与竞争。

1.个人学习与集体学习

学生学习是以集体的方式进行有效,还是以个人的方式进行有效,取决于学习任务的性质、集体的规模与凝聚力、领导的有效性等。集体学习中必然产生学生间的相互作用,这种相互作用有利也有弊。

相互作用的有利方面表现在:①在完成简单学习任务时,可以获得一种激励,产生感染行为和努力竞争的效应;②在解决复杂学习任务时,集体努力要胜过个人努力,集体中能力差的学生也可受益于同伴的指导;③对尚无定论或有争议的问题进行讨论,有助于开阔学生眼界,激发深入思考,促进学生能力发展;④能帮助能力较差的学生学会如何学习,改进学习方法;⑤有助于发展良好个性,增强集体凝聚力。

相互作用的不利之处主要表现在:①聪明的、学得快的学生由于需要帮助指导学得慢的学生,因而可能影响他们自己的学习进度;②如果缺乏适当引导,可能导致把大量的时间、精力浪费于非学习活动中;③能力强的学生或活泼好动的学生可能支配能力差、沉默寡言的学生,使之更退缩;④容易忽视个别差异,影响对集体学习不适应的学生或焦虑的学生的进步;⑤集体学习所得的经验并不一定为每个个体真正、有效地利用。

由此可见,集体学习与个人学习各有利弊。护理教师在运用时不能简单化、公式化,而应根据实际需要,给予学生两种学习经历,使学生既有集体合作学习的经验,又具有独立思索、解决问题的机会。

2.合作与竞争合作

合作指群体成员为完成共同的目标而彼此支持、相互协调,并为对方提供学习和工作的有利条件。竞争指个体或群体为充分发挥自身的潜能,力争按优胜标准使自己的成绩超过对手的过程。合作与竞争在学校生活中是比较普遍的现象。合作的优缺点同集体学习。竞争对学生人格的发展同样具有积极与消极两方面的影响。竞争的积极作用有:①激发个人努力,提高成就动机和抱负水平;②缩小个人能力与成绩间的差距,提高学习效率;③较准确地发现自身的潜力与局限性,努力克服某些不良人格特征;④增加学习兴趣,使集体生活变得更富有生气。消极作用有:①引起部分学生过度紧张和焦虑,抑制学习的积极性,使之产生不胜任感,退缩下来,从而降低他们在集体中的地位;②竞争气氛过于强烈可导致紧张、敌对和报复等消极的集体风气,诱发过分突出自我、排斥或嫉妒别人等不良心态;③容易忽视学习活动的内在价值与创造性。

因此,竞争与合作是矛盾的统一体。护理教师在教学中运用这种手段时,应注意两者的互补与协调,使之相辅相成,成为促进学习的有益手段。

三、课堂纪律管理

课堂教学常会受到各种干扰,纪律问题就是常见的干扰之一。要取得良好的教学效果,就必须加强课堂纪律管理,形成良好的课堂教学内部环境。

(一)课堂纪律类型

课堂纪律是对学生的课堂行为施加的外部控制与规则。根据形成原因,可将课堂纪律分成四种类型。

1.教师促成的纪律

教师促成的纪律指在教师的帮助指导下形成的班级行为规范。这类纪律在不同年龄阶段所发挥的作用有所不同。年龄越小,学生对教师的依赖越强,教师促成的纪律所发挥的作用也越大。随着年龄的增长和自我意识的增强,学生一方面会反对教师的过多限制,另一方面又需要教师对他们的行为提供一定指导和帮助。因此,教师促成的纪律在不同年龄阶段发挥作用的程度不同。

2.集体促成的纪律

集体促成的纪律指在集体舆论和集体压力的作用下形成的群体行为规范。随着年龄的增长,同伴群体对学生个体的影响会越来越大。集体促成的纪律有两类:一类是正规群体促成的纪律,如班集体纪律;另一类是非正规群体促成的纪律,如学生间的友伴群体等。教师应重视对非正规群体加以引导,帮助他们形成健康的价值观和行为准则,并使之融合到正规群体中来,使每个学生都认同集体的行为规范。

3.自我促成的纪律

自我促成的纪律简称自律,它是在个体自觉努力下由外部纪律内化而成的个体内部约束力。自我促成的纪律是课堂纪律管理的最终目的,当一个学生能够自律并客观评价他自己的和集体的行为标准,把外部纪律内化为自己自觉的行为准则时,便意味着能够为新的、更好的集体标准的发展做出贡献,同时也标志着学生的成熟。

4.任务促成的纪律

任务促成的纪律指某一具体任务对学生行为提出的具体要求。这类纪律在学生的学习过程中占有重要地位。在日常学习过程中,每项学习任务都有它特定的要求,或者说特定的纪律,如课堂讨论、临床实习等都有各自的纪律要求。任务促成的纪律以学生对任务的充分理解为前提。理解越深刻，就越能自觉遵守任务的纪律要求，即使遇到困难挫折也不会轻易退却。所以，学生完成任务的过程，就是接受纪律约束的过程。教师如能很好地用学习任务来引导学生，加深学生对任务的理解，不仅可以有效减少课堂纪律问题，还可大大提高学习效率。

（二）课堂问题行为及分类

课堂问题行为是指在课堂中发生的，与课堂行为规范和教学要求不一致，并影响正常课堂秩序和教学效率的行为。学生的课堂问题行为一般可分为两类：一类是品行方面的问题行为，如学习漫不经心、缺乏兴趣，不服从、不合作、注意短暂及易分心。另一类是人格方面的问题行为，如自卑感、缺乏信心、退缩及冷漠等。

在现实的课堂教学中，教师对课堂问题行为的判断要受时间、空间、事件性质、环境气氛、教师好恶等因素影响。课堂问题行为是普遍存在的，即使优秀学生也仍然会产生问题行为。因此，不能将有课堂问题行为的学生简单等同于"后进生"或问题学生。

（三）课堂问题行为的原因

1.学生方面的因素

大多数课堂问题行为是由学生本身因素引起的，主要有：①教学内容太难或太易：使学生感到索然无味或由于教师教学方法单调，语言平淡，使学生感到不满；②挫折与紧张的发泄：一些常常达不到教师要求的学生，面临失败威胁，会产生紧张，累积到一定程度就导致发泄；③寻求注意与地位。一些差生发现自己无法从学习中获得集体的承认，会以问题行为引起大家关注。

2.教师方面的因素

包括：①缺乏教学技能：表现为教学计划不明确；讲授单调、乏味；课堂教学超出或低于教学内容的要求；管理不规范，包括要求过严，造成师生矛盾冲突，尖锐化；要求过松，则放任自流，造成纪律松散；滥用惩罚，引起学生对教师的反感、怨恨或对立，诱发学生攻击性问题行为或退缩性行为。②缺乏社会交际能力：表现为不能与学生有效沟通，对学生不能一视同仁，不了解学生的思想状况、实际能力或个人特点等。③缺乏良好的教学态度和自我批评精神：表现为不认真进行教学准备，缺乏工作活力，对学生的回答漫不经心等；发生纪律问题，多指责学生，少引咎自责，引发学生不满情绪。

3.环境方面的因素

校内外环境中的许多因素，都会对学生的行为产生一定影响，如大众传媒、家庭环境、班级人数、课堂座位编排方式、教学环境的温度和色彩等。

（四）课堂问题行为的预防和控制

1.正确对待不同的课堂行为

课堂上一般存在积极、中性和消极三种行为。积极行为是促进教学目的实现的行为。护理教师应主动与采取积极行为的学生建立视线联系，表示对他们的肯定与鼓励，使学生更倾向于接受教师的指导，抑制问题行为出现。中性行为既不促进，也不干扰教学目的的实现，如呆坐出神、看其他书籍、打瞌睡等。中性行为只影响学生本身的学习，而不影响其他学生。因此不宜在课堂上以停止教学为代价，公开指责他们，以避免其成为全班学生的注意中心。可采用给予信号、邻近控制、接触控制等，向其提问、暗示制止及课后谈话等，使中性行为向积极行为转化。消极课堂行为是明显干扰课堂教学的行为,应及时制止,批评教育。

2.建立民主和谐的师生关系,改进教学方法与手段,提高教学质量

师生关系不良,讲授平淡无奇是发生课堂问题的常见原因。护理教师应注意多采用民主型领导方式,建立民主、宽松、和谐的课堂气氛和师生关系。要精心备课,采取灵活多样的教学方法、生动直观的教学媒体吸引和保持学生的注意力,避免课堂问题行为发生。

3.帮助学生建立自信和发挥潜能

人本主义心理学家认为,个人问题行为往往起因于外界因素对自我实现的阻挠以及个人缺乏正确的自我评价。因此,护理教师应从学生实际水平出发,制定切实可行的教学目标,控制教学进程,避免让学生遭受严重挫折,使学生建立自信、胜任感。同时,帮助学生正确认识和评价自我,确立良好的自我意识,充分发挥个人潜能。

第十三节　护理教学的组织形式

一、教学组织形式的概念

教学组织形式,简称教学形式,是指教学活动的结构方式。为了有效地完成教学任务,教学活动的诸要素如何组合和表现,即如何控制教学活动的规模,安排教学活动的时间和利用教学活动的场所。

二、教学组织形式的发展

(一)古代学校的教学组织形式

教学组织形式是随着社会生产方式的变化而不断发展的。在古代,主要是师徒制的个别教学形式。由于社会生产力不发达,社会生活尚不丰富,加上受教学技术工具的限制,各国普遍采用的是个别教学的形式,间有初级的集体教学。个别教学是一种不限制学生入学年龄和修业年限,把不同年龄和知识基础的学生组织到一起,教师分别对每一个学生进行传授与指导的教学组织形式。这种教学形式只能适应当时学生人数不多且教学内容比较简单的情况,带有师徒制性质。

(二)现代的教学组织形式及发展

1.班级授课制的产生和发展始于中世纪末,产生了集体的教学组织形式。近代资本主义的兴起,工商业的发展和科学技术的进步,对人才需求日益迫切,要求普及教育,扩大教学的规模,提高教育的效率和质量,于是班级授课制应运而生。在16世纪西欧的古典中学,17世纪初在俄罗斯和乌克兰的兄弟会学校都进行了班级教学的尝试。19世纪中下期,"班级授课制"为西方学校所普遍采用,并且迅速发展起来,很快成为世界范围内最重要、最通行的教学组织形式。中国的班级授课制始于清朝同治元年北京京师同文馆,后在全国推行。班级授课制的产生是教育史上的一个重大进步。

2.多种教学组织形式并存发展于20世纪开始,随着科学技术的进步和对创造性人才需求的日益迫切,班级授课制的局限性和弊端日益暴露。许多国家教育界人士都致力于改革班级

授课制,产生了许多强调因材施教、注意学生个体差异和潜力发挥的新的教学组织形式,如"设计教学法""道尔顿制""开放教学""凯勒制教学"等。不仅如此,由于现代计算机科学和各种类型传播媒介的发展,也催生了许多对学生进行间接交往的教学组织形式,如计算机辅助教学,电视、广播、网络等远距离教学,以适应科技发展与社会对人才培养的需求。随着现代社会的发展和科学技术的进步,未来的大学教学组织形式将在保留班级授课制作为基本的教学组织形式的情况下,向个性化、网络化以及科研与教学相结合的组织形式发展。

三、教学组织形式的分类及特点

随着教学理论的发展和教学实践的丰富,新的教学组织形式不断涌现,极大地丰富了教学改革实践,但对教学组织形式的分类也带来了困难。不同学者从不同的角度对教学组织形式进行了分类。一般而言,教学组织形式多以组织学生的方式为基点,分为三种基本形式:班级授课制、小组教学、个别教学。各种教学组织形式均有其优点和缺点。

(一)班级授课制

班级授课制,又称课堂教学,是将学生按大致相同的年龄和知识程度编成有固定人数的班级,由教师根据教学计划中统一规定的课程内容和教学时数,按照学校的课程表进行分科教学的教学组织形式。

1.特点

以固定的班级为形式的集体教学,使用统一的教学计划、大纲、教材,由同样的教师上课,具有教学的集体性;在严格的学时规定下进行教学,上下课有统一的时间,不同课程可以交替进行教学;在教室这个固定的环境中上课,可保持教学活动的稳定性。同时,在教师的主导下,以系统地传授理论知识为主。

2.优点

有利于发挥班级集体的教育作用,学生相互帮助,取长补短;能充分发挥教师的主导作用,提高教师工作效率,并使各科教师的教学活动协调一致;便于系统地传授各科知识,保证学生循序渐进地学习和掌握各学科的系统科学知识;保证教学正常有序地开展和达到一定的质量;有利于经济、有效、大规模地培养人才。

3.局限性

对学生的个别差异以及发展学生的个性和独创性难以适应;过分强调教师的主导作用,对学生学习的主体性或独立性则受到限制;不利于学生能力的培养。

(二)小组教学

小组教学是将3~8人的学生编成一个小组,以各小组为单位共同学习的教学组织形式。这种教学形式可以有效地弥补集体教学的某些不足,给予教师与学生、学生与学生面对面密切接触、相互交流的机会,有利于学生进行合作学习,是培养健全人格,促使个体社会化的有效途径。

1.优点

便于教师及时了解学习情况,给予适当指导,发挥教师的主导作用;有助于不同经验和想法的交流,培养学生的思维能力;有助于提高学生组织和表达自己见解的能力;有利于开展项目或作业活动,使学生认知领域的某些高层次技能得到较好发展;有利于情感领域的教学目标的实现,如形成态度,培养鉴别能力,形成合作精神和良好的人际关系。

2.局限性

教学进度不容易控制;保证小组所有成员积极地活动状态有一定的难度;教师的发言时机和时间长度控制不当会影响师生之间的相互作用;教学组织工作和学生的学习准备比较困难,稍有疏忽就会影响学习效果。

(三)个别教学

解决个别差异问题的合适形式是个别教学组织形式,这种形式并不仅仅是教师个别地教,学生个别地学,更重要的是明确对于每位学生进行最适当的教学,设计满足每位学生要求的教学计划,采用适合每一个人特点的教学方法。现代教育技术的发展为实现个性化教学提供了可能。

1.优越性

学习的时间和空间灵活性大,特别适应于高年级及成年学生;允许教师花更多时间去关注个别学生;学生自定学习进度,自负学习责任,有利于培养学生的自主学习能力;允许程度不同的学生都能按照自己的能力选择相应的学习条件,如学习内容、教学资源以及学习方式等,使每个学生都能最大限度地获得学习效益。

2.局限性

需要有充足的资源支持,不够经济;缺乏自觉性的学生可能会导致拖延学业。不是对所有的学生和教师都适用;可能会导致缺少师生之间和学生之间的相互作用和多样化的教学影响,不利于个性的健康发展。

四、护理教学组织形式的选择依据

教学组织形式多种多样,各有特点和应用的适应性,因此护理教育者应科学地选择教学组织形式,以便更好地实现教学目标,贯彻教学原则。

(一)依据护理教学的目标和任务

整个护理教学过程是由若干教学阶段或环节组成的,每一个教学阶段或环节都有具体的目标和任务,如传授知识的教学阶段与形成技能、技巧的教学阶段所采取的教学组织形式就有区别。有时,在一个教学阶段中要完成几项教学任务,就可能同时采用几种教学组织形式,可以其中一种形式为主,有机地配合其他的几种形式。

(二)依据护理教学内容

依据护理教学内容确定教学组织形式,就是依据学科的性质和内容来选择教学组织形式。

(三)依据学生身心发育特点

护理教育有着不同的层次,而各个不同学历层次教育中,教育的对象在年龄、知识背景、身心发展上都有着不同的特点。为此,应根据学生不同的年龄阶段、不同的身心特点,选择适合的教学组织形式。

(四)依据学校的办学条件

不同的教学组织形式,需要不同的教学设施和设备条件,如临床教学需要有具备完成临床实习任务资源的临床教学基地和符合教学要求的临床师资队伍。护理教学的组织形式主要包括课堂教学、临床教学、小组教学、远程教学等。

参考文献

[1]聂红梅,等.临床实用护理常规[M].长春:吉林科学技术出版社,2020.

[2]秦燕辉,等.常见疾病临床护理实践[M].天津:天津科学技术出版社,2020.

[3]安翠莲.现代护理思维实践[M].北京:科学技术文献出版社,2020.

[4]高晓燕.实用护理学新进展[M].西安:陕西科学技术出版社,2020.

[5]孙丽博.现代临床护理精要[M].北京:中国纺织出版社有限公司,2020.

[6]张翠华,等.现代常见疾病护理精要[M].青岛:中国海洋大学出版社,2020.

[7]叶秋莲,等.临床常见疾病的护理与预防[M].南昌:江西科学技术出版社,2020.

[8]刘爱杰,等.实用常见疾病护理[M].青岛:中国海洋大学出版社,2020.

[9]吴小玲,等.临床护理基础及专科护理[M].长春:吉林科学技术出版社,2018.

[10]张俊红,等.现代临床护理学[M].天津:天津科学技术出版社,2020.

[11]张薇薇.综合护理实践与技术新思维[M].北京:中国纺织出版社有限公司,2020.

[12]张凤英.实用护理学常规[M].昆明:云南科技出版社,2020.

[13]陈素清,等.现代实用护理技术[M].青岛:中国海洋大学出版社,2021.

[14]杨虹秀.呼吸内科常见病护理[M].长春:吉林科学技术出版社,2019.

[15]侯晶岩.实用内分泌与糖尿病护理实践[M].长春:吉林科学技术出版社,2019.

[16]刘善红,等.临床内科常见病诊疗与护理[M].北京:金盾出版社,2020.

[17]夏侯洪文,等.现代临床护理基础[M].北京:科学技术文献出版社,2020.

[18]崔海燕,等.常见疾病临床护理[M].北京:科学技术文献出版社,2020.

[19]韩惠青,等.实用临床疾病护理常规[M].哈尔滨:黑龙江科学技术出版社,2020.

[20]魏丽萍.实用内科护理实践[M].哈尔滨:黑龙江科学技术出版社,2020.